DSM-5® ガイドブック
診断基準を使いこなすための指針

DSM-5® Guidebook: The Essential Companion to the Diagnostic
and Statistical Manual of Mental Disorders, Fifth Edition
Black DW, Grant JE

監訳
髙橋三郎 滋賀医科大学・名誉教授
訳
下田和孝 獨協医科大学精神神経医学講座・主任教授
大曽根彰 獨協医科大学精神神経医学講座・講師

医学書院

First Published in the United States by American Psychiatric Publishing, A Division of American Psychiatric Association, Arlington, VA. Copyright ©2014. All rights reserved.
First Published in Japan by Igaku-Shoin Ltd. in Japanese. Igaku-Shoin Ltd. is the exclusive translation publisher of DSM-5 Guidebook, first edition, (copyright ©2014) authored by Donald W. Black, M.D., and Jon E. Grant, M.D., M.P.H., J.D. in Japanese for distribution worldwide.
Permission for use of any material in the translated work must be authorized in writing by Igaku-Shoin Ltd.

本原書はバージニア州アーリントンにある米国精神医学会（American Psychiatric Association; APA）の出版局によって発行されたもので，本書の著作権は APA に帰属する．

株式会社医学書院は Donald W. Black, M.D., Jon E. Grant, M.D., M.P.H., J.D. 著 "DSM-5 Guidebook"（2014 年初版発行，邦題：DSM-5 ガイドブック―診断基準を使いこなすための指針）日本語版の第一発行者（著作権者）であり，世界市場における独占的頒布権を有する．日本語版の内容を使用するには，株式会社医学書院から書面による許諾を得なければならない．

The American Psychiatric Association played no role in the translation of this publication from English to the Japanese language and is not responsible for any errors, omissions, or other possible defects in the translation of the publication.

【免責事項】 APA は，本書の日本語訳作成については関与していないため，日本語版における誤字・脱字，その他起こりうる欠陥に関して責任は負いかねる．

※「DSM-5」は American Psychiatric Publishing により米国で商標登録されています．

DSM-5 ガイドブック―診断基準を使いこなすための指針

発　　行　2016 年 6 月 1 日　第 1 版第 1 刷
監　訳　　髙橋三郎
　　　　　たかはしさぶろう
訳　者　　下田和孝・大曽根　彰
　　　　　しもだかずたか　おおそね　あきら
発行者　　株式会社　医学書院
　　　　　代表取締役　金原　優
　　　　　〒113-8719　東京都文京区本郷 1-28-23
　　　　　電話 03-3817-5600（社内案内）
組　版　　ウルス
印刷・製本　日経印刷

本書の複製権・翻訳権・上映権・譲渡権・公衆送信権（送信可能化権を含む）は株式会社医学書院が保有します．

ISBN978-4-260-02486-0

本書を無断で複製する行為（複写，スキャン，デジタルデータ化など）は，「私的使用のための複製」など著作権法上の限られた例外を除き禁じられています．大学，病院，診療所，企業などにおいて，業務上使用する目的（診療，研究活動を含む）で上記の行為を行うことは，その使用範囲が内部的であっても，私的使用には該当せず，違法です．また私的使用に該当する場合であっても，代行業者等の第三者に依頼して上記の行為を行うことは違法となります．

JCOPY 〈出版者著作権管理機構　委託出版物〉
本書の無断複製は著作権法上での例外を除き禁じられています．複製される場合は，そのつど事前に，出版者著作権管理機構（電話 03-3513-6969，FAX 03-3513-6979，info@jcopy.or.jp）の許諾を得てください．

翻訳協力者 (五十音順)

獨協医科大学精神神経医学講座
　青木　顕子
　新井　怜子
　石川　高明
　岡安　寛明
　尾関　祐二
　加藤　征樹
　川俣　安史
　北原亜加利
　小西　徹
　近藤　年隆
　齋藤　聡
　篠﨑　隆央
　篠﨑　將貴
　関口　智美
　髙野有美子
　竹内　祥貴
　萩野谷真人
　長谷川千絵
　林　有希
　藤井久彌子
　藤平　明広
　渡邊　崇

獨協医科大学精神生物学講座
　秋山　一文

獨協医科大学越谷病院こころの診療科
　井原　裕
　尾形　広行

池沢神経科病院
　儀藤　政夫

宋こどものこころ醫院
　宋　大光

東京女子医科大学女性生涯健康センター
　田中　宏美

翻訳協力者の所属は 2016 年 3 月 31 日時点のものです．

訳者の序

　本書は Donald W. Black, Jon E. Grant 書き下ろしの "DSM-5 Guidebook, 2014" の全訳である．米国精神医学会の出版部である American Psychiatric Publishing 社は，米国精神医学会の公式の疾患分類 "Diagnostic and Statistical Manual of Mental Disorders, Fifth Edition, 2013" 〔日本精神神経学会（日本語版用語監修），髙橋三郎，大野裕（監訳）：DSM-5 精神疾患の診断・統計マニュアル．医学書院，2014〕の刊行後，DSM-5 の関連書を次々と出版した．このうち，『DSM-5 診断面接ポケットマニュアル』『DSM-5 ケースファイル』『DSM-5 診断トレーニングブック』『DSM-5 鑑別診断ハンドブック』の 4 冊はすでにわれわれの手によって 2015 年に医学書院より翻訳出版された．そして今度は，DSM-5 の「各精神疾患の診断基準の解説書」がここに上梓された．

　まず 2 人の著者を紹介しよう．Black 氏は現アイオワ大学医学部精神科教授で，研修医教育の責任者である．アイオワ大学で故 George Winokur 主任教授のもとで研修医教育を受けたが，ここは新クレペリン主義を推進する人達（Neo-Kraepelinians）が集まり，DSM-Ⅲ の原型となる Feighner Criteria を発表した．これから発展したものが DSM-Ⅲ に初めて導入された操作的診断基準である．もう 1 人の著者である Grant 氏は現シカゴ大学医学部精神科教授であり，ミネソタ大学精神科で精神科の研修を受けた．ここも同じ新クレペリン主義者の Paula Clayton 教授が指導しており，こうした経験が「エビデンスに基づいた操作的基準」（evidence-based operational criteria）を尊重して診療にあたるという方向づけとなった．こうした背景からこの 2 人の著者はまさに本書にはうってつけの方々である．

　さて，本書の構成は，まず第 1 章，第 2 章においては，各疾患群について，DSM-Ⅰ（1952）から，DSM-Ⅱ（1968），DSM-Ⅲ（1980），DSM-Ⅲ-R（1987），DSM-Ⅳ（1994），DSM-Ⅳ-TR（2000）を経て DSM-5（2013）に至る間に，どのように命名され，定義され，変更を加えられてきたかを説明している．第 3 章から第 22 章では，おのおのの疾患に設定された DSM-5 診断基準ごとに基準 A，基準 B，基準 C…と，順次その基準がもつ意味と目指す方向を解説している．これを『ミニ D』〔日本精神神経学会（日本語版用語監修），髙橋三郎，大野裕（監訳）：DSM-5 精神疾患の分類と診断の手引．医学書院，2014：Desk Reference to the Diagnostic Criteria from DSM-5. American Psychiatric Association, 2013〕と照らし合わせてみればよくわかるように，ミニ D が疾患分類と診断基準だけの小冊子であるのに対して，本書はこれらに簡潔な解説をつけた B5 判 543 ページの大きな本である．こうした意味で，ミニ D が DSM-5 を一通り勉強した方々が患者の診断をするにあたって，診断基準との整合性を確認するためのものである一方，本書はこれから DSM-5 を勉強される方々に適切な入門解説書であるといえる．しかし，ポケットに入れて随時参考にするよう携帯するなら，小さなミニ D ということになるだろうし，今や，ケータイは時代遅れで，スマートフォンの時代となっており，そのようなソフトウェアがほしいものだ．

　DSM-5 を勉強するには，先に述べたいろいろな関連書が役立つ．例えば，症例から入っていくのが理解しやすいような人には『DSM-5 ケースファイル』〔John W. Barnhill: DSM-5 Clinical Cases. American Psychiatric Publishing, 2014：髙橋三郎（監訳），塩入俊樹，市川直樹（訳），2015〕がおすすめであるが，いろいろな疑問点にぶつかると，結局，親の本であるマニュアルをじっくりと読まなければわからないということになる．なぜなら，患者の示す実像は，診断基準に要約された症候群のほか，「診断を支持する関連特徴」「有病率」「症状の発展と経過」「危険要因と予後要因」「文

化に関連する診断的事項」「性別に関連する診断的事項」「診断マーカー」「自殺の危険性」「機能的結果」「鑑別診断」「併存症」など，マニュアルに書かれた各項目をよく理解して初めてその実像が浮かび上がってくるからである．こうしたわけで，本書はいわばこれらのマニュアルの本文解説で診断基準の部分だけを要領よくつまみ食いしたようなものになっている．だが，診断基準だけを束ねたミニDよりは各基準の設定された意図がわかるので，入門書として適当であるといえる．

著者の1人Black教授についてはもう1つぜひともふれておきたいことがある．米国精神医学会の大御所Nancy C. Andreasen教授のもと，アイオワ大学で研修を終えたのち，同大学の教育スタッフの一員となったが，こうした師弟関係から，彼は，Andreasen教授の精神医学教科書 "Introductory Textbook of Psychiatry" の第2版からの共著者となった．この教科書は米国精神医学会の公式診断分類であるDSMに準拠しており，したがって，DSM-III以降改訂されるたびに改訂増補を重ねており，現在は第6版がAmerican Psychiatric Publishing社より出版されたばかりである〔澤 明（監訳），阿部浩史（訳）：DSM-5を使いこなすための臨床精神医学テキスト．医学書院，2015〕．当然，本書と同一の著者による内容の重なりがないか気になるところである．Andreasen教授はその著作 "The Broken Brain: The Biological Revolution in Psychiatry" で知られるように，統合失調症のような主な精神疾患を生物科学的に解明しようという旗頭である．この思想は彼女の教科書で，第1部「診断と分類」「面接と評価」「精神疾患の神経生物学と遺伝学」に集約されている．第2部は各疾患について第4章から第17章で，症例，症状，病態生理，治療，鑑別診断などが記述されており，この教科書の60%が充てられている．だから，著者は当然，本書とは内容が重複しないように注意を払ったはずであり，結果的には，本書はミニDを拡大したようなものになっているのであろう．ちなみに，精神科疾患の最も重要な部分である章を分析すると，本書では，第4章「統合失調症スペクトラム障害群」では28ページ中38%，第5章「気分障害」33ページ中54%，第6章「不安症群」23ページ中42%，第7章「強迫症群」21ページ中35%がDSM-5の疾患分類と診断基準のコピーであり，合計して104ページ中45ページ（43%）に上ることがわかった．もう1つ気になるところは，DSM-5では気分障害（Mood Disorders）という用語を廃止して，「双極性障害および関連障害群」と「抑うつ障害群」とに分割したのに，Black教授は本書でもまだ気分障害という用語を残しており，もう1つの教科書と同じままで章が構成されている．

本書の翻訳作業は2015年夏より獨協医科大学精神神経医学講座の先生方を中心に総勢28名の方々により行われ，下田和孝教授と大曽根彰講師が見直したものに最終的に監訳者が手を入れた．昨年5月，獨協医科大学の翻訳チームは，『DSM-5鑑別診断ハンドブック』（Michael B. First: DSM-5 Handbook of Differential Diagnosis. American Psychiatric Publishing, 2014）の翻訳という難作業をやってのけたが，何十枚もの複雑な流れ図の日本語訳が，下田教授の強力なリーダーシップのもと見事に完成をみたことは記憶に新しい．本書でも，仕上がりは，きっと読者諸兄姉にご満足いただけるものになったと信じている．

本書が，DSM-5の勉強を始めることになった研修医諸兄姉の日常の診療のお役に立てばまことに幸いである．

2016年5月　埼玉江南病院にて

訳者を代表して　髙橋三郎

目次

著者について　xix
序　xxi
謝意　xxv
はじめに　xxvii

CHAPTER 1
DSM-5 への歩み　　1

DSM-V か DSM-5 か？ …… 3
ディメンション方式による評価 …… 4
診断の信頼性と実地試行 …… 4
最終承認 …… 5
DSM-5 をめぐる議論 …… 6
要約 …… 7

CHAPTER 2
DSM-5 の使用法と DSM-IV からの主要な変更点　　9

DSM-5 の使用 …… 10
診断の目的 …… 11
精神疾患の定義 …… 11
DSM-5 診断の記録 …… 12
DSM-5 のコード化 …… 13
診断の確実性の記述 …… 15
「他の特定される」および「特定不能の」のカテゴリー …… 15
多軸システムの消滅 …… 16
各診断カテゴリーの変更の概要 …… 17
▶ Key Points …… 24

CHAPTER 3
神経発達症群/神経発達障害群　　27

知的能力障害群　　30

知的能力障害（知的発達症/知的発達障害） …… 30
全般的発達遅延 …… 32
特定不能の知的能力障害（特定不能の知的発達症/特定不能の知的発達障害） …… 33

コミュニケーション症群/コミュニケーション障害群	33

言語症/言語障害 …… 34
語音症/語音障害 …… 34
小児期発症流暢症（吃音）/小児期発症流暢障害（吃音） …… 35
社会的（語用論的）コミュニケーション症/
　社会的（語用論的）コミュニケーション障害 …… 35
特定不能のコミュニケーション症/特定不能のコミュニケーション障害 …… 36

自閉スペクトラム症/自閉症スペクトラム障害	37

自閉スペクトラム症/自閉症スペクトラム障害 …… 37

注意欠如・多動症/注意欠如・多動性障害	40

注意欠如・多動症/注意欠如・多動性障害 …… 40
他の特定される注意欠如・多動症/他の特定される注意欠如・多動性障害，
　特定不能の注意欠如・多動症/特定不能の注意欠如・多動性障害 …… 44

限局性学習症/限局性学習障害	45

限局性学習症/限局性学習障害 …… 45

運動症群/運動障害群	47

発達性協調運動症/発達性協調運動障害 …… 47
常同運動症/常同運動障害 …… 48
チック症群/チック障害群 …… 49

他の神経発達症群/他の神経発達障害群	52

他の特定される神経発達症/他の特定される神経発達障害，
　特定不能の神経発達症/特定不能の神経発達障害 …… 52
▶Key Points …… 53

CHAPTER 4

統合失調症スペクトラム障害および他の精神病性障害群　　55

統合失調型（パーソナリティ）障害 …… 57
妄想性障害 …… 57
短期精神病性障害 …… 60
統合失調症様障害 …… 62
統合失調症 …… 64
統合失調感情障害 …… 67
物質・医薬品誘発性精神病性障害 …… 70
他の医学的疾患による精神病性障害 …… 72
他の精神疾患に関連する緊張病（緊張病の特定用語） …… 73

他の医学的疾患による緊張病性障害 …… 74
　　特定不能の緊張病 …… 75
　　他の特定される統合失調症スペクトラム障害および他の精神病性障害，
　　　　特定不能の統合失調症スペクトラム障害および他の精神病性障害 …… 76
　　臨床家評価による精神病症状の重症度ディメンション …… 77
　　▶Key Points …… 77

CHAPTER 5
気分障害　　　　　　　　　　　　　　　　　　　　　　　　　79

双極性障害および関連障害群　　　　　　　　　　　　　81

　　躁病エピソード …… 82
　　軽躁病エピソード …… 84
　　抑うつエピソード …… 85
　　双極Ⅰ型障害 …… 85
　　双極Ⅱ型障害 …… 86
　　気分循環性障害 …… 87
　　物質・医薬品誘発性双極性障害および関連障害 …… 88
　　他の医学的疾患による双極性障害および関連障害 …… 90
　　他の特定される双極性障害および関連障害，特定不能の双極性障害および関連障害 …… 90

抑うつ障害群　　　　　　　　　　　　　　　　　　　　92

　　重篤気分調節症 …… 93
　　抑うつエピソード …… 95
　　うつ病，単一エピソード …… 99
　　うつ病，反復エピソード …… 99
　　持続性抑うつ障害（気分変調症） …… 100
　　月経前不快気分障害 …… 102
　　物質・医薬品誘発性抑うつ障害 …… 103
　　他の医学的疾患による抑うつ障害 …… 104
　　他の特定される抑うつ障害，特定不能の抑うつ障害 …… 105
　　▶Key Points …… 106

CHAPTER 6
不安症群／不安障害群　　　　　　　　　　　　　　　　　　107

　　分離不安症／分離不安障害 …… 109
　　選択性緘黙 …… 110
　　限局性恐怖症 …… 112
　　社交不安症／社交不安障害（社交恐怖） …… 115
　　パニック症／パニック障害 …… 117
　　パニック発作特定用語 …… 118

広場恐怖症 …… 120
全般不安症/全般性不安障害 …… 122
物質・医薬品誘発性不安症/物質・医薬品誘発性不安障害 …… 124
他の医学的疾患による不安症/他の医学的疾患による不安障害 …… 125
他の特定される不安症/他の特定される不安障害,
　　特定不能の不安症/特定不能の不安障害 …… 126
▶ Key Points …… 127

CHAPTER 7
強迫症および関連症群/強迫性障害および関連障害群　　　　129

強迫症/強迫性障害 …… 130
醜形恐怖症/身体醜形障害 …… 135
ためこみ症 …… 137
抜毛症 …… 139
皮膚むしり症 …… 141
物質・医薬品誘発性強迫症および関連症/
　　物質・医薬品誘発性強迫性障害および関連障害 …… 142
他の医学的疾患による強迫症および関連症/
　　他の医学的疾患による強迫性障害および関連障害 …… 144
他の特定される強迫症および関連症/他の特定される強迫性障害および関連障害,
　　特定不能の強迫症および関連症/特定不能の強迫性障害および関連障害 …… 145
▶ Key Points …… 146

CHAPTER 8
心的外傷およびストレス因関連障害群　　　　147

反応性アタッチメント障害/反応性愛着障害 …… 149
脱抑制型対人交流障害 …… 151
心的外傷後ストレス障害 …… 153
急性ストレス障害 …… 160
適応障害 …… 162
他の特定される心的外傷およびストレス因関連障害,
　　特定不能の心的外傷およびストレス因関連障害 …… 164
▶ Key Points …… 165

CHAPTER 9
解離症群/解離性障害群　　　　167

解離性同一症/解離性同一性障害 …… 168
解離性健忘 …… 170
離人感・現実感消失症/離人感・現実感消失障害 …… 171

他の特定される解離症/他の特定される解離性障害，
　　　　特定不能の解離症/特定不能の解離性障害 …… 173
　　▶Key Points …… 174

CHAPTER 10
身体症状症および関連症群　　　　　　　　　　　　　　　　　　175

　　身体症状症 …… 177
　　病気不安症 …… 179
　　変換症/転換性障害（機能性神経症状症）…… 180
　　他の医学的疾患に影響する心理的要因 …… 183
　　作為症/虚偽性障害 …… 185
　　他の特定される身体症状症および関連症，特定不能の身体症状症および関連症 …… 186
　　▶Key Points …… 187

CHAPTER 11
食行動障害および摂食障害群　　　　　　　　　　　　　　　　　　189

　　異食症 …… 190
　　反芻症/反芻性障害 …… 191
　　回避・制限性食物摂取症/回避・制限性食物摂取障害 …… 192
　　神経性やせ症/神経性無食欲症 …… 194
　　神経性過食症/神経性大食症 …… 196
　　過食性障害 …… 198
　　他の特定される食行動障害または摂食障害，特定不能の食行動障害または摂食障害 …… 200
　　▶Key Points …… 201

CHAPTER 12
排泄症群　　　　　　　　　　　　　　　　　　　　　　　　　　　203

　　遺尿症 …… 203
　　遺糞症 …… 205
　　他の特定される排泄症，特定不能の排泄症 …… 206
　　▶Key Points …… 207

CHAPTER 13
睡眠-覚醒障害群　　　　　　　　　　　　　　　　　　　　　　　209

　　不眠障害 …… 211
　　過眠障害 …… 214
　　ナルコレプシー …… 217

呼吸関連睡眠障害群　　220

閉塞性睡眠時無呼吸低呼吸 …… 220
中枢性睡眠時無呼吸 …… 222
睡眠関連低換気 …… 223

概日リズム睡眠-覚醒障害群　　224

概日リズム睡眠-覚醒障害群 …… 224

睡眠時随伴症群　　227

ノンレム睡眠からの覚醒障害 …… 227
悪夢障害 …… 228
レム睡眠行動障害 …… 230
レストレスレッグス症候群（むずむず脚症候群）…… 231
物質・医薬品誘発性睡眠障害 …… 232
他の特定される不眠障害，特定不能の不眠障害 …… 235
他の特定される過眠障害，特定不能の過眠障害 …… 235
他の特定される睡眠-覚醒障害，特定不能の睡眠-覚醒障害 …… 236
▶Key Points …… 237

CHAPTER 14
性機能不全群，性別違和，パラフィリア障害群　　239

性機能不全群　　241

性機能不全群 …… 242
射精遅延 …… 243
勃起障害 …… 244
女性オルガズム障害 …… 244
女性の性的関心・興奮障害 …… 244
性器-骨盤痛・挿入障害 …… 245
男性の性欲低下障害 …… 245
早漏 …… 245
物質・医薬品誘発性性機能不全 …… 246
他の特定される性機能不全，特定不能の性機能不全 …… 247

性別違和　　248

子どもの性別違和 …… 248
青年および成人の性別違和 …… 249
他の特定される性別違和，特定不能の性別違和 …… 251

パラフィリア障害群　　251

窃視障害 …… 252

露出障害 …… 252
窃触障害 …… 253
性的マゾヒズム障害 …… 254
性的サディズム障害 …… 254
小児性愛障害 …… 255
フェティシズム障害 …… 255
異性装障害 …… 256
他の特定されるパラフィリア障害，特定不能のパラフィリア障害 …… 257
▶Key Points …… 258

CHAPTER 15
秩序破壊的・衝動制御・素行症群　　　　　　　　　　　　　　　259

反抗挑発症/反抗挑戦性障害 …… 261
間欠爆発症/間欠性爆発性障害 …… 263
素行症/素行障害 …… 265
反社会性パーソナリティ障害 …… 268
放火症 …… 268
窃盗症 …… 269
他の特定される秩序破壊的・衝動制御・素行症，
　　特定不能の秩序破壊的・衝動制御・素行症 …… 271
▶Key Points …… 272

CHAPTER 16
物質関連障害および嗜癖性障害群　　　　　　　　　　　　　　　273

アルコール関連障害群　　　　　　　　　　　　　　　　　　　279

アルコール使用障害 …… 279
アルコール中毒 …… 281
アルコール離脱 …… 282
他のアルコール誘発性障害群，特定不能のアルコール関連障害 …… 283

カフェイン関連障害群　　　　　　　　　　　　　　　　　　　283

カフェイン中毒 …… 283
カフェイン離脱 …… 284
他のカフェイン誘発性障害群，特定不能のカフェイン関連障害 …… 285

大麻関連障害群　　　　　　　　　　　　　　　　　　　　　　285

大麻使用障害 …… 286
大麻中毒 …… 287
大麻離脱 …… 288
他の大麻誘発性障害群，特定不能の大麻関連障害 …… 289

幻覚薬関連障害群 　289

フェンシクリジン使用障害，他の幻覚薬使用障害 …… 289
フェンシクリジン中毒，他の幻覚薬中毒 …… 292
幻覚薬持続性知覚障害 …… 294
他のフェンシクリジン誘発性障害群，他の幻覚薬誘発性障害群 …… 294
特定不能のフェンシクリジン関連障害，特定不能の幻覚薬関連障害 …… 294

吸入剤関連障害群 　294

吸入剤使用障害 …… 294
吸入剤中毒 …… 296
他の吸入剤誘発性障害群，特定不能の吸入剤関連障害 …… 297

オピオイド関連障害群 　297

オピオイド使用障害 …… 297
オピオイド中毒 …… 299
オピオイド離脱 …… 300
他のオピオイド誘発性障害群，特定不能のオピオイド関連障害 …… 301

鎮静薬，睡眠薬，または抗不安薬関連障害群 　301

鎮静薬，睡眠薬，または抗不安薬使用障害 …… 301
鎮静薬，睡眠薬，または抗不安薬中毒 …… 303
鎮静薬，睡眠薬，または抗不安薬離脱 …… 304
他の鎮静薬，睡眠薬，または抗不安薬誘発性障害群，
　特定不能の鎮静薬，睡眠薬，または抗不安薬関連障害 …… 305

精神刺激薬関連障害群 　305

精神刺激薬使用障害 …… 306
精神刺激薬中毒 …… 308
精神刺激薬離脱 …… 309
他の精神刺激薬誘発性障害群，特定不能の精神刺激薬関連障害 …… 310

タバコ関連障害群 　310

タバコ使用障害 …… 310
タバコ離脱 …… 312
他のタバコ誘発性障害群，特定不能のタバコ関連障害 …… 312

他の（または不明の）物質関連障害群 　313

非物質関連障害群 　313

ギャンブル障害 …… 313
▶ Key Points …… 315

CHAPTER 17

神経認知障害群 　　　　　　　　　　　　　　　　　　　　　317

せん妄 　　　　　　　　　　　　　　　　　　　　　　　　319

せん妄 …… 319
他の特定されるせん妄，特定不能のせん妄 …… 322

認知症（DSM-5）および軽度認知障害（DSM-5） 　　　　323

認知症（DSM-5）…… 323
軽度認知障害（DSM-5）…… 326
アルツハイマー病による認知症（DSM-5）または
　　アルツハイマー病による軽度認知障害（DSM-5）…… 328
前頭側頭型認知症（DSM-5）または前頭側頭型軽度認知障害（DSM-5）…… 330
レビー小体病を伴う認知症（DSM-5）（レビー小体型認知症）または
　　レビー小体病を伴う軽度認知障害（DSM-5）…… 331
血管性認知症（DSM-5）または血管性軽度認知障害（DSM-5）…… 332
外傷性脳損傷による認知症（DSM-5）または
　　外傷性脳損傷による軽度認知障害（DSM-5）…… 333
物質・医薬品誘発性認知症（DSM-5）または
　　物質・医薬品誘発性軽度認知障害（DSM-5）…… 333
HIV感染による認知症（DSM-5）またはHIV感染による軽度認知障害（DSM-5）…… 335
プリオン病による認知症（DSM-5）またはプリオン病による軽度認知障害（DSM-5）…… 335
パーキンソン病による認知症（DSM-5）または
　　パーキンソン病による軽度認知障害（DSM-5）…… 336
ハンチントン病による認知症（DSM-5）または
　　ハンチントン病による軽度認知障害（DSM-5）…… 337
他の医学的疾患による認知症（DSM-5）または
　　他の医学的疾患による軽度認知障害（DSM-5）…… 337
複数の病因による認知症（DSM-5）または複数の病因による軽度認知障害（DSM-5）…… 338
特定不能の神経認知障害 …… 339
▶Key Points …… 339

CHAPTER 18

パーソナリティ障害群 　　　　　　　　　　　　　　　　341

パーソナリティ障害全般 　　　　　　　　　　　　　　　343

A群パーソナリティ障害 　　　　　　　　　　　　　　　346

猜疑性パーソナリティ障害/妄想性パーソナリティ障害 …… 346
シゾイドパーソナリティ障害/スキゾイドパーソナリティ障害 …… 346
統合失調型パーソナリティ障害 …… 347

B 群パーソナリティ障害　　349

反社会性パーソナリティ障害 …… 349
境界性パーソナリティ障害 …… 350
演技性パーソナリティ障害 …… 351
自己愛性パーソナリティ障害 …… 351

C 群パーソナリティ障害　　352

回避性パーソナリティ障害 …… 352
依存性パーソナリティ障害 …… 353
強迫性パーソナリティ障害 …… 354

他のパーソナリティ障害　　355

他の医学的疾患によるパーソナリティ変化 …… 355
他の特定されるパーソナリティ障害，特定不能のパーソナリティ障害 …… 356
▶ Key Points …… 357

CHAPTER 19
医薬品誘発性運動症群および臨床的関与の対象となることのある他の状態　　359

医薬品誘発性運動症群および他の医薬品有害作用　　360

神経遮断薬誘発性パーキンソニズム，他の医薬品誘発性パーキンソニズム …… 361
神経遮断薬悪性症候群 …… 361
医薬品誘発性急性ジストニア …… 362
医薬品誘発性急性アカシジア …… 362
遅発性ジスキネジア …… 362
遅発性ジストニア，遅発性アカシジア …… 363
医薬品誘発性姿勢振戦 …… 363
他の医薬品誘発性運動症 …… 363
抗うつ薬中断症候群 …… 363
医薬品による他の有害作用 …… 364

臨床的関与の対象となることのある他の状態　　364

対人関係の問題 …… 365
虐待とネグレクト …… 366
児童への冷遇虐待とネグレクトの問題 …… 367
成人への冷遇虐待とネグレクトの問題 …… 369
教育と職業の問題 …… 372
住居と経済の問題 …… 373
社会的環境に関連する他の問題 …… 373
犯罪または法制度との関係に関連する問題 …… 374
相談や医学的助言など他の保健サービスの対応 …… 374

他の心理社会的，個人的，環境的状況に関連する問題 …… 375
　　個人歴における他の状況 …… 375
　　▶ Key Points …… 377

CHAPTER 20
評価尺度　　　　　　　　　　　　　　　　　　　　　　　　　　　　379

　　レベル1とレベル2横断的症状尺度 …… 380
　　臨床家評価による精神病症状の重症度ディメンション …… 382
　　世界保健機関能力低下評価尺度第2版 …… 384
　　文化的定式化面接 …… 388

CHAPTER 21
パーソナリティ障害群の代替 DSM-5 モデル　　　　　　　　　　　　　393

パーソナリティ障害の全般的基準	395

特定のパーソナリティ障害群	398

　　反社会性パーソナリティ障害 …… 399
　　回避性パーソナリティ障害 …… 401
　　境界性パーソナリティ障害 …… 402
　　自己愛性パーソナリティ障害 …… 404
　　強迫性パーソナリティ障害 …… 405
　　統合失調型パーソナリティ障害 …… 406
　　パーソナリティ障害，特性が特定されるもの …… 407

CHAPTER 22
今後の研究のための病態　　　　　　　　　　　　　　　　　　　　　409

　　減弱精神病症候群（準精神病症候群） …… 410
　　短期間の軽躁病を伴う抑うつエピソード …… 411
　　持続性複雑死別障害 …… 412
　　カフェイン使用障害 …… 414
　　インターネットゲーム障害 …… 415
　　出生前のアルコール曝露に関連する神経行動障害 …… 416
　　自殺行動障害 …… 417
　　非自殺的な自傷行為 …… 418
　　▶ Key Points …… 419

索引 …… 421

著者について

　Donald W. Black, M.D. はアイオワ州アイオワシティのアイオワ大学 Roy J. and Lucille A. Carver 医科大学精神医学講座の教授であり，研修医トレーニングの責任者，教育担当副科長である．

　Jon E. Grant, M.D., M.P.H., J.D. はイリノイ州，シカゴにあるシカゴ Pritzker 医科大学の精神医学および行動神経科学講座の教授である．

利益相反の開示

　Black 博士は AstraZeneca および Psyadon Pharmaceuticals からの研究費の供与を報告している．

　Grant 博士は National Center for Responsible Gambling, National Institute on Drug Abuse, Psyadon Pharmaceuticals, Transept Pharmaceuticals からの研究費の供与を報告している．彼はまた American Psychiatric Publishing, Oxford University Press, McGraw-Hill, および W.W. Norton からの印税についても報告している．

序

　このガイドブックは『精神疾患の診断・統計マニュアル 第 5 版』（DSM-5）（米国精神医学会, 2013）に対する役に立つ必携書である．DSM は米国および他の国々において，長年，精神科診断体系として用いられてきたもので，DSM-5 はこれまでの版のすばらしい伝統を踏襲している．とはいえ，多くの精神保健従事者にとって，精神科診断分類の方法は手強いものである．DSM-5 は膨大で，総計 947 ページ（分類リストおよび序文を含まない）であり，多くの使用者を威圧する．使用者の多数の方々は「どこから始めるのか．一体どうやって基準を理解し，用いることができるのか」と考えるだろう．また，DSM-IV-TR（米国精神医学会, 2000）の使用者は DSM-5 はどこが違うのかと思うであろう．これらのことは本書で取り組むいくつかの基本問題に含まれる．

　本書でのわれわれの目標は DSM-5 を要約することではない．むしろ，仲間の精神科医，心理士，およびその他の精神保健従事者のみならずその他関心をもつ人々に対して利用しやすい指針を与えることを目指している．われわれは使用者が何よりもまず，DSM-5 がすぐ前の版の DSM-IV-TR と，全体的な構成，多くの診断カテゴリー，およびその診断基準そのものに関してどのように違っているかを知りたがっているという前提から始める．これらの問題に応える場合，われわれはその再構成と診断基準に対する多くの変更点の背後にある根拠について記述する．DSM-5 は非常に膨大で，人によってはかさばり扱いにくいというが，容易に学んだり消化したりできない本であることは理解しながらも，われわれは読者に DSM-5 を 1 冊購入して，診療上の必要性，特に関連する診断カテゴリーを勉強することを強くすすめたい．

　いろいろな面で，本書は開業医が診療に DSM-5 を取り入れるのを助ける"オーナーズマニュアル"である．本書は臨床家に改訂された診断基準をどのように使用するかを教えるためのものである．われわれは DSM-5 の全体的なメタ構造（すなわち，構成），多くの診断カテゴリー（いくつかの新しいものを含む），および主要な疾患に対する診断基準について説明する．われわれは最も重要な診断に焦点を絞って，その基準の詳細な記述を提供する．その際に，基準をその背景とともに位置づけ，以前の版との対比を提供する．われわれは，本書『DSM-5 ガイドブック』がマニュアルの多くの変更点に対する青写真と，多くの診断カテゴリーおよびそのコードの使用に関する実践的情報を提供すると確信している．

　要約すると，本書におけるわれわれの目標は，
1. DSM-5 とその前の版を歴史的立場からみるように診断分類の全体像を提供する．
2. DSM-5 の発展，その革新，その全体的構造，および DSM-IV（および DSM-IV-TR）からの主要な変更点を概説する．
3. 主要診断カテゴリーそれぞれの，関連する診断および診断基準を解説して，それぞれの意味を明確にし，また，鑑別診断過程の理解を容易にする．
4. 第 III 部で述べられているディメンション的尺度の使用を含む，完全な DSM-5 診断を構成するさまざまな要素を説明する．

　診断は精神医学，心理学の実務では基本的なものである．多くの臨床家にとって，診断を明確にする過程を習得するには何年もかかる．しかしながら，それは精神保健従事者が学ぶべき必要不可欠な過程であり，その中で専門技術を得る．DSM-III（米国精神医学会, 1980）の操作的診断基準の導入により，それ以前よりはるかに信頼性のある診断を下す過程が著しく進歩して，臨床家特有の見

方や偏向にさらされることがずっと少なくなった．われわれ著者は，DSM-III 以降の時代に教育された．われわれにとって，基準に基づく診断の使用は習慣となっている．

DSM-5 はいくつかの点で変化していくものである（Kupfer and Regier, 2011；Kupfer et al., 2013）．DSM-5 への道は 1999 年に始まり，2013 年の出版は，長い，膨大な労力をかけた過程の結果であり，第 1 章「DSM-5 への歩み」で総括されている．その道のりは，注意深い文献の再検討，新しいデータの収集，すでに存在するデータの目標を定めた分析を行った多くの専門家の努力を伴った．DSM-5 の前版である DSM-IV は 1994 年に出版され（米国精神医学会, 1994），記述の改訂が 2000 年に行われた（DSM-IV-TR, 2000）．事実上，DSM-5 診断基準の作成には 19 年かかっている．診断基準が改訂され更新されただけでなく，章の配置も変更されている．新しいカテゴリーが導入され，統合されたものもある．多くの新しい疾患が含まれ，多軸診断体系は削除された．臨床家が患者の症状および機能をうまく記述できるように多くのディメンション的評価が加えられた．

この変化を象徴するものは，以前の版と異なり，DSM-5 が"生きた文書"として議論されていることである．将来の長期的な目標は科学の進歩に逐一対応して DSM-5 を更新していくことである．これはタイトルにローマ数字でなくアラビア数字を使ったということに反映されている——DSM-V ではなく DSM-5——，つまり，将来的な変更が容易に行えるようになっている（例：DSM-5.1, DSM-5.2）．

確かに，DSM-5 に誤りがないわけではない．診断的過程に慣れていない人々は——それに慣れている人でさえ——聖書またはタルムード〔訳注：モーセが伝えた律法とされる「口伝律法」を収めた文書群．ユダヤ教徒の生活・信仰の基となっている〕のような書物の一節に当てはめるのと同じような畏敬の念をもって基準について考えている．診断過程を料理本のようにみて，それぞれの原料（すなわち，基準）が必須で，そこから逸脱すれば必ずスフレは膨らまないと考える人もいる．われわれは DSM-5 は——ないしはどの診断マニュアルの内容に対しても——臨床的判断なしに適用することができないということを読者に注意しておく．これはどのマニュアルにもみられない重要な要素であり，訓練と実践なしには容易には修得できないものである．精神科医は患者に，診断閾値に達していないからうつ病ではないと告げるだろうか．統合失調症の各診断基準を満たさない精神病患者は病状が軽いということか．過剰に厳格に規則（すなわち，基準）に従うことは適切な臨床的ケアを妨げるものであるので，臨床家は，時として恣意的な診断コード体系の要件ではなく，それぞれの患者のニーズに注意を払わなければならない．

われわれは日々の臨床家および研究者としての仕事を通じて学びながら，本書に取り組んできた．われわれは DSM-5 作成実行チームまたは多数の作業部会内の作業の詳細については提供しない．われわれはその人達を個人的には知らないからである．この観点から，われわれは基準群を臨床および研究の場でどのように適切に使用するか説明することを課されている部外者として記述している．ここで記述したことはわれわれの見解を反映したものであり，DSM-5 作成実行チームまたは米国精神医学会の見解を反映したものではないことを申し述べておく．われわれの誰もいずれかの作業部会の委員とはなっていない．われわれは DSM-5 の内容を編集していないし，DSM-5 の内容に対しても責任はない．それにもかかわらず，それぞれが主要な学術的な精神医学講座で教員として勤務しているので，精神医学的診断を知らないわけではなく，開業医あるいは訓練を受ける人のニーズに関しても知らないわけではない．われわれそれぞれが，われわれからみれば決まりきった（面白いことさえある）と思えるのだが，精神医学的診断の難解な規則，初心者にとっては神秘的で極端に難解な過程について，研修医，医学生，および他の初学者への教育に関する広範な経験をもっている．

展望してみると，DSM-III および DSM-IV はあらゆる方面からの批判にさらされたが，健全で影

響力のある文書となっている．DSM-5 は 2012 年 11 月，米国精神医学会の総会で変更なしに承認され，後にその原稿は米国精神医学会の評議員会で満場一致で承諾された．DSM-5 作成実行チームの委員長である David J. Kupfer, M.D. および Darrel A. Regier, M.D., M.P.H. は，予定どおりではなかったとしても，その過程を導き，作業を維持してきたことに対して多大な功績がある．「はじめに」の章でわれわれは DSM-5 へ導く過程の概観を示しているが，その過程の詳細な歴史を提供しようとはしていない．これは他者に譲ることとしたい．すでに，DSM-5 の目標および目的と同様に，改訂への早期の見解を示した多くの書物が出版されている．

　本書の構成について概説してみよう．「はじめに」では，精神医学的診断分類の歴史について簡単に総括する．そして，第 1 章では，DSM-5 への歩みに焦点を絞る．第 2 章では，多数の細かい点ではなく，主要な変更点に焦点を絞り，DSM-IV と DSM-5 との対応点を示す．第 3 章から第 19 章までは，主要な診断カテゴリーおよび特定の診断，およびそれらの基準を概説して，それらが評価できる明確さについて示す．DSM-5 に組み込まれた次元的尺度については第 20 章で解説され，パーソナリティ障害の代替モデルについては第 21 章で示されている．「今後の研究のための病態」については第 22 章で解説されている．その後に参考文献と DSM-5 分類の付録が続く〔訳注：日本語版では割愛〕．

　われわれは本書がそれぞれの現場で DSM-5 をどのように実践するかを知りたい精神科開業医，心理士，精神科看護師，ソーシャルワーカーおよび精神保健の専門職といった幅広い読者に訴えかけると確信している．組織内の読者層としては，個人および小規模の開業医，健康維持のための組織，保険会社，病院，図書館，学術機関，医学部教育課程および研修医教育プログラムが含まれると期待している．学生，研修医，事務職もまた本書の恩恵を受け，現行の精神保健業務にどのように DSM-5 診断が適合するかをよりよく理解するであろう．多くの方々に，この本が DSM-5 の使用についてあらゆる層の保健専門職の訓練に有用であることをわかっていただきたいと思っている．

（原著者記す）

謝意

　この本の執筆についてのお話をいただいたとき，われわれはこの好機に飛びついた．われわれ2人は精神医学的分類および評価に非常に興味がある臨床家であり，教育者である．2人とも大学に活動拠点をおく精神科医であり研究者であるが，長年にわたるあらゆる状況下の日常的な臨床診療に影響を受けてきた．すなわち大学病院，独立した精神保健クリニック，矯正および法医学的な状況などである．私事だが，2人で45年以上の臨床経験があり，これを今回の仕事に活用した．

　われわれの作業は米国精神医学会が親切にも提供してくれたDSM-5の原稿を利用できたことと，公式のウェブサイト（www.dsm5.org）——すべての人に利用可能——を用いることで大いに促進された．われわれの仕事の多くは以前の版（とりわけDSM-IVおよびDSM-IV-TR）との直接の比較であり，どこに，およびなぜ変更がなされたのかを示すことができた．われわれはDSM-5作成実行チームおよび作業部会と，その多くの委員，顧問の方々に深謝したい．1,000名以上の方々がDSM-5を作り上げるのに参加してきた．われわれの分野を未来につなげる1冊の本を作成するというこの記念碑的な作業には，仲間達が惜しげもなく自分達の時間を使い，膨大な時間を要した．

　本書の執筆に際して，われわれは長年の医学生，研修医の精神科面接技法および評価法の教育業務と同様に，患者の治療を提供するわれわれ自身の経験から大きな影響を受けた．研究者が体系的に診断情報を収集する必要性についても敏感である．研究者が研究方法の再構築を行い，新しく構成された基準群を評価に組み入れる際には，DSM-5は研究にとって大きな刺激になると確信している．

　われわれの診療方法と知識の基礎もまたわれわれが受けた研修経験によって形成された．われわれの1人（Donald W. Black）はアイオワ大学精神科で研修を受けた．故George Winokur M.D.の指導のもと，アイオワ大学精神科は新クレペリン主義者の"見えない大学"の1つであり，そのメンバーらは精神科において初めて使用された基準群——Feignerの基準，後に研究用診断基準——に責任をもつ者達である．この基準のいずれもDSM-IIIへとつなげる知的先駆者であり，これに関しては「はじめに」でさらに詳細を述べる．もう1人（Jon E. Grant）はミネソタ大学で訓練され，その精神科は"見えない大学"の別の一員であるPaula Clayton M.D.が一時指導していた．これらの経験によって，われわれは臨床および研究の両面で使用するための証拠に基づいた操作的基準の価値を評価することができた．

　われわれはAmerican Psychiatric Publishingのスタッフに恩義がある．特に，この本の視点とその広がりを形成するのを手助けしてくれたRobert E. Hales, M.D.に，また，必要な激励と支援を与えてくれたJohn McDuffieに感謝したい．編集スタッフに加えて，Nancy Andreasen, M.D., Raymond Crowe, M.D., Russell Noyes, M.D., William Coryell, M.D., Bruce Pfohl, M.D., Suck Won Kim, M.D., Katharine Phillips, M.D., Larry Price, M.D., Steve Rasmussen, M.D.といった仕事のうえで多くの影響を与えてくれた多くの重要な指導者達に感謝したい．DSM-IIIおよびDSM-III-R作成実行チームを率い，友人であり同僚であるRobert Spitzer, M.D.はわれわれを鼓舞し続けてくれた人である．その快活さで知られているアイオワ大学の同僚，Susan Schultz, M.D.には特別な感謝を送りたい．DSM-5の編集者として，彼女はマニュアルについては特に博識であった．

　アイオワ，ミネソタ，またその他いずれの場所でもわれわれが担当し，疾患について知っていることの多くを教えてくれた数えきれないほどの患者にも感謝したい．彼らは真の教師である．

（原著者記す）

はじめに

> 科学とは経験を体系的に分類することである.
> George Henry Lewes, *The Physical Basis of Mind*, 1877

　開発に14年,『精神疾患の診断・統計マニュアル 第5版』(DSM-5)(米国精神医学会, 2013)は,精神疾患の診断と分類に国際的標準を設定する画期的な出版物である.米国精神医学会(APA)によって出版され,DSM-5は1952年に出版された第1版(DSM-I)(米国精神医学会, 1952)に始まる先駆者達が設定した崇高な伝統に従っている.DSMは精神医学で用いられる公式に認定されたすべての診断の一覧を提供し,出現しなければならない症状を明記している.DSMの開発は米国における精神疾患の公式の分類概要を創造するための最初の体系的取り組みの産物である.精神医学は,疾患に対する診断過程を一貫してまた包括的にその領域内で定式化してきた,医学における唯一の専門分野である.

　精神医学に身をおくわれわれにとって,DSMを使用することは,われわれの研修および臨床的経験に組み込まれた習性である.しかしながら,この分野外の仲間は何の空騒ぎだと思っているかもしれない.なぜDSMに関心をもつのか.実際,なぜなのか.簡単に言うと,DSMは精神疾患をもつ人々の研究および/または治療を行っている者に対しわれわれの中での共通言語を提供している.多分,その最も重要な使命の1つは米国およびその他の国の臨床家に対し精神疾患の定義の一貫性を保証するのに役立つことであろう.訓練された精神保健の専門家のために開発されたDSMは,精神医学の領域を超えて広く用いられている.多くの使用者の中には,研究者,管理者,公務員,弁護士,その他の職種がある.DSMを意図されたように用いるためには臨床的専門知識と訓練が必要である.DSMの重要な限界は,治療的情報を提供しないということである.精神医学ではほとんどの疾患に対しての特定の検査室での診断試験や確認された病因がないため,診断はおおむね患者の症状と病歴によることが多い.この理由から,診断基準は正確で明確である必要がある.

　精神医学という領域では新しい研究所見が出るたびに定期的にDSMを見直し改訂する.科学は特に過去20年急速に進歩し,DSM-5の多くの変更に貢献してきた.1990年代において,われわれはいわゆる"脳の時代"を経験し,ヒトゲノム計画がそのあとに続いた.それから,われわれは"こころの時代"に入った.神経科学および行動科学の知識の爆発によって,有病率および危険要因,脳の構造と機能,遺伝子と環境の影響といった精神疾患に対するわれわれの理解は著しく拡大された.技術の進歩により,以前は不可能だった精神疾患の研究を可能にする新しいツールが提供されている.新しい知識に応じて,精神疾患の分類——そして,その診断基準——は進化していかなければならない.

歴史的考察

　精神疾患の分類は2000年以上も前に始まっており,そのときにこれらの疾患が初めて独立した疾患として認知されたのである.多分,最も最古の医学的文書であるという証拠のある *Ebers Papyrus*(おそらく紀元前1550年ころに編纂)にはうつ病のような特定の症候群への言及が認めら

れる．聖書の記述にも主要な精神疾患に罹患した人々に関する記述が含まれている．例えば，サムエル記上〔訳注：旧約聖書におさめられた古代ユダヤの歴史書の1つ〕ではSaulは重症のうつ病に陥っており，落ち着かせるような音楽で治療されていたことが描かれている．

　精神医学は最初に精神疾患の分類を開発したHippocratesに大いに負うところがある．この分類の概要には，中毒性せん妄（発熱に伴う精神的混乱），およびヒステリー（身体的疾患の突然のエピソード）などとともに，てんかん，躁病（興奮），メランコリー，およびパラノイアが含まれている．Hippocratesとその支持者達は精神疾患が体液の量的不均衡によるものであると信じていた．例えば，メランコリーは黒胆汁の過剰によるものであり，他の異常は他の液体，つまり"体液"（血液，粘液，そして黄胆汁）の不適切な均衡から起こったということである．精神疾患の体液説は中世まで続き，パーソナリティ類型に対するわれわれの理解に対して現在も影響を与えている．

　いろいろなことが現実に存在していると発見された後，ヨーロッパのルネッサンスおよび啓蒙主義の間に，疾患の分類体系がしばしば類型化された．16世紀には，Paracelsus（1493–1541）は毒物，月の満ち欠け，および遺伝による疾患を含む病因に基づく分類を開発した．Thomas Sydenham（1624–1689）は疾患のカテゴリーを分離したり，統合する先導的提唱者であった．彼は神経症とヒステリーの詳細な記述を残している．同時代のCarolus Linnaeus（1707–1778）とFrancois Boissier de Sauvages（1706–1767）は観察された徴候と症状に基づくカテゴリーによって医学的疾患および精神疾患に生物学の分類法の適用を試みた．Boissier de Sauvagesの体系では2,000以上の疾患があげられており，網，目，属に整理されていた．Jean-Étienne-Dominique Esquirol（1772–1840）は，彼の指導者であるPhilippe Pinel（1745–1826）のように，精神疾患の正確な臨床的記述を強調し，因果関係の推論を避けた〔彼はまた幻覚（hallucination）という用語を造り出したことでも知られている〕．

　観察に基づく体系と理論の間の対立は19世紀に入っても継続していた．精神科病院が設立されることで患者を長期および集中的に観察することが以前よりもできるようになった．精神症状の身体的基礎を同定しようとする試みがなされていたので，解剖はますます一般的になり，広く受け入れられるようになった．Emil Kraepelin（1856–1926）は症状，経過および転帰の重要性を強調した精神疾患の分類を開発しようとした．彼は躁うつ病を早発性痴呆（dementia praecox）から分けたことで，おそらく最もよく知られているだろう．後者はEugen Bleuler（1857–1939）によって統合失調症（schizophrenia；"こころの分離"）と名前が変更されたが，彼は認知機能障害が起こることを認識し，感情の平板化，連合の障害（すなわち，特異な歪んだ思考）といった彼が感じた症状が疾患の基礎にあることを強調するためであった．Kraepelinが症状と経過に注意を払ったことによって症候群を描写することが，後にDSM-III（米国精神医学会，1980）の基本的な概念的枠組みを与えることとなった．

　これらの歴史的流れがあった後，統計学的，疫学的，報告作成の目的から分類体系を開発しようという必要性が高まった．米国における精神疾患の分類を開発する当初の理由は国勢調査のための統計学的情報を収集することであった．1880年の国勢調査に対して，7つの精神疾患のカテゴリーがあげられた．すなわち，躁病，メランコリー，偏執狂，麻痺，認知症，渇酒癖，およびてんかんである．保健における政府の役割が高まるにつれて，その時期，診断的な均一性へ向かう大きな推進力があり，米国では1918年に最初の標準的な精神医学的分類が米国精神医学会の前身である米国医学心理学会（American Medico-Psychological Association）によって作成された．『精神障害者の施設での使用のための統計マニュアル』（*Statistical Manual for the Use of Institutions for the Insane*）として出版され，22の疾患があげられ，主に精神科施設からの均一な統計を収集するために用いられた（Shorter, 1997）．

DSMの開発

1927 年，ニューヨーク医学学術院が全国的に受け入れられる疾患の標準的命名法を開発する動きの先頭に立ち，推進した．翌年，政府，精神医学（米国精神医学会に代表される）を含むすべての医学専門家からの参加者を含む会議が組織された．米国医学会（American Medical Association）によって『疾患の標準分類命名法』（*A Standard Classified Nomenclature of Disease*）として 1933 年に出版されたマニュアルには 24 の主要な精神科カテゴリーが含まれ，これは Kraepelin の『精神医学教科書』（*Lehrbuch der Psychiatrie*）第 6 版（1899）に強い影響を受けていた．

1940 年代に軍隊が直面していた課題，および戦闘員が直面していた精神医学的問題を記述するためのより適切な診断カテゴリーの必要性に対応して，米国陸軍および海軍それぞれが独自の分類体系を開発した．しばらくして，復員軍人援護局が第二次世界大戦の復員軍人外来患者の症状を取り入れる独自の体系を作成した．精神医学的命名法についての状況はかなりの混乱に陥り，少なくとも 4 つの体系——標準，米国陸軍のもの，米国海軍のもの，復員軍人援護局のもの——が存在した．一部の政府機関は臨床用としてある 1 つの体系を使うが，障害評価のためには別のものを，また統計報告のために 3 つ目のものを，という具合である．1948 年，世界保健機関（World Health Organization; WHO）によって開発された『疾病，傷害及び死因の国際統計分類のマニュアル 第 6 改訂版』（ICD-6）は米国の精神科医にとっては完全には満足のいくものではなかったので，米国精神医学会は独自のマニュアルを開発することを選択した．

米国精神医学会の命名法と統計に関する委員会は，精神疾患の単一の全国共通の分類体系を作成する作業を開始し，1952 年に『精神疾患の診断・統計マニュアル 第 1 版』〔*Diagnostic and Statistical Manual of Mental Disorders*（DSM-I）〕の出版となったのである．132 ページと比較的コンパクトだったが，DSM-I は分類の臨床的有用性に焦点を合わせた最初の公式の精神疾患のマニュアルであった．定義は比較的単純であり，簡潔な原型を記述したものからなっていた．ほとんどの疾患は Adolf Meyer と彼の精神医学への精神生物学的アプローチの影響を反映して"反応"（reactions）としていたが，それは疾患が正常な，健康的な，適応的な人の生き方の過剰な表現あるいは逸脱あるいは代用物であるという反応様式の類型であると仮定するものであった．例えば，躁うつ病は DSM-I では次のように定義されていた．

> 躁うつ反応：これらの群は基本的に重度の気分の動揺と，寛解し再発する傾向で特徴づけられる精神病的反応から構成される．錯覚，妄想，幻覚といったさまざまな副次症状が基礎的な気分の変化に加わるかもしれない．躁うつ反応は躁うつ精神病という用語と同義である．この反応はさらに以下の型のうち，適切な 1 つとしてさらに分類されるだろう．すなわち，躁，うつ，または，その他（米国精神医学会, 1952, 原著 25 頁）．

国際的一貫性を推し進めるために，WHO は 1967 年の ICD-8（世界保健機関, 1967）として出版された改訂版のスポンサーとなった．米国精神医学会は ICD-8 に寄与し，翌年，DSM-II（米国精神医学会, 1968）を出版した．DSM-II におけるいくつかの変更点のうち，最も衝撃的であったのは診断から反応（reaction）という用語が削除されたことである．いくつかの診断名が変更され，マニュアルでは使用者に複数の診断名（重要な順に記載）と関連する身体疾患を記録することを勧奨し，それは DSM-III の多軸診断の枠組みの開発を見越したものであった．

1974年に米国精神医学会はICD-9（世界保健機関, 1977）の出版に合わせて，DSMの改訂版を作成するために作成実行チームを編成した．ニューヨーク州立精神医学研究所評価部門の長であり，DSM-II改訂の顧問であったRobert Spitzerが任命されそのチームを率いることになった．Spizterは診断と分類に強い関心をもち，1972年に主著者——そして精神科研修医である——John Feighnerにちなんで命名された『Feighnerの基準』(Feighner et al, 1972)を出版したセントルイスのワシントン大学の同好の精神科医達に影響を受けた．これは精神医学にとって操作的診断基準を開発するという最初の試みであった（この意味での操作的とは何かのもの——この場合，診断——を取り上げてそれを構成部品に分解して，それを教えたり，習得できるようにする）．

　その試みは控えめなものであった（15の精神疾患についての基準と，それに加えて，診断に至らない症状をもつ患者については残遺的カテゴリー）が，Feighnerの基準は興味の旋風を巻き起こした．Eli Robins，Samuel Guze，George Winokur，およびセントルイスのグループの指導者達の期待は，それぞれの臨床症候群が，最終的には臨床像の整合性，他の疾患からの分離（つまり限界の設定），一般的な予後と転帰，家族内の遺伝的集積により，さらに，将来の検査室的検査（現在は，神経画像，分子遺伝学，神経心理学的検査などが含まれる）によって確定されることであった．

　Spitzerとその同僚は，国立精神保健研究所によって支援されていたうつ病の精神生物学に関する縦断的共同研究に使用するために研究用診断基準（Research Diagnostic Criteria; RDC）(Endicott & Spitzer, 1978)を開発した．Feighner基準と研究用診断基準はDSM-IIIに至る知的興奮に貢献した．DSM-III作成実行チームの構成員の1/3がワシントン大学で研修を受けた者であるという事実が新クレペリン派の"見えない大学"の影響の証拠であり，彼らが有名になるにつれて，注意深い，体系的な評価と分類の時代の先導者達を後押しした．

　1980年に出版されたDSM-IIIは大評判となった．494ページというずっしりと重い本のDSM-IIIは精神科診療と研究における経験的データへのさらなる重視を反映するものであった．それはすべての疾患が特定の基準で定義されることで精神医学的診断を下す方法が比較的明確になるようにした．包括的かつ詳細なマニュアルが1つの医学専門分野から提供された初めての試みであった．基準の準備に際しては多大な注意が払われた．詳細な原稿が執筆され，550名の臨床家から意見が収集され，結果は12,000名以上の患者による実地試行に供された．さらにDSM-IIIはICDの第9版の開発に合わせて出版された．

　診断基準を含めたことに加えて，その他のDSM-IIIの大きな革新は多軸分類体系を導入したことである．以下の5つの軸が記載されていた．

　I　臨床症候群と「精神疾患には起因しないが関与と治療の対象となる状態」
　II　パーソナリティ障害と特定の発達障害
　III　身体的疾患
　IV　心理社会的ストレス因の重症度
　V　過去1年の適応機能の最高レベル

　DSM-IIIは前の版よりも精神分析的概念によることが少なく，その記述的方法は病因に関して中立（"特定の理論に基づかない"）であることを意図している．この方法が採用されたのは，病因論的理論を包含することは「それぞれの疾患に対するすべての合理的な病因論的理論を示すことは不可能であるので，さまざまな理論的指向をもつ臨床家がマニュアルを使用することの障害となる」(米国精神医学会, 1980, 原著7頁)と作成実行チームのメンバーが感じたからである．

　DSM-IIIのもう1つの大きな目標は，以前の体系を悩ませていた信頼性の低さを改善することであった．そのあいまいさと不正確さのためにDSM-IおよびDSM-IIの定義は臨床家の間での意思疎通を手助けせず，しばしばある疾患を別の疾患と区別することができなかった．研究調査によっ

て DSM-I あるいは DSM-II を使用している別々の臨床家は同一の患者に異なった診断を下しているだろうことが明らかになった．DSM-III 作成実行チームメンバーは特定の診断基準は可能な限り客観的で，可能な限りいつでも存在する研究データに基づくべきであって，専門家の意見によるべきではないということで一致していた．生物測定の概念である信頼性とは，2 名の観察者が見たものに関して一致する能力を指す．それは一致率，相関係数，κ 統計量といったさまざまな統計学的方法によって測定され，それらは偶然の一致を修正する．DSM-III の信頼性は実地試行で評価され，とりわけ統合失調症と主な気分障害において比較的良好であることが判明した．用語の変更はあるものの，DSM-III はその後のすべての版に組み入れられた精神疾患の定義を包含していた．

> DSM-III においては，それぞれの精神疾患は，ある人に生じる臨床的に意味のある行動上または，心理学的症候群または様式として概念化されている．そして典型的にはつらい症状（苦痛），または 1 つ，またはそれ以上の領域での機能が損なわれていること（障害）を伴う．さらに，行動上，心理学的，または生物学的な機能障害があり，障害は個人と社会との関係にのみにとどまらないと結論している（障害が個人と社会との間の葛藤に限定されている場合，それは社会的逸脱と言えるかもしれない．それは立派な行動といえるかどうかは別として，それ自体は精神疾患ではない）
> （米国精神医学会, 1980, 原著 6 頁）．

DSM-III の改訂版の DSM-III-R（米国精神医学会, 1987）は 1987 年に出版された．その目的は第 4 版（DSM-IV）（米国精神医学会, 1994）が作成されるまで ICD 第 10 版（世界保健機関, 1992）に合わせて，DSM-III で認められた矛盾を改善することにあった．いくつかの新しい疾患が加えられ（例：身体醜形障害），あるものは削除，または他のカテゴリーに包含された（例：自我異質性同性愛）．

DSM-IV に関する作業を開始するために米国精神医学会は作成実行チームを 1988 年 5 月に立ち上げた．ICD-10 の精神疾患の項の初期の原稿は ICD-9 および DSM-III-R の記載とはまったく違ったものだったので，DSM-IV と ICD-10（当時作成中）のグループ作業としては討論とお互いに影響し合う機会をもつことが重要と思われた．米国精神医学会は DSM-IV と ICD-10 の作業は協調して行われるべきであると結論した．結果として DSM-IV は ICD-10 と技術的には矛盾がなかったが，多くの点でははっきりした違いが存在し，DSM-IV のコードは ICD-9 のそれのままであった．13 の作業部会が設立され，それぞれが 1 つの分類の項の責任をもって担当した．

DSM-IV は 1994 年に出版され，その開発には系統的な文献の見直し，以前に収集したデータの 2 次的データ解析，12 の実地試行で得られた主要データの解析が含まれた．変更は用心深く行われ，専門家の一致した意見よりも可能な限り証拠によって変更がなされた．目標はこれまでの版，新しいデータ，ICD-10 との一致の必要性のバランスをとることにあった．Frances ら（1990）は「実地臨床で有用な指針となることが最優先」と述べている（原著 1441 頁）．以前の版からの大きな変更点はすべてのカテゴリーのうちほぼ半分で「臨床的に著しい苦痛，または社会的，職業的，または他の重要な領域における機能の障害を引き起こしている」症状が必要であるという臨床的な意義の基準が含まれたことである．いくつかの新しい疾患が導入され（例：急性ストレス障害，双極 II 型障害，アスペルガー障害），あるものは削除，または他のカテゴリーに包含された（例：乱雑言語症，受動攻撃性パーソナリティ障害）．DSM-III や DSM-III-R よりさらに多くの実地試行と信頼性研究が DSM-IV のために行われ，DSM-IV sourcebook に要約されている．

文章改訂版（text revision）が 2000 年に出版された（DSM-IV-TR）（米国精神医学会, 2000）．その目的は誤りを修正し，1994 年には入手できなかった新しい情報を加えることであった．診断基準

表1 1952年から2013年に至るDSMの変遷

版	出版年	疾患の数	ページ数
DSM-I	1952	106	132
DSM-II	1968	182	119
DSM-III	1980	265	494
DSM-III-R	1987	292	567
DSM-IV	1994	297	886
DSM-IV-TR	2000	297	943
DSM-5	2013	157[a]	947

[a] 他の特定される，および特定不能の疾患を含まない．

には変更は加えられず，また疾患が加えられたりも削除もされていない．DSM-5 への道のりは DSM-IV-TR が出版される前にすでに始まっていて，この物語は次の第1章「DSM-5 への歩み」で語られる．

さまざまな DSM の版――その長さ，含まれる疾患数――を表1で比較した．

CHAPTER 1
The March to DSM-5

DSM-5への歩み

　DSM-5（その開発の多くの期間でDSM-Vと呼ばれていた）を開発する過程は，DSM-IV出版から5年後の1999年に始まった．当時，米国国立精神衛生研究所（NIMH）所長であったSteven E. Hyman, M.D., 当時, 米国精神医学会（APA）会長であったSteven M. Mirin, M.D., および米国精神医学会精神科診断評価委員会の委員長であったDavid J. Kupfer, M.D.が会合し，米国精神医学会と米国国立精神衛生研究所が共同して精神科診断と分類に関する科学的基礎を拡大すべきであると合意した．

　これには，Regierら（2011）が記述したように，以下の課題が含まれている．

1. 精神疾患の基本的定義
2. 各疾患にディメンション方式の基準を加える選択
3. 可能な限り，障害と診断的評価を分離すること
4. 生涯にわたって，病気のさまざまな表現に取り組む必要性
5. ジェンダーや文化によって条件づけられた精神疾患のさまざまな表現に対応する必要性

　その年の後半には両団体の共催により，どの研究を優先して発展させるかについて会議が開かれた．参加者には疫学，遺伝学，神経科学，認知および行動科学，小児および成人の発達，および障害評価の専門家が含まれていた．"枠にはめられない"思考を促すため，DSM-IVの開発に密接にかかわった者は含まれなかった．参加者達は今後の研究を先導し多くの精神疾患にわたる包括的な話題領域を含むさらに進んだ議論を促進する一連の白書が必要であることを認めた．開発上の問題，現在の診断システムの隙間，能力障害や機能の障害，神経科学，用語，および文化間の問題のためにいくつかの作業部会が編成された．

　Darrel A. Regier, M.D., M.P.H.は2000年に「米国精神医学会のアメリカ精神科医学研究と教育研究所」（APIRE）の所長となってDSM-5の開発を調整するために，NIMHから抜擢された．DSM-5研究の議題を決め，作業部会のメンバー決定計画を提案し，また直接会合を開催するため，会議が何回も開催された．これらの部会は，米国国立衛生研究所（NIH）と国際精神医学協会との連携を含むが，一連の白書を作成し，それは『DSM-5のための研究協議事項』（Kupfer et al, 2002）として発表された．第2の一連の白書は，『精神科診断における年齢とジェンダーに関する考察』（Narrow et al, 2007）とされたが，後になって米国精神医学会の依頼により2007年に発表された．

　2002年に，APIREとRegier所長は世界保健機関（WHO）や世界精神医学会（WPH）の指導者達とともに，特定の診断領域を改訂するための科学的証拠に焦点を当てる目的で，一連の研究計画会議を開催するためにNIMHからの補助金を引き出す仕事をした．Regierを主席研究者とし，110万ドルの共同契約補助金がNIMH，国立薬物乱用研究所，および国立アルコール乱用・アルコール

依存症研究所からの協同援助で授与された．

多年度補助金（2003～2008）は 13 回の国際会議を援助した．それぞれの会議で参加者は特定の診断に関する質問に関する論文を書き，これらの論文と会議議事録から研究事項が作成された．100 以上の科学論文が書かれ，後に 1 冊の本として編集された．一致して推薦されたことは，カテゴリー方式とディメンション方式の評価基準をよりうまく統合する必要性であった（Helzer et al, 2008）．DSM-IV 専門委員会の委員は，疾患の閾値と重症度を評価するために，ディメンション方式の測定を用いる実行可能性を考慮していた．それよりも，「臨床的に意味のある苦痛や障害」という表現記述が DSM-IV のすべての疾患に取り入れられ，ディメンション方式の構成要素は（多軸診断体系の）第 V 軸で，機能の全体的評定尺度のみに用いられていた．

DSM-5 作成実行チームは 2006 年に米国精神医学会会長 Steven S. Sharfstein, M.D. と米国精神医学会医師部会会長 James H. Scully Jr., M.D. によって創設され，Dr. Kupfer が委員長，Dr. Regier が副委員長となった．このほか，13 の診断作業部会の議長を含む委員が作成実行チームのメンバーに任命され，それぞれ推薦の基礎となる研究と論文を検討する責任を任された．

米国精神医学会評議員は，任命の原則として製薬会社からの投資および収入に関して制限を設けること，いかなる大学からも代表は 2 人までしか作成実行チームまたは同一の作業部会に参加できないことを義務づけ，評議会の小委員会による審査と検討過程を必要とすること，とした．各作業部会の議長は，Dr. Kupfer と Dr. Regier とともに，それぞれの分野で指導的専門家であるとみられている候補者を次の米国精神医学会会長（Dr. Pedro Ruiz と Dr. Carolyn Robinowitz）に推薦した．作成実行チームメンバーは 2007 年 7 月に，作業部会のメンバーは 2008 年 5 月に公表された．

DSM-5 作成実行チームには 4 つの基本的指針があった．

1. 臨床的実用性を優先する．すなわち，マニュアルの基準や構成のいかなる変更も臨床家にとって有用でなければならない．
2. DSM-IV 出版以来蓄積された研究の証拠を，変更を行う指針として用いる．
3. 以前の版，とりわけ DSM-III および DSM-IV との歴史的な連続性を保つ．
4. 作業部会により提案される変更について，証拠なしにいかなる限界も設けてはならない．

作成実行チームのメンバーは，以前の版を尊重し，マニュアルに対するいかなる変更も臨床診療，疾患の有病率，研究計画，およびコード化や診療報酬の請求に影響を与える可能性があるということを理解していた．診断の進歩は，詳細な文献の検討，すでに存在している何組かのデータの二次的分析，および新たに収集された資料の分析，についての注意深く透明性のある過程を通してなされる．

作成実行チームは 6 つの研究部会（作業部会とは別個の）を通し，概念的問題に取り組む責任を担い，また，それぞれの部会は以下の特定の診断領域のおのおのについて全体的な改訂を行う指針を示すよう委任された．

1. **各診断スペクトラムと DSM/ICD の調和**：この部会は現存する診断境界にまたがった各症候群のスペクトラムを評価し，DSM カテゴリーの全体的構成についての提言を行い，Robins と Guze（1970）により初めて提案され立証されている 5 つの基準を超えて拡大された精神疾患診断の妥当性を検討するための，11 の可能性のある基準を同定した．
2. **生涯にわたる発達的アプローチ**：この部会は年齢の進行とともに人生の各段階において出現するかもしれない精神疾患の異なった表現型に焦点を合わせた．

3. **ジェンダーと文化間の問題**：この部会はジェンダーと文化に影響されて異なった型をとる精神疾患と等価の症状を評価するために設立された．
4. **精神科と一般の医学との接点**：この部会は一般の医学的疾患と精神疾患の間の接点をよりうまく作成して診断に至る方法に取り組むため結成された．
5. **機能の障害と能力低下**：この部会は全体的な障害と能力低下の評価方法の開発に取り組むため結成された．
6. **診断的評価の道具**：この部会は測定と評価の問題に取り組む必要性を考慮した．

　最後に，提案された改訂のための証拠の基礎を評価するために，米国精神医学会からの基金に対して，提案された二次的資料分析を検討するため，第7番目の部会が設立された．
　全作業部会は会議の招集により定期的に会合し，毎年2回委員が出席して行われた．作業部会の最初の仕事は，いかにDSM-IVが機能したか，あるいは十分機能しなかったか，さもなければ臨床家の要求に合っていなかったかに取り組むことであった．例えば，作業部会はどのようにしてうまく症状の重症度を評価できるか，また，どのように複数の併存症の問題を扱うかを評価した．その他の目標には「特定不能の」診断（過剰に使用され，問題があった）および正確さを欠いた診断基準の改良が含まれていた．作業部会は，臨床家が治療の際に取り組むであろう症状を同定するのに役立つ治療目標をうまく特定することも目指していた．それに加え，DSM-5作成実行チームは特定の疾患（例：統合失調症をもつ患者により経験されるかもしれない不眠症状）の診断基準の中では言及されていないがよくみられる症状の評価を，最もうまく含めるにはどのようにすべきかに焦点を合わせていた．
　さらに，作業部会には以下のことが求められていた．

1. おのおのの疾患群の混乱を減らすため精神疾患間の境界を明瞭にし，有効な治療に導くようにする．
2. "横断的"症状（異なった診断を通して一般的に起こる）を考慮する．
3. できるだけ多くの証拠水準に基づいた提案に関して，研究の確実さを示す．
4. 特定の精神疾患と正常な心理学的機能の間の境界を明瞭にする．

　診断基準の改訂は，研究の証拠の検討，目標とされたデータの分析，および専門家の合意に基づいて，それぞれの作業部会によって進展した．作業部会の主要問題の要約は，DSM-5開発のためのウェブサイト上に掲示され，一般の人々および専門家の同僚からの批評を募った．DSM-5開発の最終段階には，研究部会と診断作業部会との間の相互活動が含まれていた．
　1つの目標は，臨床診療を前進させ進行中の診断基準の検討を促進するような診断システムの改革に対する枠組みを確立することであった．作成実行チームは，大きな診断カテゴリー内およびカテゴリー間で症候群を評価するための単純なディメンション方式の尺度（Regier, 2007）を取り入れることが，重要な進歩になると結論した．

DSM-VかDSM-5か？

　作成実行チームの1つの目標はDSM-5を"生きている"文書として示すことであり，それは今後の変更が科学の進歩に迅速に反応してなされうることを意味していた．作成実行チームメンバー

は，迅速で素早く反応する様式は，1968 年に DSM-II が出版されて以来使用されてきたローマ数字よりもアラビア数字を使用することによって最適に表現できると結論した．それゆえ，DSM-V よりむしろ DSM-5 としたのである．科学技術によって情報が即座に世界へ普及することが可能であるので，とりわけ今後の本文改訂が行われるであろうことを考慮すると，ローマ数字には限界がありすぎると考えられた．例えば（DSM-IV-TR にみられるような）"本文改訂（TR）"の名称は，たった一度だけ適用されうる．簡略化のため，マニュアルの次の完全な改訂に先立つ今後の変更は，DSM-5.1，DSM-5.2 などとして示される可能性がある．

ディメンション方式による評価

　正確に精神疾患を診断する際の課題は，患者のさまざまな症状や他の要因を十分に評価する能力をもっているかということである．DSM-III 以来，各疾患がそれぞれの精神疾患特定の一連の基準を用いて記述され，カテゴリーとして整理されてきた．このカテゴリー的システムでは，診断が下されるには，ある人が 1 つの症状をもっているかもっていないかということと，一定の数の症状をもっていることが要求された．症状数が満たされなければ，疾患は診断されなかった．

　基準の使用は，精神疾患をもつ患者を診断するのに利用できる以前の指針を越える大きな進歩を示したが，カテゴリー的方法は患う人々が経験している症状の範囲の実体に必ずしも当てはまらない．例えば，統合失調症をもつ人には，統合失調症を診断するための基準に当てはまらない他の症状（例：抑うつ，不安）がしばしば認められる．診断基準には臨床家による「あり・なし」の決定が要求されるが，多くの症例において，DSM-IV では疾患の重症度を説明する方法はなかったし，その患者が治療で改善しているかどうかを決定する簡単な方法もなかった．

　作業部会は，臨床家が患者の症状の全範囲を体系的に評価するのを可能にするようなディメンション方式による評価を用いて精神疾患の症状と重症度を把握可能にする簡単な方法を組み入れるやり方を考慮するよう求められた．ディメンション方式による評価は，臨床家が症状の存在や重症度を評価することを可能にしている（例：**最重度**，**重度**，**中等度または軽度**）．この評価は治療による患者の進歩を追跡するのに使用可能であり，症状が残存しているときでさえ改善を記録する手段として役立つ．作業部会は利用可能な科学的証拠を調査することや，調査中の特定の疾患に対する適切なディメンション方式による評価を決定すること，およびそれらを使用する際の特定の指針を臨床家に提供することも求められた．ディメンション方式による評価は，第 20 章「評価尺度」で論じられている．

診断の信頼性と実地試行

　DSM-5 作成実行メンバーは診断の信頼性が必要であることを理解していた．信頼性とは，異なった臨床家が同一の患者に同一の診断を適用するだろうことが予測できる確実性のことである．診断の信頼性は，医学のいかなる分野においてもまずめったに絶対的なものではないが，大きな重要性をもっている．もし 2 人の臨床家が 1 人の患者に 2 つの異なった診断を下したら，彼らのうちの 1 人は多分間違っている．信頼性の検査の方法は，DSM-5 に対して，以前の版における実地施行の場合よりも，現実世界の臨床的信頼性のさらに正確な描写を与えるように開発された（Kraemer et al, 2010, 2012）．信頼性は一連の実地試行を通して評価された．その過程はディメンション方式の測定

と診断的重症度尺度の統合のような疾患間に適用できる包括的な変更のみならず，特定の診断基準の検査を含んでいた．

実地試行には2つのデザインが用いられた．第1に11の大学医療センター間で実行され，約2,000名の患者が診察された大規模デザインである．第2のデザインでは，日常の臨床診療の状況で単独または小規模の臨床家グループで形成され，約1,450名の患者が診察された．そのデザインは，大量データをとる研究的診療状況において，また日常の臨床診療状況においての両方で，提案された変更の信頼性の調査，臨床的有用性，および実行可能性を調査する機会を提供した．診断面接は精神科医と他の精神保健従事者により行われたが，全員が患者の毎日の診療でマニュアルを使用するよう期待される人達であった．臨床家が毎日行っていることを再現するため，面接は普段の形で行われ，構造化面接は用いられなかった．

DSM の以前の版の実地施行では，信頼性を測定するのに使用された主な方法は，2人あるいはそれ以上の評価者が同じ患者題材を同時に検討するという評価者間検査であった．そのデザインは臨床的不一致という"雑音"を説明しているが，同じ疾患をもつ患者が示すかもしれない違いや，同一の患者が異なった日には違った様子を示しうるという事実を説明していない．その理由から，評価者間の信頼性検査は，臨床的現実を反映させないような得点を提供するものである．検査–再検査信頼性は DSM-5 の実地試行で調査された．このデザインでは，同一の患者が別々に，2人またはそれ以上の評価者に，患者の臨床状態の変化の見込みがないうちに観察されることが求められ，κ 統計値が計算される．

実地試行の技術革新には，ほとんど除外基準のない無作為患者選択，評価されている疾患についての特別な専門的知識に従って選ばれていない臨床家の活用，それぞれの評価において（1度ずつ1つの診断に焦点を合わせるより）DSM-5 システム全体を適用，および参加している臨床家に標準化された診断面接（臨床診療ではめったに用いられない）に基づかず通常の方法に従って診断を行うという指示，を含んでいる．これらの変更は現実世界の臨床家が現実の患者を扱うことを意図した診断基準を，最高の忠実性をもって検討するためになされた．

実地施行の予備的結果は 2012 年の米国精神医学会の年次総会で発表された．DSM-5 の基準は，ほとんどの疾患研究について，少なくとも十分に信頼できるものであったが，ディメンション方式の評価はよりうまくいった．大学医療センターにおいて施行された検査での κ 値は，以下の疾患に対して"優秀な"範囲であった．自閉スペクトラム症で 0.69，心的外傷後ストレス障害で 0.67，注意欠如・多動症で 0.61，そして認知症で 0.78．以下の疾患では"良好"な範囲であった．双極 I 型障害で 0.54，統合失調症で 0.46，統合失調感情障害で 0.50，軽度の外傷性脳損傷で 0.46，そして境界性パーソナリティ障害で 0.58．その他の疾患ではあまりうまくいかなかった．全般不安症で 0.20，うつ病で 0.32 であった．減弱精神病症候群ではまずまず良好にいった（0.46）が，95% 信頼区間は 0 までに及び，試行は失敗であったと示唆された．

DSM-Ⅲ および DSM-Ⅳ に対する κ 値はよりよい（例：大うつ病性障害に対し 0.59）と報告されたが，初期の実地試行における患者標本は非常に異なっており，その中では精神医学的併存症をもつ患者は除外されていた．

最終承認

DSM-5 の提案された改訂は，米国精神医学会の評議員会の最終承認に先立ち，厳格で多くの段階にわたる検討がなされた．2011 年から 2012 年にかけて提案された変更は，DSM-5 開発のウェ

ブサイト上の3つの公示を通して，米国精神医学会の評議員やその他の者からの情報提供によってさらに改訂を受けた．臨床試行の資料は，検討過程を通して，分析され，議論され，提案へと統合された．科学検討委員会は，改訂に対する証拠を科学的に証明することを託された．査読を通して，何百人という多くの専門的批評家が臨床的および公衆衛生上の危険性，およびDSM-IVからの変更を行う利点を熟考した．米国精神医学会の総会，つまり統括組織は，DSM-5について議論し，2012年11月の年次秋期総会での投票で新しいマニュアルを承認した．

最後に，DSM-5作成実行チームによる全体的な検討があり，最終的検討のために米国精神医学会の評議員会へすべての支持的資料とともに最終的な提案が送られた．最終原稿は2012年12月，評議員により承認され，その後米国精神医学会の一部門である American Psychiatric Publishing 社に提出された．DSM-5の正式な発行は2013年5月18〜22日，サンフランシスコにおける米国精神医学会の第166回年次総会と設定された．

DSM-5をめぐる議論

改訂の過程には議論がなかったわけではないが，議論は全体的な視野でとらえねばならない．DSMの以前の版のすべては，一般に相当な驚きをもって受けとめられ，DSM-5もその例外ではなかった．絶え間のない批判が，この分野の中でも一般の人々の間でも早い時期から始まった．

さまざまな批評家からの主な懸念は，DSM-5の過程が開放性と透明性を欠いていること，気まぐれに決定され証拠に従っておらず，独立した科学的検討がなされていないこと，信頼性の割合が容認できないほど低いこと，重要なカテゴリー（例：注意欠如・多動症，軽度認知障害，重篤気分調節症）に対する閾値が不明瞭すぎるため有病率が上昇するであろうこと，そして多くの専門委員会と作業部会の委員に利益相反があったということであった．

DSM-5の利益開示方針によって相反の減少とはならなかった（Cosgrove & Krimsky, 2012）ことを暗示する電子雑誌の論文により，部分的には利益相反に関する指摘に拍車がかかった．その論文は，DSM-IVの過程（そのときには開示への厳格な要求がほとんどなかった）と比較し，DSM-5作成実行チームや作業部会メンバーの中で相反が増加していたと示唆していた．米国精神医学会は2011年の時点で作成実行チームと作業部会の委員の72%が製薬会社と関係がなかったと返答した．その残りの28%のうち12%が助成金のみ，10%が顧問料，そして7%が謝礼金を受け取っていたと報告した．

いくつかの診断カテゴリーが特に批判を受けた．1つの大きな懸念は自閉スペクトラム症の導入であり，5つのDSM-IV-TR診断（自閉性障害，アスペルガー障害，小児期崩壊性障害，レット障害，および特定不能の広汎性発達障害）が統合された．「アスペルガー障害」を残したいと考える者にかかわる利益集団は，新しい基準がこの疾患をもつ人達を診断的に置き去りにするだろうと懸念していた．大うつ病性障害の「死別反応の除外基準」を取り去る決定については，その変更が正常な死別反応を精神疾患としてしまうだろうと主張する人達から批判があった．DSM-5の減弱精神病症候群は，その診断が，他者から奇矯であると思われるかもしれないことや彼らの家族歴のためだけにその人が不公平な偏見をもたれること，またそれらの人々が精神疾患を発症しやすいことを確実に特定することは不可能であるとの懸念をもつ人達によりひどく批判された．さらにその提案された疾患に対する治療がまだ明らかでないため，この診断はそれを治療しようとする無駄な企てにより抗精神病薬の適応外使用を増やすだけだろうということだった．（精神障害作業部会は後に，減弱精神病症候群を第III部「今後の研究のための病態」の中に配置することを推奨した）．同

様に，重篤気分調節症は易怒的な子ども達に対して精神疾患をもつとのレッテルを貼り，その結果抗精神病薬の適応外使用を増やすだろうと批判された．

最後に，パーソナリティ障害の章全体（第18章でさらに議論される）に対して特別な集中攻撃が残されていた．疾患の数を10から6に減らすべきだとの推奨に加え，パーソナリティとパーソナリティ障害作業部会は，残りの疾患の診断基準を改訂することを推奨した一方で，5つのパーソナリティ傾向領域と25の要素に組み込むという複雑な組み立てを行った．批評家は，新しい基準が多忙な臨床家には複雑すぎて実行不可能であり，すでに疎外されている患者群は，新しい基準を無視する臨床家によりさらに疎外されるだけであろう，と指摘した．作業部会の委員2人が2012年に辞職したことで，その集中攻撃に油を注いだ．最終的に，米国精神医学会評議員会はDSM-IVパーソナリティ障害の基準を第Ⅱ部に含め，提案されたモデルを第Ⅲ部に配置することを投票で決めた．

これら多くの難問にもかかわらず，作成実行チームと13の作業部会は仕事を推し進めて，当初の予定は守られなかったにもかかわらず（はじめの計画では2012年の公表予定であった）DSM-5は一般の人々からはもちろんのこと，臨床家や研究者からも熱烈な関心（および情報提供）が寄せられ，おそらくかなり改善されて，力強くかくしゃくとした姿で世に出ることとなった．

要約

DSM-5への過程は14年前に始まり，精神医学指導者と多数の臨床の精神科医，および心理学者の活発な参加を得て，その前身——DSM-Ⅲ，DSM-Ⅲ-RおよびDSM-Ⅳ——への過程と非常に似たものであった．その過程は大きな労力を要し，開示性も透明性もあり，幾重もの検討を経た．作成実行チームはその出発からDSM-5は変容していくものであると宣言し，その誓約を守り続けて，947頁の文書（分類一覧と序を除き）を生み出した．その前身よりもさらに基本的な方法でディメンション方式の評価を導入し，多くの新しい診断を導入し，多くの他のものを統合しいくつかは削除したものとなった．その変更は可能な限り科学的証拠，今あるデータベースの分析，および実地試行からの新しい資料に基づいていた．

CHAPTER 2
Use of DSM-5 and Major Changes From DSM-IV

DSM-5の使用法と
DSM-IVからの主要な変更点

　DSM-5は，特定のカテゴリーと障害群の変更およびそれらの全体的構成（その多元的構造）に示されているように，前版から意味のある発展を示している．DSM-5マニュアルの再編成は，疾患群が編成される可能性のある方法，および神経科学，脳画像検査，および遺伝子検査の進歩が，一般症状群によるよりも疾患群を編成できる枠組みを示す可能性があるかどうかを検討するために，米国精神医学会により召集された「診断スペクトラムおよびDSMとICDの調和研究班」（The Diagnostic Spectra and DSM/ICD Harmonization Study Group）が作成した提案に対応したものであった．これらの議論から浮かび上がってきたものが，DSM-5の19の主要疾患分類の再編成に反映されている（表2-1）．

　DSM-5における各章の配置様式は，精神障害，および各障害で想定される病因的，病態生理学的関係の理解における科学的進歩を反映している（Andrews et al, 2009）．これらの変更はより包括的な診断と治療の方法を促進するためになされた．DSM-IVで表示された診断分類の順序のつけ方よりむしろ，新しいマニュアルの開発者らは，生涯の発達という様式でそれらを再編成した．DSM-5は乳児期および幼児期にしばしば診断される神経発達症群から始まり，睡眠-覚醒障害群のような成人期により一般的に診断される診断領域へと進んでいく．

　各診断分類の中では，特定の各障害は小児期に典型的に診断される疾患が最初に記載されるよう再編成された．この改訂された配列はまた，関連していると思われる診断領域を互いに近くに配置する意図も表している．例えば，双極性障害および関連障害群という特定の分類が創設され，統合失調症スペクトラム障害および他の精神病性障害群の直後に配置された．もう1つの例は，解離症群が心的外傷およびストレス因関連障害群と身体症状症および関連症群の間に配置されたことである．解離症群は多くの場合，心的外傷となる出来事に強く影響されると考えられ，伝統的に身体化障害群に重なっていると考えられてきている．例えば，変換症は解離症状の1つの型を表すものと長い間考えられている．

　DSM-5には3つの主な部がある．

- 第I部は歴史的資料を含み，DSM-5の構成や使用法はもちろんその開発についても記述している．
- 第II部は19の主要な診断分類の基準集に加えて，他の精神障害群を示している．この部門には医薬品誘発性運動症群および他の医薬品有害作用，および臨床的関与の対象となることのある他の疾患（VもしくはZコード）も含まれる．
- 第III部は評価尺度，文化的定式化，パーソナリティ障害群の代替DSM-5モデル，および今後の研究のための病態の基準を含む．

表 2–1 DSM-5 の診断分類

神経発達症群/神経発達障害群
統合失調症スペクトラム障害および他の精神病性障害群
双極性障害および関連障害群
抑うつ障害群
不安症群/不安障害群
強迫症および関連症群/強迫性障害および関連障害群
心的外傷およびストレス因関連障害群
解離症群/解離性障害群
身体症状症および関連症群
食行動障害および摂食障害群
排泄症群
睡眠-覚醒障害群
性機能不全群
性別違和
秩序破壊的・衝動制御・素行症群
物質関連障害および嗜癖性障害群
神経認知障害群
パーソナリティ障害群
パラフィリア障害群
他の精神疾患群

　付録にはDSM-IVからDSM-5への主要な変更点，専門用語集，苦痛の文化的概念の用語集，障害群をアルファベットおよび算用数字（コードのために）で配列した一覧〔訳注：日本語翻訳版では割愛〕，およびDSM-5のアドバイザーおよび他の協力者の一覧が含まれる．

　第Ⅲ部の「今後の研究のための病態」はDSM-5のために提案されたものだが，それらは関連する作業部会からは疾患群として加えることには不十分な支持しか得られなかった．追加の研究とともに，これらの疾患のいくつかは疾患として将来，十分な地位に昇格するかもしれない．それらは第22章の「今後の研究のための病態」に記述されている．

　DSM-5にはいくつかの新しい診断分類と障害群が含まれている．作成実行チームは，新しい診断数が以前の版で急速に増加していて，そのことが追加の背景にある動機について臨床家および批評家両者の臆測を刺激していることに気づいている．障害群を削除するより追加することのほうが簡単であるため，DSM-5作成実行チームは，追加の採用に対しては高い障壁を設定した．

DSM-5 の使用

　DSM-5は膨大で複雑であるが，使用者はこれらの特徴を恐れるべきではない．DSMの初心者は，障害群とその一覧を調べることや，その使用上の概略を勉強することから始めることができる．初めて使用する者は，マニュアル全体を習得するよりもむしろ，日常的に従事している仕事に最も適当な領域に焦点を合わせるべきである．分類と診断基準のみが含まれるDSM-5のポケット版（『DSM-5 精神疾患の分類と診断の手引』）を携帯するか，あるいは必要としている診断基準を容易にダウンロードすることができるオンライン対応版の使用を望む人がいるかもしれない．使用者はいくつかの一般的にみられる疾患（例：うつ病，統合失調症）の基準についてよく熟知し，さ

らには頻繁に使用するいくつかについては暗記するよう奨励される．DSM-5 の体系はあまりにも膨大すぎてそのすべてを記憶することはできないが，臨床家は，患者の症状を評価したり診断を下す際に，その基準を参照することに気が進まないなどと感じるべきではない．

　診断過程はあらゆる患者の評価において最も重要な段階であり，包括的な定式化と治療計画を作成することに役立つ．患者評価の記述はこの本で取り上げる範囲を超えているが，評価過程の一部として，臨床家は患者の主訴を評価し，現病歴，精神医学的および医学的既往歴，および家族歴と社会生活歴の詳細な問診を行う．臨床家は，この情報や精神状態検査のデータ，および場合によっては検査値を用いて，鑑別診断を進めたり，暫定診断を考慮することができる．追加情報が収集されるにつれて診断の過程が継続され，臨床家が患者の第一印象を修正することもまれではない．

診断の目的

　批評家は精神医学的診断の重要性を軽視したり見下したりするかもしれないが，診断過程は臨床家の果たす役割の基本であり，治療の選択への道筋をつけるものである．診断過程は時に教育された（または主観的な）判断およびさまざまな技能レベルに依存するため，ある程度の懸念は理解できる．批評家の中には"レッテル貼り"として精神医学的診断を馬鹿にする者もいるが，そのような特徴づけはこの過程を小さくみており，診断のもつ重要な機能を無視している．

　精神医学的診断は精神疾患の複雑な臨床的現象の特徴を明確にすることに役立つ．情動，認知，および行動異常の幅広い配列はさまざまな方向に顕在化し，診断カテゴリーはこの混沌に秩序を与える．診断は，患者，家族，および精神障害をもつ人々の友人達はもちろん，研修中の専門職にも精神疾患をより理解しやすくする．DSM-5 のカテゴリーは 1 つの専門的速記法として役立つので，診断は臨床家の間でのコミュニケーションをも容易にする．多くの精神疾患群には特徴的な経過および転帰があるので，診断はまた，ある患者にとってこの先にあることを予測するのにも役立つ．診断は患者の介護者に対して，生じる可能性のある潜在的な問題および合併症への注意を喚起する．診断は患者に対して注意喚起するものとしても役立ち，彼らが援助を求められるようにもする．さらに，診断は精神医学研究者にとって重要であり，同様の症状と問題をもつ人々の集団をまとめることに役立つ．この研究によって，研究者が，発生率および有病率，危険要因およびさまざまな診断の原因を決定することが可能になる．診断は米国食品医薬品局による治療選択，および臨床診療指針を考案する基礎としても使用される．

精神疾患の定義

　DSM-III は，精神疾患の総括的定義を含む最初の DSM の版であるが，本書の「序」においても再掲されている．この定義は DSM-5 で改訂された．すべての疾患のすべての側面をとらえることのできる定義はないが，第 II 部に同定された各疾患は，DSM-5 の精神疾患の定義を満たしていなければならない．

　　精神疾患とは，精神機能の基盤となる心理学的，生物学的，または発達過程の機能不全を反映する個人の認知，情動制御，または行動における臨床的に意味のある障害によって特徴づけられる症候群である．精神疾患は通常，社会的，職業的，または他の重要な活動における意味のある苦痛また

は機能低下と関連する．よくあるストレス因や喪失，例えば，愛する者との死別に対する予測可能な，もしくは文化的に許容された反応は精神疾患ではない．社会的に逸脱した行動（例：政治的，宗教的，性的に）や，主として個人と社会との間の葛藤も，上記のようにその逸脱や葛藤が個人の機能不全の結果でなければ精神疾患ではない（DSM-5, 20 頁）．

　精神疾患の診断は治療の必要性と同等ではなく，症状の重症度，症状と関連する主観的苦痛，症状と関連する機能低下，および他の要因（例：他の疾患を複雑にする精神医学的症状）を考慮した複雑な臨床的判断である．臨床家は，症状が精神疾患の診断基準を完全には満たさないものの，治療や介護を明らかに必要とする人に出会うかもしれない．介護の利用が，ある人が診断のすべての症状を示さないという理由だけで制限されるべきではない．

　DSM-5 は，この定義が，臨床，公衆衛生，および研究目的のために発展してきたものであり，ギャンブル障害や小児性愛障害のような診断カテゴリーを含むことが，それらが精神疾患，精神障害，精神的欠陥，または精神的能力障害の法的および他の医学的でない定義を満たすという意味ではないということを明確にしている．刑事責任能力，能力障害代償の適格性，能力判定のような問題に関する法的判断を行うためには，通常，DSM-5 診断基準に含まれるもの以上の追加の情報が必要とされる．

DSM-5 診断の記録

　臨床家は患者の疾患を完全に記載する必要があるとき，複数の診断を下すことを推奨されている．DSM-Ⅲ や DSM-Ⅳ では複数の診断をコードしておくよう推奨していた．DSM-5 作成実行チームと各作業部会は複数の診断を下すことに対する懸念に気づいており，この必要性を減らすよう，いくつかの疾患については診断の階層構造を再構成した（例：「解離症群」の章において解離性同一症は解離性健忘やこの分類の他の診断より上位にある）．とはいえ，臨床家は患者の症状のすべてに注意し，適宜対応する必要がある．パーソナリティ障害に関して，臨床家は患者の疾患をより完全に記述するために DSM-5 の第 Ⅲ 部におけるパーソナリティ特性領域および側面を評価するための尺度を参照したいと望むかもしれない．

　DSM-5 は主診断と受診の理由を区別する．前者は患者の入院のための主要な要因となる疾患を示す一方，後者は，特に 2 つ以上の診断が与えられたとき，外来受診のきっかけとなった疾患である．主診断または受診の理由は最初に記載されることにより示され，残りの疾患は関与または治療の対象となる順序に従って記載される．主診断または受診理由が他の医学的疾患による精神疾患である場合（例：肺悪性新生物による精神病性障害），ICD コードの規則では病気の原因となる身体疾患を最初に記載するよう要求される．ほとんどの場合，疾患が主診断または受診の理由として記載され，その後に「（主診断）」または「（受診の理由）」が修飾語句として記載される．例えば，HIV 感染症の外来患者が HIV に関連する軽度認知障害と関連する症状で治療を求める場合，「HIV 感染症」が最初に記載され，「HIV 感染症による軽度認知障害（受診の理由）」が次に記載される．

　臨床家が確定診断を下すために十分な情報がない場合，診断の後に「（暫定）」と記録することによってこの不確実性を示すことができる．例えば，臨床像は統合失調症の診断を支持するかもしれないが，患者が診断を確定するのに十分な病歴を提供することができない場合である．特に複数の疾患（例：統合失調症とアルコール使用障害）が入院や通院のきっかけとなっているような場合，患者の主診断または受診の理由を別々に扱うことは時に困難である．

臨床家が評価に続いて，診断の印象をどのように記録しうるか，いくつかの例を次に示す．これらの例において，ICD-9-CM のコードを最初に記載し，次に括弧内に対応する ICD-10-CM のコードが記載される．

例 1：25 歳の男性が危害を伴う脅迫をしたり，わいせつなことをぶつぶつと言ったり，独語などの奇異な行動のため，家族に連れられて救急室へ来院する．彼の奇異な行動は妄想に動機づけられているようである．家族は，彼がほぼ毎日酔っ払うまで飲酒し，ほぼ絶え間なく喫煙していると報告する．彼には同様の理由で以前に何度かの入院歴があり，統合失調症と診断されている．彼のDSM-5 診断は：
　　295.90（F20.9）　統合失調症（主診断）
　　303.90（F10.20）　アルコール使用障害，中等度
　　305.1（F17.200）　タバコ使用障害，重度

例 2：65 歳の男性が心配した配偶者に連れられクリニックに来院する．妻は，彼が肺癌と診断され，彼の担当医は脳転移があると考えていると報告する．彼には，家族を信頼しないようにと話しかけてくる "声" が聞こえている．彼は非常に疑い深くなり，家族が自分を殺す計画を立てていると信じ，家族を脅迫している．精神科的病歴はない．彼の DSM-5 診断は：
　　162.9（C34.90）　肺悪性新生物
　　293.81（F06.2）　肺悪性新生物による精神病（暫定）

例 3：27 歳の女性が最近の強姦についての侵入的思考および繰り返す悪夢の治療のためにクリニックに来院する．この最近の症状より以前に，彼女は社交場面において圧倒されるほどの不安の体験があると報告する．さらに，切傷による故意の自傷行為の既往，対人関係の困難さ，および見捨てられることの恐怖を報告する．彼女の DSM-5 診断は：
　　309.81（F43.10）　心的外傷後ストレス障害（受診の理由）
　　300.23（F40.10）　社交不安症
　　301.83（F60.3）　境界性パーソナリティ障害

以前の DSM 版に精通している者は，このマニュアルが精神疾患の診断のためのものであり，治療ガイドラインを含まないことを知っている．それにもかかわらず，正確な診断はどの医学的疾患であれ適切な治療を提供するための第一歩であり，精神疾患も例外ではない．そのため，DSM-5 は臨床家が患者の包括的な評価を実行するときの開始点である．さらに，マニュアルに含まれる多くのディメンション方式の評価は，重症度および治療に対する反応の変化を測定することにより役立ちうるため，DSM-5 は治療効果の観察に役立つ可能性がある．治療の情報がないにもかかわらず，DSM-5 はどのような背景をもつ学習者にも有用である診断分類や障害群に関する豊かな情報を提供する．これらは表 2-2 に詳記されている．

DSM-5 のコード化

コード化は必須のものであるが，DSM の特徴で評価が十分されない点である．それは診療内容の審査，公衆衛生上の目的のための統計収集，および診療報酬の請求と受領に関する決定を下すこ

表 2–2　DSM-5 の各疾患に関する有用な情報

記録手順（適用される場合）
下位分類および/または特定用語（適用される場合）
診断的特徴
診断を支持する関連特徴
有病率
症状の発展と経過
危険要因と予後要因
文化に関連する診断的事項
ジェンダーに関連する診断的事項
診断マーカー
自殺の危険性
機能的結果
鑑別診断
併存症

とに使用される．読者は，米国における公式なコード化システムは DSM-5 ではなく，むしろ，世界保健機関から 1978 年に発行された『国際疾病分類第 9 版臨床用改変』（ICD-9-CM）であることに驚くかもしれない．これは ICD システムを用いて保健統計を報告するという条約上の義務の結果である．DSM-5 と ICD-9-CM は同じコードを用いており，290 から 319 の範囲である（DSM コードは，999 までの範囲にわたる ICD-9-CM システムの一部からなっている）．いくつかの DSM-5 の疾患には同じ ICD コードが割り当てられているが，DSM-5 の診断コードとしての選択がすでに ICD-9-CM に含まれるものだけに限定されており，これを回避できないためである．DSM-5 と新しい対応である ICD-10-CM が同時（2013 年 5 月）に利用可能となり，両者が同じ新しいコードを採用するものと期待された．しかしながら，ICD-10-CM の採用が 2014 年 10 月へと遅れたため，DSM-5 は ICD-9-CM コードを用いている．それでも，DSM-5 では ICD-10-CM コードは括弧つきで示されているのだが，それらは公式採用が施行されるまでは使用すべきではない．

　ICD-9-CM コードは DSM-5 疾患名の前につけられる 3 桁から 5 桁の数字である．コードは分類における疾患名に先行し，各疾患につき一組の基準を伴う．いくつかの診断においては，例えば知的能力障害（知的発達症）——従来精神遅滞と呼ばれていた——などにおける適切なコードはさらなる特定化に従っており，疾患の基準の後に記載される．いくつかの疾患名の後には，括弧内に代案用語が記載されることがあり——例えば，持続性抑うつ障害（気分変調症）——これはほとんどの場合その疾患の古い用語である．

　それぞれの DSM 疾患において，ICD-9-CM コードは疾患の症状に最も緊密に合致するよう選択されている．例えば，抑うつ神経症の ICD-9-CM コードは，その ICD-9-CM の概念が DSM-5 の概念に最も緊密に適合するため，DSM-5 の持続性抑うつ障害に割り当てられている．あるカテゴリーが ICD-9-CM に反映されていない場合は，慣例として "他の" コードが割り当てられる．新しい障害群の追加に適応させるために ICD-9-CM 全体を通してこれらのことが使用可能である．例えば，双極 II 型障害の場合，これは DSM-IV で新しく採用されたものだが，ICD-9-CM の「他の双極性感情障害」に対応して，296.89 のコードが選択された．DSM-5 では同様の一般的な規則が新しい診断に適用されている．すなわち，コードは，1）既存のシステムを検討して問題となる疾患と最も対応するカテゴリーをみつける，または 2）"他の" コードを割り当てる，ということによって選択される．たとえ新しく割り当てられた DSM コードが既存の ICD-9-CM 疾患単位と正確

に概念的対応がなくても，保険会社は，そのコードが特異的に除外されない限り，通常，ほとんどの ICD-9-CM コードを認定して支払いを行うため，臨床の視点から問題とはならない．

　ほとんどの疾患では，4桁または5桁であるが，疾患によっては3桁のコードもある．ある診断コードでは数字が空欄になっているものがある．このような場合，使用者は下位分類または重症度の水準のどちらかを示すために特定の数字を空欄に挿入しなければならない．下位分類と特定用語は特異度を増やすため用意されている．下位分類は1つの診断の中で相互に排他的で全体として余すところのないように定義されており，一組の基準の中に「いずれかを特定せよ」という指示によって示されている．例えば，妄想性障害は妄想の内容によって下位分類化され，7つの下位分類が与えられている（例：被愛型）．

　これに対して，特定用語は相互に排他的または全体として余すところのないようには意図されておらず，一組の基準の中で「特定せよ」または「該当すれば特定せよ」という指示によって示される．（例：強迫症に対して，臨床家はチック関連に該当するかを特定するよう求められる）．特定用語は特定の特徴（例：うつ病，メランコリアの特徴を伴う）を共有している疾患をもつ人の，より均質な下位分類を定義する機会を与える．5番目の数字の中には，下位分類または特定用語に割り当てられるコードもあるが，DSM-5 の半数以上の下位分類とほとんどの特定用語は，ICD-9-CM の体系ではコードがつけられず，疾患名の後に下位分類または特定用語を入れておくだけで示される（例：社交不安症，パフォーマンス限局型）．

診断の確実性の記述

　DSM-5 は下記の例に示されるように，臨床家が診断の確実性の水準を特定するためのさまざまな方法を可能にしている．

　　V/Z コード：現在の問題が精神疾患によるものかどうかを知るためには情報が不十分である（例：学業の問題，パートナーとの関係の問題）．

　　300.9（F99）特定不能の精神疾患：精神疾患の症状が現在認められるが，より特定の診断を下すのに利用できる情報が十分でない．

　　298.9（F29）特定不能の統合失調症スペクトラム障害および他の精神病性障害：患者には精神病性のエピソードがあるが，さらなる診断の特定は不可能である．

　　特定の診断（暫定）："仮の"診断を下すのに十分な情報を入手しているが，臨床家は診断の後に「(暫定)」と記録することよって診断の不確実性の有意な水準を示すことが望まれる．

　　特定の診断：臨床家は診断の確定をする十分な情報をもつ．

「他の特定される」および「特定不能の」のカテゴリー

　DSM-5 において，「他の特定される」および「特定不能の」のカテゴリーは，DSM-IV における

「特定不能の」のものと同様の範囲の疾患を，一般的に網羅している．「他の特定される」疾患のカテゴリーは，臨床家が，現在の症状がいかなる特定のカテゴリーの基準も満たさないという特定の理由を説明することを可能にしており，その後に特定の理由を示しておく．例えば，1つまたはそれ以上の軽躁病エピソードをもつある人が，その症状はうつ病または躁病エピソードの診断基準を一度も完全に満たすことがなかった場合，臨床家は「他の特定される双極性および関連障害群，軽躁病エピソードを伴う，過去の抑うつエピソードなし」と記録することができる．臨床家は診断基準が特定の疾患を満たしていないという理由で特定できないと選択する場合，「特定不能の双極性障害および関連障害」のカテゴリーが使用される．より特定の診断を下すには十分な情報がない場合も，「特定不能の」のカテゴリーが使用される．

多軸システムの消滅

多軸診断システムは診断過程のよく知られた部分ではあるが，廃止された．多軸システムの価値に関する意見は，過去30年間にわたり，精神科医を完全に二分し，多くの者はそれを役に立たず厄介であると考えた．多くの者はただそのシステムを無視した．この本の「序」で概説されているように，多軸診断システムはDSM-Ⅲに初めて取り入れられ，5つの軸を創り，おのおのの軸は異なる情報の領域を評価した．DSM-Ⅲ（米国精神医学会, 1980）で指摘されているように，多軸システムの目的は，「それぞれの症例をいくつかの"軸"のおのおのについて評定し，軸のそれぞれは異なった種類の情報に適用される」（DSM-Ⅲ, 原著23頁）ことを確実にすることであった．多軸図式はDSM-Ⅳ-TRまでほぼ不変のまま継続された．

多軸診断システムを開発する目標の1つは，パーソナリティ障害群や精神遅滞〔現在の知的能力障害（知的発達症）〕が適切に認識されて，現在問題を示しているより華々しい疾患に注意を向けている臨床家に見落とされないようにすることであった．また，医学的疾患も精神疾患に高率に併存することが知られており，しばしば見落とされたり無視されたりしていた．このシステムはまた，臨床家が精神疾患の発症や増悪に役割を演じていた可能性のある心理社会的要因にも注意を向けることを確実にするという意図もあった．Ⅴ軸は，しばしば1つの診断の中にはとらえられない患者の全体的機能を評価する方法を提供していた．

使用開始時から，批判者はⅠ軸疾患とⅡ軸疾患との人工的な分離をこき下ろし，これらの疾患群間で本質的な違いのないことを指摘し，Ⅱ軸かつパーソナリティ障害群と精神発達遅滞をさらに軽視し続けるだけであるという事実を非難した．第三者支払機関はこの状況を利用し，Ⅱ軸の疾患が主問題であるとコードされた場合にしばしば支払いを拒否した．さらに，多くの状況において，Ⅰ軸とⅡ軸に明確な区別はなかった（例：Ⅰ軸　社会不安障害，Ⅱ軸　回避性パーソナリティ障害）．Ⅲ軸は常に使用されるわけではなく，しばしばⅠ軸とⅢ軸の疾患群の間の区別も混乱しており，人為的であった．Ⅳ軸とⅤ軸は恣意的で，信頼性がないと批判された．機能の全体的評定（GAF）尺度は広汎に用いられている全体的評定尺度（Endicott et al, 1976）に由来するという事実にもかかわらず，評定尺度に精通していない臨床家が尺度を信頼できる使い方をしていると信じる理由はほとんどなかった．さらに，GAF評価尺度の得点が高すぎる場合（患者の機能が良好すぎて治療の必要がないことを意味する）か，または低すぎる場合（患者は病状が不良すぎて治療から利益が得られないことを意味する）に，第三者支払機関によって治療を拒否するために恣意的に用いられた．最後に，他のどの診断システムも多軸システムを用いていないので，DSMを他の医学と矛盾した状態にした．

このような懸念から，DSM-5 作成実行チームは多軸システムをやめることにした．臨床家は，以前は，I軸，II軸，III軸と並べられていた疾患を，もはや人為的に分ける必要はなくなった．IV軸の代わりに，臨床家は1つまたは2つ以上の V/Z コード状態（「臨床的関与の対象となることのある他の状態」）を特定することができる．V軸の代わりに，臨床家は第III部に含まれ，かつこの本の後半にある第20章「評価尺度」（WHODAS2.0）に簡潔に記載されている自己記入版「世界保健機関能力低下評価尺度第2版」を用いることができる．

各診断カテゴリーの変更の概要

この節では，それぞれの診断カテゴリーでなされた主要な変更の概要を示している．各変更の詳細は第3～19章に記載されている．

神経発達症群/神経発達障害群

神経発達症群は DSM-IV の「通常，幼児期，小児期，または青年期に初めて診断される障害」の章が再編成されたものである．いくつかの主要な変更がなされている．最初に，精神遅滞という診断が，知的能力障害（知的発達症）に置き換えられている．このカテゴリーに入れるかどうかを決定するのに，もはや IQ には依存していない．代わりに，その人の障害の重症度を分類するために，軽度，中等度，重度，または最重度という下位分類が使用されている一方で，適応機能がより強調されている．知的能力の欠損のある人に対するより微妙な見方を可能にする異なった領域の機能（社会的，概念的・知的，実用的）を考慮していないため，IQ への恣意的な依存には限界があると考えられた．

もう1つの主要な変更は，広汎性発達障害に代わる，自閉スペクトラム症という総括的なカテゴリーが作られたことであった．このカテゴリーに統合整理されたものは，DSM-IV 診断のうち，自閉性障害，レット障害，小児期崩壊性障害，アスペルガー障害，および特定不能の広汎性発達障害である．その変更は，その障害群がかつて考えられたような別個で独立したものではなかったということと，臨床家がそれらを区別することが困難であったという研究結果がきっかけとなった．従来，これらの障害群のいずれかであると診断されていた人のすべてが，その新しいカテゴリーで取り扱われている症状をもっているべきであり，またその微妙な差異は重症度の特定用語によって適切に表現されるべきである．

注意欠如・多動症に関しては，生涯にわたって適用することを容易にするために，基準項目に実例が加えられており，不注意または多動性–衝動性の症状の発症年齢が7歳になる前から12歳になる前という記述に変更されている．下位分類は病像の特定用語に置き換わり，今回，自閉スペクトラム症の診断の併存とすることが可能である．

コミュニケーション症群は，DSM-IV の音韻障害と吃音症から新たに名づけられたものであり，一方で，限局性学習症は，DSM-IV の読字障害，算数障害，書字表出障害，および特定不能の学習障害の診断を統合している．

この疾患分類についての他の変更は，素行症を「秩序破壊的・衝動制御・素行症群」という新しい章に移動したことを含んでいる．排泄症群（遺尿症および遺糞症）は今回，独立した章となっている．食行動障害〔異食症，反芻症，および回避・制限性食物摂取症（幼児期または小児期早期の哺育障害と入れ替わり，拡大されている）〕は摂食障害群とともに「食行動障害および摂食障害群」という表題で，より総括的な章にまとめられている．分離不安症と選択性緘黙は，「不安症群」の

章に移されており，一方で，反応性アタッチメント障害は，親のネグレクトと関連があるため，「心的外傷およびストレス因関連障害群」の章に移されている．

統合失調症スペクトラム障害および他の精神病性障害群

　疾患は，今回，一般に重症度の軽度から最重度という傾斜に沿って配列されている．統合失調型パーソナリティ障害は，統合失調症スペクトラムの一部として考えられているため，この章にまとめて列挙されているが，一方で，その基準と考察はパーソナリティ障害群の章に残っている．妄想性障害の診断基準は，ほとんど変更されていない．しかし，「奇異でない」という形容詞が取り除かれ（基準A），身体型の下位分類が，「身体的欠損」に対して妄想的である人は醜形恐怖症（「強迫症および関連症群」の章に移動）であると，より適切な診断がなされるよう編集されている．共有精神病性障害は，その診断が使用されるのがまれであり，その診断に合う症状が一般に他の精神病性障害の基準を満たすため，削除された．統合失調症に関しては，特定の奇異な妄想や特別な型の幻覚の特別な扱いは削除されている．さらに，統合失調症の下位分類は廃止されている．これらの下位分類には長い歴史があったが，臨床的有用性と予測妥当性は乏しかった．統合失調感情障害は臨床家に気分症状の全合計期間についてのさらなる指針を示すよう変更されている．気分症状が，（DSM-IVでは）「疾患の活動期および残遺期を含む全合計期間の大部分」続くことを必要とする代わりに，DSM-5では，「疾病の活動期と残遺期を合わせた期間のうちの半分以上」存在することを必要としている．緊張病の基準が記述され，その障害（抑うつ障害群，双極性障害群，および統合失調症を含む精神病性障害）は特定用語を用いることにより，既知の医学的疾患のある状況で，または特定不能の診断として，診断されるかもしれない．

双極性障害および関連障害群

　DSM-IVの気分障害は，双極性障害および関連障害群と抑うつ障害群に分けられ，それぞれ独立した章となった．より強調されているのは，早期の同定の可能性を高める目的で，躁病・軽躁病の場合では活動および活力に関して変更が加えられていることである．双極I型障害，最も新しいエピソードが混合性の基準が削除されており，代わりに，「混合性の特徴を伴う」という特定用語が加えられている．それは，抑うつの特徴が出現しているときの躁病・軽躁病エピソード，および軽躁病の特徴が出現しているときのうつ病および双極性障害の双方の生涯診断という場合に抑うつエピソードに適用することができる．「不安性の苦痛を伴う」という特定用語も加えられている．

抑うつ障害群

　重篤気分調節症と月経前不快気分障害は新しい診断である．前者は子どもにおける双極性障害の潜在的な過剰診断と過剰治療の懸念に応えるために追加されたが，後者はDSM-IVの付録B「今後の研究のための基準案と軸」から移され，完全な診断的地位を与えられている．持続性抑うつ障害は，新しくDSM-IVの気分変調症と慢性うつ病〔訳注：chronic major depressive disorder という用語はDSM-IVにはない〕の双方と置き換わっている．抑うつエピソードの中で，躁病エピソードの基準を満たすためには不十分である少なくとも3つの躁症状の併存は今回，「混合性の特徴を伴う」という特定用語により認められる．

　DSM-IVで，愛する人の死後に2カ月未満持続する抑うつ症状（すなわち，いわゆる死別反応の除外規定）に適用される除外項目は削除されており，死別反応は今回，抑うつエピソードを引き起こしうる重篤な心理社会的ストレス因として認知されている．DSM-5の著者らは，抑うつエピソードを引き起こしうる可能性に関して，他のストレス因から愛する人の喪失を分離することを証

拠は支持していないと感じた．

不安症群/不安障害群

　強迫症，心的外傷後ストレス障害，および急性ストレス障害は「不安症群」の章から別の章へ移されている．分離不安症と選択性緘黙は「通常，幼児期，小児期，または青年期に初めて診断される障害」から「不安症群」へ移されている．限局性恐怖症および社交不安症（社交恐怖）の診断に関して，変更点は，18歳以上の人では，その不安が過剰であること，または不合理であることを認識しているという要件を削除したことなどである．代わりに，その不安は，社会文化的背景要因を考慮してもなお，実際の危険や脅威に比して不相応なものでなければならない．18歳未満の人に限定されていた6カ月の持続期間は今回，すべての年齢に拡大されている．この変更は一時的な不安への過剰診断を最小限にすることが期待されている．パニック症と広場恐怖症はつながりがなくなった．それぞれは今や独自の診断であり，それらが共存するときには，今回，2つの診断としてコードされることとなった．パニック発作は今回，すべての精神疾患，およびある医学的疾患に関する特定用語として用いられる．限局性恐怖症の型は，今回，特定用語としてあげられている．社交不安症に関しては，「全般性」という特定用語が削除され，「パフォーマンス限局型」という特定用語に置き換わった．最後に，分離不安症で用語は，成人期の分離不安症状をより適切に表現したものへ変更されている．

強迫症および関連症群/強迫性障害および関連障害群

　この新たな章は，強迫症に関連した障害をまとめたものである．この他の障害として，醜形恐怖症，ためこみ症，抜毛症，皮膚むしり症，物質・医薬品誘発性強迫症および関連症，および他の医学的疾患による強迫症および関連症が含まれる．醜形恐怖症は身体表現性障害群から移された．ためこみは，DSM-IV で強迫性パーソナリティ障害の1つの症状（基準5）としてあげられていたが，研究の結果から独立した疾患であることが示されている．抜毛症は DSM-IV の「他のどこにも分類されない衝動制御の障害〔訳注：抜毛癖〕」の章から移されてきたもので，皮膚むしり症は新たな診断である．強迫症の病識に関する特定用語，すなわち，「病識が十分または概ね十分，病識が不十分，そして病識が欠如した・妄想的な信念を伴う」は，臨床家がその人の病識の水準についてより明確になることを可能にしている．類似の特定用語が醜形恐怖症とためこみ症に含まれている．チック関連という強迫症の特定用語も，併発するチック症の存在が臨床的に重要な意味をもつことから加えられている．筋肉に関する（筋肉醜形恐怖）という特定用語は，醜形恐怖症をもつ人の中でこれを識別することの重要性を反映している．

心的外傷およびストレス因関連障害群

　この章は，心的外傷，あるいはストレス因に曝露された結果として生じる障害をまとめており，反応性アタッチメント障害，脱抑制型対人交流障害，心的外傷後ストレス障害，急性ストレス障害，および適応障害を含んでいる．心的外傷後ストレス障害においては，"心的外傷的"体験として取り上げられる出来事について，ストレス因の基準（基準A）が，より明確になっている．また，DSM-IV の基準 A2（主観的反応）は削除されている．DSM-IV には3つの主要な症状群——再体験，回避/麻痺，覚醒亢進——があったが，回避/麻痺の症状群が2つの症状群に分けられたため，今回は4つとなった．すなわち，持続的な回避と，認知や気分における持続的で陰性の変化である．この後者のカテゴリーは，DSM-IV の麻痺症状のほとんどが存続しており，また，持続的な情動の状態のような，新しい，または再定義された症状を含んでいる．最後の症状群——覚醒度と反応性

の著しい変化で示されている——には，DSM-IV の覚醒症状のほとんどが存続している．それにはまた，いらだつ行動および怒りの爆発，無謀さ，または，自己破壊的行動も含まれる．心的外傷後ストレス障害は，今回，発達面にも配慮して，子どもや青年の診断閾値が下げられた．さらに，この障害のある 6 歳以下の子ども用の独立した基準が追加されている．急性ストレス障害の診断において，解離症状はもはや（DSM-IV のように）必要とされない．適応障害は，今回診断に関して，苦痛や機能の障害のどちらかというよりむしろ，苦痛および/または機能の障害を必要としている．

解離症群/解離性障害群

現実感消失は，従来，離人症性障害と呼ばれていたものの名称と症状構造に含まれている（今回は離人感・現実感消失症）．解離性とん走は独立した診断にはならず，解離性健忘の特定用語になっている．解離性同一症の診断基準は，「同一性の破綻の症状が観察され，また同時に報告されること，および心的外傷的出来事ではない日々の出来事の回想にも欠損があることを示すもの」へ変更されている．また，ある文化における病的な憑依体験についても，同一性の破綻についての記載の一部として含まれている．

身体症状症および関連症群

この章は再編成され，改名されている．DSM-IV の各身体表現性障害の間でかなりの重複があり，同様にそれらの境界の明確さが欠如しているため，新しい診断名である身体症状症は，身体化障害，心気症，疼痛性障害，および鑑別不能型身体表現性障害と置き換わった．従来，身体化障害と診断されたほとんどの人は，その身体症状に加えて，障害として定義される過度な思考，感情，および行動がある場合にのみ，身体症状症の診断を今回，受けることになる．健康に対する高い不安をもちながら身体症状のない人は，今回，DSM-5 の新しい診断である病気不安症の診断を受けることになる．他の医学的疾患に影響する心理的要因は DSM-5 の新しい精神疾患であり，従来は DSM-IV の「臨床的関与の対象となることのある他の状態」の章にまとめられていた．この疾患と作為症は，それぞれ身体症状が顕著であるため，「身体症状症および関連症群」に位置づけられた．変換症（機能性神経症状症）の基準は，神経学的検査が本質的に重要であること，診断の時点では関連する心理学的要因を示すことができないことがあるという認識を強調するため変更されている．醜形恐怖症は「強迫症および関連障害群」の章に移されている．

食行動障害および摂食障害群

異食症と反芻症はこれら 2 つの疾患が食行動の障害と関連するため，DSM-IV の「通常，幼児期，小児期，または青年期に初めて診断される障害」から移されている．幼児期または小児期早期の哺育障害のカテゴリーは回避・制限性食物摂取症に呼称が変更され，その基準は，食物摂取を制限しているが，その病像がどれか 1 つの摂食障害の基準を満たしていない成人にもその診断が適用できるように拡大されている．神経性やせ症の基準は，無月経の必要性が削除された以外は，概念上は変わっていない．基準 A の表現は明確化され，その人が有意に低い体重かそれ以下であるかどうかを判断する方法に関する手引きが本文中に書かれている．基準 B は，体重増加や肥満に対する強い恐怖の表明だけでなく，体重増加を妨げる持続的行動も含めて拡大されている．神経性過食症からの唯一の変更は，過食および不適切な代償行動の必要最小平均頻度が週 2 回から 1 回に減ったことである．過食性障害は新しい診断であり，DSM-IV の付録 B に含まれていた．基準は，過食の最小平均頻度が 3 カ月の間週 1 回であることが必要であり，これは神経性過食症の基準と同一である．

排泄症群

　排泄症群である遺糞症と遺尿症は幼児期に最初に診断されることが最も多い疾患である．それらは従来，「通常，幼児期，小児期，または青年期に初めて診断される障害」の章に含まれていたが，今回は独立した章となっている．

睡眠-覚醒障害群

　DSM-5 では，他の精神疾患に関連した睡眠障害や一般身体疾患による睡眠障害は除外されており，その代わりに，併存する疾患のより詳細な特定化が各睡眠-覚醒障害に設けられている．原発性不眠の診断は，原発性と続発性の不眠症の鑑別を避けるために，呼称が不眠障害に変わった．DSM-5 ではまた，ナルコレプシーと他の型の過眠（過眠障害）とを区別している．この分類全体を通して，子どもと発達に関する基準と解説が統合されているが，ここでは，今日の科学と臨床的有用性への考慮がこのような統合を支持している．呼吸関連睡眠障害群は，比較的はっきりした3つの障害に分けられている．すなわち，閉塞性睡眠時無呼吸低呼吸，中枢性睡眠時無呼吸，睡眠関連低換気である．概日リズム睡眠-覚醒障害群の分類は，睡眠相前進型と不規則睡眠-覚醒型を包含するように拡大された一方で，時差型は除かれている．レム睡眠行動障害とレストレスレッグス症候群（むずむず脚症候群）は今回，独立した障害になっている．

性機能不全群

　ジェンダーに特有な性機能不全群が追加され，女性では，性的欲求の障害と性的興奮の障害は1つの障害として，女性の性的関心・興奮障害に併合された．すべての性機能不全（物質・医薬品誘発性性機能不全，他の特定される性機能不全，および特定不能の性機能不全を除いて）は，今回，少なくとも約6カ月の持続と，より細かな重症度基準を必要としている．このことは，一時的な性機能障害をより持続する性機能不全と区別することに役立つ．腟けいれんと性交疼痛症の2つの障害は区別が困難であったため，性器-骨盤痛・挿入障害にまとめられている．性嫌悪障害はその使用がまれであり，削除されている．性機能不全群には，今回，2つの下位分類があるのみである．すなわち，生来型対獲得型，および機能不全のほとんどに対して全般型対状況型である．

性別違和

　性別違和は新しい診断分類であり，DSM-IV の「性障害および同一性障害」の章から移されている．（DSM-IV での性同一性障害からの）新しい名称は，異性への同一化それ自体よりも"ジェンダーの不一致"という現象が強調されることによって，変化に反映されている．青年と成人における性別違和に関して，より詳細で具体的な症状の基準が加えられている．以前の基準 A（反対の性別への同一化）と基準 B（自己の性別に対する不快感）は1つになっており，それは2つを分けることを支持する根拠がなかったためである．「反対の性」という用語は「反対のジェンダー」に置き換えられている．「性」の代わりに「ジェンダー」を終始用いたが，これは性発達の障害のある人々に言及した場合，「性」という概念は不適当であるためである．子どもの基準では，以前の「反対の性になりたいという欲求……を繰り返し述べる」を「反対のジェンダーになりたいという強い欲求」に置き換え，抑圧的な環境にあって，反対の性になりたいという願望を言語化できないような子どもの状況に注意を向けている．子どもの性別違和に関して，基準 A1（「反対のジェンダーになりたいという強い欲求，または自分は違うジェンダーであるという主張」）は，今回必須であり（十分ではないが），診断をより厳密で控えめなものにしている．性指向に基づく下位分類はその区

別が臨床的にもはや有用とは考えられないため，削除されている．「性別移行後」という特定用語が追加されて，新しいジェンダーの指定を援助するために少なくとも1つの医学的性転換処置，または治療計画を行った人を同定している．

秩序破壊的・衝動制御・素行症群

この章では，情動と行動の自己統制に関連する問題によって特徴づけられた障害をまとめ，大部分はDSM-IVの「他のどこにも分類されない衝動制御の障害」と置き換えている．この章では，反抗挑発症，間欠爆発症，素行症，反社会性パーソナリティ障害（これは「パーソナリティ障害群」の章に記述されている），放火症，および窃盗症が含まれている．DSM-5では「素行症の基準が満たされない場合にのみ反抗挑発症の診断ができる」というDSM-IVの除外基準が削除されている．素行症の基準には，症状が基準を完全に満たすが，向社会的な情動が限られている人のための記述的特徴の特定用語がある．間欠爆発症の第1の変更点は，考慮すべき攻撃性爆発の型についてである．すなわちDSM-IVは身体的攻撃を必要としたが，DSM-5では言語面での攻撃性，または非破壊的/非傷害的な身体的攻撃性も基準を満たす．さらに今回，最少年齢として6歳（または同等の発達段階）が必須である．

物質関連障害および嗜癖性障害群

この章は拡大され，ギャンブル障害を含むようになっている．この疾患を含めることは，ギャンブルのような行動が物質と同様の報酬系を活性化させ，物質乱用のときと同様な効果があるという根拠が増加していることを反映している．重要なことは，乱用と依存の間での区別はもはやないことである．従来の診断では，乱用と依存の区別はしばしば恣意的で，有用性が限られ，そして頻繁に混同されたため，この2つは1つの物質使用障害に統合された．物質使用障害において，DSM-IVの物質に関連した法律上の問題が反復するという基準が削除されており，新たな基準――「渇望，つまり物質使用への強い欲求，または衝動」――が加わっている．障害の重症度は，存在する症状の数に基づいて特定される．カフェイン離脱と大麻離脱は新しいものであるが，前者はDSM-IVの付録B「今後の研究のための基準案と軸」に含まれていた．

神経認知障害群

「認知症」（dementia）という用語は，下位分類で標準である場合にはその使用を妨げるものではないが，DSM-IV診断の認知症（dementia）と健忘障害は，新たに認知症（DSM-5）（major neurocognitive disorder）という新しい診断に包括されている．とりわけ，DSM-5では認知障害の比較的重症度の低い段階のものを軽度認知障害（DSM-5）と認めており，これは，能力低下は少ないがそれでもなお関与と治療の対象となりうる症候群の診断を可能にする．診断基準は認知症（DSM-5）と軽度認知障害（DSM-5）の双方に与えられており，異なる病因による下位分類〔例：アルツハイマー病による認知症（DSM-5）またはアルツハイマー病による軽度認知障害（DSM-5）〕の診断基準が続けて示されている．

パーソナリティ障害群

多軸体系が廃止されたため，パーソナリティ障害群の分類はもはやII軸にコードされない．第II部の基準はDSM-IVのものと変わっていない．パーソナリティ障害診断の代替案がDSM-5で開発されており，それは引き続き今後の研究のために設けられたもので，マニュアルの第III部で見ることができる（第21章「パーソナリティ障害群の代替DSM-5モデル」を参照）．診断分類の他の変更点に

は，「他の医学的疾患によるパーソナリティ変化」が DSM-IV での「せん妄，認知症，健忘障害，および他の認知障害」の章から移されたこともある．

パラフィリア障害群

パラフィリア障害群は従来，DSM-IV での「性障害および性同一性障害」に配置されていた．DSM-5 では，すべてのパラフィリア障害群（小児性愛障害を除く）の診断基準に「管理された環境下にある」と「完全寛解」という経過の特定用語が追加されている．この特定用語は，その人の状態の重要な変化を示すために加えられている．DSM-5 では，パラフィリアは "事実上" 精神疾患ではない．すなわち「パラフィリア障害」とは，現在，その人に苦痛，または機能障害を生じているパラフィリア，もしくは満足するために自傷または他害の危険を伴うパラフィリアである．パラフィリアは，パラフィリア障害があることの必要条件であるが十分条件ではなく，またパラフィリア自体は，必ずしも臨床的介入を正当化したり要請したりするものではない（DSM-5, 日本語翻訳版 677–678 頁）．

他の疾患群

DSM-5 では，精神疾患とはみなされない重要な病態や問題に対して，追加のカテゴリーを包括している．これらは医薬品誘発性運動症群および他の医薬品有害作用（例：遅発性ジスキネジア，抗うつ薬中断症候群），および臨床的関与の対象となることのある他の状態（V または Z コードの診断）である．後者は患者および家族構成員に多大な苦痛を引き起こす可能性がある．V または Z コード診断はよくみられるものであるが，十分に活用されていない．

今後の研究のための病態

DSM-5 の第 Ⅲ 部において「今後の研究のための病態」を配置することは，関心をもつ研究者が，DSM の今後の版に含まれる可能性のある同様の疾患についての議論や研究を確実にする．今後の研究のための病態に関する提示された一組の診断基準は，新しい疾患を正当化するために使用できるような新しい資料の収集を促進するための 1 つの方法として，最初は DSM-III-R に収載された．提案された病態のほとんどは，完全な診断的地位を得ていないが，この方法は，科学的過程がその結果を決定することを可能にしている．DSM-5 において提案された病態の中には，減弱精神病症候群（準精神病症候群），持続性複雑死別障害，およびインターネットゲーム障害がある．

「他の医学的疾患」

DSM-5 を注意深く読む者であれば，鑑別診断の過程で医学的疾患を全面的に除外するという点で用語が変更されているということに気がつくだろう．DSM-IV において使用された用語は「一般身体疾患」であった．DSM-5 において，その用語は「他の医学的疾患」である．双方の場合において，診断が下される前に，その症状群の原因として医学的疾患が除外されなければならない．DSM-5 における用語の変更は，精神疾患が医学的であるということ，および鑑別診断過程の一部として，臨床家がその原因として他の医学的疾患を除外することが必要であるということを強調する．このことは，学習者が，精神疾患は身体的原因をもつということを理解するのに役立つに違いない．

Key Points

- DSM-5には3つの部がある．すなわち，第I部は歴史的資料を紹介し，マニュアルの構成と使用法を記載し，第II部は19の主要な診断分類に加えて他の精神障害，医薬品誘発性運動症群および他の医薬品有害作用，および臨床的関与の対象となることのある他の状態（VまたはZコード）の基準を紹介し，そして第III部は評価尺度，文化的定式化，パーソナリティ障害群の代替DSM-5モデル，および今後の研究のための病態を示している．
- 全体の構成（新しい構成）は，さまざまな分類の関連性をよりよく反映するために変更されている．各章は，生涯の発達的様式で配列されており，神経発達症群から始まり，成人期でより一般的に診断される診断領域へと続いていく．
- 多軸診断体系は廃止されている．
- 下記の診断分類は臨床的必要性と科学的進歩に対応して加えられている．
  - 心的外傷およびストレス因関連障害群
  - 強迫症および関連症群
  - 秩序破壊的・衝動制御・素行症群
- いくつかの分類は実質的に改訂され，改名されたり，または再編成されている．
  - 神経発達症群
  - 身体症状症および関連症群
  - 物質関連障害および嗜癖性障害群
  - 神経認知障害群
- いくつかの分類は分割，または統合されている．
  - 気分障害は2つの章に分けられている．すなわち「双極性障害および関連障害群」と「抑うつ障害群」である．
  - 性障害および性同一性障害は3つの章に分けられている．すなわち「性機能不全群」，「性別違和」，および「パラフィリア障害群」である．
  - 排泄症群はDSM-IVでの「通常，幼児期，小児期，または青年期に初めて診断される障害」の章から移され，今回はそれ自身の独立した章となっている．
  - 哺育障害はDSM-IVでの「通常，幼児期，小児期，または青年期に初めて診断される障害」の章から移され，「摂食障害群」にまとめられている．
- いくつかの障害は別の章に移されている．
  - 統合失調型パーソナリティ障害は今回，「統合失調症スペクトラム障害および他の精神病性障害群」と「パーソナリティ障害群」に二重にあげられている．
  - 反社会性パーソナリティ障害は今回，「秩序破壊的・衝動制御・素行症群」と「パーソナリティ障害群」に二重にあげられている．
  - 分離不安症と選択性緘黙はDSM-IVでの「通常，幼児期，小児期，または青年期に初めて診断される障害」の章から「不安症群」に移されている．
  - 醜形恐怖症と抜毛症は「強迫症および関連症群」に移されている．
  - 反応性アタッチメント障害は「心的外傷およびストレス因関連障害群」に移されている．
  - 異食症と反芻症は今回，「食行動障害および摂食障害群」にある．
  - ギャンブル障害は今回，「物質関連障害および嗜癖性障害群」にある．
- 下記の新たな障害は臨床的必要性と科学的進歩に基づいて加えられている．
  - 回避・制限性食物摂取症
  - 過食性障害

- カフェイン離脱
- 大麻離脱
- 離人感・現実感消失症
- 重篤気分調節症
- 皮膚むしり症
- 性器−骨盤痛・挿入障害
- ためこみ症
- 病気不安症
- 軽度認知障害
- 月経前不快気分障害

CHAPTER 3
Neurodevelopmental Disorders

神経発達症群 / 神経発達障害群

神経発達症群/神経発達障害群〈DSM-5, 31 頁〉

知的能力障害群〈DSM-5, 33 頁〉
　　　　　　　　知的能力障害（知的発達症/知的発達障害）〈DSM-5, 33 頁〉
317　　(F70)　　軽度
318.0 (F71)　　中等度
318.1 (F72)　　重度
318.2 (F73)　　最重度
315.8 (F88)　　全般的発達遅延〈DSM-5, 39 頁〉
319　　(F79)　　特定不能の知的能力障害（特定不能の知的発達症/特定不能の知的発達障害）〈DSM-5, 40 頁〉

コミュニケーション症群/コミュニケーション障害群〈DSM-5, 40 頁〉
315.32 (F80.2)　言語症/言語障害〈DSM-5, 40 頁〉
315.39 (F80.0)　語音症/語音障害〈DSM-5, 43 頁〉
315.35 (F80.81) 小児期発症流暢症（吃音）/小児期発症流暢障害（吃音）〈DSM-5, 44 頁〉
315.39 (F80.89) 社会的（語用論的）コミュニケーション症/社会的（語用論的）コミュニケーション障害〈DSM-5, 46 頁〉
307.9 (F80.9)　特定不能のコミュニケーション症/特定不能のコミュニケーション障害〈DSM-5, 48 頁〉

自閉スペクトラム症/自閉症スペクトラム障害〈DSM-5, 49 頁〉
299.00 (F84.0)　自閉スペクトラム症/自閉症スペクトラム障害〈DSM-5, 49 頁〉

Neurodevelopmental Disorders

Intellectual Disabilities
　　　　　　　　Intellectual Disabilities (Intellectual Developmental Disorder)
317　　(F70)　　Mild
318.0 (F71)　　Moderate
318.1 (F72)　　Severe
318.2 (F73)　　Profound
315.8 (F88)　　Global Developmental Delay
319　　(F79)　　Unspecified Intellectual Disability (Intellectual Developmental Disorder)

Communication Disorders
315.32 (F80.2)　Language Disorder
315.39 (F80.0)　Speech Sound Disorder
315.35 (F80.81) Childhood-Onset Fluency Disorder (Stuttering)
315.39 (F80.89) Social (Pragmatic) Communication Disorder
307.9 (F80.9)　Unspecified Communication Disorder

Autism Spectrum Disorder
299.00 (F84.0)　Autism Spectrum Disorder

注意欠如・多動症/		Attention-Deficit/Hyperactivity Disorder	
注意欠如・多動性障害〈DSM-5, 58 頁〉			
	注意欠如・多動症/注意欠如・多動性障害〈DSM-5, 58 頁〉		Attention-Deficit/Hyperactivity Disorder
314.01 (F90.2)	混合して存在	314.01 (F90.2)	Combined presentation
314.00 (F90.0)	不注意優勢に存在	314.00 (F90.0)	Predominantly inattentive presentation
314.01 (F90.1)	多動・衝動優勢に存在	314.01 (F90.1)	Predominantly hyperactive/impulsive presentation
314.01 (F90.8)	他の特定される注意欠如・多動症/他の特定される注意欠如・多動性障害〈DSM-5, 64 頁〉	314.01 (F90.8)	Other Specified Attention-Deficit/Hyperactivity Disorder
314.01 (F90.9)	特定不能の注意欠如・多動症/特定不能の注意欠如・多動性障害〈DSM-5, 65 頁〉	314.01 (F90.9)	Unspecified Attention-Deficit/Hyperactivity Disorder
限局性学習症/限局性学習障害〈DSM-5, 65 頁〉		Specific Learning Disorder	
	限局性学習症/限局性学習障害〈DSM-5, 65 頁〉		Specific Learning Disorder
315.00 (F81.0)	読字の障害を伴う	315.00 (F81.0)	With impairment in reading
315.2 (F81.81)	書字表出の障害を伴う	315.2 (F81.81)	With impairment in written expression
315.1 (F81.2)	算数の障害を伴う	315.1 (F81.2)	With impairment in mathematics
運動症群/運動障害群〈DSM-5, 73 頁〉		Motor Disorders	
315.4 (F82)	発達性協調運動症/発達性協調運動障害〈DSM-5, 73 頁〉	315.4 (F82)	Developmental Coordination Disorder
307.3 (F98.4)	常同運動症/常同運動障害〈DSM-5, 76 頁〉	307.3 (F98.4)	Stereotypic Movement Disorder
	チック症群/チック障害群〈DSM-5, 79 頁〉		Tic Disorders
307.23 (F95.2)	トゥレット症/トゥレット障害〈DSM-5, 79 頁〉	307.23 (F95.2)	Tourette's Disorder
307.22 (F95.1)	持続性（慢性）運動または音声チック症/持続性（慢性）運動または音声チック障害〈DSM-5, 80 頁〉	307.22 (F95.1)	Persistent (Chronic) Motor or Vocal Tic Disorder
307.21 (F95.0)	暫定的チック症/暫定的チック障害〈DSM-5, 80 頁〉	307.21 (F95.0)	Provisional Tic Disorder
307.20 (F95.8)	他の特定されるチック症/他の特定されるチック障害〈DSM-5, 84 頁〉	307.20 (F95.8)	Other Specified Tic Disorder

307.20	(F95.9)	特定不能のチック症/特定不能のチック障害〈DSM-5, 84 頁〉	307.20	(F95.9)	Unspecified Tic Disorder

他の神経発達症群/
他の神経発達障害群〈DSM-5, 84 頁〉

Other Neurodevelopmental Disorders

315.8	(F88)	他の特定される神経発達症/他の特定される神経発達障害〈DSM-5, 84 頁〉	315.8	(F88)	Other Specified Neurodevelopmental Disorder
315.9	(F89)	特定不能の神経発達症/特定不能の神経発達障害〈DSM-5, 85 頁〉	315.9	(F89)	Unspecified Neurodevelopmental Disorder

　この章は DSM-IV の「通常，幼児期，小児期，または青年期に初めて診断される障害」の再構成である．このカテゴリーは DSM-III に最初に含められたが，知的障害（「精神遅滞」の題目で），多動を伴う注意欠陥障害〔訳注：DSM-III では attention deficit disorder with hyperactivity と記載されていた〕，行為障害，小児期の不安障害，摂食障害，常同運動障害およびいくつかの他の障害をまとめていたものである．それ以前の版では知的障害を認めていたが，他の小児期発症の疾患についてはほとんど注意が払われていなかったので，以前の版からは進歩したことを示していた．DSM-I では，小児期の障害は，精神欠損，一過性の状況によるパーソナリティ障害，幼児期の適応反応，青春期の適応反応，小児期の適応反応のカテゴリーにまとめられていた．後者には，習慣の障害（すなわち，爪噛み，指吸い，遺尿，自慰，かんしゃく，チック，習慣性痙縮，夢遊症，過活動，恐怖症）のような状態を含んでいた．

　精神遅滞という用語は DSM-II（米国精神医学会，1968）で精神欠損からの置き換えで導入され，さまざまな身体性，感染性および他の原因の遅滞を含めるようカテゴリーが拡大された．「小児期および青年期の行動障害」というカテゴリーは「小児期，青年期に発症する，一過性の状況による障害よりは安定し，内在化され，治療抵抗性であるが，精神病，神経症，パーソナリティ障害よりは軽度な障害」を同一のグループに含めるために導入された．運動亢進反応，離脱反応，過剰不安反応，逃避反応，非社会的攻撃的反応，およびグループ非行反応が含められた．

　DSM-III の著者らは，幼児期，小児期または青春期に起源がある知的，行動，感情，身体の障害および発達障害を1つにまとめた．重要な貢献は広汎性発達障害の導入であって，その最も顕著な例は幼児期自閉症で，何十年もなんらかの形では認められていたが，決して正式に分類されていなかった．また，新たなものが多軸システムであり，精神遅滞は II 軸にコードされた．第2章の「DSM-5 の使用法と DSM-IV からの主要な変更点」で論じられているように，多軸システムが DSM-5 から除かれた．DSM-III-R と DSM-IV にはさらなる変化（例：摂食障害のために新しい章を作ったこと）があったが，早期に発症する障害のカテゴリーには大きな変更がないままである．

　この章ではいくつかの大きな変化に焦点を合わせる．第1に，DSM-5 の中で第一線に位置づけられたことは，DSM-5 マニュアルの全体的再構成の反映と，疾患の発達上の軌跡を強調したことを反映している．第2に，精神遅滞という用語に知的障害（知的発達障害）がとって代わった．修正された診断では，以前なら精神遅滞と診断されていた人を含むことになるが，そのカテゴリーに入れるかどうかを決定づけるのはもはや IQ ではない．その代わりに，下位分類は，軽度，中等度，重度，または最重度といった重症度を用いて分類される．神経発達症群作業部会は精神遅滞という用語は烙印を押すようなもので，もはや役に立たないと考えた．さらに，知的障害という用語は 2010 年に米国の法律（ローザ法）で採用された言い回しを反映しており，その用語は専門誌で使用され，一部の患者支援団体によって支持された．知的発達障害という用語は ICD-11 のために提

案された用語と整合性がある．その作業部会によって表明されたもう1つの懸念は，知的障害を定義する特徴として IQ への恣意的な依存があることで，それは知的障害をもつ人に対する微妙な見方を可能にするよう，機能のそれぞれ異なった分野（社会，概念/知的，行動的）を考慮に入れていないからである．

　DSM-5 のもう1つの大きな変更は，DSM-IV のカテゴリー，つまり，自閉性障害，レット症候群，小児期崩壊性障害，アスペルガー障害，特定不能の広汎性発達障害を統合して，自閉スペクトラム症という総括的なカテゴリーを作り出した決定であった．疾患が以前に信じられていたほどにははっきりと独立したものではなく，臨床家がそれらを区別するのに困難だったという研究結果がその変更のきっかけとなった．以前はこれらの障害のおのおのに含まれていたすべての人を新しいカテゴリーに含めなければならないので，その微妙な区別は重症度の特定用語によって十分に表現されなければならない．この変更は臨床家とその患者と親達によって批判されてきた．親達は，修正されたカテゴリーによって彼らの子どもが教育や他の利益を得ることができないままになるかもしれないという懸念を表明し，一方で自己意識をもったアスペルガー障害の人々は市民権を剥奪されると感じた．

　他の分類の変更には，反抗挑発症と素行症が「秩序破壊的・衝動制御・素行症群」の章に移されたことがある．排泄症群（遺糞症と遺尿症）は今回独立した章があり，食行動障害（異食症，反芻症，乳児期または早期幼児期の食行動障害）は，摂食行動の障害に関するより包括的な章にするために摂食障害群に統合されている．分離不安症と選択性緘黙は「不安症群」に移されている．反応性アタッチメント障害は，社会的ネグレクトとの関係を明確にするために「心的外傷およびストレス因関連障害群」に移されている．

　コミュニケーション症は言語症，語音症，小児期発症流暢症（吃音），社会的（語用論的）コミュニケーション症を含む．学習障害という用語は限局性学習症に変わり，以前の学習障害（読字障害，算数障害，書字表出障害）はもはや含まれていない．それらは現在，読字，書字，算数の障害についてコードのついた特定用語を含む単一の障害として表現される．最後に，他の特定されるおよび特定不能の注意欠如・多動症の診断が加えられた（27–29 頁）．

知的能力障害群
Intellectual Disabilities

知的能力障害（知的発達症/知的発達障害）
Intellectual Disability（Intellectual Developmental Disorder）

マニュアル●p.33／手引●p.17

　知的能力障害（知的発達症）の基本的な特徴は，発達期に発症した（基準 C）全般的な精神的能力の欠陥（基準 A）と，その人の年齢，性別，および社会文化的背景が同等の仲間達と比べて，日常の適応機能が障害されることである（基準 B）．知的発達症をもつ人には行動や情動の管理，対人関係，学習過程の動機づけを維持することなどに困難があるかもしれない．

　診断は知能の臨床的評価と標準化された検査に基づいている．知能とは，実用的な理解，物の操作のみならず，学校での学習，社会的な理解において適用される論理的思考，問題解決，計画作成，抽象的思考，複雑な概念の理解，判断，学校での学習および経験からの学習を含む全般的知的機能

として定義されている．IQ は一般的に標準化された検査を用いて測定される．そのような検査では，知的障害のカテゴリーに入るのは，測定誤差（一般的に＋5点）の余白を含めて，その母平均よりも約2標準偏差またはそれ以下であると考えられている．標準偏差が15および平均が100の検査では，これは65～75の値である．検査結果の解釈や知的能力の評価を行うために，臨床的訓練および判断が必要とされる．関連する文化的背景，母国語，コミュニケーション症群のような知的障害以外の要因が行為の遂行を制限するかもしれない．

　知的発達症は広くみられ（一般人口の1～2％），女児よりも男児に多い．これらの障害の大部分は，脳を傷つけその正常発達に影響を及ぼすさまざまな要因により，最終的に共通の経路から生じる．ダウン症候群は染色体が原因で起こる精神遅滞では最も一般的であるが，脆弱 X 症候群は遺伝性知的障害ではおそらく最も一般的である．先天代謝異常（例：テイ・サックス病）が症例の原因となる割合は少ない．他の要因には，母体の栄養不良または物質乱用，放射線のような突然変異誘発因子への曝露，糖尿病，妊娠高血圧症候群，風疹のような母体の疾患，母親からの虐待とネグレクトがある．脳損傷の原因となる出産時の外傷，または乳児期，幼児期の栄養不良のような周産期と出産後初期の要因もあるかもしれない．

　DSM-5 ではこのカテゴリーに対していくつかの重要な変更が行われた．名称が<u>精神遅滞</u>（国際的にも米国連邦政府の法律でももはや使われない用語）から，<u>知的能力障害（知的発達症）</u>に変えられた．DSM-5 での<u>疾患の分類</u>と一致させ，ICD-11 で提案された診断と整合させるために<u>知的発達症</u>という名称が選ばれた．DSM-IV で精神遅滞の診断基準に含まれていた IQ 検査得点とそれらの検査の平均からの標準偏差は，DSM-5 ではテキストの本文へと移され，診断基準には含まれていない．しかし，DSM-5 は標準化された心理検査がこれらの疾患をもつ人の評価に含まれなければならないことを引き続き明記しており，それは米国知的障害発達障害学会（AAIDD）の定義と一致しているが，心理検査には臨床的評価を加えるべきであるとしている．DSM-5 で多軸分類を削除したことに伴って，知的発達症のⅡ軸への格下げはなくなった．診断基準から IQ 範囲を削除したことは，その人全体の能力を定義するのに IQ が不適切に用いられることのないことを意味している．知的能力の記述には，認知の特性は通常，総 IQ 得点1つのみを使うことより有用であり，検査結果の解釈のためには臨床訓練と判断力が必要とされる．

　AAIDD と DSM-5 はともに，<u>知的機能</u>を「論理的思考，問題解決，計画，抽象的思考，複雑な概念の理解，判断，学校での学習および経験からの学習を含む全般の精神機能」と定義している．DSM-5 では，知的機能の定義は3つの文脈における論理的思考に適用される．すなわち，学校での学習（概念的領域），社会的な理解（社会的領域），実用的な理解（実用的領域）である．広範囲にわたる技能は適応的行動の3つの領域の中に含まれる．概念的領域には言語，読字，書字，数学，論理的思考，知識および記憶，その他における問題を解決するために用いられる技能を含む．社会的領域には他者の体験を認識すること，共感，対人的コミュニケーション技能，友情関係を築く能力，社会的判断と自己制御を含む．実用的領域には仕事の責任，金銭管理，娯楽，行動の自己管理，および学校と仕事の課題の調整といった実生活での学習および自己管理が含まれる．

　DSM-5 には重症度（軽度，中等度，重度，最重度）が加えられたことから，焦点を IQ よりも適応機能に合わせている．今度は，適応機能の欠陥が必要とされる．<u>適応機能</u>とは，その人が3つの全般的領域（すなわち，概念的，社会的および実用的）でどれくらいうまく日常生活の一般的な課題に対処するか，およびその人が，コミュニケーション，社会参加，学校や職場での機能，または家庭や地域社会のような日常生活における1つまたはそれ以上の側面において，同じような年齢，社会文化的背景，および地域社会で期待される個人的独立または社会的責任の標準をどれくらい満たすかを指す．知的能力障害（知的発達症）の人にとっては，適応的行動の限界によって，学校，

職場，または自立した生活を送るための継続した支援の必要性が生じる．

> **診断基準**
>
> 知的能力障害（知的発達症）は，発達期に発症し，概念的，社会的，および実用的な領域における知的機能と適応機能両面の欠陥を含む障害である．以下の3つの基準を満たさなければならない．
> A．臨床的評価および個別化，標準化された知能検査によって確かめられる，論理的思考，問題解決，計画，抽象的思考，判断，学校での学習，および経験からの学習など，知的機能の欠陥．
> B．個人の自立や社会的責任において発達的および社会文化的な水準を満たすことができなくなるという適応機能の欠陥．継続的な支援がなければ，適応上の欠陥は，家庭，学校，職場，および地域社会といった多岐にわたる環境において，コミュニケーション，社会参加，および自立した生活といった1つまたはそれ以上の日常生活活動における機能を限定する．
> C．知的および適応の欠陥は，発達期の間に発症する．
>
> 注：診断用語である**知的能力障害**は，**知的発達障害**というICD-11の診断用語と同義である．本書では**知的能力障害**という用語が使用されているが，他の分類体系との関係を明確にするため，両方の用語が見出しに使用されている．さらに，米国の連邦法規（公法111-256，ローザ法）は，**精神遅滞**を**知的能力障害**という用語に置き換え，学術誌は**知的能力障害**という用語を使用している．したがって，**知的能力障害**は医学，教育，その他の専門職，また一般市民や支援団体により広く使用される用語である．
>
> ▶**現在の重症度を特定せよ**（DSM-5, 34–35頁 表1を参照）
> 317（F70） 軽度
> 318.0（F71） 中等度
> 318.1（F72） 重度
> 318.2（F73） 最重度

■基準AおよびB

知的機能の欠陥と適応機能の障害の両方が診断のためには必要である．例えば，知的発達症はIQ得点が70未満の人でも適応機能に意味のある障害がない場合には認められないだろう．その人は適応機能に意味のある障害をもっていなければならない（すなわち，その人が日常生活の一般の課題にうまく対処し，同程度の年齢，社会文化的背景，地域社会の人から期待される社会的な責任における個人の自立の標準をどれだけ満たしているか）．適応行動は知的能力，教育，動機づけ，パーソナリティの特徴，社会的職業的機会，および並存する身体疾患や精神疾患があっても，学校，社会，および実用的状況での行為の遂行を反映する．適応機能が障害されている場合，行為の遂行は制限され，家庭や地域社会の状況において，コミュニケーション，社会的な参加，自立した生活のような日常生活の1つ以上の側面での参加が制限される．

■基準C

発達期の間の発症とは青年期以前の確認と診断を指す．

全般的発達遅延
Global Developmental Delay

マニュアル ⊃ p.39／手引 ⊃ p.18

全般的発達遅延は新しい診断名であり，意味のある知的または全般的な発達の遅れや障害の明確

な証拠はあるが，臨床的重症度を確実に評価できない症例について臨床家が記録しておくことができるようになった．この診断は5歳未満の人のためのものである．

315.8(F88)

このカテゴリーは，小児期早期には臨床的重症度の妥当性のある評価をすることができない場合に，5歳未満の人のために用意された．この分類は，ある者が知的機能のいくつかの領域において期待される発達の里程標に合致しない場合に診断され，標準的な検査を受けるには幼すぎる子ども達など知的機能の系統的評価が施行できない人にも適用される．この分類は一定期間をおいて再評価を必要とする．

特定不能の知的能力障害
（特定不能の知的発達症/特定不能の知的発達障害）

Unspecified Intellectual Disability（Intellectual Developmental Disorder）

マニュアル⇒p.40/手引⇒p.18

特定不能の知的能力障害（知的発達症）の診断は，意味のある知的または全般的な発達の遅れや障害があり，確実に評価できない5歳以上の人に使用される．

319(F79)

このカテゴリーは，5歳以上の人が失明や言語習得前の難聴，運動機能障害，重度の問題行動または併発した精神疾患など，関連する感覚または身体障害のために，その場面で実施できる方法でも知的能力障害（知的発達症）の評価が困難または不可能なときに用意された．このカテゴリーは例外的な状況においてのみ使用するべきであり，一定期間をおいて再評価を必要とする．

コミュニケーション症群/コミュニケーション障害群
Communication Disorders

コミュニケーション症群は，言語，会話，およびコミュニケーションの困難さによって特徴づけられる．伝統的には精神疾患とは考えられていなかったが，それらは苦痛の原因となり，重要な生活領域での機能を障害し，鑑別診断を行ううえで重要である．コミュニケーション症群には言語症（DSM-IVのカテゴリーの表出性言語障害，および受容−表出混合性言語障害），語音症（以前の音韻障害），小児期発症流暢症（以前の吃音症）が含まれる．社会的（語用論的）コミュニケーション症は，言語的，非言語的コミュニケーションの社会的使用の持続的困難に関連して新しく定義された疾患である．DSM-IVの学習障害は限局性学習症に変更され，学習障害（読字障害，算数障害，書字表出障害）の以前の病型はもはや含まれていない．その代わり，特定用語はその人の障害を記述するのに用いられる．

言語症/言語障害
Language Disorder

マニュアル➡p.40／手引➡p.23

　言語症の基本的な特徴は，言語の理解と産生の欠陥による話し言葉，書き言葉，手話の習得と使用の持続的な障害である（基準A）．言語能力は年齢において期待されるものよりも本質的かつ量的に低く，社会参加，効果的なコミュニケーション，学業成績，または職業的能力を有意に障害している（基準B）．言語の地域による変異（例：方言）は，言語症とはみなさない．症状の始まりは発達期早期である（基準C）．他の障害〔例：知的能力障害（知的発達症），聴覚障害，運動機能障害〕は言語の困難さの原因として除外されなければならない（基準D）．

> **診断基準**　　　　　　　　　　　　　　　　　　　　　　　　　　　315.32（F80.2）
>
> A．複数の様式の（すなわち，話す，書く，手話，あるいはその他）言語の習得および使用における持続的な困難さで，以下のような言語理解または言語産出の欠陥によるもの．
> 　（1）少ない語彙（単語の知識および使用）
> 　（2）限定された構文（文法および語形論の規則に基づいた文章を形成するために，単語と語の末尾を配置する能力）
> 　（3）話法（1つの話題や一連の出来事を説明または表現したり，会話をしたりするために，語彙を使用し文章をつなげる能力）における障害
> B．言語能力は年齢において期待されるものより本質的かつ量的に低く，効果的なコミュニケーション，社会参加，学業成績，または職業的能力の1つまたは複数において，機能的な制限をもたらしている．
> C．症状の始まりは発達期早期である．
> D．その困難さは，聴力またはその他の感覚障害，運動機能障害，または他の身体的または神経学的疾患によるものではなく，知的能力障害（知的発達症）または全般的発達遅延によってはうまく説明されない．

語音症/語音障害
Speech Sound Disorder

マニュアル➡p.43／手引➡p.23

　語音症は発達的に不適切で，発音，流暢さ，およびさまざまな側面の音声産出を含めた語音の産出の持続的な困難さで特徴づけられる．この障害は言語症，知的能力障害（知的発達症）とランドウークレフナー症候群のような神経疾患としばしば併存する．

> **診断基準**　　　　　　　　　　　　　　　　　　　　　　　　　　　315.39（F80.0）
>
> A．会話のわかりやすさを妨げ，または言語的コミュニケーションによる意思伝達を阻むような，語音の産出に持続的な困難さがある．
> B．その障害は効果的なコミュニケーションに制限をもたらし，社会参加，学業成績，または職業的能力の1つまたは複数を妨げる．
> C．症状の始まりは発達期早期である．
> D．その困難さは，脳性麻痺，口蓋裂，聾，難聴などのような先天性または後天性の疾患，頭部外傷，

他の医学的疾患または神経疾患などによるものではない．

小児期発症流暢症（吃音）/小児期発症流暢障害（吃音）
Childhood-Onset Fluency Disorder（Stuttering）

マニュアル●p.44／手引●p.24

　小児期発症流暢症（吃音）は，年齢に不適切な，会話の正常な流暢性と時間的構成の障害によって特徴づけられる．その障害は，音声または音節の頻繁な反復または延長，または他の型の会話の非流暢性，例えば音声や音節の反復，単語が途切れること（例：1つの単語の中の休止），聴き取れる，または無言状態での停止（例：発音を伴ったあるいは伴わない会話の休止），遠回しの言い方（例：問題の言葉を避けて他の単語を使う）がある．その障害は学業的または職業的遂行能力，または社会的なコミュニケーションを妨害している．吃音は恥や困惑の原因ともなりうるので，その人が会話したり，電話をするようなことに関連した状況を避けるようになるかもしれない．この障害は通常6歳までに生じるが，ほとんどの人は非流暢性から回復する．ストレスと不安は，この障害を悪化させるかもしれない．

診断基準　　　　　　　　　　　　　　　　　　　　　　　　　　315.35（F80.81）

A．会話の正常な流暢性と時間的構成における困難，その人の年齢や言語技能に不相応で，長期間にわたって続き，以下の1つ（またはそれ以上）のことがしばしば明らかに起こることにより特徴づけられる．
　(1) 音声と音節の繰り返し
　(2) 子音と母音の音声の延長
　(3) 単語が途切れること（例：1つの単語の中での休止）
　(4) 聴き取れる，または無言状態での停止（発声を伴ったまたは伴わない会話の休止）
　(5) 遠回しの言い方（問題の言葉を避けて他の単語を使う）
　(6) 過剰な身体的緊張とともに発せられる言葉
　(7) 単音節の単語の反復（例：「I-I-I-I see him」）
B．その障害は，話すことの不安，または効果的なコミュニケーション，社会参加，学業的または職業的遂行能力の制限のどれか1つ，またはその複数の組み合わせを引き起こす．
C．症状の始まりは発達期早期である〔注：遅発性の症例は307.0（F98.5）成人期発症流暢症と診断される〕．
D．その障害は，言語運動または感覚器の欠陥，神経損傷（例：脳血管障害，脳腫瘍，頭部外傷）に関連する非流暢性，または他の医学的疾患によるものではなく，他の精神疾患ではうまく説明されない．

社会的（語用論的）コミュニケーション症／社会的（語用論的）コミュニケーション障害
Social（Pragmatic）Communication Disorder

マニュアル●p.46／手引●p.24

　社会的（語用論的）コミュニケーション症はDSM-5で初めて登場した．これは理解，表現，対話の理解を含む社会的なコミュニケーションの語用論的側面の困難さをかかえる子ども達の障害で，物語文や会話の中での慣用的，非文字的言語に影響を及ぼす（Bishop, 2000）．この障害は子どもが比

較的健常な語彙と文章能力がある場合には起こることがない．そのような子ども達は，社会的に不適当なふるまいを示すが自閉スペクトラム症を伴わないことが研究によって示されている（Bishop & Norbury, 2002）．つまり，彼らが経験する語用論的な困難さは，言語障害とは基礎的に異なった型を構成している．この疾患をもつ子ども達は社会的コミュニケーションにおいて共通の困難さを示すが，自閉スペクトラム症にみられる反復的な行動や限定された興味は示さない．自閉スペクトラム症だけでなく，注意欠如・多動症，社交不安症，知的能力障害（知的発達症）も同様に鑑別される必要がある．

診断基準　315.39（F80.89）

A．言語的および非言語的なコミュニケーションの社会的使用における持続的な困難さで，以下のうちすべてによって明らかになる．
　(1) 社会的状況に適切な様式で，挨拶や情報を共有するといった社会的な目的でコミュニケーションを用いることの欠陥
　(2) 遊び場と教室とで喋り方を変える，相手が大人か子どもかで話し方を変える，過度に堅苦しい言葉を避けるなど，状況や聞き手の要求に合わせてコミュニケーションを変える能力の障害
　(3) 会話で相づちを打つ，誤解されたときに言い換える，相互関係を調整するための言語的および非言語的な合図の使い方を理解するなど，会話や話術のルールに従うことの困難さ
　(4) 明確に示されていないこと（例：推測すること）や，字義どおりでなかったりあいまいであったりする言葉の意味（例：慣用句，ユーモア，隠喩，解釈の状況によっては複数の意味をもつ語）を理解することの困難さ
B．それらの欠陥は，効果的なコミュニケーション，社会参加，社会的関係，学業成績，および職業的遂行能力の1つまたは複数に機能的制限をもたらす．
C．症状は発達期早期より出現している（しかし，能力の限界を超えた社会的コミュニケーションが要求されるまでは，その欠陥は完全には明らかにならないかもしれない）．
D．その症状は他の医学的または神経疾患，および言語の構造や文法の領域における能力の低さによるものではなく，自閉スペクトラム症，知的能力障害（知的発達症），全般的発達遅延，および他の精神疾患ではうまく説明されない．

特定不能のコミュニケーション症/特定不能のコミュニケーション障害
Unspecified Communication Disorder

マニュアル ➡ p.48／手引 ➡ p.25

307.9（F80.9）

このカテゴリーは，臨床的に意味のある苦痛，または社会的，職業的，または他の重要な領域における機能の障害を引き起こすコミュニケーション症に特徴的な症状が優勢であるが，コミュニケーション症，あるいは神経発達症群のいずれかの疾患の診断基準も完全には満たさない場合に適用される．特定不能のコミュニケーション症のカテゴリーは，臨床家が，コミュニケーション症または特定の神経発達症の基準を満たさないとする理由を特定しないことを選択をする場合，およびより特定の診断を下すのに十分な情報がない状況において使用される．

自閉スペクトラム症/自閉症スペクトラム障害
Autism Spectrum Disorder

自閉スペクトラム症/自閉症スペクトラム障害
Autism Spectrum Disorder

マニュアル ➲ p.49／手引 ➲ p.26

　自閉症は反復的で常同的行動を伴う社会的コミュニケーションの欠陥で，幼少期に発症する症候群として Leo Kanner（1948）によって記述された．DSM-Ⅲ ではこの障害は「幼児自閉症」と呼ばれ，いくつかの広汎性発達障害の 1 つとして掲載された．DSM-Ⅲ-R と DSM-Ⅳ では，このカテゴリーには他の関連した障害が含まれており，それらはレット障害，小児期崩壊性障害，アスペルガー障害，特定不能の広汎性発達障害である．DSM-5 ではこれらの診断のすべてを 1 つの診断，自閉スペクトラム症と置き換えている．自閉スペクトラム症は神経発達上の障害と考えられている．幼児期または幼年期から存在するが，はじめの数年間は社会的要求がほとんどなく，両親または介護者からの支援のため，この障害はそれ以後まで見いだされないかもしれない．

　DSM-5 では，以前 DSM-Ⅳ で区別されていたさまざまな障害のすべてを含んだ"スペクトラム"として診断が再概念化されている．自閉スペクトラム症の基本的な特徴は，相互の社会的コミュニケーションと対人的相互反応のために使われる非言語的なコミュニケーション，および人間関係を発展させ，維持し，それを理解することの持続的な欠陥であり（基準 A），行動，興味，または活動の限定された反復的な様式である（基準 B）．広汎性発達障害を他と区別する特徴は時間経過でも一定せず，場面によってさまざまであり，しばしば障害の特徴よりもむしろ重症度，言語レベル，知的能力に関係する．神経発達症作業部会はさまざまな選択肢を考慮し，自閉症は共通した一連の行動によって定義されるため，臨床的な特定用語（例：重症度，知的障害，言語障害）および関連する特徴（例：既知の遺伝疾患，てんかん，知的障害）を取り入れることによって，その人が呈示する臨床症状に適用できる 1 つの診断カテゴリーとしてうまく表されていると結論した．例えば，以前アスペルガー障害と診断された人は，現在は「知能の障害を伴わない」および「構成的言語の障害を伴わない」自閉スペクトラム症と診断することができる．

　作業部会は，このカテゴリーについて他の変更も加えた．DSM-Ⅳ（社会的相互作用，コミュニケーション，反復的/常同行動）の 3 つの領域は以下の 2 つになった．1）社会的コミュニケーションと対人的相互反応の欠陥と，2）限定された反復的な行動，興味，および活動である．コミュニケーションと社会的行動の障害は分離できるものではなく，前後関係，環境の特徴をもった 1 組の症状群と考えるのが最もよいことが研究によって示されている．また言語獲得の遅れは独特でも普遍的でもなく，診断を定義する特徴としてよりもむしろ，自閉スペクトラム症の臨床症状に影響する要因とみなすほうがより正確であると考えられている．両方の基準が満たされることが要求されるのは，感度を損なうことなく，診断の特異度を改善することにつながる．

診断基準　　　　　　　　　　　　　　　　　　　　　　　　　299.00（F84.0）

A．複数の状況で社会的コミュニケーションおよび対人的相互反応における持続的な欠陥があり，現時点または病歴によって，以下により明らかになる（以下の例は一例であり，網羅したものではない；DSM-5 本文参照）．

(1) 相互の対人的-情緒的関係の欠落で，例えば，対人的に異常な近づき方や通常の会話のやりとりのできないことといったものから，興味，情動，または感情を共有することの少なさ，社会的相互反応を開始したり応じたりすることができないことに及ぶ．
(2) 対人的相互反応で非言語的コミュニケーション行動を用いることの欠陥，例えば，統合のよくない言語的と非言語的コミュニケーションから，視線を合わせることと身振りの異常，または身振りの理解やその使用の欠陥，顔の表情や非言語的コミュニケーションの完全な欠陥に及ぶ．
(3) 人間関係を発展させ，維持し，それを理解することの欠陥で，例えば，さまざまな社会的状況に合った行動に調整することの困難さから，想像上の遊びを他者と一緒にしたり友人を作ることの困難さ，または仲間に対する興味の欠如に及ぶ．

▶現在の重症度を特定せよ
　　重症度は社会的コミュニケーションの障害や，限定された反復的な行動様式に基づく（DSM-5, 51頁 表2を参照）．

B. 行動，興味，または活動の限定された反復的な様式で，現在または病歴によって，以下の少なくとも2つにより明らかになる（以下の例は一例であり，網羅したものではない；DSM-5本文参照）．
(1) 常同的または反復的な身体の運動，物の使用，または会話（例：おもちゃを一列に並べたり物を叩いたりするなどの単調な常同運動，反響言語，独特な言い回し）．
(2) 同一性への固執，習慣への頑ななこだわり，または言語的，非言語的な儀式的行動様式（例：小さな変化に対する極度の苦痛，移行することの困難さ，柔軟性に欠ける思考様式，儀式のようなあいさつの習慣，毎日同じ道順をたどったり，同じ食物を食べたりすることへの要求）
(3) 強度または対象において異常なほど，きわめて限定され執着する興味（例：一般的ではない対象への強い愛着または没頭，過度に限局したまたは固執した興味）
(4) 感覚刺激に対する過敏さまたは鈍感さ，または環境の感覚的側面に対する並外れた興味（例：痛みや体温に無関心のように見える，特定の音または触感に逆の反応をする，対象を過度に嗅いだり触れたりする，光または動きを見ることに熱中する）

▶現在の重症度を特定せよ
　　重症度は社会的コミュニケーションの障害や，限定された反復的な行動様式に基づく（DSM-5, 51頁 表2を参照）．

C. 症状は発達早期に存在していなければならない（しかし社会的要求が能力の限界を超えるまでは症状は完全に明らかにならないかもしれないし，その後の生活で学んだ対応の仕方によって隠されている場合もある）．
D. その症状は，社会的，職業的，または他の重要な領域における現在の機能に臨床的に意味のある障害を引き起こしている．
E. これらの障害は，知的能力障害（知的発達症）または全般的発達遅延ではうまく説明されない．知的能力障害と自閉スペクトラム症はしばしば同時に起こり，自閉スペクトラム症と知的能力障害の併存の診断を下すためには，社会的コミュニケーションが全般的な発達の水準から期待されるものより下回っていなければならない．

注：DSM-IVで自閉性障害，アスペルガー障害，または特定不能の広汎性発達障害の診断が十分確定しているものには，自閉スペクトラム症の診断が下される．社会的コミュニケーションの著しい欠陥を認めるが，それ以外は自閉スペクトラム症の診断基準を満たさないものは，社会的（語用論的）コミュニケーション症として評価されるべきである．

▶該当すれば特定せよ
知能の障害を伴う，または伴わない
言語の障害を伴う，または伴わない
関連する既知の医学的または遺伝学的疾患，または環境要因（コードするときの注：関連する医学的または遺伝学的疾患を特定するための追加のコードを用いること）
関連する他の神経発達症，精神疾患，または行動障害（コードするときの注：関連する神経発達症，精神疾患，または行動障害を特定するための追加のコードを用いること）
緊張病を伴う（定義については，他の精神疾患に関連する緊張病の診断基準を参照せよ；DSM-5, 118頁）〔コードするときの注：緊張病の併存を示すため，自閉スペクトラム症に関連する緊張病293.89（F06.1）の追加のコードを用いること〕

■基準A
　自閉スペクトラム症の基本的な特徴は，相互の社会的コミュニケーションと複数の状況における対人的相互反応の障害が持続することである．この症状は広範で，持続的である．症状の一部は，その人の年齢，知的水準，および言語能力のみならず，パーソナリティや治療歴，現在受けている支援のような他の要因に応じてさまざまな現れ方をする．この障害をもつ多くの人は，言語に影響を受ける（例：発語がない，あるいは発語の始まりが遅れる）．語彙や文法を含む形式言語技能が健全であっても，コミュニケーションは損なわれるかもしれない．社会的-情動的相互関係の欠落は明確であり，この障害をもつ幼い子ども達は対人的相互反応がほとんどないか始まらず，情動の共有もないかもしれない．早期の特徴は視線を合わせることの乏しさまたは欠如である．

■基準B
　この基準はその子どもに行動，興味，または活動の限定された反復的な様式があることを必要としている．例えば子どもは頑なな習慣を好むかもしれず，物事が同じ方法でなされるべきであると主張するかもしれない．子どもは電車の時刻表のような特定の話題に対して，狭くて強烈な関心をもつかもしれない．子どもは手をバタバタする，指を弾くなどの常同的あるいは反復的な行動を示すかもしれない．習慣への頑なこだわりや行動の限定された様式は，変化への抵抗，あるいは質問を繰り返すような言語的または非言語的行動の変化または儀式的様式として現れることがある．極度に限定され固定化された関心は，その強度または焦点において異常なものとなる傾向がある（例：掃除機に夢中になる）．興味と習慣は，特定の音や触感，過度に物の臭いを嗅いだり触ったりすること，光または回転する物への強い興味，そして時には痛み，熱さ，または冷たさへの明らかな無関心としてみられる．感覚入力に対する過敏さまたは鈍感さと関係しているものもある．

■基準C，DおよびE
　症状は人生の早期に始まり，社会的，職業的，その他の重要な領域における機能を制限するか障害を引き起こす．機能障害が明らかになる段階は，その人その人の環境によって異なる．診断の中心的特徴は，発達期間で明らかになるが，介入，代償，そして現在の支援は，この疾患の後の段階においては，その困難が目立たなくなるかもしれない．
　知的能力障害（知的発達症）と全般的発達遅延はコミュニケーションの困難さと関連していることがあるので，自閉スペクトラム症はこれらの疾患と鑑別される必要がある．鑑別は特に幼児で難しい場合がある．コミュニケーションと相互作用が，その人の非言語的な技術の発達上のレベルと

比較して有意に障害されているかどうかに基づき決定されることがあり，そのような症例では自閉スペクトラム症と診断される可能性がある．

　自閉スペクトラム症の子ども達は人生の早期に比較的明らかな問題を示すかもしれない．最初の3〜6カ月以内に，両親は彼らの子どもを抱きしめても微笑んだり反応したりする正常な様式を発達させていないことに気づくかもしれない．異常の最初のはっきりした徴候は，通常，言語の分野にある．子どもが成長するに従い，子どもは言葉を発することと文章を話すことの学習のような発達上の一里塚を進んでいかず，さらによそよそしく見えたり，内気で，分離しているように見える．両親に対して温かくかかわる様式が発達する代わりに，その子どもは体を揺すったり，頭を打ちつけたりするような自己刺激的な行動に没頭するかもしれない．結局，どこかがひどくおかしいことが明白になり，これらの子ども達は正常な言語発達，対人間のコミュニケーションが発達しないまで，障害の特徴はさらに明らかになっていく．

　幼児において，社会的およびコミュニケーション能力の欠如は学習を妨げることもあり，特にそれは対人的相互反応にかかわることについてである．家庭では，知覚過敏と同様に，習慣への固執と変化を嫌がることは，食事や睡眠を妨げ，日常の世話（例：散髪，歯科の予約）を極端に困難にするかもしれない．成人期には，新しいことへの頑固さと困難さは，自閉スペクトラム症をもつ非常に知的な人々でさえ，その自立が制限されるかもしれない．

注意欠如・多動症/注意欠如・多動性障害
Attention-Deficit/Hyperactivity Disorder

注意欠如・多動症/注意欠如・多動性障害
Attention-Deficit/Hyperactivity Disorder

マニュアル●p.58／手引●p.30

　注意欠如・多動症（ADHD）は，小児期（または青年期）の活動過多，落ち着きのなさ，散漫性と短い注意持続時間によって特徴づけられた多動性の反応として，最初にDSM-IIで認められた．DSM-IIIでは操作的な診断基準が示され，注意の欠如，衝動性，多動性が強調されたが，多動を伴わないものの診断カテゴリーも含められた．DSM-IVでは，基準は，2つの幅広い症状群，すなわち，1）注意を集中し続けることの困難，2）多動性と衝動性，に焦点を合わせるために改訂された．基準では7歳以前に始まり，18の症状のうちの少なくとも12（注意の領域からの6つと多動性−衝動性の領域からの6つ）が少なくとも6カ月間存在することを必要とした．症状が不注意優勢か，多動性−衝動性優勢か，または混合かを特定するのに，下位分類を用いることができた．DSM-5ではこの診断のためにいくつかの変更がなされた．第1に，障害を起こす症状の発症年齢が7歳までから12歳までに変更された．研究によって7歳までの発症を推測するのは信頼性に乏しく，7歳までに発症が同定された子どもと，それ以降に発症が同定された子どもとの間で，経過，重症度，転帰，治療に対する反応にほとんど違いがないことが示されている（Applegate et al, 1997）．下位分類は，以前の下位分類に直接的に当てはまる症状の特定用語に置き換えられた．基準項目内で用いられている事例は，それぞれの症状の生涯の関連性と適合するよう，また明確さを改良するように変更された（Matte et al, 2012）．17歳以上の成人の徴候の閾値は，不注意と多動性−衝動性ともに5項目となった（17歳未満では6項目）．成人期の注意欠如・多動症の症状が小児期より少ない傾向があ

ることを示している研究によって，変更が促された．最後に，注意欠如・多動症と自閉スペクトラム症が併存しうることを示すデータを受けて，自閉スペクトラム症を併存する診断が現在認められている．この変更によって，注意欠如・多動症の診断基準と自閉スペクトラム症の改訂された診断基準との調和がもたらされた．

診断基準

A．（1）および/または（2）によって特徴づけられる，不注意および/または多動性-衝動性の持続的な様式で，機能または発達の妨げとなっているもの：

(1) **不注意**：以下の症状のうち6つ（またはそれ以上）が少なくとも6カ月持続したことがあり，その程度は発達の水準に不相応で，社会的および学業的/職業的活動に直接，悪影響を及ぼすほどである：

注：それらの症状は，単なる反抗的行動，挑戦，敵意の表れではなく，課題や指示を理解できないことでもない．青年期後期および成人（17歳以上）では，少なくとも5つ以上の症状が必要である．

(a) 学業，仕事，または他の活動中に，しばしば綿密に注意することができない，または不注意な間違いをする（例：細部を見過ごしたり，見逃してしまう，作業が不正確である）．

(b) 課題または遊びの活動中に，しばしば注意を持続することが困難である（例：講義，会話，または長時間の読書に集中し続けることが難しい）．

(c) 直接話しかけられたときに，しばしば聞いていないように見える（例：明らかな注意を逸らすものがない状況でさえ，心がどこか他所にあるように見える）．

(d) しばしば指示に従えず，学業，用事，職場での義務をやり遂げることができない（例：課題を始めるがすぐに集中できなくなる，また容易に脱線する）．

(e) 課題や活動を順序立てることがしばしば困難である（例：一連の課題を遂行することが難しい，資料や持ち物を整理しておくことが難しい，作業が乱雑でまとまりがない，時間の管理が苦手，締め切りを守れない）．

(f) 精神的努力の持続を要する課題（例：学業や宿題，青年期後期および成人では報告書の作成，書類に漏れなく記入すること，長い文書を見直すこと）に従事することをしばしば避ける，嫌う，またはいやいや行う．

(g) 課題や活動に必要なもの（例：学校教材，鉛筆，本，道具，財布，鍵，書類，眼鏡，携帯電話）をしばしばなくしてしまう．

(h) しばしば外的な刺激（青年期後期および成人では無関係な考えも含まれる）によってすぐ気が散ってしまう．

(i) しばしば日々の活動（例：用事を足すこと，お使いをすること，青年期後期および成人では，電話を折り返しかけること，お金の支払い，会合の約束を守ること）で忘れっぽい．

(2) **多動性および衝動性**：以下の症状のうち6つ（またはそれ以上）が少なくとも6カ月持続したことがあり，その程度は発達の水準に不相応で，社会的および学業的/職業的活動に直接，悪影響を及ぼすほどである：

注：それらの症状は，単なる反抗的態度，挑戦，敵意などの表れではなく，課題や指示を理解できないことでもない．青年期後期および成人（17歳以上）では，少なくとも5つ以上の症状が必要である．

(a) しばしば手足をそわそわ動かしたりトントン叩いたりする，またはいすの上でもじもじする．

(b) 席についていることが求められる場面でしばしば席を離れる（例：教室，職場，その他の作業場所で，またはそこにとどまることを要求される他の場面で，自分の場所を離れる）．
(c) 不適切な状況でしばしば走り回ったり高い所へ登ったりする（**注**：青年または成人では，落ち着かない感じのみに限られるかもしれない）．
(d) 静かに遊んだり余暇活動につくことがしばしばできない．
(e) しばしば "じっとしていない"，またはまるで "エンジンで動かされているように" 行動する（例：レストランや会議に長時間とどまることができないかまたは不快に感じる；他の人達には，落ち着かないとか，一緒にいることが困難と感じられるかもしれない）．
(f) しばしばしゃべりすぎる．
(g) しばしば質問が終わる前に出し抜いて答え始めてしまう（例：他の人達の言葉の続きを言ってしまう；会話で自分の番を待つことができない）．
(h) しばしば自分の順番を待つことが困難である（例：列に並んでいるとき）．
(i) しばしば他人を妨害し，邪魔する（例：会話，ゲーム，または活動に干渉する；相手に聞かずにまたは許可を得ずに他人の物を使い始めるかもしれない；青年または成人では，他人のしていることに口出ししたり，横取りすることがあるかもしれない）．

B．不注意または多動性−衝動性の症状のうちいくつかが 12 歳になる前から存在していた．
C．不注意または多動性−衝動性の症状のうちいくつかが 2 つ以上の状況（例：家庭，学校，職場；友人や親戚といるとき；その他の活動中）において存在する．
D．これらの症状が，社会的，学業的，または職業的機能を損なわせているまたはその質を低下させているという明確な証拠がある．
E．その症状は，統合失調症，または他の精神病性障害の経過中にのみ起こるものではなく，他の精神疾患（例：気分障害，不安症，解離症，パーソナリティ障害，物質中毒または離脱）ではうまく説明されない．

▶**いずれかを特定せよ**
314.01（F90.2）混合して存在：過去 6 カ月間，基準 A1（不注意）と基準 A2（多動性−衝動性）をともに満たしている場合
314.00（F90.0）不注意優勢に存在：過去 6 カ月間，基準 A1（不注意）を満たすが基準 A2（多動性−衝動性）を満たさない場合
314.01（F90.1）多動・衝動優勢に存在：過去 6 カ月間，基準 A2（多動性−衝動性）を満たすが基準 A1（不注意）を満たさない場合

▶**該当すれば特定せよ**
部分寛解：以前はすべての基準を満たしていたが，過去 6 カ月間はより少ない基準数を満たしており，かつその症状が，社会的，学業的，または職業的機能に現在も障害を及ぼしている場合

▶**現在の重症度を特定せよ**
軽度：診断を下すのに必要な項目数以上の症状はあったとしても少なく，症状がもたらす社会的または職業的機能への障害はわずかでしかない．
中等度：症状または機能障害は，「軽度」と「重度」の間にある．
重度：診断を下すのに必要な項目数以上に多くの症状がある，またはいくつかの症状が特に重度である，または症状が社会的または職業的機能に著しい障害をもたらしている．

■基準A

注意欠如・多動症の本質的な特徴は，不注意（基準A1）および/または多動性-衝動性（基準A2）の持続的な様式で，機能または発達の妨げとなるのに十分重症であるということである．不注意は，以下の問題を指す．すなわち，仕事を続けること，持続すること，集中すること，まとまりのよいこと，計画すること，最後まで遂行することである．多動性とは，駆け回ったり登ったりすること，または過剰にそわそわすること，とんとん叩くこと，またはもじもじすることのような過剰な運動活動性が不適切な状況で現れることである．多動性は連続的でない場合があるかもしれないが，活動過多が非常にしばしば起こることがある．

■基準B

この項目では，過去にさかのぼって小児期の正確な発症を信頼性をもって確定することが困難であるため，注意欠如・多動症のいくつかの症状が12歳になる前に発症していたということを必要としている（Kieling et al, 2010）．青年や若年成人については，縦断的な視点から，この疾患の根は小児期にあり，最近の発症ではないことが示されなければならない．

■基準C

この項目では，注意欠如・多動症の症状のうちいくつかは，2つ以上の状況において存在することを必要としている．その記述では，費用と時間を要する可能性があり，また診断には必要とされないが，多様な状況で患者を観察してきた情報提供者（例：両親，教師，雇用主）に意見を求めることをすすめている．子どもに対しての教師の評価尺度は，正常な行動様式を期待するための貴重で付加的な情報を提供することができる．

■基準D

子どもでは，注意欠如・多動症によって学業成績が障害されうる．成人では，不良な職業成績と出勤，より高い失業の可能性，対人関係の葛藤，自尊心の低下がよくみられる．注意欠如・多動症の子どもは，おそらく彼らの衝動性と不注意のために，治療を必要とする外傷の経験が，障害のない子どもと比較しておよそ2倍認められる．努力を維持することを要する仕事に対する不十分な自己努力が，しばしば他人からは怠惰，責任感が乏しい，および反抗的な行動ととらえられる．特にその人の症状の状態には変動があり，他の人にはしばしば厄介な行動がわざとであると思われるので，家族関係にはしばしば憤慨と対立がみられることが特徴である．

■基準E

他の精神障害が症状の原因として除外される必要がある．注意欠如・多動症は不注意の症状を不安症群とうつ病と共有している．注意欠如・多動症の人達は，空想にふけったり，外部からの刺激や新規の活動のために不注意となる．不安症群またはうつ病でみられる心配，とらわれ，および内部刺激による不注意は，注意欠如・多動症とはただちに区別されなければならない．双極性障害をもつ若年者では活動の増加を認めるかもしれないが，活動は挿間的で，気分と目的指向性の行動によって変動する．注意欠如・多動症は躁病と混同されてはならない．重篤気分調節症は一貫した不機嫌，易怒性，および葛藤に対する耐性のなさによって特徴づけられるが，衝動性と解体した注意はこの疾患の一部ではない．

成人の一部では，さまざまなパーソナリティ障害（例：反社会性，境界性，自己愛性）と注意欠如・多動症を鑑別するのは困難かもしれない．これらの障害は，まとまりのなさ，社会的侵害，情

動調節障害と認知調節障害の特徴が共通している傾向がある．しかし，注意欠如・多動症は見捨てられる恐怖，自傷，極端な両価性，または重篤なパーソナリティ障害の他の特徴によって特徴づけられてはいない．最後に，不注意と多動の症状が精神病性障害の経過中のみに生じている場合，注意欠如・多動症とは診断されない．

他の特定される注意欠如・多動症/他の特定される注意欠如・多動性障害，特定不能の注意欠如・多動症/特定不能の注意欠如・多動性障害
Other Specified Attention-Deficit/Hyperactivity Disorder and Unspecified Attention-Deficit/Hyperactivity Disorder

マニュアル ●p.64／手引 ●p.33

他の特定される注意欠如・多動症と特定不能の注意欠如・多動症は，より特定の診断カテゴリーに合わない症状のための残遺カテゴリーである．

▶他の特定される注意欠如・多動症

314.01（F90.8）

このカテゴリーは，臨床的に意味のある苦痛，または社会的，職業的，または他の重要な領域における機能の障害を引き起こす注意欠如・多動症に特徴的な症状が優勢であるが，注意欠如・多動症または神経発達症の診断分類におけるなんらかの障害の基準を完全には満たさない場合に適用される．他の特定される注意欠如・多動症のカテゴリーは，臨床家が，その症状が注意欠如・多動症またはなんらかの特定の神経発達症の基準を満たさないという特定の理由を伝える選択をする場合に使用される．これは，「他の特定される注意欠如・多動症」の後に特定の理由（例：「不十分な不注意症状」）を記録することによって行われる．

▶特定不能の注意欠如・多動症

314.01（F90.9）

このカテゴリーは，臨床的に意味のある苦痛，または社会的，職業的，または他の重要な領域における機能の障害を引き起こす注意欠如・多動症に特徴的な症状が優勢であるが，注意欠如・多動症または神経発達症の診断分類におけるなんらかの障害の基準を完全には満たさない場合に適用される．特定不能の注意欠如・多動症のカテゴリーは，臨床家が，注意欠如・多動症またはなんらかの特定の神経発達症の基準を満たさないとする理由を特定しないことを選択する場合，およびより特定の診断を下すのに十分な情報がない状況において使用される．

限局性学習症/限局性学習障害
Specific Learning Disorder

限局性学習症/限局性学習障害
Specific Learning Disorder

マニュアル ●p.65／手引 ●p.34

　限局性学習症は通常，発達期の間に発症し，学業的技能を学習し使用することの持続的な困難によって特徴づけられる．限局性学習症はその人の病歴，発育歴，教育歴および家族歴；学習困難とその徴候；学業，職業，または社会的機能への影響；年齢または学年に応じた教材を読むまたは解答する際の観察，または成績表；個人の標準化された教育的または神経心理学的検査の得点，の統合に基づく臨床的診断である．この診断は，読字障害，算数障害，書字表出障害と置き換わった．その代わりに，これらの障害は，現在では，「読字の障害を伴う」，「書字表出の障害を伴う」，「算数の障害を伴う」とコードされて，特定用語となって1つの診断に含まれる．この変更の理由は，DSM-IVの3つの独立した学習障害は妥当性を欠いているという臨床家と研究者の間で広まっていた懸念であった．この変更は，限局性学習症の大部分の子どもが複数の領域での欠陥を現すので，特に重要である．これらの疾患を単一の疾患として再分類することにより，別々の特定用語が3つの領域それぞれに存在する特定の欠陥だけでなく，現在の重症度も，コードするよう使用できる．読字の障害の特定の病型は失読症として，算数の障害の特定の病型は失算症として広く記述されてきた．

　本質的な特徴は，発達期に，同級生と同じように迅速にまたは正確に学業的技能を学習し使用することに持続的な問題があるということである（基準A）．このように，その人の学業的技能は，年齢，性別に基づく同級生や文化的集団平均の範囲よりはるかに低い（基準B）．特定の学習困難の臨床的表現は学齢期に現れ，それゆえ，欠陥のある技能に対する要求がその人の限られた能力を超えるまで，これらの困難は明らかにはならないかもしれない（基準C）．学習障害は，知的能力の困難，矯正されていない視力または聴力の問題，心理社会的逆境，学習的指導に用いる言語の習熟度不足，または不十分な教育的指導によって説明されない（基準D）．

診断基準

A．学習や学業的技能の使用に困難があり，その困難を対象とした介入が提供されているにもかかわらず，以下の症状の少なくとも1つが存在し，少なくとも6カ月間持続していることで明らかになる：
　(1) 不的確または速度が遅く，努力を要する読字（例：単語を間違ってまたはゆっくりとためらいがちに音読する，しばしば言葉を当てずっぽうに言う，言葉を発音することの困難さをもつ）
　(2) 読んでいるものの意味を理解することの困難さ（例：文章を正確に読む場合があるが，読んでいるもののつながり，関係，意味するもの，またはより深い意味を理解していないかもしれない）
　(3) 綴字の困難さ（例：母音や子音を付け加えたり，入れ忘れたり，置き換えたりするかもしれない）
　(4) 書字表出の困難さ（例：文章の中で複数の文法または句読点の間違いをする，段落のまとめ方が下手，思考の書字表出に明確さがない）
　(5) 数字の概念，数値，または計算を習得することの困難さ（例：数字，その大小，および関係の理解に乏しい，1桁の足し算を行うのに同級生がやるように数学的事実を思い浮かべるのでは

なく指を折って数える，算術計算の途中で迷ってしまい方法を変更するかもしれない）
　　(6) 数学的推論の困難さ（例：定量的問題を解くために，数学的概念，数学的事実，または数学的方法を適用することが非常に困難である）
B．欠陥のある学業的技能は，その人の暦年齢に期待されるよりも，著明にかつ定量的に低く，学業または職業遂行能力，または日常生活活動に意味のある障害を引き起こしており，個別施行の標準化された到達尺度および総合的な臨床評価で確認されている．17歳以上の人においては，確認された学習困難の経歴は標準化された評価の代わりにしてよいかもしれない．
C．学習困難は学齢期に始まるが，欠陥のある学業的技能に対する要求が，その人の限られた能力を超えるまでは完全には明らかにはならないかもしれない（例：時間制限のある試験，厳しい締め切り期限内に長く複雑な報告書を読んだり書いたりすること，過度に重い学業的負荷）．
D．学習困難は知的能力障害群，非矯正視力または聴力，他の精神または神経疾患，心理社会的逆境，学業的指導に用いる言語の習熟度不足，または不適切な教育的指導によってはうまく説明されない．

注：4つの診断基準はその人の経歴（発達歴，病歴，家族歴，教育歴），成績表，および心理教育的評価の臨床的総括に基づいて満たされるべきである．

コードするときの注：障害されているすべての学習領域と下位技能を特定せよ．1つ以上の領域が障害されている場合，以下の特定用語に従って個別にそれぞれコードするべきである．

▶**該当すれば特定せよ**

　315.00（F81.0）**読字の障害を伴う**：

　　　読字の正確さ
　　　読字の速度または流暢性
　　　読解力
　　　注：**失読症**は単語認識の正確さまたは流暢性の問題，判読や綴字の能力の低さにより特徴づけられる学習困難の様式について用いられる代替用語である．失読症がこの特別な困難さの様式を特定するために用いられた場合，読解力または数学的推理といった付加的な困難さを特定することも重要である．

　315.2（F81.81）**書字表出の障害を伴う**：

　　　綴字の正確さ
　　　文法と句読点の正確さ
　　　書字表出の明確さまたは構成力

　315.1（F81.2）**算数の障害を伴う**：

　　　数の感覚
　　　数学的事実の記憶
　　　計算の正確さまたは流暢性
　　　数学的推理の正確さ
　　　注：**失算症**は数値情報処理，数学的事実の学習，および正確または流暢な計算の実行の問題に特徴づけられた困難さの様式について用いられる代替用語である．失算症がこの特別な算数の困難さの様式を特定するために用いられる場合，数学的推理または語の推理の正確さの困難といった付加的な困難さを特定することも重要である．

▶**現在の重症度を特定せよ**

　軽度：1つまたは2つの学業的領域における技能を学習するのにいくらかの困難さがあるが，特に学齢期では，適切な調整または支援が与えられることにより補償される，またはよく機能することがで

きるほど軽度である．
中等度：1つまたは複数の学業的領域における技能を学習するのに際立った困難さがあるため，学齢期に集中的に特別な指導が行われる期間がなければ学業を習熟することは難しいようである．学校，職場，または家庭での少なくとも1日のうちの一部において，いくらかの調整または支援が，活動を正確かつ効率的にやり遂げるために必要であろう．
重度：複数の学業的領域における技能を学習するのに重度の困難さがあるため，ほとんど毎学年ごとに集中的で個別かつ特別な指導が継続して行われなければ，それらの技能を学習することは難しいようである．家庭，学校，または職場で適切な調整または支援がいくつも次々と用意されていても，すべての活動を効率的にやり遂げることはできないであろう．

運動症群/運動障害群
Motor Disorders

発達性協調運動症/発達性協調運動障害
Developmental Coordination Disorder

マニュアル ●p.73／手引 ●p.37

　発達性協調運動症の本質的な特徴は，運動協調が必要な技能の発達的獲得と遂行の著しい障害である（基準 A）．徴候は，年齢と発達の段階によって異なる．例えば，より幼い子どもでは，這う，座る，歩くことのような発達上の運動の里程標を達成すること，または，階段をうまく上る，自転車をこぐ，シャツのボタンを掛ける，ファスナーを使うことのような運動技能や課題を獲得したり使うことの遅れや不器用さを示す場合もある．年長児では，パズルを組み立てるまたは模型を作り上げることの運動面の困難を示すかもしれない．

　発達性協調運動症は，家庭，社会，学校，または市民生活における日常活動を行ったり参加したりすることを著明および持続的に妨げている欠陥がある場合に診断される（基準 B）．これらの活動には，衣服を着る，適切な食器具で食事をとる，仲間と身体を使う遊びをする，学校で運動活動に参加することが含まれる．典型的には，その子どもにはこれらの活動を行う能力が障害されており，遂行するのが著しく遅いことである．この障害の結果は，集団での遊びやスポーツへの参加の減少，低い自尊心と自己肯定感，情動的または行動的な問題を含む．青年および成人では，微細な運動技能と運動速度の障害は，職場または学校の場での遂行に影響を与えることがある．発症は発達段階早期である（基準 C）．

　発達性協調運動症は，脳性麻痺または筋ジストロフィー，視覚障害，または知的能力障害（知的発達症）のような協調運動の問題を引き起こすかもしれない他の医学的疾患から鑑別されなければならない（基準 D）．

診断基準　　　　　　　　　　　　　　　　　　　　　　　　　　　　　　　　　315.4（F82）
A．協調運動技能の獲得や遂行が，その人の生活年齢や技能の学習および使用の機会に応じて期待されるものよりも明らかに劣っている．その困難さは，不器用（例：物を落とす，または物にぶつかる），運動技能（例：物を掴む，はさみや刃物を使う，書字，自転車に乗る，スポーツに参加する）の遂

行における遅さと不正確さによって明らかになる.
B. 診断基準Aにおける運動技能の欠如は,生活年齢にふさわしい日常生活活動(例:自己管理,自己保全)を著明および持続的に妨げており,学業または学校での生産性,就労前および就労後の活動,余暇,および遊びに影響を与えている.
C. この症状の始まりは発達段階早期である.
D. この運動技能の欠如は,知的能力障害(知的発達症)や視力障害によってはうまく説明されず,運動に影響を与える神経疾患(例:脳性麻痺,筋ジストロフィー,変性疾患)によるものではない.

常同運動症/常同運動障害
Stereotypic Movement Disorder

マニュアル ➡p.76/手引 ➡p.38

　常同運動症は,反復し,駆り立てられるように見え,かつ外見上無目的な運動行動によって特徴づけられ(基準A),これらによって,社会的,学業的,および他の活動が障害され,自傷を起こす(基準B).発症は発達期早期である(基準C).この行動は,物質や神経疾患の生理学的作用によるものではなく,他の神経発達症や精神疾患(例:強迫症における強迫行動,チック症におけるチック,自閉スペクトラム症の一部である常同症,または抜毛症における抜毛)ではうまく説明されない(基準D).典型的運動は手を振る,体を揺らす,手をもて遊ぶ,指をもて遊ぶ,物をくるくる回す,頭を打ちつける,自分を噛む,および自分の体のさまざまな部分を叩くなどがある.これらの行動は永続的な機能障害性の組織損傷を引き起こすかもしれず,時に致命的である場合がある.

　DSM-5の基準で変更がなされた.非機能的という用語(DSM-IV基準A)が不正確であるかもしれないので,「外見上無目的な」という言い回しが代わりに用いられている.障害が少なくとも4週間持続しなければならないという証拠がないので,その基準(DSM-IV基準F)は削除された.

診断基準　　　　　　　　　　　　　　　　　　　　　　　307.3(F98.4)

A. 反復し,駆り立てられるように見え,かつ外見上無目的な運動行動(例:手を震わせるまたは手を振って合図する,身体を揺する,頭を打ちつける,自分にかみつく,自分の身体を叩く)
B. この反復性の運動行動によって,社会的,学業的,または他の活動が障害され,自傷を起こすこともある.
C. 発症は発達期早期である.
D. この反復性の運動行動は,物質や神経疾患の生理学的作用によるものではなく,他の神経発達症や精神疾患〔例:抜毛症,強迫症〕ではうまく説明されない.

▶該当すれば特定せよ
　自傷行動を伴う(予防手段を講じなければ自傷に結び付くであろう行動を含む)
　自傷行動を伴わない
▶該当すれば特定せよ
　関連する既知の医学的または遺伝学的疾患,神経発達症,または環境要因〔例:レッシュ-ナイハン症候群,知的能力障害(知的発達症),子宮内でのアルコール曝露〕
　コードするときの注:関連する身体的または遺伝学的疾患,または神経発達症を特定するための追加のコードを使用せよ.
▶現在の重症度を特定せよ
　軽度:症状は,感覚的な刺激や気晴らしによって容易に抑制される.

中等度：症状は，明確な保護的手段や行動の修正を要する．
  重度：重大な自傷を防ぐために，持続的な監視と保護的手段が必要となる．

チック症群/チック障害群
Tic Disorders

　チック症群は臨床的に意味のあるチックの存在によって特徴づけられ，主に持続時間とチックの型に関して異なる．5つのチック症群——トゥレット症，持続性（慢性）運動または音声チック症，暫定的チック症，他の特定されるチック症，および特定不能のチック症が含まれていることは，DSM-IVであげられていた4つから拡大されたことを表す（Walkup et al, 2010）．チックが特定の物質（例：コカイン）または医学的疾患（例：ハンチントン舞踏病）の作用から生じる場合があることを示唆する研究に基づいて，上記後半の2つの診断が加えられた．

トゥレット症/トゥレット障害
Tourette's Disorder

　トゥレット症は，常同的であるが非律動的な運動と発声によって特徴づけられる．例えば，大きい声でぶうぶう言ったり，うなったり，または卑猥なこともある言葉を叫ぶような音声チックは社会的には不快である．その人は自分が音声チックを発していることを知っており，多少は制御できるが，最終的にはその症状に服従せざるをえない．トゥレット症の人は，彼らのチックが社会的に不適切なことだと気づいているので，彼らはチックが恥ずかしいと思っている．トゥレット症で起こる運動チックは，舌を突出する，鼻をならす，飛び跳ねる，しゃがむ，まばたく，あるいはうなずくといったように，しばしば奇妙であるか不快な行動でもある．一般市民の大部分がトゥレット症の性質を知らないので，この行動は不適切または奇異に見られる．

診断基準　　　　　　　　　　　　　　　　　　　　　　　　　　　　307.23（F95.2）
注：チックとは，突発的，急速，反復性，非律動性の運動または発声である．
A．多彩な運動チック，および1つまたはそれ以上の音声チックの両方が，同時に存在するとは限らないが，疾患のある時期に存在したことがある．
B．チックの頻度は増減することがあるが，最初にチックが始まってから1年以上は持続している．
C．発症は18歳以前である．
D．この障害は物質（例：コカイン）の生理学的作用または他の医学的疾患（例：ハンチントン病，ウイルス性脳炎）によるものではない．

■基準A
　チックの定義は，すべてのチック症群について一貫するように作成された．常同運動症のある人がチック症と診断されにくくするために，常同的という用語は削除された．

■基準B
　3ヵ月以上チックのない期間が慢性経過を構成しないということを示唆するデータがないので，

最長のチックのない期間（DSM-IV 基準 B）は削除された．また，症状がなくなったことを患者に思い出すよう要求するため，チックのない期間を決めることはより困難であり，またこれが診断の信頼性のなさにつながるかもしれない．DSM-IV のように，DSM-5 でもチックが1年以上持続していなければならないことはそのままであるが，それは最初にチックが始まってからの12カ月間ということを明示している．「通常何回かにまとまって」という語句が除かれたのは，診断にとってこの特徴は決定的ではないからである．

■基準 C および D

チックは，18歳以前に存在しなければならない．この必要条件は，ハンチントン舞踏病またはウイルス脳炎後のような後の人生で起こるチックの他の原因を，トゥレット症から区別する助けとなる．物質誘発性運動障害の例としての精神刺激性の医薬品使用は，根拠に基づいた一貫性がなく削除された．コカインが例として代わりに用いられている．

持続性（慢性）運動または音声チック症/
持続性（慢性）運動または音声チック障害
Persistent（Chronic）Motor or Vocal Tic Disorder

マニュアル ◆p.80／手引 ◆p.39

持続性（慢性）運動または音声チック症の本質的な特徴は，運動チックか音声のチックのどちらかが存在するが，両方は存在しないことである．診断に複数の運動チックと1つ以上の音声チックの両方を要するトゥレット症とこの障害は異なる．発症が18歳以前であるという他の特徴は，トゥレット症と同じである．ハンチントン舞踏病のような他の疾患は，原因として除外される必要がある．トゥレット症の基準を満たしたことがあれば，診断を下すことはできない．症状の重症度と機能障害が通常ずっと低いこと以外，他の特徴は概してトゥレット症と同じである．持続性（慢性）運動または音声チック症とトゥレット症は，遺伝的に関連があるかもしれない．臨床家は障害が「運動チックのみを伴う」，または「音声チックのみを伴う」であるかどうかを特定することができる．

診断基準　　　　　　　　　　　　　　　　　　　　　　　　　　　307.22（F95.1）

注：チックとは，突発的，急速，反復性，非律動性の運動または発声である．
A．1種類または多彩な運動チック，または音声チックが病期に存在したことがあるが，運動チックと音声チックの両者がともにみられることはない．
B．チックの頻度は増減することがあるが，最初にチックが始まってから1年以上は持続している．
C．発症は18歳以前である．
D．この障害は物質（例：コカイン）の生理学的作用または他の医学的疾患（例：ハンチントン病，ウイルス性脳炎）によるものではない．
E．トゥレット症の基準を満たしたことがない．

▶該当すれば特定せよ
　運動チックのみを伴う
　音声チックのみを伴う

■基準 A および B

　チックの定義は，他のチック症で用いられているそれと一貫するように作成されている．持続性（慢性）運動または音声チック症の診断基準 B への変更は，トゥレット症と同一である．

■基準 C および D

　発症は 18 歳以前でなければならない．この必要条件は，トゥレット症を，ハンチントン舞踏病またはウイルス脳炎後のような後の人生で起こるチックの他の原因から区別する助けとなる．物質誘発性運動障害の例としての精神刺激性医薬品使用は削除された．コカインが例として代わりに用いられている．

暫定的チック症/暫定的チック障害
Provisional Tic Disorder

マニュアル ● p.80/手引 ● p.39

　暫定的チック症の診断は，DSM-IV の一過性チック障害の修正にあたる．チックが実際に存在していたときに，1 年未満の期間で現在チック症状のある人は，DSM-IV では一過性チック障害と診断されるので，その診断基準は用いるのが難しかった．1 年未満の期間のチックのある人のための診断カテゴリーが必要なので，一過性チック障害から暫定的チック症に改名された．

診断基準　　　　　　　　　　　　　　　　　　　　　　　　　　　　307.21（F95.0）

注：チックとは，突発的，急速，反復性，非律動性の運動または発声である．
A. 1 種類または多彩な運動チックおよび/または音声チック．
B. チックの持続は最初にチックが始まってから 1 年未満である．
C. 発症は 18 歳以前である．
D. この障害は物質（例：コカイン）の生理学的作用または他の医学的疾患（例：ハンチントン病，ウイルス性脳炎）によるものではない．
E. トゥレット症または持続性（慢性）運動または音声チック症の基準を満たしたことがない．

■基準 A，B，C および D

　チックの定義は，他のチック症で用いられているそれと一貫性があるように作られている．DSM-IV で記述されていた 4 週間の閾値は，それが妥当かまたは有効だったかを示唆する根拠はないため，削除された．発症は 18 歳以前でなければならないが，このことは，この障害をハンチントン舞踏病またはウイルス脳炎後のような後の人生で起こるチックの他の原因から区別する助けとなる．物質誘発性運動障害の例としての精神刺激性医薬品使用は削除された．コカインが例として代わりに用いられている．

他の特定されるチック症/他の特定されるチック障害，特定不能のチック症/特定不能のチック障害
Other Specified Tic Disorder and Unspecified Tic Disorder

マニュアル ● p.84/手引 ● p.40

　他の特定されるチック症は，機能の障害を引き起こすチック症が存在するが，特定のチック症の

基準または神経発達症の診断分類のどの疾患の基準も完全には満たさないときに適用される診断である．特定不能のチック症は，上記の疾患が存在するが，臨床家が，その症状が特定の障害の基準を満たさないとする理由を特定しないことを選択をする場合，およびより特定の診断を下すのに十分な情報がない状況において使用される．これらの2つの診断は，DSM-IV の特定不能のチック障害を置き換えたものである．

▶他の特定されるチック症/他の特定されるチック障害

307.20（F95.8）

このカテゴリーは，臨床的に意味のある苦痛，または社会的，職業的，または他の重要な領域における機能の障害を引き起こすチック症に特徴的な症状が優勢であるが，チック症または神経発達症の診断分類の中のどの疾患の基準も完全には満たさない場合に適用される．他の特定されるチック症のカテゴリーは，臨床家が，その症状がチック症または特定の神経発達症の基準を満たさないという特定の理由を伝える選択をする場合に使用される．これは，「他の特定されるチック症」の後に特定の理由（例：「18歳以降の発症」）を記録することによって行われる．

▶特定不能のチック症/特定不能のチック障害

307.20（F95.9）

このカテゴリーは，臨床的に意味のある苦痛，または社会的，職業的，または他の重要な領域における機能の障害を引き起こすチック症に特徴的な症状が優勢であるが，チック症または神経発達症の診断分類の中のどの疾患の基準も完全には満たさない場合に適用される．特定不能のチック症のカテゴリーは，臨床家が，チック症または特定の神経発達症の基準を満たさないとする理由を特定しないことを選択する場合，およびより特定の診断を下すのに十分な情報がない状況において使用される．

他の神経発達症群/他の神経発達障害群
Other Neurodevelopmental Disorders

他の特定される神経発達症/他の特定される神経発達障害，特定不能の神経発達症/特定不能の神経発達障害
Other Specified Neurodevelopmental Disorder and Unspecified Neurodevelopmental Disorder

マニュアル ●p.84／手引 ●p.41

これらのカテゴリーは，神経発達症に特徴的な症状が存在し，障害を引き起こすが，神経発達症の診断分類の中のどの疾患の基準も完全には満たさない場合に適用される．他の特定される神経発達症のカテゴリーは，臨床家が，その症状が神経発達症の基準を満たさないという特定の理由を伝える選択をする場合に使用される．特定不能の神経発達症のカテゴリーは，臨床家が，神経発達症の基準を満たさないとする理由を特定しないことを選択する場合，およびより特定の診断を下すのに十分な情報がない状況において使用される．

▶他の特定される神経発達症/他の特定される神経発達障害

315.8（F88）

このカテゴリーは，臨床的に意味のある苦痛，または社会的，職業的，または他の重要な領域における機能の障害を引き起こす神経発達症に特徴的な症状が優勢であるが，神経発達症の診断分類の中のどの疾患の基準も完全には満たさない場合に適用される．他の特定される神経発達症のカテゴリーは，臨床家が，その症状が神経発達症の基準を満たさないという特定の理由を伝える選択をする場合に使用される．これは，「他の特定される神経発達症」の後に特定の理由（例：「出生前のアルコール曝露に関連した神経発達症」）を記録することによって行われる．

「他の特定される」という用語を使用して特定できる症状の例は以下である．

出生前のアルコール曝露に関連した神経発達症：出生前のアルコール曝露に関連した神経発達症は，子宮内でのアルコール曝露に続く，一連のさまざまな発達能力低下により特徴づけられる．

▶特定不能の神経発達症/特定不能の神経発達障害

315.9（F89）

このカテゴリーは，臨床的に意味のある苦痛，または社会的，職業的，または他の重要な領域における機能の障害を引き起こす神経発達症に特徴的な症状が優勢であるが，神経発達症の診断分類の中のどの疾患の基準も完全には満たさない場合に適用される．特定不能の神経発達症のカテゴリーは，臨床家が，神経発達症の基準を満たさないとする理由を特定しないことを選択する場合，およびより特定の診断を下すのに十分な情報がない状況（例：救命救急室の場面）において使用される．

Key Points

- 神経発達症に関する章は，DSM-IVの「通常，幼児期，小児期，または青年期に初めて診断される障害」の章の再構成である．
- 精神遅滞は，知的能力障害（知的発達症）と改名された．診断基準は認知能力を評価する必要性を強調しているが，重症度はIV値よりもむしろ適応能力に基づいて決定される．
- コミュニケーション症群は新たに命名されたもので，言語症（表出性言語障害，受容-表出混合性言語障害を統合したもの），語音症（従来の音韻障害），および小児期発症流暢症（従来の吃音症）を含む．社会的（語用論的）コミュニケーション症は新規で，言語性，非言語性コミュニケーションの社会的な使用における持続性の困難さを記述している．
- 自閉スペクトラム症はDSM-IVの自閉性障害，レット障害，小児期崩壊性障害，アスペルガー障害，特定不能の広汎性発達障害を包括する新しい診断である．作業部会の構成員は，特定の診断に対する妥当性がほとんどなく，また臨床家がそれらを鑑別することが困難であったと考えた．
- 注意欠如・多動症では，これらの項目の生涯にわたる使用度を高めるために，基準項目に実例が加えられている．発症年齢は，7歳前から12歳前に変更された．自閉スペクトラム症を併存する診断が今回認められた．最後に，成人のための症状閾値を変更しており，若年成人には不注意と多動-衝動の双方で，6症状でなく5症状を必要としている．
- DSM-IVの学習障害は，限局性学習症に変更された．以前の学習障害の病型（読字障害，算数障害，書字表出障害）が統合され，特定用語は現在，その人の障害を記述するために用いられる．

- チック症に関し，3カ月以上のチックのない期間が慢性経過を構成しないことを示唆する科学的なデータがないので，チックのない最大間隔（DSM-IV での基準 B）は除かれた．

CHAPTER 4
Schizophrenia Spectrum and Other Psychotic Disorders

統合失調症スペクトラム障害および他の精神病性障害群

統合失調症スペクトラム障害および他の精神病性障害群〈DSM-5, 87頁〉		Schizophrenia Spectrum and Other Psychotic Disorders	
301.22 (F21)	統合失調型（パーソナリティ）障害〈DSM-5, 90頁〉（「パーソナリティ障害群」も参照）	301.22 (F21)	Schizotypal (Personality) Disorder (see also "Personality Disorders")
297.1 (F22)	妄想性障害〈DSM-5, 90頁〉	297.1 (F22)	Delusional Disorder
298.8 (F23)	短期精神病性障害〈DSM-5, 94頁〉	298.8 (F23)	Brief Psychotic Disorder
295.40 (F20.81)	統合失調症様障害〈DSM-5, 96頁〉	295.40 (F20.81)	Schizophreniform Disorder
295.90 (F20.9)	統合失調症〈DSM-5, 99頁〉	295.90 (F20.9)	Schizophrenia
295.70 (F25.__)	統合失調感情障害〈DSM-5, 105頁〉	295.70 (F25.__)	Schizoaffective Disorder
	物質・医薬品誘発性精神病性障害〈DSM-5, 109頁〉		Substance/Medication-Induced Psychotic Disorder
	他の医学的疾患による精神病性障害〈DSM-5, 114頁〉		Psychotic Disorder Due to Another Medical Condition
293.89 (F06.1)	他の精神疾患に関連する緊張病（緊張病の特定用語）〈DSM-5, 118頁〉	293.89 (F06.1)	Catatonia Associated With Another Mental Disorder (Catatonia Specifier)
293.89 (F06.1)	他の医学的疾患による緊張病性障害〈DSM-5, 119頁〉	293.89 (F06.1)	Catatonic Disorder Due to Another Medical Condition
293.89 (F06.1)	特定不能の緊張病〈DSM-5, 120頁〉	293.89 (F06.1)	Unspecified Catatonia
298.8 (F28)	他の特定される統合失調症スペクトラム障害および他の精神病性障害〈DSM-5, 120頁〉	298.8 (F28)	Other Specified Schizophrenia Spectrum and Other Psychotic Disorder
298.9 (F29)	特定不能の統合失調症スペクトラム障害および他の精神病性障害〈DSM-5, 121頁〉	298.9 (F29)	Unspecified Schizophrenia Spectrum and Other Psychotic Disorder

統合失調症スペクトラム障害および他の精神病性障害群という診断分類は，統合失調症およびその関連疾患，他の主な精神疾患，および閾値以下の精神疾患を伴う疾患からなる（55頁）．すべての疾患は次の5つの精神病理学的領域，すなわち妄想，幻覚，まとまりのない思考，ひどくまとまりのないまたは緊張病性の行動，および陰性症状の1つまたはそれ以上の存在によってまとめられる．最初の4つの領域は精神病の例であるのに対して，陰性症状は存在すべきである何か，例えば言語表出の流暢性や自然さの欠如によって特徴づけられる．精神病という用語は別の意味をもっているが，DSM-Ⅲのはじめから，その用語はその人が現実との断裂を経験していることを必要とするという，より限定的な定義をもつようになった．精神分析の時代には，その用語は広範囲の問題や症状をもつが，重篤な病気および機能的障害がある人を記述するために使用されることがよくあった．

統合失調症はおそらく精神病の中で最も強い障害を起こすものであるが，他の精神病性障害を認識し診断することも重要である．これらには，妄想性障害，短期精神病性障害，統合失調症様障害，そして統合失調感情障害が含まれる．この章では，他の医学的状態に起因するまたは物質または医薬品によって誘発される精神病も含む．他の医学的疾患による緊張病性障害はこの章に移され，その疾患が医学的に惹起される症例に使用される．特定不能の緊張病はDSM-5で新たに登場した．他の特定されるおよび特定不能の統合失調症スペクトラム障害および他の精神病性障害は，よく定義されたカテゴリーのいずれにも適合しない精神病症状を記載するために使用される残遺カテゴリーを構成している．

双極性障害，抑うつ障害群，または神経認知障害と関連する精神病性障害以外のすべての精神病性障害群は，DSM-5のこの章に含まれる．この構成は精神病性障害群の鑑別診断を容易にする助けとなるであろう．

この分類ではいくつかの重要な変更がなされた．最も基本的な変更は全体的な章の構成である．今回，疾患は軽症から最も重症へと勾配に沿って並べられた．重症度は精神病性の徴候および症状の程度，数および期間によって定義された．DSM-5は読者に対して，より軽症の疾患が除外されれば，より重症な疾患を診断するように注意している．徴候と症状は次第に進行するので，多くの人にとって診断過程は数カ月から数年にさえ及ぶかもしれないことを臨床家は知っている（そして研修医は学ぶ）．例えば，社会的引きこもりおよび魔術的思考をもつと評価された若い男性は，はじめに統合失調型パーソナリティの診断基準を満たす症状をもつことがあるが，数年後にはその人は統合失調症の診断基準を満たす明らかな妄想と幻覚を発現させることがある．同時に，最もよい診断に到達するために，臨床家は代わりの説明，例えば物質使用障害または他の医学的疾患を除外する必要がある．

統合失調型パーソナリティ障害は統合失調症スペクトラムの1つなのでこの章に含まれているが，診断基準の記載はパーソナリティ障害群（第18章「パーソナリティ障害群」を参照）にある．妄想性障害の診断基準はほとんど変わっていないが，奇異でないという形容詞が除かれ（基準A），そして身体型の下位分類は，「身体的欠陥」について妄想的である人は醜形恐怖症としてより適切に診断されることを確実にするため改訂されており，それは「強迫症および関連症候群」の章におかれた（第7章を参照）．DSM-Ⅳでは身体醜形障害は身体表現性障害に含まれていた．

共有精神病性障害は，この診断がまれにしか使用されず，さらに症状がこの診断の基準を満たす人は一般的に何か他の精神病性障害（例：妄想性障害）の診断基準も満たすので，削除された．共有精神病性障害の基本は，妄想的信念の1人の人から別の人への伝達である．かつては，このようなまれな例は"二人組精神病"にあたるフランス語の用語 *folie à deux* と呼ばれていた．

臨床家はもはや統合失調症の下位分類を記録しない．妄想型，解体型，緊張型，分類不能型，そ

して残遺型の下位分類は，DSM-I に先行する長い歴史をもっているが（McGlashan & Fenton, 1994），臨床的な有用性や予後予測の妥当性を支える証拠がほとんどない（Helmes & Landmark, 2003）．統合失調症の経過には非常にばらつきがあるので，下位分類はほとんど安定性をもっておらず，そのため疾病の種々の段階において，その人の症状が別の下位分類の基準を満たすことは珍しいことではなかった．例えば，ある人の症状が疾病の早期の段階で解体型の下位分類の基準を満たし，その後，妄想型の下位分類を満たし，最終的に疾病の経過の後期では残遺型の下位分類を満たすことがある．

統合失調感情障害の診断基準は臨床家に対して気分症状の期間の合計に関する指針をより多く提供するために修正された．気分症状が「疾患の活動期および残遺期を含む全期間の大部分」〔DSM-IV（米国精神医学会，1994）にあるように〕で持続することを求める代わりに，DSM-5 は「疾病の活動期と残遺期を合わせた期間のうちの半分以上の期間」，気分症状が存在することを必要としている．診断基準の信頼性の低さと臨床的有用性の限界が変更を促進したのである．

精神病性障害作業部会は，「減弱精神病症候群（準精神病症候群）」を取り入れるか否かに関して議論した．その症候群は，その人が統合失調症を発現する高い可能性と関連した症状の集合体である．この状態を含めるという勢いとは，統合失調症を発症する可能性を確認するのに役立つかもしれず，それにより早期の臨床的関与や治療が可能になる，ということであった．この症候群は第 III 部「今後の研究のための病態」（第 22 章を参照）に入れておくという決定がなされたが，「他の特定される統合失調症スペクトラム障害および他の精神病性障害」の 1 例として加えられている．

統合失調型（パーソナリティ）障害
Schizotypal (Personality) Disorder

マニュアル ➡ p.90／手引 ➡ p.43

統合失調型パーソナリティ障害は統合失調症スペクトラムの中に存在するのでこの章に含まれる．診断基準と記載はパーソナリティ障害群（第 18 章「パーソナリティ障害群」を参照）にある．

妄想性障害
Delusional Disorder

マニュアル ➡ p.90／手引 ➡ p.43

妄想性障害は，持続する妄想をもつが，妄想から派生するもの以外は比較的正常な心理社会機能をもっており，明らかに奇妙または奇異な行動は示さない人に使われる診断である．はじめは "paranoid disorder" の題名で DSM-III に含まれていたが，妄想が主症状であるとは言え，paranoid という用語は他に多くの意味をもっているので，DSM-III-R では delusional (paranoid) disorder に名前が変更された〔訳注：日本語訳は DSM-III でも妄想性障害，その下位にパラノイア（paranoia）がある〕．

妄想性障害は長い歴史をもっている．Kraepelin は早発性痴呆からパラノイアを区別し，この診断を系統だった妄想（しかし幻覚はない）および回復はしないが精神的荒廃状態には至らない長い経過を伴う人に使用した．伝統的に，この診断は奇異でない（すなわち，可能性はあるが妥当とは思われない）妄想をもち，機能は比較的よく保たれ，統合失調症や統合失調感情障害の人にみられる機能の荒廃を伴わない人に使用されてきた．これらの人は妄想的信念を自我親和的（すなわち，たいてい，自分自身の期待や自我，現実感と一致する）であると体験しており，彼らの病識は乏しく，一般に治療を求めることにほとんど興味を示さない．

DSM-5 では，診断に多くの変更がなされた．奇異でないという形容詞は基準 A から除外された．

1つの理由は，"奇異さ"はしばしば判断が難しく，異なる文化の間では特に難しい（Cermolacce et al, 2010）．変更の背後にあるもう1つの理由はより実際的なもので，奇異な妄想を特別なものとして扱うことが基準Aから削除された，という統合失調症の定義の変更にいくぶんか由来する．この変更に伴い，単一の奇異な妄想の存在はもはや統合失調症の基準Aを満たさない．単一の奇異な妄想を伴うまれな人を妄想性障害のカテゴリー内におくことを認めるには，妄想性障害の基準から奇異でないという用語を取り除くことが必要であった．作業部会は奇異か奇異でないかに基づいて妄想の治療に違いがあることを正当化する証拠をほとんど見いだせなかった．「奇異な内容を伴う」という特定用語の追加は妄想の性質を記録することを可能にしており，DSM-IVとの連続性を認めている．妄想が明らかにありえないものであると考えられるとき，この特定用語は使用される．

基準Eが醜形恐怖症と強迫症を含む他の精神疾患を除外するために追加された．さらに，「なんらかの身体的欠陥」という表現を削除するために身体型の下位分類は修正された．両方の変更は，「身体的欠陥」に関する妄想をもつ人は，現在強迫症および関連症候群という新しい分類に含まれる醜形恐怖症へと，より適切に診断される（第7章を参照）ことを確認するのに役立つだろう．醜形恐怖症——妄想的であるかどうかにかかわらず——を伴う人には強迫症の人と似た疾病の経過があり，選択的セロトニン再取り込み阻害薬の薬物療法に反応する傾向があることから，作業部会はこの変更が必要であると感じた．この変更は，病識のない/妄想的な信念を伴う醜形恐怖症，および病識のない/妄想的な信念を伴う強迫症から，妄想性障害を鑑別するのに役立つ．

診断基準 　　　　　　　　　　　　　　　　　　　　　　　　　　　　　　　　　　　**297.1（F22）**

A．1つ（またはそれ以上）の妄想が1カ月間またはそれ以上存在する．
B．統合失調症の基準Aを満たしたことがない．
　注：幻覚はあったとしても優勢ではなく，妄想主題に関連していること（例：寄生虫妄想に基づく虫が寄生しているという感覚）
C．妄想またはそれから波及する影響を除けば，機能は著しく障害されておらず，行動は目立って奇異であったり奇妙ではない．
D．躁病エピソードもしくは抑うつエピソードが生じたとしても，それは妄想の持続期間に比べて短い．
E．その障害は，物質または他の医学的疾患の生理学的作用によるものではない．また，醜形恐怖症や強迫症など他の精神疾患ではうまく説明されない．

▶いずれかを特定せよ
　被愛型：この下位分類は，妄想の中心主題が，ある人物が自分に恋愛感情をもっているという場合に適用される．
　誇大型：この下位分類は，妄想の中心主題が，卓越した（しかし実際は認められない）才能または見識をもっているという確信，または重大な発見をしたという確信である場合に適用される．
　嫉妬型：この下位分類は，妄想の中心主題が，自分の配偶者や恋人が不貞を働いているというものである場合に適用される．
　被害型：この下位分類は，妄想の中心主題が，陰謀を企てられている，だまされている，見張られている，つけられている，毒や薬を盛られている，不当に中傷されている，嫌がらせを受けている，長期目標の遂行を邪魔されるといった確信である場合に適用される．
　身体型：この下位分類は，妄想の中心主題が，身体機能または感覚にかかわる場合に適用される．
　混合型：この下位分類は，複数の妄想の主題のうち，いずれも優勢でない場合に適用される．
　特定不能型：この下位分類は，支配的な妄想的確信がはっきりと決定できない場合やある特定の型にならない場合（例：際立った被害的もしくは誇大的な要素のない関係妄想）に適用される．

▶**該当すれば特定せよ**
　奇異な内容を伴う：妄想の内容が明らかにありえないものであり，理解不能で，通常の生活体験からかけ離れている場合（例：誰かが傷跡も残さず自分の体内の臓器を抜き取り，他人のものと入れ替えた，という確信），その妄想は奇異と判断される．

▶**該当すれば特定せよ**
　経過に関する以下の特定用語は，本障害が1年間続いた後にのみ使用される．
　初回エピソード，現在急性エピソード：症状と持続期間の診断基準を満たす障害が初めて出現したもの．急性エピソードとは，症状の診断基準が満たされる期間のことである．
　初回エピソード，現在部分寛解：部分寛解とは，以前のエピソード後に改善が維持されるものの，診断基準が部分的にのみ満たされている期間のことである．
　初回エピソード，現在完全寛解：完全寛解とは，以前のエピソード後に，その障害に特有な症状がいずれも存在しない期間のことである．
　複数回エピソード，現在急性エピソード
　複数回エピソード，現在部分寛解
　複数回エピソード，現在完全寛解
　持続性：本障害の診断基準を満たす症状が疾病経過の大部分に存在し続け，基準に満たない症状が存在するのは，全体の経過と比べてごく短期間である．
　特定不能

▶**現在の重症度を特定せよ**
　重症度の評価は，精神病の主要症状の定量的評価により行われる．その症状には妄想，幻覚，まとまりのない発語，異常な精神運動行動，陰性症状が含まれる．それぞれの症状について，0（なし）から4（あり，重度）までの5段階で現在の重症度（直近7日間で最も重度）について評価する（「評価尺度」の章の臨床家評価による精神病症状の重症度ディメンションを参照）．
　注：妄想性障害は，この重症度の特定用語を使用しなくても診断することができる．

■基準A

　妄想性障害は最低1カ月間の妄想の存在を必要とする．DSM-IVでは妄想は奇異でないと特定していた．奇異でないという用語は削除されたが，さまざまな下位分類で示されているように，奇異でない妄想を伴う人を含む障害とする精神は残されている．統合失調症の人達は現実ではありえないような非常に奇異な妄想をもつことがよくある．例えば，脳の中に埋め込まれたラジオ送信機（急速に発展する技術により，将来的にそのような状況は可能になるかもしれないが）によってコントロールされていると訴える患者がいた．

■基準B

　統合失調症の基準Aを満たす症状を除外することは，統合失調症から妄想性障害を分離する助けとなる．統合失調症をもつ人は陰性症状に加えて，他の精神病症状（幻覚，まとまりのない発語，緊張病を含むひどくまとまりのない行動）をもつ．妄想性障害の人はその妄想と関連した幻触や幻臭をもつこともあるが，その他の点では，統合失調症の人に広くみられる症状（例：幻聴）はもたない．例えば，「妄想性障害，身体型」の人は寄生虫に寄生されているという妄想をもち，皮下で動いている感覚を報告することがある（この特定の妄想は皮膚寄生虫妄想と呼ばれており，皮膚科医によって，より一般的に認められる）．

■基準C

妄想性障害の人は明らかに奇妙なまたは奇異な風には行動しない．これは統合失調症をもつ人との重要な相違であり，統合失調症をもつ人は，ぶつぶつと独り言をつぶやくことがよくあり，汚れたまたは不適切な衣類を着ている，または知らない人に近寄って臆面もなく言葉をかけるといったような奇妙な行動をする．この基準の目的は，妄想性障害が彼らの妄想やそれから波及する影響を除けば，機能しうる人に限定されていることを保証することである．そうは言っても，いくらかの人の行動は妄想に非常に影響されていて，このことは彼らの活動に反映されうる．例えば，テレビ女優に恋をしている人はその人に連絡をとろうとすることがあり，またはまれな場合には彼女につきまとうことがある．妻が不貞を働いていると考えている人は，妻の私的な電子メールを読むか，または愛人といっしょにいるのをとらえようとして毎日の行動を監視することがある．

■基準D

もし妄想性障害の人に同時に気分エピソードが認められたなら，これらのエピソードは比較的短時間でなければならない．その目的は，妄想性障害をうつ病の精神病性の型から分離することである．うつ病の人は，重症のうつ病に罹患している経過中に妄想を発展させることがあるが，これらの妄想は，自分が罪深い行動をした，または自分の蓄えのすべてを失ってしまったといったような，抑うつ的な内容をもつ傾向がある．もし妄想が抑うつ的な疾患の経過中にのみ生じるのであれば，診断は精神病性の特徴を伴う気分障害となる．

妄想性障害をもつ人はしばしば重大な抑うつ症状をもつ．臨床家は症状が，うつ病または他の特定されるまたは特定不能の抑うつ障害（または，もし双極性の経過であれば，他の特定されるまたは特定不能の双極性障害および関連障害）と独立した診断に値すると感じることがある．もし妄想が長く存続して気分障害が重症であれば，統合失調感情障害がもう1つの診断の可能性である．

■基準E

この基準は，物質または他の医学的疾患の生理学的作用による，または他の精神疾患でうまく説明される妄想性障害を除外する．妄想はさまざまな医学的疾患，ある特定の医学的治療または医薬品（例：コルチコステロイド），および乱用薬物（例：精神刺激薬）の使用の結果として起こりうる．この基準は，認知症やさらに外傷性脳損傷またはけいれん性の障害のような神経認知障害群の除外を必要とする．また，ある型の醜形恐怖症および強迫症も，比較的重症で妄想（例：ある人は普通の外見をした鼻が醜く不恰好であると信じているとき）と関連している．信念が妄想的な強さに至っているときさえ，醜形恐怖症の診断のほうが妄想性障害の診断よりも適切である．

■下位分類と特定用語

下位分類は，障害がもっている被愛または誇大のような，特定の主題を示すために使用される．奇異性，疾患の経過，および現在の重症度も特定される．

短期精神病性障害
Brief Psychotic Disorder

マニュアル●p.94／手引●p.45

短期精神病性障害は少なくとも1日以上1カ月未満持続する比較的短い精神病性のエピソードに対して使用される診断である．この疾患は比較的まれであって，その他の点では日々の機能の低下

を経験していない人，または振り返ってみれば統合失調症の前駆症状を示唆する徴候を表している人に生じる．さらに，この診断と関連する精神病症状は，ストレスが強い状況または急激な気分の変化によって引き起こされる傾向がある．過去には，この診断はしばしば反応性，ヒステリー性または心因性精神病と呼ばれた．この診断は，わずかな記載変更および緊張病および現在の重症度のための特定用語の追加以外には，基本的に **DSM-IV** から変わっていない．

数分から数時間続く新たに生じた精神病性の症状を報告し，それゆえ短期精神病性障害の診断とはみなされない人もいる．これらの症状は，境界性パーソナリティ障害または統合失調型パーソナリティ障害をもつ人でも生じうる．これらの症例では付加的な診断は必要ない．さもなければ，これら持続期間の短い症状が生じ，それらが医薬品，乱用薬物，または他の医学的疾患によらないときには，「他の特定されるまたは特定不能の統合失調症スペクトラム障害」および「他の精神病性障害」の診断が適切であろう．

診断基準 298.8（F23）

A. 以下の症状のうち1つ（またはそれ以上）が存在する．これらのうち少なくとも1つは（1）か（2）か（3）である．
(1) 妄想
(2) 幻覚
(3) まとまりのない発語（例：頻繁な脱線または滅裂）
(4) ひどくまとまりのない，または緊張病性の行動
注：文化的に許容された反応様式であれば，その症状は含めないこと．

B. 障害のエピソードの持続期間は少なくとも1日以上1カ月未満で，最終的には病前の機能レベルまで完全に回復すること

C. その障害は，「うつ病または双極性障害，精神病性の特徴を伴う」，統合失調症または緊張病のような他の精神病性障害ではうまく説明されず，物質（例：乱用薬物，医薬品）または他の医学的疾患の生理学的作用によるものではない．

▶**該当すれば特定せよ**
明らかなストレス因がある（短期反応精神病）：その人の属する文化圏で同様の環境にあるほとんどすべての人にとって著しくストレスの強いような，単独あるいは複数の出来事に反応して症状が起こっている場合．
明らかなストレス因がない：その人の属する文化圏で同様の環境にあるほとんどすべての人にとって著しくストレスの強いような，単独あるいは複数の出来事に反応して症状が起こっていない場合．
周産期発症：発症が妊娠中もしくは分娩後4週間以内である場合．

▶**該当すれば特定せよ**
緊張病を伴う（DSM-5, 118頁に定義されている，他の精神疾患に関連する緊張病の診断基準を参照のこと）
コードするときの注：併存する緊張病の存在を示すため，293.89（F06.1）短期精神病性障害に関連する緊張病のコードも追加で用いる．

▶**現在の重症度を特定せよ**
重症度の評価は，精神病の主要症状の定量的評価により行われる．その症状には妄想，幻覚，まとまりのない発語，異常な精神運動行動，陰性症状が含まれる．それぞれの症状について，0（なし）から4（あり，重度）までの5段階で現在の重症度（直近7日間で最も重度）について評価する（「評価尺度」の章の臨床家評価による精神病症状の重症度ディメンションを参照）．

注：短期精神病性障害は，この重症度の特定用語を使用しなくても診断することができる．

■基準 A

精神病性の症状が存在していなければならず，短期精神病性障害の基準 A の中には陰性症状が含まれていないということ以外は統合失調症のものの複製である．陰性症状は通常長い時間をかけて生じ，一般的に急激には現れない．一過性の精神病を引き起こしうると報告される中国の健康を高める習慣である気功のように，精神病症状が文化的に許容された活動への反応から発展して生じたのであれば，この診断は適用されない．精神病様の現象は，いくつかの非西洋的文化において，延長して行われる宗教的または儀礼的な儀式の間に生じることが報告されているので，これを考慮することは重要である．

■基準 B

障害は少なくとも 1 日以上 1 カ月未満続く．もし期間がより長くなれば，その人はおそらく統合失調症様障害のような他の診断に該当するとみなされるであろう．

■基準 C

DSM-5 の中での一貫性のため表現は編集し直されているが，その他の点では，この基準は DSM-IV から変更されていない．気分障害，他の精神病性障害，医学的疾患および物質の生理学的作用は障害の原因として除外される必要がある．

■特定用語

ストレス因への反応で障害が生じたときには，臨床家は「明らかなストレス因がある」という特定用語を使用することができる．もし短期精神病性障害が分娩後 4 週間以内に生じれば「周産期発症」という特定用語が適切である．典型的には，周産期発症の女性は通常産後 1〜2 週間以内に症状が出現する．症状は，ひどくまとまりのない発語，知覚の誤り，気分の易変性，錯乱および幻覚を含みうる．しばしば"産後精神病"と呼ばれ，この疾患は他の点では正常に機能している人に生じる傾向がある．この障害は初めて子をもつ多くの母親に生じ，産後数日間続くこともあるが病的であるとはみなされない"産後のうつ状態"から区別されるべきである．新しい特定用語である「緊張病を伴う」は，完全な症候群が存在するときに使用されうる．現在の重症度も同様に特定できる．

統合失調症様障害
Schizophreniform Disorder

マニュアル ● p.96／手引 ● p.46

統合失調症様という用語は反応性で，比較的正常なパーソナリティをもつ人に生じる急性精神病を記載するために，Gabriel Langfeldt（1939）によって使用された．そのような症例は DSM-II では「急性精神分裂病エピソード」と呼ばれた．統合失調症様障害は，以前は DSM-III では「他に分類されない精神病性障害」のいくつかの中の 1 つとして公式に認められた．診断は 1 カ月以上 6 カ月未満持続する統合失調症の症状群に対して使用される．ひとたび，少なくとも 6 カ月またはそれ以上症状が継続すれば，たとえ残遺症状（例：感情鈍麻）だけが残っている場合でも，診断は統合失調症へ変更される．

統合失調症様障害の妥当性は議論されてきている．この障害をもつと診断された人の中には統合失調症へと発展するものがあり，一方，他の人は気分障害または統合失調感情障害へと発展する．統合失調症様障害の人は初診で統合失調症と診断される人と比べて比較的良い予後をもつ．

診断基準　　　　　　　　　　　　　　　　　　　　　　　　　　　　　　295.40（F20.81）

A．以下のうち2つ（またはそれ以上）のおのおのが1カ月間（または治療が成功した際はより短い期間）ほとんどいつも存在する．これらのうち少なくとも1つは（1）か（2）か（3）である．
　(1) 妄想
　(2) 幻覚
　(3) まとまりのない発語（例：頻繁な脱線または滅裂）
　(4) ひどくまとまりのない，または緊張病性の行動
　(5) 陰性症状（すなわち情動表出の減少，意欲欠如）

B．エピソードの持続期間は，1カ月以上6カ月未満である．
　回復を待たずに診断を下す場合，「暫定」としておくべきである．

C．統合失調感情障害と「抑うつ障害または双極性障害，精神病性の特徴を伴う」は，以下のいずれかの項目に該当する場合に除外される．
　(1) 症状の活動期に抑うつエピソードまたは躁病エピソードが同時に生じていない，または
　(2) 気分エピソードが症状の活動期に生じたのであれば，その期間は活動期と残遺期を合わせた期間の半分に満たない期間であった．

D．その障害は，物質（例：乱用薬物，医薬品）または他の医学的疾患の生理学的作用によるものではない．

▶該当すれば特定せよ
　予後の良い特徴を伴う：この特定用語は，以下の特徴のうち少なくとも2つの存在を必要とする．すなわち，
　日常の行動や機能に最初の変化が認められてから4週以内に顕著な精神病症状が出現
　錯乱や困惑
　病前の社会的，職業的機能が良好
　鈍麻したまたは平板化した感情のないこと
　予後の良い特徴を伴わない：この特定用語は，上記の特徴のうち2つ以上が存在していない場合に当てはまる．

▶該当すれば特定せよ
　緊張病を伴う（DSM-5, 118頁に定義されている，他の精神疾患に関連する緊張病の診断基準を参照のこと）
　コードするときの注：併存する緊張病の存在を示すため，293.89（F06.1）統合失調症様障害に関連する緊張病のコードも追加で用いる．

▶現在の重症度を特定せよ
　重症度の評価は，精神病の主要症状の定量的評価により行われる．その症状には妄想，幻覚，まとまりのない発語，異常な精神運動行動，陰性症状が含まれる．それぞれの症状について，0（なし）から4（あり，重度）までの5段階で現在の重症度（直近7日間で最も重度）について評価する（「評価尺度」の章の臨床家評価による精神病症状の重症度ディメンションを参照）．
　注：統合失調症様障害は，この重症度の特定用語を使用しなくても診断することができる．

基準は，その人の症状が統合失調症の基準A（精神病性の症状）と同様に，基準C，DおよびE（これは，他の精神疾患，物質乱用，および他の医学的疾患を障害の原因として鑑別されることを要求する）を満たすことが必要である．その人は新しく発症した症状群をもつかもしれないので，包括的な評価には，代替的説明が除外される必要がある．

臨床家はその人が，急性の発症，錯乱や困惑，病前の良好な機能および平板化した感情がないこと——それらすべては調査研究で良い予後と関連していることが示されている——のような，予後の良い特徴をもつかどうか特定するべきである．緊張病性の特徴がもし存在すれば特定されるべきである．現在の重症度も特定されるべきである．

統合失調症
Schizophrenia

マニュアル●p.99/手引●p.48

DSM-5では，統合失調症は妄想，幻覚および陰性症状（すなわち，情動表出の減少，意欲欠如）；社会，職業または対人関係機能の低下；といったような特徴的な症候群の一群によって定義され，障害の持続する徴候が少なくとも6カ月持続する．統合失調症には，特定の——または特徴的な——症状はなく，障害の適切な境界を設定する作業を複雑にしている．

Kraepelin（1919）は統合失調症の最初の論理的な定義を作り出したと一般に認められており，彼は統合失調症を早発性痴呆と呼んだ．彼が概念化したものは，慢性で荒廃性の経過をたどる精神病性症状に特徴づけられる早発性の疾患である．彼はまた，人生を通じて発症し，よりエピソード性の経過を示す躁うつ病から，早発性痴呆を分離することにも貢献した．Kraepelinが精神病性症状と荒廃性の経過を強調したことは，慢性の症状および不良な予後をもつ重症の疾患患者の比較的狭い集団を特定するのに役立った．

早発性痴呆は結局，1911年にBleuler（1950）によって，彼が精神過程の"分裂"として見た認知機能の障害が生じてくることを強調するために，精神分裂病（統合失調症）と改名された．Bleulerは，感情鈍麻，連合の障害（すなわち，独特のゆがめられた思考），自閉，および決断困難（両価性）を含むある特定の症状が，疾病にとって基本的であると主張した．彼は，経過に重きをおかず，妄想と幻覚は他の障害でも生じうるので随伴的な症状とみなした．Bleulerの発想は賛同を得て，Bleulerの基本症状（Bleulerの4A）の重要性を教えられた米国とヨーロッパの精神科医の診療を何世代にもわたり主導した．これらの症状は不正確だったので，彼らはもっと多様な患者群，すなわちKraepelinによって認められたものよりも疾病が軽いものをしばしば統合失調症と定義し，統合失調症の概念をますます広範囲にしてしまった．

Kurt Schneider（1959）の発想は，統合失調症の概念を比較的重症な精神病性障害へと作り直すことに役立ち，Kraepelinの元来の発想に戻した．彼は比較的特異的でそのため他の障害から統合失調症を区別することの助けとなると信じた"1級"精神病性症状を記述した．これらの症状は思考吹入，思考奪取，考想伝播，人と（またはその人に関して）話し合う声，および外部から操られているという妄想（すなわち，させられ体験）を含む．Schneiderの統合失調症の記載は，これらの精神病性症状の1つまたはそれ以上の存在を強調し，疾病の定義においては横断面的であった．後の研究は，これら"シュナイダー流の"症状は特に特異的ではないことを示唆したが（Nordgaard et al, 2008），Schneiderの発想は注目を集め，DSM-Ⅲ，DSM-Ⅲ-RおよびDSM-Ⅳで，"奇異な"妄想およびある特定の幻覚を特別扱いするという影響を与えた．

DSM-5では，統合失調症の基準に控え目の適度な変更がなされた．主な変更は，奇異な妄想と，

対話性の幻聴のようなある幻覚を含む Schneider の 1 級症状が特別な地位にあることを削除していることである．統合失調症の下位分類を削除する提案もなされた．作業部会のメンバーらは，古典的な下位分類がこの疾患の不均一性の記述に乏しく，診断学的な安定性が低く，妄想型と分類不能型の下位分類だけがいろいろな頻度で使用されていることを認めた．

診断基準 　　　　　　　　　　　　　　　　　　　　　　　　　　　　　　　　　　　295.90（F20.9）

A．以下のうち 2 つ（またはそれ以上），おのおのが 1 カ月間（または治療が成功した際はより短い期間）ほとんどいつも存在する．これらのうち少なくとも 1 つは（1）か（2）か（3）である．
　（1）妄想
　（2）幻覚
　（3）まとまりのない発語（例：頻繁な脱線または滅裂）
　（4）ひどくまとまりのない，または緊張病性の行動
　（5）陰性症状（すなわち情動表出の減少，意欲欠如）

B．障害の始まり以降の期間の大部分で，仕事，対人関係，自己管理などの面で 1 つ以上の機能のレベルが病前に獲得していた水準より著しく低下している（または，小児期や青年期の発症の場合，期待される対人的，学業的，職業的水準にまで達しない）．

C．障害の持続的な徴候が少なくとも 6 カ月間存在する．この 6 カ月の期間には，基準 A を満たす各症状（すなわち，活動期の症状）は少なくとも 1 カ月（または，治療が成功した場合はより短い期間）存在しなければならないが，前駆期または残遺期の症状の存在する期間を含んでもよい．これらの前駆期または残遺期の期間では，障害の徴候は陰性症状のみか，もしくは基準 A にあげられた症状の 2 つまたはそれ以上が弱められた形（例：奇妙な信念，異常な知覚体験）で表されることがある．

D．統合失調感情障害と「抑うつ障害または双極性障害，精神病性の特徴を伴う」が以下のいずれかの理由で除外されていること．
　（1）活動期の症状と同時に，抑うつエピソード，躁病エピソードが発症していない．
　（2）活動期の症状中に気分エピソードが発症していた場合，その持続期間の合計は，疾病の活動期および残遺期の持続期間の合計の半分に満たない．

E．その障害は，物質（例：乱用薬物，医薬品）または他の医学的疾患の生理学的作用によるものではない．

F．自閉スペクトラム症や小児期発症のコミュニケーション症の病歴があれば，統合失調症の追加診断は，顕著な幻覚や妄想が，その他の統合失調症の診断の必須症状に加え，少なくとも 1 カ月（または，治療が成功した場合はより短い）存在する場合にのみ与えられる．

▶**該当すれば特定せよ**

次の経過の特定用語は，本障害が 1 年間続いた後に，経過の診断基準と矛盾しない場合にのみ使われる．

初回エピソード，現在急性エピソード：定義された症状と持続期間の診断基準を満たす障害が初めて出現したもの．急性エピソードとは，症状の診断基準が満たされる期間のことである．

初回エピソード，現在部分寛解：部分寛解とは，以前のエピソード後に改善が維持されるものの，診断基準が部分的にのみ満たされている期間のことである．

初回エピソード，現在完全寛解：完全寛解とは，以前のエピソード後に，その障害に特有な症状がいずれも存在しない期間のことである．

複数回エピソード，現在急性エピソード：複数回エピソードは，少なくとも 2 回のエピソード（す

なわち，初回エピソード後，寛解および少なくとも1回の再発）の後に特定されることがある．

複数回エピソード，現在部分寛解

複数回エピソード，現在完全寛解

持続性：本障害の診断基準を満たす症状が疾病経過の大部分に存在し続け，基準に満たない症状が存在するのは，全体の経過と比べてごく短期間である．

特定不能

▶**該当すれば特定せよ**

緊張病を伴う（DSM-5, 118頁に定義されている，他の精神疾患に関連する緊張病の診断基準を参照のこと）

コードするときの注：併存する緊張病の存在を示すため，293.89（F06.1）統合失調症に関連する緊張病のコードも追加で用いる．

▶**現在の重症度を特定せよ**

重症度の評価は，精神病の主要症状の定量的評価により行われる．その症状には妄想，幻覚，まとまりのない発語，異常な精神運動行動，陰性症状が含まれる．それぞれの症状について，0（なし）から4（あり，重度）までの5段階で現在の重症度（直近7日間で最も重度）について評価する（「評価尺度」の章の臨床家評価による精神病症状の重症度ディメンションを参照）．

注：統合失調症は，この重症度の特定用語を使用しなくても診断することができる．

■基準A

求められる2つの症状のうち少なくとも1つは妄想，幻覚，またはまとまりのない発語でなければならない．これら3つは高い信頼性をもって診断され，統合失調症の診断に当然必要であるとみなされる中核的な"陽性症状"である．DSM-IVでは，もし奇異な妄想または"1級の"幻覚であれば，1つの特徴的な症状を満たすだけでよかった．奇異な妄想と1級症状の幻覚は，診断的特異性がほとんどなく信頼性に乏しい（Bell et al, 2006）ので，これら"陽性症状"は今や診断的意味に関しては他のものと同様に扱われる．すなわち，他の特徴的な症状とともに，2つの基準A症状は統合失調症を診断するために存在する必要がある．この変更は，緊張病症状および陰性症状をもつだけの人が，統合失調症の診断を受けてしまう可能性も排除する．

統合失調症における感情の異常の性質をうまく記載するために，基準Aの5番目の特徴的な型の症状——陰性症状——が「感情の平板化，思考の貧困または意欲の欠如」（DSM-IV）から「情動表出の減少，意欲欠如」に変更された．限定された感情を強調するこの変化は，その人の呈示する症状を明確化し，より正確に記述するのに役立つだろう．

■基準B

統合失調症では機能の主要な領域の1つ以上に障害がみられる．典型的には，機能は明らかに病前に獲得していた水準以下になり，または，障害が小児期または青年期に始まった場合，期待される機能水準にまで達しない．

■基準C

障害の徴候が少なくとも6カ月間持続して存在しなければならない．その間，少なくとも1カ月間，症状は基準Aを満たさなければならない（活動期の症状）．前駆期の症状が活動期の症状に先立つことがよくあり，残遺症状がそれに続くことがある．前駆期と残遺期の症状の中には，幻覚あ

るいは妄想の軽度または閾値以下の形をとるものもある．妄想にまでは達していないが，いろいろな異常なまたは奇妙な信念が表出されることがある．これらはしばしば"魔術的な考え"または"関係念慮"と呼ばれる．目に見えない人の存在を感じるといったような異常な知覚体験をもつと報告することがある．会話はおおむね理解可能であるがあいまいまたは脱線しがちで，行動は普通ではないこともあるが，人前で独り言をつぶやくように，ひどくまとまりがないわけではない．陰性症状は前駆期や残遺期にもよくみられ，重症のものであることもある．

■基準 D

気分症状や気分エピソードはよくみられ，活動期の症状と共存することもあるが，統合失調症をもつ人には，気分エピソードのない時期に妄想または幻覚が存在しなければならない，または気分エピソードの合計期間は，疾病の活動期と残遺期の全経過期間のうち半分未満の期間にのみ存在が許容される．さもなければ，統合失調感情障害がより適切な診断になるだろう．

■基準 E

統合失調症の診断をする前に，臨床家は精神病性症状と共存しうるさまざまな医学的疾患を鑑別しなければならないし，薬物誘発性精神病，およびせん妄や他の医学的疾患（例：てんかん，脳腫瘍，炎症性脳疾患）に起因する精神病を除外しなければならない．

■基準 F

自閉スペクトラム症または小児期発症のコミュニケーション症の病歴がある場合，統合失調症の追加的診断は，顕著な妄想または幻覚，および他の統合失調症に求められる症状が，少なくとも1カ月間（または，治療が成功した場合はより短い期間）存在する場合にのみなされる．

■特定用語

多数の特定用語がその人の疾患の経過をうまく記述するため提供されている．十分な症状が存在すれば，緊張病が特定されることがある．以前，統合失調症の緊張型の下位分類の診断につながっていた緊張病性の行動は，今や基準 A4 に含まれることとなり，それは「ひどくまとまりのない，または緊張病性の行動」の存在に関連する．次の付加的な診断カテゴリーは，その人の症状が主に緊張病性であれば考慮されるべきである：他の精神疾患に関連する緊張病，他の医学的疾患による緊張病性障害，および特定不能の緊張病．

統合失調感情障害
Schizoaffective Disorder

マニュアル ➡ p.105 / 手引 ➡ p.50

統合失調感情という用語は，Jacob Kasanin（1933）によって，精神病症状と気分症状の混合した重症の病状の患者からなる小さな一群を記述するために，初めて使用された用語である．DSM-5 では，統合失調感情障害の顕著な特徴は，幻覚，妄想，まとまりのない発語，ひどくまとまりのないまたは緊張病性の行動，または陰性症状のような統合失調症の基準 A に当てはまる精神病症状と同時期に生じる，抑うつエピソードもしくは躁病エピソードが存在することである．加えて，気分症状はその疾患の些細な側面ではなく，優勢な特徴でなければならない．他の医学的疾患，物質乱用，そして医薬品を含む，これらの症状の他の原因が除外されなければならない．これらの症

は，典型的には，同時に存在するか，または，時には交互に出現する様式である．そして精神病症状は，気分に一致した，または気分に一致しないものであるかもしれない．

　統合失調感情障害は，長年，精神医学の実践における重要な役割を占めてきたが，診断の信頼性の低さに苦しんできた．この診断が DSM-Ⅲ に含まれたものの，操作的な基準がなかった 1980 年にこの状況は始まった．その代わりに，診断が使用された 2 例の臨床的記述がなされていた．基準は，DSM-Ⅲ-R で導入され，これらは，DSM-Ⅳ までほとんど変更されずに継続された．基準は，気分症状が，疾病の"全期間の大部分"に存在しなければならないと示されている．しかしながら，気分症状の期間が疾病の期間と比較して，どれくらい必要であるべきかを臨床家が判断するのを助ける手引きはほとんどなかった．このずれは，やっと今対処されてきている．すなわち，主な気分エピソードが，疾病の活動期と残遺期の全期間の半分以上（すなわち，基準 A が満たされてからの時間）に存在しなければならない．この変更は，患者が気分症候群を経験する時間の割合について，臨床家に手引きを提供することで，障害の境界の明確化に寄与するはずである．

診断基準

A．中断されないひと続きの疾病期間中に，気分エピソード（抑うつエピソードもしくは躁病エピソード）が統合失調症の基準 A と同時期に存在する．
　注：抑うつエピソードは，基準 A1 の抑うつ気分を含んでいなければならない．
B．疾病の生涯持続期間中に，気分エピソード（抑うつエピソードもしくは躁病エピソード）を伴わない 2 週間以上の妄想や幻覚が存在する．
C．気分エピソードの基準を満たす症状は，疾病の活動期と残遺期を合わせた期間のうちの半分以上の期間に存在する．
D．その障害は，物質（例：乱用薬物，医薬品）または医学的疾患の作用によるものではない．

▶**いずれかを特定せよ**

295.70（F25.0）双極型：この下位分類は，躁病エピソードが病像の一部である場合に適用される．抑うつエピソードも生じることがある．

295.70（F25.1）抑うつ型：この下位分類は，抑うつエピソードだけが病像の一部である場合に適用される．

▶**該当すれば特定せよ**

緊張病を伴う（DSM-5, 118 頁に定義されている，他の精神疾患に関連する緊張病の診断基準を参照のこと）

コードするときの注：併存する緊張病の存在を示すため，293.89（F06.1）統合失調感情障害に関連する緊張病のコードも追加で用いる．

▶**該当すれば特定せよ**

経過に関する特定用語は，本障害が 1 年間続いた後に，以下の経過の診断基準と矛盾しない場合にのみ使われる．

初回エピソード，現在急性エピソード：定義された症状と持続期間の診断基準を満たす障害が初めて出現したもの．**急性エピソード**とは，症状の診断基準が満たされる期間のことである．

初回エピソード，現在部分寛解：**部分寛解**とは，以前のエピソードの後に改善が維持されるものの診断基準が部分的にのみ満たされている期間のことである．

初回エピソード，現在完全寛解：**完全寛解**とは，以前のエピソードの後に，その障害に特有な症状がいずれも存在しない期間のことである．

複数回エピソード，現在急性エピソード：複数回エピソードは，少なくとも 2 回のエピソード（す

なわち，初回エピソード後，寛解および少なくとも1回の再発）の後に特定されることがある．
複数回エピソード，現在部分寛解
複数回エピソード，現在完全寛解
持続性：本障害の診断基準を満たす症状が疾病経過の大部分に存在し続け，基準に満たない症状が存在するのは，全体の経過と比べてごく短期間である．
特定不能
▶**現在の重症度を特定せよ**
　重症度の評価は，精神病の主要症状の定量的評価により行われる．その症状には妄想，幻覚，まとまりのない発語，異常な精神運動行動，陰性症状が含まれる．それぞれの症状について，0（なし）から4（あり，重度）までの5段階で現在の重症度（直近7日間で最も重度）について評価する（「評価尺度」の章の臨床家評価による精神病症状の重症度ディメンションを参照）．
注：統合失調感情障害は，この重症度の特定用語を使用しなくても診断することができる．

■基準A

　精神病症状と気分症状の存在が，統合失調感情障害の基本である．抑うつまたは躁症状が，（統合失調症の）基準Aの精神病症状と同時期に存在するひと続きの中断のない期間が存在しなければならない．実際，ほとんどの人にとまではいわないまでも，多くの人にとって，症状が重複する実際の期間は数カ月か数年かであり，数日か数週間というものではない．

■基準B

　DSM-5での重要な変更は，DSM-IVにあるように「疾患の同じ期間中に」というよりむしろ，「疾病の生涯持続期間中に」，気分エピソード（抑うつエピソードまたは躁病エピソード）を伴わずに，精神病症状が2週間以上存在しなければならないことである．この変更は，統合失調感情障害の診断が，疾病の生涯持続期間中に，精神病症状と気分症状の評価に基づいて行われるということを明確にする目的で取り入れられた．DSM-IVでは，"疾病の期間"は，最少で1回の疾病のエピソードで少なくとも1カ月間続く（基準Aを満たす），または最長で疾病の全持続期間である，と示唆していた．信頼性を高めるために，DSM-IVの著者らは，この診断を一定のエピソードにのみに制限した．このことによって，患者は疾病の経過中さまざまな時期に，統合失調感情障害，統合失調様障害，統合失調症，または精神病性の気分障害とさえ診断される結果となった．

■基準C

　DSM-IVの「疾患の活動期および残遺期を含む全期間の大部分」という記述が，「疾病の活動期と残遺期を合わせた期間のうちの半分以上」に置き換えられた．基準の信頼性の低さとその限られた臨床的有用性のために，この変更は必要であった．さらに，気分症状と精神病症状の相対的な割合が，時間的経過で変化して，臨床家と研究者がこの基準を適用するとき，しばしば異なった閾値を用いることになった．研究者は，いくつかの大規模研究で，気分エピソードは全持続期間に対して30％（精神病の全持続期間と比較して）という数字を設定したが，実地試行のデータを調べた後，精神病性障害作業部会は，半分以上という用語によって示されるように，50％以上という閾値設定を推奨した．さらに，DSM-5で新しく加わったのは，基準Cは，気分症状の評価を現在の（疾患期間中）病期のみならず，精神病性（疾患）の病期の全経過中にわたり必要とするということである．気分症状が，相対的に短い期間しか存在しない場合，診断は統合失調感情障害よりもむしろ統

合失調症となる．その人が基準Cに合致しているかどうかを決定するとき，臨床家は精神病性の病期（疾患）の全経過期間（すなわち，活動期および残遺期症状の両方）を見直し，意味のある気分症状（治療を受けていない，または抗うつ薬および/または気分安定薬による治療の必要性がある）が，いつ精神病性の症状を伴っていたのかを決定すべきである．これには，十分な病歴情報と臨床的な判断が必要である．例えば，これまで4年間統合失調症の活動期および残遺期症状があった人に，抑うつエピソードと躁病エピソードが現れたが，その期間は両者を合わせても精神病性の病期の4年間のうちの1年を超えないという場合である．この症例提示は，基準Cを満たさないであろう．この例の診断は，統合失調症であり，重畳した抑うつエピソードを示すためにうつ病の追加診断が行われる．

■基準D
医学的疾患，医薬品，および乱用物質が，その障害の原因として除外される必要がある．

■下位分類と特定用語
臨床家は，その症状に躁病エピソードが含まれるのか（双極型），または抑うつエピソードのみが生じているのか（抑うつ型）を示してもよい．経過と現在の重症度と同様に，緊張病の存在が特定されるかもしれない．

物質・医薬品誘発性精神病性障害
Substance/Medication-Induced Psychotic Disorder

マニュアル ●p.109／手引 ●p.52

物質・医薬品誘発性精神病性障害の基本的な特徴は，妄想や幻覚（基準A）が，物質または医薬品の作用が原因として関連していると判断されることであって，それは，物質中毒または離脱の経過中またはすぐ後に，または医薬品に曝露された後に現れるからである（基準B）．最後にその障害は，独立した精神病性障害ではうまく説明されない（基準C）．基準は，明快で読みやすくするために編集されたが，他の点では，DSM-IVからの変更はない．診断は，症状が，中毒または離脱症候群と関連している症状よりも過度である場合に使用される．例えば，幻覚はアルコール離脱せん妄の期間中に起こるので，物質・医薬品誘発性精神病性障害の追加診断は適切ではない．

この診断は，物質乱用の患者ではよく認められ，入院や外来の場合でも，医薬品はしばしば精神病性症状を引き起こす原因である．障害の始まりは，物質とその薬理学的特性によってかなり異なる．例えば，高用量のコカインを吸入すると，数分以内に精神病が生じるが，大量のアルコールまたは鎮静薬は，数日から数週間使用することで精神病を呈することになるであろう．幻覚は，どの治療においても生じうるが，せん妄が存在しない状態では，それらはしばしば聴覚性である．アルコール誘発性精神病性障害は，アルコール使用障害の人において，大量に長期の使用（一般的には年単位）の後にのみ通常生じる．精神刺激薬の投与によって，被害妄想を生じることが知られている．被害妄想は，精神刺激薬の使用（例：アンフェタミン，メタンフェタミン）に続いて急速に生じる．誘発された精神病性障害は，問題の物質から離脱すれば通常解決するが，抗精神病薬で治療を受けたとしても，数週間や数カ月持続しうる症例もある．

記録される診断コードは，物質の分類による．それ以上の特定には，症状が，中毒中または離脱中の発症かどうかということと，現在の重症度を含む．

診断基準

A. 以下の症状のうち 1 つまたは両方の存在.
  (1) 妄想
  (2) 幻覚
B. 病歴,身体診察,臨床検査所見から,(1) と (2) の両方の証拠がある.
  (1) 基準 A の症状が,薬物中毒または離脱の経過中またはすぐ後に,または医薬品に曝露された後に現れたもの.
  (2) 含有された物質・医薬品が基準 A の症状を作り出すことができる.
C. その障害は,物質・医薬品誘発性ではない精神病性障害ではうまく説明されない.独立した精神病性障害であるという証拠には,以下のことが含まれる:
  その症状は物質・医薬品使用の開始に先行している;その症状は急速な離脱あるいは重篤な中毒が終了した後もかなりの期間(例:約 1 カ月)持続する;または,物質・医薬品誘発性ではない独立した精神病性障害を示唆する他の証拠がある(例:物質・医薬品関連性ではないエピソードの繰り返しの既往).
D. その障害は,せん妄の経過中にのみ起こるものではない.
E. その障害は,臨床的に意味のある苦痛,または社会的,職業的,または他の重要な領域における機能の障害を引き起こしている.

注:この診断は,臨床的に基準 A の症状が優勢であり,症状が臨床的関与が妥当なほど重篤な場合にのみ,薬物中毒または薬物離脱の診断に代わって下されるべきである.

コードするときの注:[特定の物質・医薬品] 誘発性精神病性障害のための ICD-9-CM と ICD-10-CM コードは,下記の表に示されている.ICD-10-CM コードは,同じ分類の物質について併存する物質使用障害の有無によることに注意せよ.軽度の物質使用障害が物質誘発性精神病性障害に併存している場合は,4 番目の数字は「1」であり,臨床家は,物質誘発性精神病性障害の前に,「軽度 [物質] 使用障害」と記録すべきである(例:「軽度コカイン使用障害,コカイン誘発性精神病性障害を伴う」).中等度または重度の物質使用障害が物質誘発性精神病性障害に併存している場合は,4 番目の数字は「2」であり,併存する物質使用障害の重症度に応じて,臨床家は「中等度 [物質] 使用障害」または「重度 [物質] 使用障害」と記録すべきである.物質使用障害が併存していない場合(例:物質の大量使用を 1 回した後),4 番目の数字は「9」であり,臨床家は物質誘発性精神病性障害のみを記録すべきである.

	ICD-9-CM	ICD-10-CM		
		軽度の使用障害を伴う	中等度または重度の使用障害を伴う	使用障害を伴わない
アルコール	291.9	F10.159	F10.259	F10.959
大麻	292.9	F12.159	F12.259	F12.959
フェンシクリジン	292.9	F16.159	F16.259	F16.959
他の幻覚薬	292.9	F16.159	F16.259	F16.959
吸入剤	292.9	F18.159	F18.259	F18.959
鎮静薬,睡眠薬,または抗不安薬	292.9	F13.159	F13.259	F13.959
アンフェタミン(または他の精神刺激薬)	292.9	F15.159	F15.259	F15.959
コカイン	292.9	F14.159	F14.259	F14.959
他の(または不明の)物質	292.9	F19.159	F19.259	F19.959

> ▶**該当すれば特定せよ**（物質分類に関連した診断については「物質関連障害および嗜癖性障害群」の表 16-1, 277 頁を参照）：
> **中毒中の発症**：その物質による中毒の基準を満たし，症状が中毒中に発症した場合
> **離脱中の発症**：その物質による離脱の基準を満たし，症状が離脱中または直後に発症した場合
> ▶**現在の重症度を特定せよ**
> 重症度の評価は，精神病の主要症状の定量的評価により行われる．その症状には妄想，幻覚，異常な精神運動行動，陰性症状が含まれる．それぞれの症状については，0（なし）から4（あり，重度）までの5段階で現在の重症度（直近7日間で最も重度）について評価する（「評価尺度」の章の臨床家評価による精神病症状の重症度ディメンションを参照）．
> 注：物質・医薬品誘発性精神病性障害の診断は，この重症度の特定用語を使用しなくても診断することができる．

■ **基準 A**

DSM-IV では，その人が自分の幻覚が物質または医薬品誘発性だと認識した場合，その幻覚はこの診断に考慮されなかったが，このことはもう適用されない．

■ **基準 B**

妄想および/または幻覚は，物質中毒または離脱の経過"中もしくはすぐ後に"または，医薬品に曝露された後に現れなければならず，含有された物質・医薬品が，精神病を作り出すことが"できる"必要がある．この用語は「病因的に関係した」という表現が使われた DSM-IV より特異的となった．

■ **基準 C, D および E**

この基準は，物質使用と精神病の間で推定されている関係に，疑いを投げかけた状態を述べている．例えば，症状が，物質または医薬品の使用開始よりも前に存在しているならば，精神病は物質誘発性でない可能性が高い．せん妄が精神病の原因として除外されているなら，その症例では，せん妄は別にコードされるであろう．その障害は臨床的に意味のある苦痛または障害を起こしていなければならない．

他の医学的疾患による精神病性障害
Psychotic Disorder Due to Another Medical Condition

マニュアル ●p.114／手引 ●p.55

この診断は，臨床的に意味のある苦痛や障害の存在を認識するための基準 E の追加を除けば，DSM-IV からの変更が比較的少ない．加えて，障害が，他の医学的疾患の直接的な生理学的作用であるという証拠がなければならず，その障害はせん妄の経過中にのみ生じるものではない（さもなければ，診断はせん妄である）．使用されるコードは，妄想や幻覚が優勢な症状であるかどうかに基づいている．さらに，医学的疾患の名称は，精神疾患の名称に含まれる（例：悪性肺新生物による精神病性障害）．現在の重症度も記録されうる．

> **診断基準**
>
> A．顕著な幻覚または妄想
> B．病歴，身体診察，臨床検査所見から，その障害が他の医学的疾患の直接的な病態生理学的結果であるという証拠がある．
> C．その障害は，他の精神疾患ではうまく説明されない．
> D．その障害は，せん妄の経過中にのみ出現するものではない．
> E．その障害は，臨床的に意味のある苦痛，または社会的，職業的，または他の重要な領域における機能の障害を引き起こしている．
>
> ▶いずれかを特定せよ
>
> 優勢な症状に基づいてコードせよ：
> 293.81（F06.2）妄想を伴う：妄想が優勢な症状である場合
> 293.82（F06.0）幻覚を伴う：幻覚が優勢な症状である場合
> コードするときの注：精神疾患名にその医学的疾患名を入れておくこと〔例：293.81（F06.2）悪性肺新生物による精神病性障害，妄想を伴う〕．他の医学的疾患による精神病性障害のすぐ前に，その医学的疾患をコードして別々に記録しておくこと〔例：162.9（C34.90）悪性肺新生物；293.81（F06.2）悪性肺新生物による精神病性障害，妄想を伴うもの〕．
>
> ▶現在の重症度を特定せよ
>
> 重症度の評価は精神病の主要症状の定量的評価により行われ，妄想，幻覚，異常な精神運動行動，陰性症状が含まれる．それぞれの症状について，0（なし）から4（あり，重度）までの5段階で現在の重症度（直近7日間で最も重度）について評価する（「評価尺度」の章の臨床家評価による精神病症状の重症度ディメンションを参照）．
> 注：他の医学的疾患による精神病性障害は，この重症度の特定用語を使用しなくても診断することができる．

他の精神疾患に関連する緊張病（緊張病の特定用語）

Catatonia Associated With Another Mental Disorder（Catatonia Specifier）

マニュアル ●p.118／手引 ●p.56

　他の精神疾患に関連する緊張病（緊張病の特定用語）は，神経発達症，精神病性障害，双極性障害，抑うつ障害，または他の精神疾患の経過中に生じた緊張病に診断基準が合致する場合に用いられる．緊張病の特定用語が適切なのは，臨床像が著しい精神運動性の障害を特徴とし，基準Aにあげられた12の診断的特徴のうち少なくとも3つを満たす場合である．

　緊張病は，統合失調症の症例の3分の1以上に生じるが，緊張病の症例の大多数は，気分障害をもつ患者で生じる．この理由から DSM-IV では，緊張病は気分障害におけるエピソードの特定用語として追加されていた．緊張病症状は，予後的および治療的意味があるため，認識される必要がある．神経遮断薬悪性症候群の存在は，合併症としての重篤な性質があるため，除外されるべきである．

　関連する精神疾患の名称は，障害の名称を記録するときに含まれるべきである（例：統合失調感情障害に伴う緊張病）．

> **診断基準**　　　　　　　　　　　　　　　　　　　　　　　　　　　　　293.89（F06.1）
>
> A．臨床像は以下の症状のうち3つ（またはそれ以上）が優勢である．
> 　（1）昏迷（すなわち，精神運動性の活動がない，周囲と活動的なつながりがない）
> 　（2）カタレプシー（すなわち，受動的にとらされた姿勢を重力に抗したまま保持する）
> 　（3）蠟屈症（すなわち，検査者が姿勢をとらせようとすると，ごく軽度で一様な抵抗がある）
> 　（4）無言症〔すなわち，言語反応がない，またはごくわずかしかない（既知の失語症があれば除外）〕
> 　（5）拒絶症（すなわち，指示や外的刺激に対して反対する，または反応がない）
> 　（6）姿勢保持（すなわち，重力に抗して姿勢を自発的・能動的に維持する）
> 　（7）わざとらしさ（すなわち，普通の所作を奇妙，迂遠に演じる）
> 　（8）常同症（すなわち，反復的で異常な頻度の，目標指向のない運動）
> 　（9）外的刺激の影響によらない興奮
> 　（10）しかめ面
> 　（11）反響言語（すなわち，他人の言葉を真似する）
> 　（12）反響動作（すなわち，他人の動作を真似する）
>
> **コードするときの注**：障害名を記録する際には随伴する精神疾患名を入れておくこと．〔例：293.89（F06.1）うつ病に伴う緊張病〕．関連する精神疾患を先にコードすること（例：神経発達症，短期精神病性障害，統合失調症様障害，統合失調症，統合失調感情障害，双極性障害，うつ病，その他の精神疾患）〔例：295.70（F25.1）統合失調感情障害，抑うつ型；293.89（F06.1）統合失調感情障害に関連する緊張病〕．

他の医学的疾患による緊張病性障害
Catatonic Disorder Due to Another Medical Condition

マニュアル●p.119／手引●p.57

　他の医学的疾患による緊張病性障害は，DSM-IVの「一般身体疾患による精神疾患」の章から移された．DSM-IVで反映されていたように，緊張病は，統合失調症の下位分類と一般的にはみなされていたが，研究によって緊張病の症状は，いくつかの医学的疾患の結果起こりうることが示されている．その理由から，一般身体疾患による緊張病性障害は，DSM-IVでは新しいカテゴリーとして追加された．この障害の基準は，疾患によって生じる症状や障害のより高い特異性を反映するよう変更された．

> **診断基準**　　　　　　　　　　　　　　　　　　　　　　　　　　　　　293.89（F06.1）
>
> A．臨床像は以下の症状のうち3つ（またはそれ以上）が優勢である．
> 　（1）昏迷（すなわち，精神運動性の活動がない，周囲と活動的なつながりがない）
> 　（2）カタレプシー（すなわち，受動的にとらされた姿勢を重力に抗したまま保持する）
> 　（3）蠟屈症（すなわち，検査者が姿勢をとらせようとすると，ごく軽度で一様な抵抗がある）
> 　（4）無言症〔すなわち，言語反応がない，またはごくわずかしかない（注：確定した失語症がある場合は当てはまらない）〕
> 　（5）拒絶症（すなわち，指示や外的刺激に対して反対する，または反応がない）
> 　（6）姿勢保持（すなわち，重力に抗して姿勢を自発的・能動的に維持する）
> 　（7）わざとらしさ（すなわち，普通の所作を奇妙，迂遠に演じる）

(8) 常同症（すなわち，反復的で異常な頻度の，目標指向のない運動）
　　　(9) 外的刺激の影響によらない興奮
　　　(10) しかめ面
　　　(11) 反響言語（すなわち，他人の言葉を真似する）
　　　(12) 反響動作（すなわち，他人の動作を真似する）
　B．病歴，身体診察，臨床検査所見から，その障害が他の医学的疾患の直接的な病態生理学的結果であるという証拠がある．
　C．その障害は，他の精神疾患（例：躁病エピソード）ではうまく説明されない．
　D．その障害は，せん妄の経過中にのみ出現するものではない．
　E．その障害は，臨床的に意味のある苦痛，または社会的，職業的，または他の重要な領域における機能の障害を引き起こしている．
　コードするときの注：精神疾患名にその医学的疾患名を入れておくこと〔例：293.89（F06.1）肝性脳症による緊張病性障害〕．医学的疾患による緊張病性障害のすぐ前に，他の医学的疾患をコードして別々に記録しておくこと〔例：572.2（K71.90）肝性脳症；293.89（F06.1）肝性脳症による緊張病性障害〕．

■基準 A
　この基準には，緊張病に特徴的な 12 の症状のうち，3 つ以上存在することが必要である．DSM-IV では，いくつの症状が必要であるかについての基準は不明確であった．

■基準 B および C
　緊張病の症状は，いろいろな医学的疾患に関連しているため，問題となる障害から医学的疾患を原因として除外する必要がある．これは，その症状の神経学的，感染性，および他の可能性のある原因を除外するために，詳細な医学的な精密検査が必要であることを意味する．例えば，緊張病がヘルペス関連の脳症に起因すると結論づける前に，臨床家は，脳腫瘍や他の腫瘍病変を除外するべきである．
　緊張病症状は，他の主な精神疾患，例えば，躁病といった経過中に生じうるので，これらの障害も除外される必要がある．

■基準 D および E
　症状が，せん妄の経過中にのみ起こるのであれば，せん妄が適切な診断である．この基準は DSM-5 では新規であり，症状が，臨床的に意味のある苦痛，または社会的，職業的，および他の重要な領域における機能の障害を引き起こしているということを特定している．

特定不能の緊張病
Unspecified Catatonia

マニュアル ➡ p.120／手引 ➡ p.58

　緊張病症候群は，精神病性障害，抑うつ障害，双極性障害，および一般の医学的疾患を含む，多くの他の障害の経過中に生じうる．DSM-5 では，緊張病は，もはや統合失調症に特定の下位分類としてあげられていないが，本文の記述では，緊張病性障害を，他の医学的疾患によるものとして，

または精神病性障害，抑うつ障害，双極性障害に対しての特定用語として，または特定不能の緊張病として認めている．

> このカテゴリーは，緊張病に特徴的な症状が臨床的に意味のある苦痛，または社会的，職業的，または他の重要な領域における機能の障害を引き起こしているが，基礎となる精神疾患や他の医学的疾患の性質が不明瞭であったり，緊張病の診断基準を完全に満たしていなかったり，またはより特定の診断をつけるには情報が不十分であったりする場合（例：救命救急室の場面）に適用される．
> **コードするときの注**：781.99（R29.818）神経系，運動骨格系に関する他の症状をまずコードし，その後で293.89（F06.1）特定不能の緊張病をコードせよ．

特定不能の緊張病の診断は，緊張病症状をもつ人が，臨床的に意味のある苦痛，または障害を伴っているが，基礎となる精神疾患や他の医学的疾患の性質が不明瞭であったり，緊張病性障害の基準を完全には満たしていなかったり，またはより特定の診断をつけるには情報が不十分であったりする場合に使用されるかもしれない．

他の特定される統合失調症スペクトラム障害および他の精神病性障害，特定不能の統合失調症スペクトラム障害および他の精神病性障害
Other Specified Schizophrenia Spectrum and Other Psychotic Disorder, Unspecified Schizophrenia Spectrum and Other Psychotic Disorder

マニュアル ➲ p.120／手引 ➲ p.59

「他の特定されるおよび特定不能の統合失調症スペクトラム障害および他の精神病性障害」は，その人の症状が，より特定のカテゴリーのうちの1つに合致しない人に対しての残遺カテゴリーである．このカテゴリーは，DSM-IVの特定不能の精神病性障害に代わるものである．

他の特定される統合失調症スペクトラム障害および他の精神病性障害は，苦痛または障害を引き起こすが，より特定の障害の基準を完全には満たさない，スペクトラム障害の特徴的な症状をもつ状況で使用されうる．この場合，臨床家は，その人の症状が，基準に合致しない理由を伝える選択をする．DSM-5では，この診断が適切かもしれないという状況を記述するために，特定の例が提示される．「特定不能の統合失調症スペクトラム障害および他の精神病性障害」というカテゴリーは，臨床家が，基準がより特定の障害に合致しないとする理由を特定しないことを選択する場合，およびより特定の診断を下すには十分な情報がないときに使用される．

▶ 他の特定される統合失調症スペクトラム障害および他の精神病性障害

298.8（F28）

> このカテゴリーは，臨床的に意味のある苦痛，または社会的，職業的，または他の重要な領域における機能の障害を引き起こす，統合失調症スペクトラム障害および他の精神病性障害に特徴的な症状が優勢であるが，統合失調症スペクトラム障害および他の精神病性障害の診断分類の中のどの障害の診断基準も完全には満たさない場合に適用される．他の特定される統合失調症スペクトラム障害および他の精神病性障害のカテゴリーは，臨床家が，その症状が統合失調症スペクトラム障害および他の精神病性障害のどの基準をも満たしていないという特定の理由を伝える選択をする場合に使用される．これは，「他の特定される統合失調症スペクトラム障害および他の精神病性障害」の後に特定の理由（例：「持続性

の幻聴」）を記録することによって行われる．
　「他の特定される」という呼称を用いて特定できる症状の例には以下が含まれる．
1. **持続性の幻聴**：その他どのような徴候もないとき生じるもの
2. **気分エピソードと有意に重なった妄想**：ここに含まれるのは，気分エピソードの期間が持続性の妄想に重なり，妄想が続く期間のうち大部分に存在している場合である（妄想性障害の診断基準の中に短期の気分の問題のみを許容すると規定する項目があるが，それが当てはまらない場合など）．
3. **減弱精神病症候群**：この症候群は完全な形をもった精神病の閾値以下にある精神病様症状によって特徴づけられる（例：症状はより軽度で，より一過性であり，病識は比較的保たれる）．
4. **妄想性障害を有する人のパートナーにおける妄想症状**：ある人間関係において，支配的なパートナーに由来する妄想的素材がある人物における妄想的信念に内容を提供しているが，その人物は，その他の点では妄想性障害の診断基準を完全には満たしていない．

▶特定不能の統合失調症スペクトラム障害および他の精神病性障害

298.9（F29）

このカテゴリーは，臨床的に意味のある苦痛，または社会的，職業的，または他の重要な領域における機能の障害を引き起こす統合失調症スペクトラム障害および他の精神病性障害に特徴的な症状が優勢であるが，統合失調症スペクトラム障害および他の精神病性障害の診断分類の中のどの障害の診断基準も完全には満たさない場合に適用される．特定不能の統合失調症スペクトラム障害および他の精神病性障害のカテゴリーは，臨床家が統合失調症スペクトラム障害および他の精神病性障害の基準を満たさないとする理由を特定しないことを選択する場合，およびより特定の診断を下すには十分な情報がない状況（例：救命救急室の場面）において使用される．

臨床家評価による精神病症状の重症度ディメンション

　臨床家評価による精神病症状の重症度ディメンションは，幻覚，妄想，まとまりのない発語，異常な精神運動行動，陰性症状，認知機能障害，抑うつや躁病を含む重要な領域にわたって，臨床家が，その人の詳細な評価をすることに役立つ．この道具（尺度）は，第 20 章「評価尺度」で記述されている．

Key Points

- 章の構成は，統合失調症スペクトラム障害および他の精神病性障害群を，最も軽いものから最も重症なものへと勾配に沿って配置されるように変更された．重症度は，精神病徴候と症状のレベル，数，および期間によって定義されている．
- 統合失調型パーソナリティ障害は，統合失調症スペクトラム障害に含まれているが，基準および本文の記述は，「パーソナリティ障害群」の章に残されている．統合失調症および他の精神病性障害と病因的に密接な関係があると確認されたことが DSM-III で初めて記述されて以来，証拠が蓄積されてきた．
- 妄想性障害の基準では，「奇異でない」という形容詞が除かれ（基準 A），身体型は，身体的欠陥に関した妄想をもつ人が，醜形恐怖症として，より適切に診断されることを確実にするように編集されて

いる．
- 共有精神病性障害の診断は，たまにしか使用されず，その診断をもつ人が，いくつかの他の精神病性障害（例：妄想性障害）の基準に合致する症状を一般的にもつため，削除された．
- 統合失調症については，奇異な妄想と"1級の"幻覚は，もはや特別な扱いを与えられていない．さらに，臨床家は，統合失調症の下位分類をもはや記録しないことになる．歴史的先例にもかかわらず，それらの有用性もしくは予測の妥当性を支持する研究証拠が乏しい．
- 統合失調感情障害の基準は，気分症状が「疾病の活動期と残遺期を合わせた期間のうちの半分以上」を構成しなければならないということを，今回明確にした．DSM-IV における表現の信頼性の低さとその表現の限られた臨床的有用性のため，その変更は必要であった．

CHAPTER 5
Mood Disorders

気分障害

双極性障害および関連障害群〈DSM-5, 123 頁〉

		双極Ⅰ型障害〈DSM-5, 123 頁〉
296.89	(F31.81)	双極Ⅱ型障害〈DSM-5, 132 頁〉
301.13	(F34.0)	気分循環性障害〈DSM-5, 140 頁〉
		物質・医薬品誘発性双極性障害および関連障害〈DSM-5, 142 頁〉
293.83	(F06.3_)	他の医学的疾患による双極性障害および関連障害〈DSM-5, 145 頁〉
296.89	(F31.89)	他の特定される双極性障害および関連障害〈DSM-5, 147 頁〉
296.80	(F31.9)	特定不能の双極性障害および関連障害〈DSM-5, 148 頁〉

抑うつ障害群〈DSM-5, 155 頁〉

296.99	(F34.8)	重篤気分調節症〈DSM-5, 156 頁〉
		うつ病（DSM-5）/大うつ病性障害〈DSM-5, 160 頁〉，単一エピソード
		うつ病（DSM-5）/大うつ病性障害〈DSM-5, 160 頁〉，反復エピソード
300.4	(F34.1)	持続性抑うつ障害（気分変調症）〈DSM-5, 168 頁〉
625.4	(N94.3)	月経前不快気分障害〈DSM-5, 171 頁〉

Bipolar and Related Disorders

		Bipolar I Disorder
296.89	(F31.81)	Bipolar II Disorder
301.13	(F34.0)	Cyclothymic Disorder
		Substance/Medication-Induced Bipolar and Related Disorder
293.83	(F06.3_)	Bipolar and Related Disorder Due to Another Medical Condition
296.89	(F31.89)	Other Specified Bipolar and Related Disorder
296.80	(F31.9)	Unspecified Bipolar and Related Disorder

Depressive Disorders

296.99	(F34.8)	Disruptive Mood Dysregulation Disorder
		Major Depressive Disorder, Single episode
		Major Depressive Disorder, Recurrent episode
300.4	(F34.1)	Persistent Depressive Disorder (Dysthymia)
625.4	(N94.3)	Premenstrual Dysphoric Disorder

		物質・医薬品誘発性抑うつ障害〈DSM-5, 174 頁〉		Substance/Medication-Induced Depressive Disorder
293.83	(F06.3_)	他の医学的疾患による抑うつ障害〈DSM-5, 179 頁〉	293.83 (F06.3_)	Depressive Disorder Due to Another Medical Condition
311	(F32.8)	他の特定される抑うつ障害〈DSM-5, 182 頁〉	311 (F32.8)	Other Specified Depressive Disorder
311	(F32.9)	特定不能の抑うつ障害〈DSM-5, 182 頁〉	311 (F32.9)	Unspecified Depressive Disorder

　気分障害に関してのDSM-5における主要な変更点は，DSM-IVでこの名称をもつ章が2つの別々の章に分けられたことである．1つは「双極性障害および関連障害群」であり，もう1つは「抑うつ障害群」である．この章では両方の診断分類が概観されている．

　気分障害は広く認められ，高い有病率を有し，早期の死亡率や自殺と関連している．これらの疾患は，『The Global Burden of Disease』(Murray & Lopez, 1996) に記されているように，世界で最も機能障害をきたす病気に含まれている．個々の生活状況にとって全般的に不適切な，顕著で持続する気分の障害として特徴づけられ，うつ病と躁病が主要な症候群であるとみなされている．気分障害の人に多くの症状が引き起こされるが，うつ病の人には不眠，自殺念慮，食欲不振，罪業念慮が，躁病の人には多幸症，易怒性，睡眠欲求の減少，過活動が起こる．これらの疾患はDSM-IIIにおいてはまとめて感情障害として言及されたが，DSM-III-Rにおいて気分障害と改名された．気分障害という用語はより適切であって，それは感情は情動表現における気分変化の動揺を表す一方で，気分はより持続的で広範な気分の状態を表すからである．

　気分障害は最良の分類図式を同定するために，これまで何年にもわたって，多数の異なった方法で分けられてきた．その到達点はわかりにくいものであったが，研究と臨床経験の双方とも気分障害の基本的な症状が抑うつ気分，気分の高揚，またはその両者の混合であることを示している．

　含まれる障害の数は限られているものの，DSM-5の気分障害の2つの章は，その人の病気についてより詳細な情報の提供に使用できる特定用語のために，長めになっている．これらの特定用語は，現在または直近のエピソードが躁病，軽躁病，または抑うつエピソードなのか，気分障害が不安性の苦痛を伴うのか，その気分障害に混合性の特徴，メランコリアの特徴，非定型の特徴，精神病性の特徴，または緊張病があるのか，急速交代型かどうか，周産期発症かどうか，または季節型があるかどうかを臨床家が記録することができる．

　気分症状はこれらの診断分類に特異的なものではなく，多くの他の精神疾患に認められるため，鑑別診断は複雑である．例えば，躁/軽躁症状は神経認知障害群，または統合失調症スペクトラム障害および他の精神病性障害群においてよく起こる一方で，抑うつは，適応障害，不安症群，パーソナリティ障害群の広い範囲にある程度認められる．気分症状は時々不眠，疲労感，または説明できない疼痛の訴えによって隠されることがあり，鑑別診断をさらに複雑にしうる．

　歴史的に，気分障害は最も古くから認識されていた精神医学的症候群の1つであり，数世紀にわりほぼすべての診断分類システムに含まれてきた．DSM-I（躁うつ反応）およびDSM-II（躁うつ病）では，抑うつ疾患と双極性疾患の両者は同じカテゴリーに含まれていた．1つを除くすべてが精神病に分類されていた．すなわち，ストレスの強い人生経験に誘発された気分症候群以外，である．後に，躁病エピソードをもつ人は，うつ病のみを経験する人と比較して，基本的に異なる経過と転帰をもつことを示した研究を受けて，単極性障害と双極性障害が分けられた．これらの新しい概念はFeighnerの基準 (Feighner et al, 1972)，Research Diagnostic Criteria (Spitzer et al, 1975)，および

DSM-Ⅲに反映された．この基本的な区別は，臨床精神科医にも研究者にも十分に受け入れられている．

われわれは79頁にあげられている双極性障害および関連障害群に関するDSM-5の章を概観することから始める．

双極性障害および関連障害群
Bipolar and Related Disorders

この診断分類は，気分，活動，および行動の著しい周期的変動により特徴づけられる疾患を認めている．双極性障害の古典的な形態は，Kraepelinにより，統合失調症と対比されて，挿話性で荒廃をきたさない病気と記述された．この疾患のより軽度な形態が存在することが研究による証拠で確かめられ，これはDSM-Ⅲでは非定型双極性障害としてあげられ，DSM-Ⅳでは双極Ⅱ型障害という独自のカテゴリーが与えられた．DSM-5において，「双極性障害および関連障害群」が「統合失調症スペクトラム障害および他の精神病性障害群」の章と「抑うつ障害群」の章の間に位置づけられているのは，それがこれら2つの診断分類の橋渡しとなるという認識からである．

双極性障害診断の特異度と感度を改善するという目標のために，DSM-5の基準ではいくつかの変更がなされた．1つの目的は，最初の症候群の発症から正しい診断までの遅れを減らすことである．誤診により，双極性障害をもつ人はしばしば，気分安定薬なしで抗うつ薬の薬物療法を受けるなどの不適切な治療を受け，それによってその周期の加速化，または軽躁/躁転，混合状態，および自殺企図などの危険にさらされる．診断の正確さが改善することで，抑うつ気分を呈している人の中の双極性を認識させ，早期の治療を受けられる可能性が増大することが期待される．

気分障害作業部会は，躁病と軽躁病の基準Aに「持続的に亢進した目標指向性の活動または活力」という語句を付け加えた．この追加によって，双極Ⅰ型またはⅡ型障害と診断するためにこの特徴的な症状が存在することが必要である，ということを明示している．作業部会はまた，躁病エピソードと抑うつエピソードの診断基準を同時に満たすことを求めていた双極Ⅰ型障害・混合型の診断を削除することを推奨した．その代わりに，躁病または軽躁病に抑うつの特徴が存在すれば適用できる「混合性の特徴を伴う」の特定用語が付け加えられている．両者の完全な症候群が存在すること，という要求は適用するのが難しく，完全な診断閾値を満たさない重要な気分症状を臨床家が無視するようになる可能性があったためである（Cassano et al, 2004；Goldberg et al, 2009）．

他の変更は，抗うつ治療（医薬品，電気けいれん療法）の間に出現する躁病または軽躁病で，治療による生理学的な作用を超えて完全な症候的水準を維持するものは現在，双極性障害の診断に対して十分な根拠があるとみなされている．

要約すると，これらの変更は，臨床家に活動の増加や躁病/軽躁病とうつ病の混合状態を反映する症状を観察・記録し，治療の決定や将来の患者の追跡を考慮することを奨励し，よって，双極性障害の認識と治療の改善を目指す改訂を反映しているものである．さらに，医薬品や物質の作用を超えて持続する物質誘発性疾患をもつ人には，今や双極性障害の診断がなされるだろう．

躁病エピソード
Manic Episode

マニュアル ➔ p.124 / 手引 ➔ p.61

診断基準

双極Ⅰ型障害と診断するためには，躁病エピソードについて以下の基準に該当することが必要である．躁病エピソードには軽躁病エピソードや抑うつエピソードが先行したり，後に続いたりしていることがある．

A．気分が異常かつ持続的に高揚し，開放的または易怒的となる．加えて，異常にかつ持続的に亢進した目標指向性の活動または活力がある．このような普段とは異なる期間が，少なくとも1週間，ほぼ毎日，1日の大半において持続する（入院治療が必要な場合はいかなる期間でもよい）．

B．気分が障害され，活動または活力が亢進した期間中，以下の症状のうち3つ（またはそれ以上）（気分が易怒性のみの場合は4つ）が有意の差をもつほどに示され，普段の行動とは明らかに異なった変化を象徴している．
  (1) 自尊心の肥大，または誇大
  (2) 睡眠欲求の減少（例：3時間眠っただけで十分な休息がとれたと感じる）
  (3) 普段より多弁であるか，しゃべり続けようとする切迫感
  (4) 観念奔逸，またはいくつもの考えがせめぎ合っているといった主観的な体験
  (5) 注意散漫（すなわち，注意があまりにも容易に，重要でないまたは関係のない外的刺激によって他に転じる）が報告される，または観察される．
  (6) 目標指向性の活動（社会的，職場または学校内，性的のいずれか）の増加，または精神運動焦燥（すなわち，無意味な非目標指向性の活動）
  (7) 困った結果につながる可能性が高い活動に熱中すること（例：制御のきかない買いあさり，性的無分別，またはばかげた事業への投資などに専念すること）

C．この気分の障害は，社会的または職業的機能に著しい障害を引き起こしている，あるいは自分自身または他人に害を及ぼすことを防ぐため入院が必要であるほど重篤である，または精神病性の特徴を伴う．

D．本エピソードは，物質（例：乱用薬物，医薬品，または他の治療）の生理学的作用，または他の医学的疾患によるものではない．
  注：抗うつ治療（例：医薬品，電気けいれん療法）の間に生じた完全な躁病エピソードが，それらの治療により生じる生理学的作用を超えて十分な症候群に達してそれが続く場合は，躁病エピソード，つまり双極Ⅰ型障害の診断とするのがふさわしいとする証拠が存在する．

注：基準A〜Dが躁病エピソードを構成する．少なくとも生涯に一度の躁病エピソードがみられることが，双極Ⅰ型障害の診断には必要である．

■基準A

「持続的に亢進した目標指向性の活動または活力」という語句は，気分と活動の両方の変化が適切に認識されるのを確認するために付け加えられた．活動または活力の亢進は，躁病と軽躁病の中核的な症状である．この変更は，活動の水準を考慮に入れなければ，軽度の躁病，軽躁病，および閾値下の双極性の特徴が，しばしば認識されなかったり，またはうつ病と誤診されてしまうという懸念からなされたものである（Angst et al, 2011, 2012）．さらに，臨床家はしばしばうつ状態の人を診

察し，後方視的に躁病を評価しようとするため，その人にとってより微妙で自我親和的であるかもしれない気分の変化よりも，活動の亢進期間を思い出すほうがより簡単であるかもしれない．「持続的に亢進した目標指向性の活動または活力」を追加することは，この診断の適用への特異性を増大させるだろう．

また，これらの症状が「ほぼ毎日，1日の大半」存在することを認めるように用語も変更されている．これは，臨床家が躁病（または軽躁病）を，境界性パーソナリティ障害やこの疾患をもつ人が典型的に報告する気分変動（すなわち，非常に一時的で，通常は正常気分から突然の怒りや抑うつ気分への変化に関連しており，心理社会的なストレスに反応して起こる傾向がある）から鑑別する手助けになる．

■基準B

この基準において，「活力または活動の亢進」の語句が，躁病と軽躁病の鑑別におけるこの症状の重要性を強調するために追加されている．さらに，「普段の行動とは明らかに異なった変化を象徴している」という用語が，躁病と軽躁病がその人の普段の行動からの変化を示し，明確な気分または気分状態を構成していることを強調するために追加されている．明らかに，躁転はその人にとって正常ではない，行為や行動の変化を示し，それはたいてい他者，特に愛する人の変化に悩まされる家族によって観察されるものである．診断には，7つの古典的な躁症状のうち3つまたはそれ以上（気分が易怒性のみの場合は4つ）が必要である．

■基準C

この基準はDSM-IVの基準Dから簡略化されている．躁病は明らかに機能を損なう．軽症であれば許容されうる（そしてことによるとある状況では望ましいかもしれない）が，本格的な躁病はその人の私生活および仕事において，特にその人が私生活（例：浮気，相手を選ばない性行為）または仕事（例：大きな買い物，個人的決定）においてまずい決断をしてしまった場合に悲惨な状態になりうる．妄想および/または幻覚（例：自分が大富豪であると信じる，特別な宗教的な使命がある，有名人の知り合いがいる）もまた，その人の行動に影響を与えるかもしれない．

■基準D

この基準では，躁病が物質（例：乱用薬物，医薬品，その他の治療）によって誘発されたものではないことを必要としている．躁症状と関連する薬物は多数あり，除外する必要がある（例：精神刺激薬，ステロイド）．抗うつ治療（例：医薬品，電気けいれん療法）により起こった躁病が，「それらの治療により生じる生理学的作用を超えて十分な症候群に達してそれが続く場合は，躁病エピソード，つまり双極Ⅰ型障害の診断とするのがふさわしいとする証拠が存在する」，という表記が新たにDSM-5でなされた．対照的に，DSM-IVでは「明らかに身体的抗うつ治療によって引き起こされた"躁病様エピソード"」は双極Ⅰ型障害の診断とはみなされなかった．

■特定用語

DSM-IVでの「双極Ⅰ型障害，最も新しいエピソードが混合性」という基準が，DSM-5では躁病，軽躁病，うつ病エピソードに対する「混合性の特徴を伴う」の特定用語に置き換わった．DSM-IVのこの基準はしばしば混乱をまねくとみなされていたものであり，それゆえ抑うつ症状をもつ人が無視され，彼らの症状は認識されなていかなかったかもしれない．双極性障害の人（と症状が抑うつエピソードの基準を満たす人）が，かなりの割合で，DSM-IVにおける混合性エピソードの定義を満

たすには不十分な数の抑うつ（または躁）症状の混合を表しているため，この症状の重要性は気づかれないか，または症状が完全に無視されていた．経過（より若年での発症），エピソード回数の多さ，アルコール乱用や自殺企図の可能性がより高くなること，急速交代型の可能性がより高くなること，そして生涯にわたる双極性障害の診断を受ける可能性がより高くなることと関連しているので，混合症状の存在を認識することは重要である．

軽躁病エピソード
Hypomanic Episode

マニュアル●p.124／手引●p.62

軽躁病エピソードの基準は，双極Ⅰ型障害の経過中か，または双極Ⅱ型障害の定型の部分としてみられる躁病の軽症型を表している．

診断基準

A．気分が異常かつ持続的に高揚し，開放的または易怒的となる．加えて，異常にかつ持続的に亢進した活動または活力のある，普段とは異なる期間が，少なくとも4日間，ほぼ毎日，1日の大半において持続する．

B．気分が障害され，かつ活力および活動が亢進した期間中，以下の症状のうち3つ（またはそれ以上）（気分が易怒性のみの場合は4つ）が持続しており，普段の行動とは明らかに異なった変化を示しており，それらは有意の差をもつほどに示されている．
  (1) 自尊心の肥大，または誇大
  (2) 睡眠欲求の減少（例：3時間眠っただけで十分な休息がとれたと感じる）
  (3) 普段より多弁であるか，しゃべり続けようとする切迫感
  (4) 観念奔逸，またはいくつもの考えがせめぎ合っているといった主観的な体験
  (5) 注意散漫（すなわち，注意があまりにも容易に，重要でないまたは関係のない外的刺激によって他に転じる）が報告される，または観察される．
  (6) 目標指向性の活動（社会的，職場または学校内，性的のいずれか）の増加，または精神運動焦燥
  (7) 困った結果につながる可能性が高い活動に熱中すること（例：制御のきかない買いあさり，性的無分別，またはばかげた事業への投資などに専念すること）

C．本エピソード中は，症状のないときのその人固有のものではないような，疑う余地のない機能の変化と関連する．

D．気分の障害や機能の変化は，他者から観察可能である．

E．本エピソードは，社会的または職業的機能に著しい障害を引き起こしたり，または入院を必要とするほど重篤ではない．もし精神病性の特徴を伴えば，定義上，そのエピソードは躁病エピソードとなる．

F．本エピソードは，物質（例：乱用薬物，医薬品，あるいは他の治療）の生理学的作用によるものではない．
  注：抗うつ治療（例：医薬品，電気けいれん療法）の間に生じた完全な軽躁病エピソードが，それらの治療により生じる生理学的作用を超えて十分な症候群に達して，それが続く場合は，軽躁病エピソードと診断するのがふさわしいとする証拠が存在する．しかしながら，1つまたは2つの症状（特に，抗うつ薬使用後の，易怒性，いらいら，または焦燥）だけでは軽躁病エピソードとするには不十分であり，双極性の素因を示唆するには不十分であるという点に注意を払う必要がある．

注：基準 A〜F により軽躁病エピソードが構成される．軽躁病エピソードは双極 I 型障害ではよくみられるが，双極 I 型障害の診断には必ずしも必須ではない．

　軽躁病エピソードの基準は，基準 A において「持続的に亢進した活動または活力」という語句が加わったことと，変化が「ほぼ毎日，1 日の大半」存在することの必要性も基準 A に付け加えられた以外は，DSM-IV からほとんど変わっていない．さらに新しいことは，注記が，軽躁病エピソードは抗うつ治療によって起こるものでもよいが，1 つまたは 2 つの症状が存在するのみでは診断を満たさない，と示していることである．

抑うつエピソード
Major Depressive Episode

マニュアル➡p.125／手引➡p.63

　この章の後半，抑うつエピソードの基準とその説明がある，「抑うつ障害群」を参照のこと．

双極 I 型障害
Bipolar I Disorder

マニュアル➡p.126／手引➡p.65

　DSM-5 では，DSM-IV のような双極 I 型障害に対する 6 つの独立した基準はない．前述のように，今回強調されているのは，特定用語を用いることである．

診断基準
A．少なくとも 1 つ以上の躁病エピソード（上記「躁病エピソード」A〜D）に該当すること．
B．躁病エピソードと抑うつエピソードの発症が，統合失調感情障害，統合失調症，統合失調症様障害，妄想性障害，または，他の特定されるまたは特定不能の統合失調症スペクトラム障害および他の精神病性障害ではうまく説明されない．

コード付記と記録の手順

　双極 I 型障害の診断コードは，現在または直近のエピソードの型，および現在の重症度，精神病性の特徴の存在，寛解状況を考慮して決定される．現在の重症度と精神病性の特徴は躁病エピソードまたは抑うつエピソードの診断基準が現在完全に満たされる場合にのみ考慮される．寛解の特定用語は，躁病エピソード，軽躁病エピソード，または抑うつエピソードの診断基準が現在完全に満たされない場合に考慮される．そのコードは以下のとおり：

双極 I 型障害	現在または直近のエピソードが躁病	現在または直近のエピソードが軽躁病*	現在または直近のエピソードが抑うつ	現在または直近のエピソードが特定不能**
軽度（DSM-5, 153 頁）	296.41（F31.11）	NA	296.51（F31.31）	NA
中等度（DSM-5, 153 頁）	296.42（F31.12）	NA	296.52（F31.32）	NA
重度（DSM-5, 153 頁）	296.43（F31.13）	NA	296.53（F31.4）	NA

双極 I 型障害	現在または直近の エピソードが躁病	現在または直近の エピソードが軽躁病*	現在または直近の エピソードが抑うつ	現在または直近のエピ ソードが特定不能**
精神病性の特徴を 伴う*** (DSM-5, 151頁)	296.44 (F31.2)	NA	296.54 (F31.5)	NA
部分寛解 (DSM-5, 153頁)	296.45 (F31.73)	296.45 (F31.71)	296.55 (F31.75)	NA
完全寛解 (DSM-5, 153頁)	296.46 (F31.74)	296.46 (F31.72)	296.56 (F31.76)	NA
特定不能	296.40 (F31.9)	296.40 (F31.9)	296.50 (F31.9)	NA

* 重症度や精神病性の特定用語をつけない．寛解していない事例については 296.40 (F31.0) とコードする．
** 重症度，精神病性，寛解の特定用語をつけない．コード 296.7 (F31.9)．
*** もし精神病性の特徴が現在みられるなら，エピソードの重症度にかかわりなく「精神病性の特徴を伴う」という特定用語によりコードする．

診断名を記録するときは，用語は以下の順序で用いる：双極 I 型障害，現在または直近のエピソードの型，重症度/精神病性/寛解の特定用語，現在または直近のエピソードに関するコードのない特定用語

▶特定せよ
不安性の苦痛を伴う (DSM-5, 148頁)
混合性の特徴を伴う (DSM-5, 149頁)
急速交代型 (DSM-5, 150頁)
メランコリアの特徴を伴う (DSM-5, 150頁)
非定型の特徴を伴う (DSM-5, 151頁)
気分に一致する精神病性の特徴を伴う (DSM-5, 152頁)
気分に一致しない精神病性の特徴を伴う (DSM-5, 152頁)
緊張病を伴う (DSM-5, 152頁)　コードするときの注：追加コードを用いること：293.89 (F06.1)
周産期発症 (DSM-5, 152頁)
季節型 (DSM-5, 152頁)

双極 II 型障害
Bipolar II Disorder

マニュアル ➡ p.132 / 手引 ➡ p.67

双極 II 型障害の基準は，少しの改訂を除き DSM-IV から比較的変わっていない．この章の前半で述べたように，強調されているのは特定用語の使用である．

診断基準　296.89 (F31.81)

双極 II 型障害の診断のためには，現在または過去の軽躁病エピソードの以下の基準を満たし，**および**，現在または過去の抑うつエピソードの以下の基準を満たすことが必要である．

A．少なくとも 1 つの軽躁病エピソードが，診断基準（「軽躁病エピソード」の項，基準 A～F）に該当し，加えて，少なくとも 1 つの抑うつエピソードが診断基準（「抑うつエピソード」の項，基準 A～C）に該当したことがある．
B．過去，躁病エピソードがない．
C．軽躁病エピソードと抑うつエピソードの発症が，統合失調感情障害，統合失調症，統合失調症様障

害，妄想性障害，または，他の特定されるまたは特定不能の統合失調症スペクトラム障害および他の精神病性障害ではうまく説明されない．

D．抑うつの症状，または，抑うつと軽躁を頻繁に交替することで生じる予測不能性が，臨床的に意味のある苦痛，または社会的，職業的，または他の重要な領域における機能の障害を引き起こしている．

コード付記と記録の手順

双極 II 型障害は 1 つのコード 296.89（F31.81）をもつ．現在の重症度，精神病性の特徴の存在，経過，その他の特定用語についてはコード化できないが，記載して示すこと〔例：「296.89（F31.81）双極 II 型障害，現在のエピソードが抑うつ，中等度，混合性の特徴を伴う」，「296.89（F31.81）双極 II 型障害，直近のエピソードが抑うつ，部分寛解」〕．

▶現在または直近のエピソードを特定せよ

軽躁病

抑うつ

▶該当すれば特定せよ

不安性の苦痛を伴う（DSM-5, 148 頁）

混合性の特徴を伴う（DSM-5, 149 頁）

急速交代型（DSM-5, 150 頁）

メランコリアの特徴を伴う（DSM-5, 150 頁）

非定型の特徴を伴う（DSM-5, 151 頁）

気分に一致する精神病性の特徴を伴う（DSM-5, 152 頁）

気分に一致しない精神病性の特徴を伴う（DSM-5, 152 頁）

緊張病を伴う（DSM-5, 152 頁）　コードするときの注：追加コードを用いること：293.89（F06.1）

周産期発症（DSM-5, 152 頁）

季節型（DSM-5, 152 頁）：抑うつエピソードにのみ適用すること．

▶現在，気分エピソードの基準を完全に満たさない場合，経過を特定せよ

部分寛解（DSM-5, 153 頁）

完全寛解（DSM-5, 153 頁）

▶現在，気分エピソードの基準を完全に満たす場合，重症度を特定せよ

軽度（DSM-5, 153 頁）

中等度（DSM-5, 153 頁）

重度（DSM-5, 153 頁）

気分循環性障害
Cyclothymic Disorder

マニュアル➡p.140／手引➡p.72

　気分循環性障害の人は抑うつと軽躁の 2 極間を軽度に変動する．軽躁病相においては，その人は高揚しているが，社会的や職業的に支障をきたすほどではない．抑うつ相においては，その人は抑うつ症状をもつものの，抑うつエピソードの基準を完全に満たすほど重篤ではない．このように，気分循環性障害の人は，高めから低めへと気分が変動する傾向があり，慢性的で軽度な気分の不安定があるかもしれない．

　この障害は DSM-III で初めて取り入れられ，DSM-II（米国精神医学会，1968）における循環気質パー

ソナリティに由来する．これは、「抑うつと高揚の期間が繰り返し交互に現れる行動パターン」として記述された（DSM-Ⅲ, 原著 42 頁）．気分障害の章（DSM-Ⅲ の感情障害）への移動は気分循環性障害が双極性障害に関連しているという証拠に基づいてなされた．例えば，気分循環性障害の人の中には躁病エピソードを発症する者があり，また他の人で抑うつエピソードを発症する者もあり，それゆえ，双極Ⅰ型かⅡ型障害かのどちらかの診断基準を満たすからである．

　DSM-5 における気分循環性障害の基準は DSM-Ⅳ からほとんど変わっていないが，明瞭化のための改訂がある．主な変更点は，2 年間のうち，軽躁と抑うつ症状が「少なくとも半分」の期間で存在することを示していることであった．これは症状のない期間が「2 カ月を超えない」という，（DSM-Ⅳ に）すでに存在している要件に付け加えられている．この新たな語句は臨床家にとって，より大きな指針となり，気分循環性障害が比較的慢性的で持続的な気分障害であるという概念を強化している．

診断基準　　　　　　　　　　　　　　　　　　　　　　　301.13（F34.0）

A．少なくとも 2 年間（子どもおよび青年の場合は少なくとも 1 年間）にわたって，軽躁症状を伴うが軽躁病エピソードの基準は満たさない多数の期間と，抑うつ症状を伴うが抑うつエピソードの基準は満たさない多数の期間が存在する．

B．上記 2 年間の期間中（子どもおよび青年の場合は 1 年間），少なくとも半分は軽躁および抑うつを伴う期間があり，症状がなかった期間が一度に 2 カ月を超えない．

C．抑うつエピソード，躁病エピソード，または軽躁病エピソードの基準は満たしたことがない．

D．基準 A の症状は，統合失調感情障害，統合失調症，統合失調症様障害，妄想性障害，または，他の特定されるまたは特定不能の統合失調症スペクトラム障害および他の精神病性障害ではうまく説明されない．

E．症状は，物質（例：乱用薬物，医薬品）または他の医学的疾患（例：甲状腺機能亢進症）の生理学的作用によるものではない．

F．症状は，臨床的に意味のある苦痛，または社会的，職業的，または他の重要な領域における機能の障害を引き起こしている．

▶該当すれば特定せよ
不安性の苦痛を伴う（DSM-5, 148 頁）

物質・医薬品誘発性双極性障害および関連障害
Substance/Medication-Induced Bipolar and Related Disorder

マニュアル ● p.142 / 手引 ● p.72

　物質・医薬品誘発性双極性障害および関連障害の基準は，DSM-Ⅳ における物質誘発性気分障害に由来するが，双極性障害に特定されている．この基準は双極性障害が物質の乱用や薬物治療により誘発されたということを除いては，躁病エピソードの基準のままである．

診断基準

A．顕著で持続性の気分の障害が臨床像において優勢で，高揚した，開放的な，または易怒的な気分によって特徴づけられる．抑うつ気分，または，すべてのまたはほとんどすべての活動に対する興味または喜びの著しい低下を，伴う場合と伴わない場合とがある．

B．病歴，身体診察所見，または検査所見から，（1）および（2）の証拠がある．

(1) 基準Aの症状は，物質中毒または離脱の期間中またはその直後か，医薬品曝露後に出現した．
(2) その物質・医薬品は基準Aの症状を引き起こすことが可能である．
C．その障害は，物質・医薬品誘発性ではない双極性障害または関連障害ではうまく説明されない．物質・医薬品誘発性ではない独立した双極性障害または関連障害で説明されるという証拠には，以下のものが含まれる．

症状が物質・医薬品使用の開始に先行する；症状が急性の離脱または重度の中毒が終わった後，かなりの期間（例：1カ月）持続する；または物質・医薬品誘発性ではない双極性障害および関連障害が独立して存在することを示唆する他の証拠（例：物質・医薬品誘発性でない反復エピソード）がある．

D．その障害は，せん妄の経過中にのみ起こるものではない．
E．その障害は，臨床的に意味のある苦痛，または社会的，職業的，または他の重要な領域における機能の障害を引き起こしている．

コードするときの注：［特定の物質・医薬品］誘発性双極性障害および関連障害群のための ICD-9-CM と ICD-10-CM コードは，下記の表に示されている．ICD-10-CM コードは，同じ分類の物質について併存する物質使用障害の有無によることに注意せよ．軽度の物質使用障害が物質誘発性双極性障害および関連障害に併存している場合，4番目の数字は「1」であり，臨床家は，物質誘発性双極性障害および関連障害の前に，「軽度［物質］使用障害」と記録すべきである（例：「軽度コカイン使用障害，コカイン誘発性双極性障害および関連障害を伴う」）．中等度または重度の物質使用障害が物質誘発性双極性障害および関連障害に併存している場合は，4番目の数字は「2」であり，併存する物質使用障害の重症度に応じて，臨床家は「中等度［物質］使用障害」または「重度［物質］使用障害」と記録すべきである．物質使用障害が併存していない場合（例：物質の大量使用を1回した後），4番目の数字は「9」であり，臨床家は物質誘発性双極性障害および関連障害のみを記録すべきである．

	ICD-9-CM	ICD-10-CM		
		軽度の使用障害を伴う	中等度または重度の使用障害を伴う	使用障害を伴わない
アルコール	291.89	F10.14	F10.24	F10.94
フェンシクリジン	292.84	F16.14	F16.24	F16.94
他の幻覚薬	292.84	F16.14	F16.24	F16.94
鎮静薬，睡眠薬，または抗不安薬	292.84	F13.14	F13.24	F13.94
アンフェタミン（または他の精神刺激薬）	292.84	F15.14	F15.24	F15.94
コカイン	292.84	F14.14	F14.24	F14.94
他の（または不明の）物質	292.84	F19.14	F19.24	F19.94

▶**該当すれば特定せよ**（物質分類に関連した診断については「物質関連障害および嗜癖性障害群」の表16-1，277頁を参照）：

中毒中の発症：その物質による中毒の基準を満たし，症状が中毒中に発症した場合
離脱中の発症：その物質による離脱の基準を満たし，症状が離脱中または直後に発症した場合

　臨床家は，この障害を抗うつ治療の間に出現する双極Ⅰ型またはⅡ型障害と混同する可能性があることに注意すべきである．物質・医薬品誘発性双極性障害および関連障害では，症状は明らかに物質の摂取と関連し，治療の生理学的作用を超えては持続しない．双極Ⅰ型またはⅡ型障害では逆のことが起こる．すなわち，躁病/軽躁病エピソードが抗うつ治療（医薬品，電気けいれん療法）の

間に出現し，急性の離脱症状や重篤な中毒が終了した後も，十分な期間の間は，完全な症状を満たす水準で持続することが双極性の証拠である．

他の医学的疾患による双極性障害および関連障害
Bipolar and Related Disorder Due to Another Medical Condition

マニュアル ➡ p.145 / 手引 ➡ p.76

他の医学的疾患による双極性障害および関連障害の診断基準は，DSM-IV の一般身体疾患による気分障害の基準にならっているが，双極性障害に特定されている．この場合，躁病または軽躁病エピソードは身体疾患によるものである．

> **診断基準**
>
> A．異常に高揚した，開放的な，または易怒的な気分と，活動性または活力の異常な増加が臨床像において優勢である期間が顕著かつ持続性に存在する．
> B．病歴，身体診察所見，または検査所見から，その障害が他の医学的疾患の直接的な病態生理学的結果であるという証拠がある．
> C．その障害は，他の精神疾患ではうまく説明できない．
> D．その障害は，せん妄の経過中にのみ起こるものではない．
> E．その障害は，臨床的に意味のある苦痛，または社会的，職業的，または他の重要な領域における機能の障害を引き起こしているか，自己または他者を傷つけるのを防ぐために入院が必要であるか，または精神病性の特徴が存在する．
>
> **コードするときの注**：他の医学的疾患による双極性障害および関連障害のための ICD-9-CM のコードは，特定用語によらず 293.83 である．ICD-10-CM のコードは，特定用語による（下記参照）．
>
> ▶該当すれば特定せよ
> 　（F06.33）躁病の特徴を伴う：躁病または軽躁病エピソードの基準を完全には満たさない．
> 　（F06.33）躁病または軽躁病類似エピソードを伴う：基準 D を除いて躁病エピソードを完全に満たすか，または基準 F を除いて軽躁病エピソードを完全に満たす．
> 　（F06.34）混合性の特徴を伴う：抑うつ症状も存在するが，臨床像において優勢ではない．
>
> **コードするときの注**：精神疾患の病名の中に，他の医学的疾患の病名も含むこと〔例：「293.83（F06.33）甲状腺機能亢進症による双極性障害，躁病の特徴を伴う」〕．他の医学的疾患にもコードをつけ，医学的疾患による双極性障害および関連障害の直前に，独立して記載すること〔例：「242.90（E05.90）甲状腺機能亢進症」，「293.83（F06.33）甲状腺機能亢進症による双極性障害，躁病の特徴を伴う」〕．

他の特定される双極性障害および関連障害，特定不能の双極性障害および関連障害
Other Specified Bipolar and Related Disorder, and Unspecified Bipolar and Related Disorder

マニュアル ➡ p.147 / 手引 ➡ p.77

「他の特定される双極性障害および関連障害」と「特定不能の双極性障害および関連障害」の診断は，DSM-IV における特定不能の双極性障害に代わる，残遺的なカテゴリーである．

他の特定される双極性障害および関連障害は，双極性障害または関連障害に特徴的な症状があり，それが苦痛と機能の障害を引き起こしているが，より特定される疾患の診断基準を完全には満

たさない人に用いられる．この場合，臨床家は症状が完全な診断基準を満たさない理由を伝えることを選択する．臨床家は特定の理由を記録することを推奨される〔例：短期間の軽躁病エピソード（2～3日）と抑うつエピソード〕．

特定不能の双極性障害および関連障害のカテゴリーは，苦痛や機能の障害を引き起こす特徴的な症状が存在するが，これらの症状はより特定される疾患の基準を完全には満たさない場合，および臨床家がより特定される疾患の基準を満たさない理由を伝えないことを選択する場合，またはより特定される疾患を下すのに十分な情報がない状況において使用される．

▶他の特定される双極性障害および関連障害

296.89（F31.89）

このカテゴリーは，臨床的に意味のある苦痛，または社会的，職業的，または他の重要な領域における機能の障害を引き起こす双極性障害および関連障害に特徴的な症状が優勢であるが，双極性障害および関連障害群のどの基準も完全には満たさない場合に適用される．他の特定される双極性障害および関連障害のカテゴリーは，臨床家が，その症状がどの双極性障害および関連障害の基準も満たさないという特定の理由を伝える選択をする場合に使用される．これは，「他の特定される双極性障害および関連障害」の後に特定の理由（例：「短期間の気分循環症」）を記録することによって行われる．

「他の特定される」という用語を使用して特定できる症状の例は以下である．

1. **短期間の軽躁病エピソード（2～3日間）および抑うつエピソード**：1回または複数回の抑うつエピソードの既往があり，躁病または軽躁病エピソードの基準は完全に満たしたことはないが，軽躁病エピソードの症状の診断を完全に満たす2～3日しか持続しない短期間の軽躁病を2回以上経験している．軽躁病症状のエピソードが抑うつエピソードの期間とは重畳しないため，本障害は，混合性の特徴を伴う抑うつエピソードの基準は満たさない．

2. **不十分な症状を伴う軽躁病エピソードおよび抑うつエピソード**：1回または複数回の抑うつエピソードの既往があり，躁病または軽躁病エピソードの基準は完全に満たしたことはないが，軽躁病エピソードの症状の基準を完全には満たさない程度の軽躁病を1回または複数回，経験している（すなわち，高揚した気分および1つまたは2つの軽躁病エピソードの他の症状，または易怒的気分および2つまたは3つの軽躁病エピソードの他の症状が，少なくとも連続して4日間）．軽躁病症状のエピソードが抑うつエピソードの期間とは重畳しないため，本障害は，混合性の特徴を伴う抑うつエピソードの基準は満たさない．

3. **先行する抑うつエピソードを伴わない軽躁病エピソード**：1回または複数回の軽躁病エピソードがあるが，抑うつエピソードまたは躁病エピソードの基準を完全に満たしたことはない．持続性抑うつ障害（気分変調症）の診断が確立された人に本エピソードが出現した場合，軽躁病エピソードの完全な基準を満たす期間は双方の診断を同時に適用することができる．

4. **短期間の気分循環症（24カ月未満）**：24カ月未満の期間（子どもおよび青年においては12カ月未満）にわたって続く，軽躁病エピソードの基準を満たさない複数回の軽躁病症状のエピソード，および抑うつエピソードの基準を満たさない複数回の抑うつ症状のエピソードがあり，抑うつ，躁病，または軽躁病エピソードの基準を完全に満たしたことはなく，他の精神病性障害の基準も満たさない．本障害の期間中，軽躁または抑うつ症状がある日のほうが症状がない日よりも多く，一度に2カ月以上症状がないことはなく，症状は臨床的に意味のある苦痛または障害を引き起こしている．

▶ **特定不能の双極性障害および関連障害**

296.80（F31.9）

このカテゴリーは，臨床的に意味のある苦痛，または社会的，職業的，または他の重要な領域における機能の障害を引き起こす双極性障害および関連障害に特徴的な症状が優勢であるが，双極性障害および関連障害群のどの基準も完全には満たさない場合に適用される．特定不能の双極性障害および関連障害のカテゴリーは，臨床家が，どの双極性障害および関連障害の基準も満たさないとする理由を特定しないことを選択する場合，およびより特定の診断を下すのに十分な情報がない状況（例：救命救急室の場面）において使用される．

抑うつ障害群
Depressive Disorders

　DSM-5 における抑うつ障害群は 79-80 頁にまとめられている．新たに 2 つの診断，すなわち重篤気分調節症と月経前不快気分障害がある．抑うつ障害群を通して，混合性の症状の存在を示す新しい特定用語が加えられている．うつ病の診断に適用されている中核的な基準項目は，2 週間の持続が必要であることと同様に，DSM-IV から変わっていないが，若干の改訂がなされている．気分障害作業部会は，DSM-III で導入され相当量の研究による支持を蓄積してきたうつ病の基準が，過去 30 年にわたりよく持ちこたえていると結論づけている．

　1 つの重要な変更は，いわゆる死別反応の除外の削除である．この変更により，正常な死別反応の過程が医療化されるのではないかと批評家が主張する望ましくない議論をまねいた．DSM-IV の大うつ病エピソードにおいては，症状は「死別反応ではうまく説明されない」という基準 E があった．この除外は，症状が愛する人の死から 2 カ月以内の持続であった場合に適用されていた．DSM-5 で変更された理由は，抑うつエピソードを引き起こす可能性や，症状が自然に寛解する可能性に関して，愛する人を亡くすことと他のストレス因を分離することを支持する証拠がなかったからである．死別反応は，脆弱性をもつ人にとって抑うつエピソードを引き起こす重篤な心理社会的ストレス因である．典型的には，喪失が生じると，そのすぐ後から抑うつは始まる．死別反応は痛ましいものであるかもしれないが，多くの人は抑うつエピソードを発症しない．しかし発症する人は，典型的には，より苦痛を経験し，無価値だと感じ，また自殺念慮をいだくかもしれない．一般的な医学的健康が損なわれることがあり，対人関係や仕事の機能も同様である．このような人達は故人のことを思い巡らせ，故人に近いことを探し求め，失ったことを思い出すきっかけとなるような経験を避けようと努力することが特徴的な「複雑性悲嘆」となる危険性がある．さらに，死別反応に関連したうつ病は，抑うつエピソードのほとんどの特徴をもつ，すなわち，既往歴のある人や家族歴に抑うつエピソードがあった人に起こりやすく，遺伝的な影響を受け，似たような性格特徴や併存症の形式や転帰と関連している．最後に，死別反応関連のうつ病に関連する症状は，抗うつ薬治療に反応する．特殊な環境かどうかによるが，愛する人の死から 2 カ月経っていない人に完全なうつ病症状があっても，臨床家は治療を開始するよりも経過観察することを選択できる．

　抑うつエピソードの中で，躁病/軽躁病エピソードの診断を満たすには不十分な少なくとも 3 つ以上の躁病/軽躁病症状が共存する場合，現在「混合性の特徴を伴う」の特定用語が認められてい

る．この変更は，家族研究と追跡研究から，うつ病のエピソードにおいて混合性の特徴が存在すれば，病気が双極性スペクトラムの範囲となる可能性が増すことを示す知見を認めている．抑うつエピソードの中に完全な躁病の症候群が存在する場合は，抑うつ障害診断の除外基準へと進むこととなり，このような様式の人は双極性障害とみなされるだろう．

　重篤気分調節症と月経前不快気分障害の追加は，死別反応の除外に関するものとは桁は違うものの，議論を生み出している．重篤気分調節症は，持続的な易怒性と極端な行動の制御異常のエピソードの繰り返しを示す 12 歳以下の子どもに対して双極性障害の過剰診断をする可能性があるという懸念（Axelson et al, 2006）に一部応えるために作られた．一方，月経前不快気分障害は，念入りな文献の再検討の後，DSM-IV の付録 B（「今後の研究のための基準案と軸」）から移されて，単独の診断となった．

　月経前不快気分障害については数年にわたり，いくつかの議論がなされてきた．あるグループは，月経周期に焦点を合わせた疾患は正常な生殖機能を"病理的にする"ものかもしれないと感じていた．他のグループは，この疾患は女性の健康に偏見を生むことになり，また，女性は性周期の月経前の間は必要な活動ができなくなるだろうという意味をもつものだ，と信じていた．この疾患はありふれているが問題があるため，作業部会のメンバーは，この疾患を認知しないこと，または臨床家にこの疾患を認知させ適切な治療を提供することをすすめないことは不適切である，と結論づけた．

　持続性抑うつ障害（気分変調症）は DSM-5 で新しく加えられたものであり，DSM-IV で定義された慢性大うつ病性障害と気分変調性障害を合併したものである．うつ病が持続性抑うつ障害に先行することも，持続性抑うつ障害の経過中に抑うつエピソードが起こることもある．この「障害は，統合失調症や妄想性障害のような慢性の精神病性障害の経過中にのみ起こるものではない」（DSM-IV の基準 F）という要件はもはやない．この変更により臨床家は，これらの精神病性疾患の 1 つをもつ人に対しても持続性抑うつ障害と診断することができる．

　要約すると，「抑うつ障害群」の章は，臨床家が，記録し，またカテゴリー診断そのものから伝えられない重要な情報の適用範囲を可能とする特定用語を記録し考慮することを推奨し，これらの疾患の認識と治療を改善することを目的とした改良点を反映しているものである．ありふれているのに DSM での扱いは不十分で，しかし意味のある苦痛や機能障害と関連しているが認識と特別な臨床的管理が必要な問題に取り組むために，新しい診断病名が加えられた．

重篤気分調節症
Disruptive Mood Dysregulation Disorder

マニュアル●p.156／手引●p.89

　重篤気分調節症の診断は，慢性的に重篤で持続する易怒性によって特徴づけられる．気分の調節異常をもつ子どもに対する診断の重要な空白を埋めるのに役立つだろう．過去 20 年において双極性障害の診断が下される若者の数は 40 倍に増えた．しかし，研究は，重篤気分調節症の子どもは，双極性障害の子どもとは異なった転帰，性比や家族歴をもつことを示している．さらに，彼らは躁病あるいは軽躁病エピソードを発症するに至らない．障害されている間に，この子ども達は，他の秩序破壊的素行症，不安症，注意欠如・多動症の診断を満たす症状をしばしばもつ．児童・思春期疾患作業部会は，一番ふさわしいのは抑うつ障害群であると結論づけた．

　当初，作業部会は，「機嫌調節異常症」という診断名を考えたが，意見に応じて「重篤気分調節症」と名づけることを選んだ．この新しい疾患の基準を満たす子どもの多くは反抗挑発症の診断を

同時に満たす（症状の重複による）ため，作業部会は，両疾患の診断を満たす若者には重篤気分調節症の診断のみを割り当てるべきであると決定した．これは基準の重複によって人為的に併存症を診断してしまう問題を避けるためである．

診断基準　　　　　　　　　　　　　　　　　　　　　　　　　　　296.99（F34.8）

A．言語的（例：激しい暴言）および/または行動的（例：人物や器物に対する物理的攻撃）に表出される，激しい繰り返しのかんしゃく発作があり，状況やきっかけに比べて，強さまたは持続時間が著しく逸脱している．

B．かんしゃく発作は発達の水準にそぐわない．

C．かんしゃく発作は，平均して，週に3回以上起こる．

D．かんしゃく発作の間欠期の気分は，ほとんど1日中，ほとんど毎日にわたる，持続的な易怒性，または怒りであり，それは他者から観察可能である（例：両親，教師，友人）．

E．基準A〜Dは12カ月以上持続している．その期間中，基準A〜Dのすべての症状が存在しない期間が連続3カ月以上続くことはない．

F．基準AとDは，少なくとも3つの場面（すなわち，家庭，学校，友人関係）のうち2つ以上で存在し，少なくとも1つの場面で顕著である．

G．この診断は，6歳未満または18歳以上で，初めて診断すべきではない．

H．病歴または観察によれば，基準A〜Eの出現は10歳以前である．

I．躁病または軽躁病エピソードの基準を持続期間を除いて完全に満たす，はっきりとした期間が1日以上続いたことがない．
注：非常に好ましい出来事またはその期待に際して生じるような，発達面からみてふさわしい気分の高揚は，躁病または軽躁病の症状とみなすべきではない．

J．これらの行動は，うつ病のエピソード中にのみ起こるものではなく，また，他の精神疾患〔例：自閉スペクトラム症，心的外傷後ストレス障害，分離不安症，持続性抑うつ障害（気分変調症）〕ではうまく説明されない．
注：この診断は反抗挑発症，間欠爆発症，双極性障害とは併存しないが，うつ病，注意欠如・多動症，素行症，物質使用障害を含む他のものとは併存可能である．症状が重篤気分調節症と反抗挑発症の両方の診断基準を満たす場合は，重篤気分調節症の診断のみを下すべきである．躁病または軽躁病エピソードの既往がある場合は，重篤気分調節症と診断されるべきではない．

K．症状は，物質の生理学的作用や，他の医学的疾患または神経学的疾患によるものではない．

■基準AおよびB

この項目は，その子どもには「激しい繰り返しのかんしゃく発作があり，状況やきっかけに比べて，強さまたは持続時間が著しく逸脱している」と記している（強調を加えている）．ほぼすべての子どもにはかんしゃくがみられるため，この基準は，重篤さと規則性があって普通のかんしゃくとはかけ離れている発作を区別しやすくするのに必要である．さらに，発作は状況と一致せず，多くの親はその子どもが発作を制御不能になっているとみるだろう．また，発作は言語的および/またはかんしゃくのような行動で表出され，その子どもの発達の水準にそぐわない（すなわち，その子どもは"恐るべき2歳児"の範囲を超えている）．

■基準C，DおよびE

かんしゃく発作は週に3回以上起こるという要件はいくぶん恣意的であるが，要点は，発作が規

則的に，そしてかなりの頻度で起こることである．発作の間欠期の子どもの気分は「ほとんど1日中，ほとんど毎日」の持続的な易怒性または怒りである．言い換えると，症状はただの一時的な様相ではない．

症状は12カ月以上にわたり存在し，その期間中，基準A〜Dのすべての症状が存在しない期間が連続3カ月以上続くことはない．この項目はまた，症状が一時的に表れるものではなく，広汎性で長続きすることを示している．

■基準F

症状は，例えば家と学校など，少なくとも2つの場面で起こる．子どもの中には意図的に症状を出したり止めたりするように見える者がいるため，この基準は，症状が自発的である子どもと自分自身を制御できそうにない子どもを鑑別している．

■基準GおよびH

この診断は，子どもが6歳未満でも18歳以上でも下すべきではない（基準G）．この基準は，かんしゃく発作が，症状がより早期で発症する神経発達症候群や，18歳未満の人には診断されない反社会性パーソナリティ障害に由来する成人の不品行などによるものではないことを確立することに役立つ．

10歳以前の発症である（基準H）．やはりこの基準は，一般に青年期あるいはそれ以降に発症する双極性障害を正当化するために，この重篤気分調節症の診断を使うことを防ぐことに役立つ．

■基準I，JおよびK

基準Iは，完全に躁病または軽躁病エピソードの症状を1日以上満たすような症状をもつ人を除外することで，重篤気分調節症を双極性障害と区別することに役立つ．またこの項目は，注に記されているように，「発達面からみてふさわしい」気分の高揚のエピソードの中には，非常に好ましい出来事やその期待（例：誕生会，遊園地に行くこと）という状況で生じうるものがあり，双極性障害と混同されるべきではないことを確認するものである．

基準JとKは，かんしゃく発作がもっぱら抑うつエピソード中でのみ起こるものではなく，他の精神疾患（例：自閉スペクトラム症）ではうまく説明されず，物質の生理学的作用や他の医学的疾患，および神経学的疾患によるものではないことを確認するものである．さらに，重篤気分調節症は反抗挑発症，間欠爆発症，または双極性障害とは併存できないという注が書かれている．一方，うつ病，注意欠如・多動症，素行症，および物質使用障害などの一部の他の精神疾患とは併存可能である．

子どもの症状が重篤気分調節症と反抗挑発症の両方の診断基準を満たす場合は，前者の診断が後者に勝る．研究は，重篤気分調節症の子どもの多くは反抗挑発症の診断を満たすものの，逆は真ではないことを示している．反抗挑発症の子どもで重篤気分調節症の診断も満たす症状をもつものはおよそ15％のみである．

抑うつエピソード
Major Depressive Episode

マニュアル ➡p.160／手引 ➡p.90

DSM-Ⅲに記載された抑うつエピソードの症候群は，DSM-5では編集の変更は別にして，また，

死別反応の除外，および臨床家が患者のエピソードをうまく記述できるのに役立つ，いくつかの新しい特定用語を除いては，ほぼ変更なく引き継いでいる（前述の「抑うつ障害群」の導入部を参照せよ）．うつ病は，1回またはそれ以上の抑うつエピソードがある人にコードのついた疾患である．うつ病は抑うつエピソードが，ただ単一のものが起こったことがあるか，またはエピソードが反復性かに基づいてコードされる．

診断基準

A. 以下の症状のうち 5 つ（またはそれ以上）が同じ 2 週間の間に存在し，病前の機能からの変化を起こしている．これらの症状のうち少なくとも 1 つは（1）抑うつ気分，または（2）興味または喜びの喪失である．
   注：明らかに他の医学的疾患に起因する症状は含まない．
   (1) その人自身の言葉（例：悲しみ，空虚感，または絶望を感じる）か，他者の観察（例：涙を流しているように見える）によって示される，ほとんど 1 日中，ほとんど毎日の抑うつ気分
      注：子どもや青年では易怒的な気分もありうる．
   (2) ほとんど 1 日中，ほとんど毎日の，すべて，またはほとんどすべての活動における興味または喜びの著しい減退（その人の説明，または他者の観察によって示される）
   (3) 食事療法をしていないのに，有意の体重減少，または体重増加（例：1 カ月で体重の 5% 以上の変化），またはほとんど毎日の食欲の減退または増加
      注：子どもの場合，期待される体重増加がみられないことも考慮せよ．
   (4) ほとんど毎日の不眠または過眠
   (5) ほとんど毎日の精神運動焦燥または制止（他者によって観察可能で，ただ単に落ち着きがないとか，のろくなったという主観的感覚ではないもの）
   (6) ほとんど毎日の疲労感，または気力の減退
   (7) ほとんど毎日の無価値感，または過剰であるか不適切な罪責感（妄想的であることもある．単に自分をとがめること，または病気になったことに対する罪悪感ではない）
   (8) 思考力や集中力の減退，または決断困難がほとんど毎日認められる（その人自身の説明による，または他者によって観察される）．
   (9) 死についての反復思考（死の恐怖だけではない），特別な計画はないが反復的な自殺念慮，または自殺企図，または自殺するためのはっきりとした計画
B. その症状は，臨床的に意味のある苦痛，または社会的，職業的，または他の重要な領域における機能の障害を引き起こしている．
C. そのエピソードは物質の生理学的作用，または他の医学的疾患によるものではない．
注：基準 A～C により抑うつエピソードが構成される．
注：重大な喪失（例：親しい者との死別，経済的破綻，災害による損失，重篤な医学的疾患・障害）への反応は，基準 A に記載したような強い悲しみ，喪失の反芻，不眠，食欲不振，体重減少を含むことがあり，抑うつエピソードに類似している場合がある．これらの症状は，喪失に際し生じることは理解可能で，適切なものであるかもしれないが，重大な喪失に対する正常な反応に加えて，抑うつエピソードの存在も入念に検討すべきである．その決定には，喪失についてどのように苦痛を表現するかという点に関して，各個人の生活史や文化的規範に基づいて，臨床的な判断を実行することが不可欠である[1]．
D. 抑うつエピソードは，統合失調感情障害，統合失調症，統合失調症様障害，妄想性障害，または他の特定および特定不能の統合失調症スペクトラム障害および他の精神病性障害群によってはうまく説明されない．

E. 躁病エピソード，または軽躁病エピソードが存在したことがない．

　　注：躁病様または軽躁病様のエピソードのすべてが物質誘発性のものである場合，または他の医学的疾患の生理学的作用に起因するものである場合は，この除外は適応されない．

コード記載および記録の手順

うつ病の診断コードは，単一エピソードなのか反復エピソードなのか，現在の重症度，精神病性の特徴の存在，そして寛解の状況に基づいて決まる．現在の重症度と精神病性の特徴は，現在，抑うつエピソードの基準が完全に満たされている場合にのみ記載できる．寛解の特定用語は，現在，抑うつエピソードの基準が完全には満たされていない場合にのみ記載できる．コードは以下のとおり．

重症度/経過の特定用語	単一エピソード	反復エピソード*
軽度（DSM-5, 186 頁）	296.21 (F32.0)	296.31 (F33.0)
中等度（DSM-5, 186 頁）	296.22 (F32.1)	296.32 (F33.1)
重度（DSM-5, 186 頁）	296.23 (F32.2)	296.33 (F33.2)
精神病性の特徴を伴う**（DSM-5, 185 頁）	296.24 (F32.3)	296.34 (F33.3)
部分寛解（DSM-5, 186 頁）	296.25 (F32.4)	296.35 (F33.41)
完全寛解（DSM-5, 186 頁）	296.26 (F32.5)	296.36 (F33.42)
特定不能	296.20 (F32.9)	296.30 (F33.9)

　　* エピソードが反復性とみなされるには，別々のエピソードの間に，抑うつエピソードの基準を満たさない間欠期が連続する 2 カ月以上なければならない．特定用語の定義はそれぞれのページに記載されている．

　　** 精神病性の特徴が認められる場合には，エピソードの重症度にかかわらず，「精神病性の特徴を伴う」のコードを記載する．

診断名を記録する際，各用語は以下の順に記載する：うつ病，単一または反復エピソード，重症度/精神病性/寛解の特定用語，そしてその後に現在のエピソードに当てはまる，以下に列挙するコードのない特定用語がくる．

▶**特定せよ**

　不安性の苦痛を伴う（DSM-5, 183 頁）
　混合性の特徴を伴う（DSM-5, 183 頁）

---

[1] 悲嘆を抑うつエピソードから鑑別する際には，悲嘆では主要な感情が空虚感と喪失感であるのに対して，抑うつエピソードでは持続的な抑うつ気分，および幸福や喜びを期待する能力の喪失であることを考慮することが有用である．悲嘆における不快気分は，数日〜数週間にわたる経過の中で弱まりながらも，いわゆる"悲嘆の苦痛"（pangs of grief）として，波のように繰り返し生じる傾向がある．その悲嘆の波は，故人についての考えまたは故人を思い出させるものと関連する傾向がある．抑うつエピソードにおける抑うつ気分はより持続性であり，特定の考えや関心事に結び付いていない．悲嘆による苦痛には肯定的な情動やユーモアが伴っていることもあるが，それは，抑うつエピソードに特徴的である広範な不幸やみじめさには普通はみられない特徴である．悲嘆に関連する思考内容は，一般的には，故人についての考えや思い出への没頭を特徴としており，抑うつエピソードにおける自己批判的または悲観的な反復想起とは異なる．悲嘆では自己評価は一般的には保たれているのに対して，抑うつエピソードでは無価値感と自己嫌悪が一般的である．悲嘆において自己批判的な思考が存在する場合，それは典型的には故人ときちんと向き合ってこなかったという思いを伴っている（例：頻繁に会いに行かなかった，どれほど愛していたかを伝えなかった）．残された者が死や死ぬことについて考える場合，一般的には故人に焦点が当てられ，故人と"結び付く"ことに関する考えであり，一方，抑うつエピソードにおける死についての考えは，無価値感や生きるに値しないという考えのため，または抑うつの苦痛に耐えきれないために，自分の命を終わらせることに焦点が当てられている．

> メランコリアの特徴を伴う（DSM-5, 184 頁）
> 非定型の特徴を伴う（DSM-5, 184 頁）
> 気分に一致する精神病性の特徴を伴う（DSM-5, 185 頁）
> 気分に一致しない精神病性の特徴を伴う（DSM-5, 185 頁）
> 緊張病を伴う（DSM-5, 185 頁）**コードするときの注**：293.89（F06.1）の追加コードを使用すること
> 周産期発症（DSM-5, 185 頁）
> 季節型（反復エピソードに限定）（DSM-5, 186 頁）

■基準 A

　この項目は，抑うつエピソードの診断がなされるためには9つの抑うつ症状のうち5つまたはそれ以上が存在しなければならないこと，そして少なくともそのうちの1つはA1（抑うつ気分）またはA2（興味または喜びの喪失）でなければならないことを明記している．この項目表はDSM-III-Rから依然として変わらぬままであり，何世紀もの間認識されている古典的な抑うつ症状を含んでいる．個々の症状は一般集団においてありふれたものであるが，最低2週間以上これらがひと塊となって症候群を形成するという事実が，その診断を別個なものにしている．臨床家にとって重要なのは，それぞれの項目が，"存在する"と特定される前から2週間存在していなければならないという点に注意を払うことである．いくつかの症状は，エピソードの開始以前から存在していたかもしれないが，エピソード中にかなり悪化した場合のみ症状の1つと数えられる．例えば，慢性の不眠がある人は，うつ病の一部として不眠が悪化しなければ，症状として数えられないであろう．

　最も重要な症状は抑うつ気分（基準 A1）と興味または喜びの喪失（基準 A2）であり，2つのうち1つが必要である．ある抑うつ的な人は感情を表現する能力を失ったり（失感情症），憂うつだと感じる能力を失ってしまうかもしれないし，また他の人は，文化的または他の理由により抑うつ気分を認めるのに苦労する．ほぼすべての症例において，興味や喜びの喪失を認めることはできるだろう．多くの疾患が集中力の減退を引き起こしうるので，基準 A8 は厄介かもしれない．軽度あるいは早期の段階の多くの認知症の人は記憶障害と集中困難を報告するだろう．とはいうものの，これらの症状の最も重要な原因はうつ病であり，認知症ではない．

　自殺念慮または自殺企図（基準 A9）はうつ症状の中で最も厄介であり，一度これらが確認されれば，臨床家は，その自殺傾向の程度と医学的介入の緊急性を決定するために，より詳細にこの症状を探る必要があるだろう．

　臨床家が2つのうつ病エピソードを分離し独立したものであると考慮するには，少なくとも2カ月間，基準を満たさないことが必要であることに注意するべきである．

■基準 B

　もともと DSM-IV の基準 C であるこの基準では，抑うつ症状が「臨床的に意味のある苦痛，または社会的，職業的，または他の重要な領域における機能の障害」を引き起こさなければならないと述べられている．DSM-IV の診断に付加されたこの基準には，軽度，中等度，および重度の特定用語が補足されている．抑うつは，多くの人にとって苦痛なものとして知覚されるが，社会的および職業的障害はさまざまな現れ方をする．ある人は集中力の障害や過度の疲労により仕事のできばえが悪くなり，仕事の能率が落ちるかもしれない．その人は病気欠勤日をとり過ぎたり，出勤しなくなるかもしれない．社会的な場では，友人関係を無視し引きこもるようになり，易怒性のため，

残された友人達も去ってしまうかもしれない．意欲の欠如により家事を怠ることで家族は悩むかもしれない．重篤な症例では，死や死ぬことについての考えにとらわれたり，または自殺の計画を立てて，ある者は自殺企図（または自殺の完遂）をしてしまうだろう．

■基準C
鑑別診断を行う過程においてその症候群に対する代替の説明が除外されなければならない．物質の乱用，医薬品，および他の医学的疾患は除外される必要がある．アルコールや他の薬物は抑うつを誘発することが知られており，そのような場合，適切な診断は，物質・医薬品誘発性抑うつ障害である．同様に，甲状腺機能低下症などの医学的疾患は抑うつと関連しており，原因として除外される必要がある．このような場合，より適切な診断は，他の医学的疾患による抑うつ障害である．これら疾患は，重要な治療上の意味をもつであろう．

■基準D
抑うつは統合失調感情障害ではうまく説明されず，統合失調症，統合失調症様障害，妄想性障害，または「他の特定されるまたは特定不能の統合失調症スペクトラム障害および他の精神病性障害」に重畳しない．これらの疾患はすべて，抑うつの存在をある程度伴いうる．

■基準E
その人は，躁病または軽躁病エピソードが存在したことがない．この基準は，うつ病と双極性障害を区別できるので重要である．この区別は気分障害において本質的なことであり，重要な治療的意味をもつ．とはいえ，その人が症候群閾値下の躁病または軽躁病エピソードをもつ場合は「混合性の特徴を伴う」の特定用語を用いることができる．

うつ病，単一エピソード
Major Depressive Disorder, Single Episode

マニュアル●p.160／手引●p.90

■特定用語
特定用語は臨床家が病気をより詳しく記述することを可能にし，気分障害が不安性の苦痛を伴うか，混合性の特徴，メランコリアの特徴，非定型の特徴，精神病性の特徴，または緊張病を伴うか，およびうつ病は周産期発症かまたは季節型かを記録することを含む．臨床家は，抑うつエピソードが軽度，中等度，または重度か，および精神病性の特徴を伴うか伴わないかを評価することができる．

DSM-IVの「産後の発症」の特定用語は「周産期発症」に変更されている．この変更は抑うつエピソードの半数は出産より前に起こることを認めている．この特定用語は抑うつエピソードが妊娠中または出産後4週以内に発症した場合に適切である．

うつ病，反復エピソード
Major Depressive Disorder, Recurrent Episode

マニュアル●p.160／手引●p.90

うつ病が反復性と考慮されるためには，独立したエピソードの間に，抑うつエピソードの基準を満たさない少なくとも連続した2カ月以上の間欠期がなければならない．

持続性抑うつ障害（気分変調症）
Persistent Depressive Disorder（Dysthymia）

マニュアル ➡ p.168／手引 ➡ p.94

　持続性抑うつ障害（気分変調症）は，少なくとも2年間（子どもや青年では少なくとも1年間）存在する慢性的かつ持続的な気分の障害であり，食欲不振，不眠，気力の減退，自尊心の低下，集中困難，および絶望感といった比較的典型的な抑うつ症状で特徴づけられる．この診断はDSM-IVで定義された慢性大うつ病性障害と気分変調性障害を合併したものである．臨床家にとってこの2疾患を区別することは困難であったが，これら障害を合併することで慢性的で持続的な抑うつの人の同定をより容易にするだろう．

　気分変調性障害はDSM-Ⅲで導入され，括弧つきで「抑うつ神経症」として呼ばれた．持続性うつ病の人は，しばしば比較的重篤な抑うつエピソードを発症する．抑うつエピソードが治ると，これらの人は，後に慢性的な気分変調症の状態に戻る．両疾患ともにコードされるので，抑うつの軽症型と重症型の共存は時に「二重うつ病」と呼ばれる．

　持続性抑うつ障害の基準は，DSM-IVの気分変調性障害の基準からほとんど変更されていない．最も重要な違いが基準Dに影響している．DSM-IVでは，この障害の最初の2年間は大うつ病エピソードが存在したことがない，と特定していた．気分障害作業部会は，臨床家が気分変調性障害と慢性大うつ病性障害を確実に区別できないことを懸念した．多くの臨床家はその違いについて混乱があり，どちらか一方の診断を無視する傾向があった．多くの患者が思い返せない情報を思い出すよう求められるということが，その混乱の一部を引き起こす．患者はその2年の期間（数十年前のことかもしれない）に，症状のない期間が2カ月間以上あったか，または抑うつエピソードを満たす期間が2週間以上あったか（この場合，患者にはうつ病の診断が下されるだろう）を想起できるのか．これらの変更は，臨床家がこれらの疾患をより確実に区別することに役立つであろう．また，研究によって，気分変調症と慢性大うつ病性障害の人達の間では，症状，家族歴，または治療反応において，ほとんど違いがないことが示されていた（Klein et al, 2004；McCullough et al, 2000）．

診断基準　　　　　　　　　　　　　　　　　　　　　　　　　　　300.4（F34.1）

この障害はDSM-IVで定義された慢性の大うつ病性障害と気分変調性障害を統合したものである．

A．抑うつ気分がほとんど1日中存在し，それのない日よりもある日のほうが多く，その人自身の説明または他者の観察によって示され，少なくとも2年続いている．
　注：子どもや青年では，気分は易怒的であることもあり，また期間は少なくとも1年間はなければならない．

B．抑うつの間，以下のうち2つ（またはそれ以上）が存在すること：
　（1）食欲の減退または増加
　（2）不眠または過眠
　（3）気力の減退または疲労感
　（4）自尊心の低下
　（5）集中力の低下または決断困難
　（6）絶望感

C．この症状の2年の期間中（子どもや青年については1年間），一度に2カ月を超える期間，基準AおよびBの症状がなかったことはない．

D．2年の間，うつ病の基準を持続的に満たしているかもしれない．

E．躁病エピソードまたは軽燥病エピソードが存在したことは一度もなく，また，気分循環性障害の基準を満たしたこともない．
F．障害は，持続性の統合失調感情障害，統合失調症，妄想性障害，他の特定される，または特定不能の統合失調症スペクトラム障害やその他の精神病性障害ではうまく説明されない．
G．症状は，物質（例：乱用薬物，医薬品），または他の医学的疾患（例：甲状腺機能低下症）の生理学的作用によるものではない．
H．症状は，臨床的に意味のある苦痛，または社会的，職業的，または他の重要な領域における機能の障害を引き起こしている．

注：抑うつエピソードの基準には持続性抑うつ障害（気分変調症）の症状リストにない 4 つの症状が含まれるため，ごく少数の人で，抑うつ症状が 2 年以上継続しながら持続性抑うつ障害の基準を満たさないこともありうる．現在の疾患エピソード中のある時点で，抑うつエピソードの基準を完全に満たせば，うつ病という診断名がつけられるべきである．そうでない場合には，他の特定される，または特定不能の抑うつ障害と診断される．

▶特定せよ
　不安性の苦痛を伴う（DSM-5, 183 頁）
　混合性の特徴を伴う（DSM-5, 183 頁）
　メランコリアの特徴を伴う（DSM-5, 184 頁）
　非定型の特徴を伴う（DSM-5, 184 頁）
　気分に一致する精神病性の特徴を伴う（DSM-5, 185 頁）
　気分に一致しない精神病性の特徴を伴う（DSM-5, 185 頁）
　周産期発症（DSM-5, 185 頁）
▶該当すれば特定せよ
　部分寛解（DSM-5, 186 頁）
　完全寛解（DSM-5, 186 頁）
▶該当すれば特定せよ
　早発性：発症が 21 歳以前である場合
　晩発性：発症が 21 歳以上である場合
▶該当すれば特定せよ（持続性抑うつ障害の最近 2 年間に関して）
　純型気分変調症候群を伴う：少なくとも先行する 2 年間，抑うつエピソードの基準を完全には満たさない．
　持続性抑うつエピソードを伴う：先行する 2 年間，抑うつエピソードの基準を完全に満たす．
　間欠性抑うつエピソードを伴う，現在エピソードあり：現在は抑うつエピソードの基準を完全に満たすが，先行する 2 年間またはそれ以上の期間において，少なくとも 8 週間，症状が抑うつエピソードの基準を完全には満たさない期間があった．
　間欠性抑うつエピソードを伴う，現在エピソードなし：現在は抑うつエピソードの基準を完全には満たさないが，少なくとも先行する 2 年間において，1 回またはそれ以上の抑うつエピソードがあった．
▶現在の重症度を特定せよ
　軽度（DSM-5, 186 頁）
　中等度（DSM-5, 186 頁）
　重度（DSM-5, 186 頁）

月経前不快気分障害
Premenstrual Dysphoric Disorder

マニュアル ➡ p.171 / 手引 ➡ p.96

　気分障害作業部会は，DSM-5 において月経前不快気分障害が完全な障害としての地位を得るよう推薦した．DSM-IV では付録 B に含まれており，存在する場合は，「特定不能のうつ病性障害」としてコードされた．この疾患は，黄体期後期の不快気分障害として DSM-III-R で初めて提案されて以来，研究による証拠が蓄積され，頻度が高く意味のある苦痛と障害を引き起こすことが示された．作業部会はこの疾患の診断，治療，および妥当性の情報が，この疾患を独立した診断として採用するのにふさわしい点にまで達したと感じた．

　臨床研究と疫学研究は，多くの女性が，月経周期の黄体期に始まり月経の開始前後に終わる症状を経験することを示している．さらに，これらの研究によって，女性の一部（地域社会のうちの 2％）が月経周期の黄体期に関連する重篤な症状に断続的に苦しむことが明らかになった．これらの症状を伴う女性は，DSM では適切に取り上げられていなかった．月経前不快気分障害を加えることは，確実に臨床家がこの症候群を認識して，この疾患の女性が適切な治療を受けられるようになることを助ける．

診断基準　　　　　　　　　　　　　　　　　　　　　　　　　　625.4（N94.3）

A. ほとんどの月経周期において，月経開始前最終週に少なくとも 5 つの症状が認められ，月経開始数日以内に**軽快し始め**，月経終了後の週には**最小限**になるか消失する．
B. 以下の症状のうち，1 つまたはそれ以上が存在する．
　(1) 著しい感情の不安定性（例：気分変動；突然悲しくなる，または涙もろくなる，または拒絶に対する敏感さの亢進）
　(2) 著しいいらだたしさ，怒り，または対人関係の摩擦の増加
　(3) 著しい抑うつ気分，絶望感，または自己批判的思考
　(4) 著しい不安，緊張，および/または "高ぶっている" とか "いらだっている" という感覚
C. さらに，以下の症状のうち 1 つ（またはそれ以上）が存在し，上記基準 B の症状と合わせると，症状は **5 つ**以上になる．
　(1) 通常の活動（例：仕事，学校，友人，趣味）における興味の減退
　(2) 集中困難の自覚
　(3) 倦怠感，易疲労性，または気力の著しい欠如
　(4) 食欲の著しい変化，過食，または特定の食物への渇望
　(5) 過眠または不眠
　(6) 圧倒される，または制御不能という感じ
　(7) 他の身体症状，例えば，乳房の圧痛または腫脹，関節痛または筋肉痛，"膨らんでいる" 感覚，体重増加

注：基準 A〜C の症状は，先行する 1 年間のほとんどの月経周期で満たされていなければならない．

D. 症状は，臨床的に意味のある苦痛をもたらしたり，仕事，学校，通常の社会活動または他者との関係を妨げたりする（例：社会活動の回避；仕事，学校，または家庭における生産性や能率の低下）．
E. この障害は，他の障害，例えばうつ病，パニック症，持続性抑うつ障害（気分変調症），またはパーソナリティ障害の単なる症状の増悪ではない（これらの障害はいずれも併存する可能性はあるが）．
F. 基準 A は，2 回以上の症状周期にわたり，前方視的に行われる毎日の評価により確認される（注：

診断は，この確認に先立ち，暫定的に下されてもよい）．
G．症状は，物質（例：乱用薬物，医薬品，その他の治療）や，他の医学的疾患（例：甲状腺機能亢進症）の生理学的作用によるものではない．

物質・医薬品誘発性抑うつ障害
Substance/Medication-Induced Depressive Disorder

マニュアル ➡ p.174／手引 ➡ p.97

　物質・医薬品誘発性抑うつ障害は，その人の抑うつ症状が明らかに物質の作用または離脱の結果として生じる場合に診断される．このような疾患はよく認められ，また特定の物質と関連しており，おそらくアルコールが最も一般的な刺激物であろう．また，この疾患は，入院患者でも外来患者でも頻繁にみられる．診断基準は，この章に適切であるよう抑うつ症状に焦点を合わせたことを反映し，基準 A が修正されている以外は，DSM-IV における物質誘発性気分障害からほとんど変わっていない．コードは疾患の原因として考えられる物質によって決まる．物質名は疾患名に含まれる（例：アルコール誘発性抑うつ障害）．

診断基準

A．顕著で持続性の気分の障害が優勢な臨床像であり，抑うつ気分，または，すべてのまたはほとんどすべての活動に対する興味や喜びの著明な減退によって特徴づけられる．
B．既往歴，身体診察所見，または検査結果から（1）および（2）の両方の証拠がある．
  (1) 基準 A の症状は物質中毒または離脱の期間中または直後に，または医薬品への曝露の後に出現した．
  (2) その物質・医薬品は，基準 A の症状を生じさせることができる．
C．その障害は，物質・医薬品誘発性ではない抑うつ障害ではうまく説明されない．そのような別個の抑うつ障害であるとの証拠には，以下のものが含まれる：
  症状が物質・医薬品の使用の開始に先行する；症状が急性の離脱または重度の中毒が終わった後，かなりの期間（例：約 1 カ月）持続する；または別個の非物質・医薬品誘発性抑うつ障害が存在することを示唆する他の証拠（例：非物質・医薬品誘発性エピソードの再発歴）が存在する．
D．その障害はせん妄の経過中にのみ起こるものではない．
E．その障害は，臨床的に意味のある苦痛，または社会的，職業的，または他の重要な領域における機能の障害を引き起こしている．

注：この診断は，基準 A の症状が優勢な臨床像であり，臨床上の注意を必要とするほど重篤な場合にのみ，物質中毒または物質離脱の診断に代わって下されるべきである．

コードするときの注：［特定の物質・医薬品］誘発性抑うつ障害群のための ICD-9-CM と ICD-10-CM コードは下記の表に示されている．ICD-10-CM コードは，同じ分類の物質について併存する物質使用障害の有無によることに注意せよ．軽度の物質使用障害が物質誘発性抑うつ障害に併存している場合は，4 番目の数字は「1」であり，臨床家は，物質誘発性抑うつ障害の前に，「軽度［物質］使用障害」と記録すべきである（例：「軽度コカイン使用障害，コカイン誘発性抑うつ障害を伴う」）．中等度または重度の物質使用障害が物質誘発性抑うつ障害に併存している場合は，4 番目の数字は「2」であり，併存する物質使用障害の重症度に応じて，臨床家は「中等度［物質］使用障害」または「重度［物質］使用障害」と記録すべきである．物質使用障害が併存していない場合（例：物質の大量使用を 1 回した後），4 番目の数字は「9」であり，臨床家は物質誘発性抑うつ障害のみを記録すべきである．

	ICD-9-CM	ICD-10-CM		
		軽度の使用障害を伴う	中等度または重度の使用障害を伴う	使用障害を伴わない
アルコール	291.89	F10.14	F10.24	F10.94
フェンシクリジン	292.84	F16.14	F16.24	F16.94
他の幻覚薬	292.84	F16.14	F16.24	F16.94
吸入剤	292.84	F18.14	F18.24	F18.94
オピオイド	292.84	F11.14	F11.24	F11.94
鎮静薬，睡眠薬，または抗不安薬	292.84	F13.14	F13.24	F13.94
アンフェタミン（または他の精神刺激薬）	292.84	F15.14	F15.24	F15.94
コカイン	292.84	F14.14	F14.24	F14.94
他の（または不明の）物質	292.84	F19.14	F19.24	F19.94

▶**該当すれば特定せよ**（物質分類に関連した診断については「物質関連障害および嗜癖性障害群」の表16-1，277頁を参照）：
中毒中の発症：その物質による中毒の基準を満たし，症状が中毒中に発症した場合
離脱中の発症：その物質による離脱の基準を満たし，症状が離脱中または直後に発症した場合

他の医学的疾患による抑うつ障害
Depressive Disorder Due to Another Medical Condition

マニュアル⊕p.179／手引⊕p.100

　既知の医学的疾患による抑うつ症状を発症する人がいる．これらの疾患は特に入院部門やコンサルテーションリエゾン部門でよくみられる．甲状腺機能低下症のような多くの身体疾患が，抑うつ障害を誘発することが知られている．DSM-5の基準は，ある人の抑うつが誘発される可能性や医学的な原因を探ることが適切であるかもしれない可能性について，臨床家に注意喚起している．その理由により，この診断は重要な治療への意味をもつ．

　診断は，さらに，抑うつの特徴を伴う，抑うつエピソード様の特徴を伴う，または混合性の特徴を伴う，と特定されうる．診断の記載に際して，他の医学的疾患の名前を疾患名に含めておくべきである（例：甲状腺機能低下症による抑うつ障害，混合性の特徴を伴う）．

診断基準

A．顕著で持続的な期間において，抑うつ気分，または，すべてまたはほとんどすべての活動に対する興味や喜びの著明な減退が臨床像において優勢である．
B．既往歴，身体診察所見，または検査所見から，その障害が他の医学的疾患の直接的な病態生理学的結果であるという証拠がある．
C．その障害は他の精神疾患（例：重篤な医学的疾患がストレス因である「適応障害，抑うつ気分を伴う」）ではうまく説明されない．
D．その障害はせん妄の経過中にのみ起こるものではない．
E．その障害は，臨床的に意味のある苦痛，または社会的，職業的，または他の重要な領域における機能の障害を引き起こしている．

コードするときの注：他の医学的疾患による抑うつ障害に対応する ICD-9-CM のコードは 293.83 であり，特定用語と無関係に適用される．ICD-10-CM のコードは特定用語によって異なる（下記を参照）．

▶**該当すれば特定せよ**

（F06.31）**抑うつの特徴を伴う**：抑うつエピソードの基準を完全には満たさない場合

（F06.32）**抑うつエピソード様病像を伴う**：抑うつエピソードの基準を（基準 C を除いて）完全に満たしている場合

（F06.34）**混合性の特徴を伴う**：躁病または軽躁病の症状もあるが，臨床像において優勢ではない場合

コードするときの注：精神疾患の病名中に他の医学的疾患の病名を入れておくこと（例：293.83 [F06.31] 甲状腺機能低下症による抑うつ障害，抑うつの特徴を伴う）．また，他の医学的疾患をコードし，その医学的疾患による抑うつ障害の直前に併記すること（例：244.9 [E03.9] 甲状腺機能低下症；293.83 [F06.31] 甲状腺機能低下症による抑うつ障害，抑うつの特徴を伴う）．

他の特定される抑うつ障害，特定不能の抑うつ障害
Other Specified Depressive Disorder, Unspecified Depressive Disorder

マニュアル ● p.182 / 手引 ● p.101

　これらのカテゴリーは DSM-IV における特定不能のうつ病性障害にとって代わるものである．他の特定される抑うつ障害のカテゴリーは，抑うつ障害に特徴的な症状が存在し，苦痛と機能障害を引き起こしているが，この診断分類における，より特定される疾患の基準を完全には満たさず，かつ臨床家が，その症状が完全には基準を満たさない理由を伝える選択を行う場合に使用される．臨床家は特定の理由を記録することをすすめられる〔例：反復性短期抑うつ，短期間の抑うつエピソード（4～13 日），症状不足の抑うつエピソード〕．

　特定不能の抑うつ障害のカテゴリーは，より特定される疾患の基準を完全には満たさないが，症状が臨床的に意味のある苦痛や機能障害を引き起こしている場合で，臨床家が基準を満たさない理由を特定しないという選択をする場合，またはより特定される疾患を下すのに十分な情報がない場合に使用される

▶**他の特定される抑うつ障害**

311（F32.8）

　このカテゴリーは，臨床的に意味のある苦痛，または社会的，職業的，または他の重要な領域における機能の障害を引き起こす抑うつ障害に特徴的な症状が優勢であるが，抑うつ障害群の診断分類のいずれも完全には満たさない場合に適用される．他の特定される抑うつ障害のカテゴリーは，臨床家が，その症状がどの特定の抑うつ障害の基準も満たさないという特定の理由を伝える選択をする場合に使用される．これは「他の特定される抑うつ障害」の後に特定の理由（例：「短期間の抑うつエピソード」）を記録することによって行われる．

　「他の特定される」という用語を使用して特定できる症状の例は以下である．

1. **反復性短期抑うつ**：抑うつ気分および 4 つ以上の他のうつ病の症状が同時に，少なくとも月に 1 回（月経周期と関連せずに），2～13 日の間，連続する 12 カ月以上にわたって存在するが，他のどの抑うつ障害または双極性障害の基準も満たさず，また現時点でどの精神病性障害の活動性または残遺性の基準も満たさない．

2. 短期間の抑うつエピソード（4〜13日）：臨床的に意味のある苦痛または機能障害と関連した，抑うつ感情，および抑うつエピソードの他の8症状のうち4つ以上が，4日以上14日未満持続するが，他のどの抑うつ障害または双極性障害の基準も満たさず，また現時点でどの精神病性障害の活動性または残遺性の基準も満たさず，反復性短期抑うつの基準も満たさない．
3. 症状不足の抑うつエピソード：臨床的に意味のある苦痛や機能障害と関連した，抑うつ感情と，抑うつエピソードの他の8症状のうち1つ以上の症状が2週間以上持続するが，他のどの抑うつ障害または双極性障害の基準も満たさず，また現時点でどの精神病性障害の活動性または残遺性の基準も満たさず，混合性不安抑うつ障害の基準も満たさない場合

▶特定不能の抑うつ障害

311（F32.9）

このカテゴリーは，臨床的に意味のある苦痛，または社会的，職業的，または他の重要な領域における機能の障害を引き起こす抑うつ障害に特徴的な症状が優勢であるが，抑うつ障害群の分類中のいずれの基準も完全には満たさない場合に適用される．特定不能の抑うつ障害のカテゴリーは，臨床家が，特定の抑うつ障害の基準を満たさない理由を特定しないことを選択した場合に，およびより特定の診断を下すのに十分な情報がない状況（例：救命救急室の場面）において使用される．

Key Points

- 気分障害は2つの章，すなわち，「双極性障害および関連障害群」と「抑うつ障害群」に分けられた．
- 躁病エピソードと軽躁病エピソードの基準Aに「持続的に亢進した目標指向性の活動または活力」という語句が加わった．診断が下されるためには双極Ⅰ型またはⅡ型障害のこの特徴的な症状が存在する必要があることを明確にしている．
- 躁病エピソードと大うつ病エピソードの両方の基準を同時に満たす必要がある．「双極Ⅰ型障害，最も新しいエピソードが混合性」の診断は削除されている．代わりに，「混合性の特徴を伴う」の特定用語が加えられ，これは躁病または軽躁病エピソードにうつ病の特徴があれば適用できる．
- 抑うつ障害群では，重要な変更は，DSM-Ⅳにおいて，愛する人の死から2カ月未満継続する抑うつ症状として適用されていた死別反応の除外の削除である．この変更がなされたのは，抑うつエピソードの誘因となりやすいかどうかという点で，愛する人を亡くすことと他のストレス因を区別できるだけの証拠がなかったためである．
- 重篤気分調節症は抑うつ障害群では新しく，持続的な易怒性と行動の制御異常を示す子どもの症状を記述している．この変更は，子どもと青年における双極性障害の過剰診断の問題を減らす手助けとなるはずである．
- 持続性抑うつ障害（気分変調症）は新しいもので，DSM-Ⅳで定義された慢性大うつ病性障害と気分変調性障害を合併している．臨床家はこの2疾患を区別するのに苦労していた．
- 月経前不快気分障害は独立した診断に昇格した．この診断は，月経周期に関連する抑うつの一群を発症する女性の症状に適用する．

CHAPTER 6
Anxiety Disorders

不安症群/不安障害群

不安症群/不安障害群〈DSM-5, 187 頁〉	Anxiety Disorders
309.21 (F93.0) 分離不安症/分離不安障害〈DSM-5, 189 頁〉	309.21 (F93.0) Separation Anxiety Disorder
313.23 (F94.0) 選択性緘黙〈DSM-5, 193 頁〉	313.23 (F94.0) Selective Mutism
300.29 (F40.2_) 限局性恐怖症〈DSM-5, 195 頁〉	300.29 (F40.2_) Specific Phobia
300.23 (F40.10) 社交不安症/社交不安障害（社交恐怖）〈DSM-5, 200 頁〉	300.23 (F40.10) Social Anxiety Disorder (Social Phobia)
300.01 (F41.0) パニック症/パニック障害〈DSM-5, 206 頁〉	300.01 (F41.0) Panic Disorder
パニック発作特定用語〈DSM-5, 212 頁〉	Panic Attack Specifier
300.22 (F40.00) 広場恐怖症〈DSM-5, 216 頁〉	300.22 (F40.00) Agoraphobia
300.02 (F41.1) 全般不安症/全般性不安障害〈DSM-5, 220 頁〉	300.02 (F41.1) Generalized Anxiety Disorder
物質・医薬品誘発性不安症/物質・医薬品誘発性不安障害〈DSM-5, 224 頁〉	Substance/Medication-Induced Anxiety Disorder
293.84 (F06.4) 他の医学的疾患による不安症/他の医学的疾患による不安障害〈DSM-5, 228 頁〉	293.84 (F06.4) Anxiety Disorder Due to Another Medical Condition
300.09 (F41.8) 他の特定される不安症/他の特定される不安障害〈DSM-5, 230 頁〉	300.09 (F41.8) Other Specified Anxiety Disorder
300.00 (F41.9) 特定不能の不安症/特定不能の不安障害〈DSM-5, 231 頁〉	300.00 (F41.9) Unspecified Anxiety Disorder

不安症群は，世界中で最もよくみられる精神医学的疾患の1つである．研究では一致して，これらの疾患が精神医学的および身体的疾患，保健サービスの利用，心理社会的機能障害などの増加と関連していることが示されている．臨床家は遅滞なく不安症群を理解し治療する必要がある．107頁はDSM-5の不安症群の一覧である．

　不安という用語はさまざまな現象を記述するために使用されてきたが，臨床の文献においては，この用語は状況に不釣り合いな恐怖または懸念の存在を指す．不安は，19世紀に確認されたいくつかの疾患において重要な役割を果たすと考えられた（Goodwin & Guze, 1989）．19世紀後半，Da Costaは胸痛，動悸，めまいなどによって特徴づけられ，「過敏性心臓症候群」，すなわち，心臓の機能的障害に由来すると考えられた疾患について記述した．彼は南北戦争の退役軍人に起こったものとしてこの症候群を記述し，後にこの症候群は「兵士心臓」，「努力症候群」や「神経循環無力症」などさまざまに呼ばれた．ほぼ同時期に，Beardが，神経の消耗の疾患と考えられた神経衰弱について記述した．Freudは後に不安神経症の名のもと，主に不安症状群に冒された症例から神経衰弱を分離した．彼はその臨床的特徴を全般的な過敏性，予期不安，良心の呵責，不安発作，恐怖症を含むと記述した．

　DSM-Iでは，精神神経症性障害というカテゴリーは，不安が主な特徴である明確な分類を構成する．DSM-Iによれば，不安とは「直接感じられ，表現されうるもので…さまざまな防衛機制の利用によって無意識的および自動的に制御されうる」（DSM-I, 原著31頁）ものである．「不安反応」や「恐怖反応」を含むいくつかの「反応」があげられていたが――それらは不安障害として認識され続けているものであり――他のものは現在では別のカテゴリー（すなわち，解離反応，強迫反応）に分類されている．DSM-IIでは，それらのカテゴリーは「神経症」と命名し直され，反応という用語は削除されたが，その他の点ではほとんど変更がなかった．

　すべての範囲に及ぶDSM-IIIの変更は，いくつかの障害の再編成をもたらした．また，不安が優勢な障害として経験されるか，またはその症状を制御しようとして（例：恐れている対象や状況に直面するとき）その人が経験する新しい障害を創設することとなった．新しい診断分類である不安障害は，パニック障害，広場恐怖，社会恐怖，単一恐怖，全般性不安障害，強迫性障害，心的外傷後ストレス障害（post-traumatic stress disorder；DSM-IVまでハイフンがついていた）を含んでいた．急性ストレス障害が後にDSM-IVにおいて追加された．DSM-III-R，DSM-IV，DSM-IV-TRは，基準およびいくつかの名称変更という小変更（例：単一恐怖から特定の恐怖症へ）を除き，DSM-IIIそのままであった．

　DSM-5において，いくつかの大きな例外はあるが，不安症群の章はおおむね直近の前の版に忠実である．強迫症は今回独立した章となっている（第7章「強迫症および関連症群/強迫性障害および関連障害群」を参照）．心的外傷後ストレス障害，急性ストレス障害は，「心的外傷およびストレス因関連障害群」に移動した（第8章を参照）．これらの変更は，これらの障害が他の不安障害と距離をおいているという科学的知見を受けて行われた．しかし，DSM-5における一連の章立て（すなわち，メタ構造）は，これらの疾患間にある密接な関係を反映している．最後に，分離不安症と選択性緘黙は，かつてDSM-IVにおいて「通常，幼児期，小児期，または青年期に初めて診断される障害」に含まれていたが，今回は新しくこの章に入っている．

　その他の変更としては，以下のように，基準の表現が1）強く，頻回で，慢性的な恐怖と不安としてのこれらの疾患の基礎にある機能不全を反映し，2）主要構造を区別し（例：状況誘発要因，認知的観念化，強度，頻度，持続時間），3）各疾患間での一貫性を強化するよう，修正されている．限局性恐怖症と社交不安症に対し，成人が彼らの不安が過剰であるか非合理的であると認識している要件の削除といった変更が含まれる．加えて，「最低6ヵ月間の持続時間」は，これまでDSM-IV

において18歳未満の人にだけに限定されていたが，すべての年代の人に拡大された．パニック発作の本質的な特徴は変わらないまま残されているが，異なる型を記載する用語は<u>予期される，予期されない</u>に置き換えられている．パニック症と広場恐怖症は分離されており，広場恐怖症の基準は他の疾患の基準と矛盾しないように拡張されている．社交不安症では，「全般性」の特定用語が削除され，「パフォーマンス限局型」という特定用語に置き換わった．

分離不安症/分離不安障害
Separation Anxiety Disorder

マニュアル●p.189/手引●p.111

　分離不安症は，その人が強い感情的愛着をもっている場所や人物からの分離に関し，過剰な不安をもつ疾患である．DSM-ⅢからDSM-Ⅳ-TRまでは小児期における障害に含まれていたが，分離不安症を不安障害に関連づける研究や，分離不安症が成人に起こるという認識の増大から，今回，分離不安症は移されている．事実，小児期における不安症群の生涯推定値は4.1%であるが，成人の割合は6.6%である．成人の分離不安症の約1/3が小児期の発症であったが，成人例の半数以上は成人期の初発であった．小児においては，強い感情的愛着は両親に向けられる傾向にあり，成人においては，愛着は配偶者または友人に向けられているかもしれない．

　分離不安症は，健康で安全な環境にある乳児の正常な発達段階の分離不安と混同されるべきではない．分離不安は典型的には生後8カ月後前後に始まり，13～15カ月後まで増加して，その後低下し始める．

診断基準　　　　　　　　　　　　　　　　　　　　　　　　　　　　　　309.21（F93.0）

A．愛着をもっている人物からの分離に関する，発達的に不適切で，過剰な恐怖または不安で，以下のうち少なくとも3つの証拠がある．
　(1) 家または愛着をもっている重要な人物からの分離が，予期される，または，経験されるときの，反復的で過剰な苦痛
　(2) 愛着をもっている重要な人物を失うかもしれない，または，その人に病気，負傷，災害，または死など，危害が及ぶかもしれない，という持続的で過剰な心配
　(3) 愛着をもっている重要な人物から分離される，運の悪い出来事（例：迷子になる，誘拐される，事故に遭う，病気になる）を経験するという持続的で過剰な心配
　(4) 分離への恐怖のため，家から離れ，学校，仕事，または，その他の場所へ出かけることについての，持続的な抵抗または拒否
　(5) 1人でいること，または，愛着をもっている重要な人物がいないで，家または他の状況で過ごすことへの，持続的で過剰な恐怖または抵抗
　(6) 家を離れて寝る，または，愛着をもっている重要な人物の近くにいないで就寝することへの，持続的な抵抗または拒否
　(7) 分離を主題とした悪夢の反復
　(8) 愛着をもっている重要な人物から分離される，または，予期されるときの，反復する身体症状の訴え（例：頭痛，胃痛，嘔気，嘔吐）

B．その恐怖，不安，または回避は，子どもや青年では少なくとも4週間，成人では典型的には6カ月以上持続する．

C．その障害は，臨床的に意味のある苦痛，または，社会的，学業的，職業的，または他の重要な領域

における機能の障害を引き起こしている.
D. その障害は，例えば，自閉スペクトラム症における変化への過剰な抵抗のために家を離れることの拒否；精神病性障害における分離に関する妄想または幻覚；広場恐怖症における信頼する仲間なしで外出することの拒否；全般不安症における不健康または他の害が重要な他者にふりかかる心配；または，病気不安症における疾病に罹患することへの懸念のように，他の精神疾患によってはうまく説明されない.

■基準 A

分離不安はさまざまな発達段階で正常である場合もあるが，恐怖や不安過剰で機能的に障害を起こしている場合，この診断は適切であるかもしれない．分離不安症と成人との関連性が増大するより，用語の追加（例：基準 A4 における「仕事」の追加）や削除（例：愛着の対象が常に成人とは限らないため DSM-IV の基準 A5 における「大人」の削除；成人にとっては愛着の対象はパートナー，子ども，その他でありうる）がなされた.

■基準 B

一過性恐怖の過剰診断を少なくするため，成人においては典型的には持続期間は少なくとも 6 カ月間と特定されている（DSM-IV では 4 週間が必要とされていたが，DSM-5 でも小児期と思春期においてはこれが継続されている）．急性発症や重篤な症状の悪化の症例では，より短い持続期間が許容されている.

■基準 C および D

分離不安症は意味のある機能障害と関連する．この障害をもつ人は，学校や仕事に行くことを拒否することがあるし，身体的な問題を訴えることもあり，社会的に孤立することもある．未治療の場合，この疾患は低い学業成績，失業，未婚状態の継続か，または夫婦の破局を経験することに関連する．分離不安は他の精神疾患に関連して起こることがあるので，臨床家は，その人の症状が，分離不安症の独立した診断の基準を十分満たすかどうかを決定する必要がある.

選択性緘黙
Selective Mutism

マニュアル ●p.193／手引 ●p.112

選択性緘黙は，その他の状況（例：家庭）で話すことは可能にもかかわらず，話すことが期待されている特定の社会的状況においては話すことが一貫してできないことによって特徴づけられる．DSM-III では，はじめは，「選択性緘黙」（elective mutism）と呼称されていたが，DSM-IV では「選択性緘黙」（selective mutism）に改名され，この疾患は DSM-IV の「通常，幼児期，小児期，または青年期に初めて診断される障害」に含まれていた．選択性緘黙と不安障害とを結びつける研究，および成人期まで持続する（まれには，成人期に発症する）という認識の増大により，移動された．選択性緘黙はまれな障害であり，たいてい幼少の子どもに顕在化する.

> **診断基準**　　　　　　　　　　　　　　　　　　　　　　　　　313.23（F94.0）
>
> A．他の状況で話しているにもかかわらず，話すことが期待されている特定の社会的状況（例：学校）において，話すことが一貫してできない．
> B．その障害が，学業上，職業上の成績，または対人的コミュニケーションを妨げている．
> C．その障害の持続期間は，少なくとも1カ月（学校の最初の1カ月だけに限定されない）である．
> D．話すことができないことは，その社会的状況で要求されている話し言葉の知識，または話すことに関する楽しさが不足していることによるものではない．
> E．その障害は，コミュニケーション症（例：小児期発症流暢症）ではうまく説明されず，また自閉スペクトラム症，統合失調症，または他の精神病性障害の経過中にのみ起こるものではない．

■基準 A

特定の社会的交流の中で他者と接するとき，選択性緘黙をもつ子どもと成人は，他者に話しかけられても，話し始めたり，相互に応答したりしない．しかし，これらの人達は家庭で見る限り，正常に交流することができる．この疾患の診断では，社会的状況において話すことが一貫してできないことが必要とされる．

■基準 B

選択性緘黙は重大な機能の障害と関連している．選択性緘黙をもつ子ども達は学校で話すことをしばしば拒否し，学業上または教育上の障害となる．これらの子ども達が成長するに従い，社会的孤立が増大するのに直面するかもしれないし，また学校という場面では，学業または個人的なニーズについて教師と適切にコミュニケーションがとれないため，学業上の障害に苦しむ．

■基準 C

1カ月未満の選択性沈黙（例：子どもが狼狽していて数日間話すことを拒否している）は，この疾患の基準を満たさないだろう．

■基準 D

異なる言語を話す国へ移民としてやってきた家族の子ども達は，新しい言語についての知識がないために，新しい言語を話すことを拒否することがある．新しい言語の理解が十分にもかかわらず話すことを拒否し続ければ，選択性緘黙の診断が妥当となるであろう．

■基準 E

選択性緘黙をもつ子ども達は一般に正常な言語技能をもっているが，時にはコミュニケーション症と関連している場合もある．選択性緘黙は，言語症，語音症（以前は，音韻障害），小児期発症流暢症（吃音），または語用論的（社会的）コミュニケーション症といった，コミュニケーション症によってうまく説明される発語の障害とは区別するべきである．選択性緘黙と異なり，これらの疾患における発語の障害は，特定の社会的状況に限定されない．自閉スペクトラム症，統合失調症および他の精神病性障害，または重度の知的能力障害をもつ人では，社会的コミュニケーション上の問題をもつことがあり，社会的状況に応じて適切に話せないこともある．それとは対照的に，子どもがある社会的状況（典型的には家庭で）では確立された話す能力がある場合に限り，選択性緘黙の診断を下すべきである．

限局性恐怖症
Specific Phobia

マニュアル ➡ p.195／手引 ➡ p.112

　恐怖症という用語は，特定の対象，環境，または状況への過剰な恐怖を指している．恐怖症群は恐怖の対象または状況に基づいて分類されている．限局性恐怖症，社交不安症（社交恐怖）はともに，恐怖の対象または状況への曝露で強い不安へ発展することを必要とする．この両者の診断では，恐怖や不安が機能を妨げるか，または顕著な苦痛を引き起こすことも必要とされる．

　限局性恐怖症は以下の特定用語を含んでいる．すなわち，動物，自然環境，血液・注射・負傷，状況，およびその他（前述の4つのカテゴリーには明確に当てはまらない恐怖症に対して）である．それぞれの刺激の鍵となる特徴は，恐怖や不安が，時間的にも，他の対象に関しても，特定の対象に限られるということである．限局性恐怖症をもつ人は，恐怖の対象に直面すると突然驚愕するか不安になる．この恐怖は，恐怖の対象から害を及ぼされる心配，当惑することに関する心配，恐怖の対象への曝露に関連した結果への心配と関係しているのかもしれない．例えば，血液・注射・負傷恐怖症をもつ人は血液への曝露で気絶することを恐れるかもしれないし，高所恐怖症をもつ人はめまいが生じることを恐れるかもしれない．

　限局性恐怖症は，特に特定の下位カテゴリー内の恐怖症において，2つ以上の対象に対する恐怖を含むこともある．例えば，虫恐怖症をもつ人は，ねずみ恐怖症でもあるかもしれず，ともに動物型の恐怖症として分類されている．限局性恐怖症に関連する機能の障害の定量化は時に困難であるが，それは，典型的には併存する疾患のほうが限局性恐怖症より多くの機能障害を引き起こす傾向があるためである．限局性恐怖症に関連する障害は，典型的にはその人の社会的または職業的活動を制限する．

　恐怖症は100年以上にわたり，耐えられないものとして認識されてきた．近代の精神衛生の歴史における恐怖症の突出した位置づけは，精神分析療法および認知療法の発達において恐怖症の患者の病歴が果たした重要な役割により示されている．何年もの間に，恐怖症というカテゴリーは進歩洗練されてきた．DSM-Ⅲにおいて恐怖症は，関連はあるがそれぞれ別個の疾患の集団としてみなされていた．DSM-ⅢからDSM-Ⅳの間に限局性恐怖症は，特有の生理学や刺激の型の人口統計に注目した研究に基づいて，下位カテゴリーを加えて修正された．

　限局性恐怖症は，時間，および対象または状況に関することの両方に焦点を合わせた不安の特質により，通常は，他の疾患ときわめて容易に区別される．診断上の最も困難な問題は，限局性恐怖症とその他の不安症群との鑑別に関するものである．

　限局性恐怖症は二峰性の発症年齢を示し，動物，自然環境，および血液・注射・負傷恐怖症などの限局性恐怖症ではピークが幼小児期にあり，状況恐怖症などそれ以外のものでは成人期早期にある．孤発性の限局性恐怖症をもつ人が治療に来るのはまれであるため，外来でのこの疾患の経過に関する研究は限られている．小児期に始まり成人期まで持続する限局性恐怖症が何年にもわたり続くことが，データにより示唆されている．成人期まで持続した場合のこの疾患の重症度は，小児期と青年期に増悪も寛解もなく経過するかまたは他の不安症とともにみられ，比較的一定に持続すると考えられる．

診断基準

A. 特定の対象または状況（例：飛行すること，高所，動物，注射されること，血を見ること）への顕著な恐怖と不安
   注：子どもでは，恐怖や不安は，泣く，かんしゃくを起こす，凍りつく，または，まといつく，などで表されることがある．
B. その恐怖の対象または状況がほとんどいつも，即時，恐怖や不安を誘発する．
C. その恐怖の対象または状況は，積極的に避けられる，または，強い恐怖や不安を感じながら耐え忍ばれている．
D. その恐怖または不安は，特定の対象や状況によって引き起こされる実際の危険性や社会文化的状況に釣り合わない．
E. その恐怖，不安，または回避は持続的であり，典型的には6カ月以上続いている．
F. その恐怖，不安，または回避が，臨床的に意味のある苦痛，または社会的，職業的，または他の重要な領域における機能の障害を引き起こしている．
G. その障害は，（広場恐怖症にみられるような）パニック様症状または他の耐えがたい症状；（強迫症にみられるような）強迫観念と関連した対象または状況；（心的外傷後ストレス障害にみられるような）心的外傷的出来事を想起させるもの；（分離不安症にみられるような）家または愛着をもっている人物からの分離；（社交不安症にみられるような）社会的場面，などに関係している状況への恐怖，不安，および回避などを含む，他の精神疾患の症状ではうまく説明されない．

▶該当すれば特定せよ

恐怖刺激に基づいてコードせよ．
300.29（F40.218）**動物**（例：クモ，虫，犬）
300.29（F40.228）**自然環境**（例：高所，嵐，水）
300.29（F40.23x）**血液・注射・負傷**（例：注射針，侵襲的な医療処置）
　　　コードするときの注：ICD-10-CM コードの選択は次のとおり：**F40.230** 血液の恐怖，**F40.231** 注射や輸液の恐怖，**F40.232** 他の医療処置の恐怖，**F40.233** 負傷の恐怖
300.29（F40.248）**状況**（例：航空機，エレベーター，閉所）
300.29（F40.298）**その他**（例：窒息や嘔吐につながる状況；子どもでは大きな音や着ぐるみ）
　　　コードするときの注：複数の恐怖刺激が存在している場合，すべての当てはまる ICD-10-CM コードをコードせよ（例：蛇および飛行することへの恐怖については，「F40.218 限局性恐怖症，動物」および「F40.248 限局性恐怖症，状況」）．

■基準 A および B

特定の刺激への曝露が引き金となる顕著な恐怖や不安がある．顕著なという用語は，操作的には「強烈な」と同じものとして扱われてきた．「恐怖や不安」という語句は不安症群において一貫して使用されている．恐怖の対象物や状況は，ほとんどいつも即時の恐怖または不安を惹起するものである．

■基準 C

一般に刺激によって誘発される不安や恐怖への反応は2つある．その人は，刺激に曝露される状況を回避するかもしれないし，恐怖の対象または状況に自分を曝露させて恐怖または不安に耐えているかもしれない．DSM-5 では，軽度の恐怖の過剰診断を少なくするために「積極的に避けられ

る」という記述語を加えた．

■基準D

対象または状況が引き起こす現実の危険性があるとしても，その恐怖または不安はそれに釣り合わないか，または必然であると思われるものより強烈である．すなわち，その恐怖または不安は，その状況での現実の危険性に適切であると思われるものより強大である．限局性恐怖症をもつ人は，自分の反応が状況に釣り合わないとしばしば認識しているが，恐怖する状況における危険を過大評価する傾向にあり，したがって，その不釣り合いであるという判断は自己申告に基づいてのみ下されるべきではない．DSM-IVでは，基準Cは，その人が，その恐怖または不安が過剰であることを認識しているとしていたが，この要件は子どもにおいてなくてもよいと述べられていた．この自己認識は，多くの成人が，彼らの恐怖が不釣り合いであることや過剰であることを否定するために削除され，この特徴が子どもにはないこともあるという記述も削除された．この基準は，社会文化的背景を考慮に入れるべきことを必要としている．

■基準E

「典型的には6カ月以上続いている（期間の区切りの適用を厳密にしすぎるべきではない，と本文に説明がある）」という期間の基準によって，一過性の恐怖および恐怖症の過剰診断を少なくすべきである．DSM-IVでは18歳未満の子どもに持続期間の基準が加えられていたが（6カ月以上），一過性の恐怖と恐怖症は成人に起こるという証拠から，今回すべての年代の群に拡張された．

■基準F

その恐怖，不安，または回避が，臨床的に意味のある苦痛，または機能の障害を引き起こしている必要がある．例えば，高所恐怖のため州のお祭りで観覧車を避けている人が，その祭り中快適な1日を過ごしていて，この恐怖が経験にどのような影響を与えるかほとんど考えないこともある．環境を操作することで恐怖症に対処しようとする人もいる（例：蛇を恐怖する人が動物園を避ける）．このような症例では機能の障害は最少であるかまたは存在せず，また，その人の症状は基準を満たさないであろう．例えば，環境を操作することがその人の仕事に影響しているのであれば，それは意味のある妨げとなっているかもしれない．

■基準G

多くの障害は回避によって特徴づけられる（例：強迫症，広場恐怖症）．限局性恐怖症は，回避が対象または状況に関係し，また他の疾患では説明できないときにのみ診断されるべきである．

■特定用語

特定用語は恐怖刺激の全般的なカテゴリーを反映している．DSM-5では，「その他」のカテゴリーの病気にかかる恐怖についての言及を除いたが，これはそのような恐怖が強迫症や心気症（DSM-5では身体症状症，また少数の症例では病気不安症に置き換えられた）に関連するためである．

社交不安症/社交不安障害（社交恐怖）
Social Anxiety Disorder（Social Phobia）

マニュアル ➡ p.200／手引 ➡ p.114

　社交不安症は，知らない人に注視される，または接触することを伴う状況を含む，社交場面についての恐怖または不安に関するものである．この疾患をもつ人は，典型的には公衆の面前で話す間，または初対面の人に会うような社交場面で恥ずかしい思いをすることを恐れる．この疾患は，他者の前で書く，食べる，または話すといったある活動をすることについての特定の恐怖または不安に関することがある．また，恥ずかしい思いをする，または愚かになったと感じる，あいまいで，非特異的な恐怖に関することもある．臨床家は，多くの人が少なくともある程度の社交恐怖または自意識をもっていることを認識すべきである．いくつかの地域研究は，全体の約 1/3 の人が，自分自身は社交場面で他者よりも不安になると考えていることを示唆している．不安がその人の望む活動への参加を妨げるか，または活動中に著しい苦痛を引き起こす場合にのみ，そのような不安が疾患となる．

診断基準　　　　　　　　　　　　　　　　　　　　　　　　　　　　　　300.23（F40.10）

- A. 他者の注視を浴びる可能性のある1つ以上の社交場面に対する，著しい恐怖または不安．例として，社交的なやりとり（例：雑談すること，よく知らない人に会うこと），見られること（例：食べたり飲んだりすること），他者の前でなんらかの動作をすること（例：談話をすること）が含まれる．
  注：子どもの場合，その不安は成人との交流だけでなく，仲間達との状況でも起きるものでなければならない．
- B. その人は，ある振る舞いをするか，または不安症状を見せることが，否定的な評価を受けることになると恐れている（すなわち，恥をかいたり恥ずかしい思いをするだろう，拒絶されたり，他者の迷惑になるだろう）．
- C. その社交的状況はほとんど常に恐怖または不安を誘発する．
  注：子どもの場合，泣く，かんしゃく，凍りつく，まといつく，縮みあがる，または，社交的状況で話せないという形で，その恐怖または不安が表現されることがある．
- D. その社交的状況は回避され，または，強い恐怖または不安を感じながら耐え忍ばれる．
- E. その恐怖または不安は，その社交的状況がもたらす現実の危険や，その社会文化的背景に釣り合わない．
- F. その恐怖，不安，または回避は持続的であり，典型的には6ヵ月以上続く．
- G. その恐怖，不安，または回避は，臨床的に意味のある苦痛，または社会的，職業的，または他の重要な領域における機能の障害を引き起こしている．
- H. その恐怖，不安，または回避は，物質（例：乱用薬物，医薬品）または他の医学的疾患の生理学的作用によるものではない．
- I. その恐怖，不安，または回避は，パニック症，醜形恐怖症，自閉スペクトラム症といった他の精神疾患の症状では，うまく説明されない．
- J. 他の医学的疾患（例：パーキンソン病，肥満，熱傷や負傷による醜形）が存在している場合，その恐怖，不安，または回避は，明らかに医学的疾患とは無関係または過剰である．

▶該当すれば特定せよ
　パフォーマンス限局型：その恐怖が公衆の面前で話したり動作をしたりすることに限定されている場合

■基準 A および B

これらの項目は，社交不安症が最もよく起こる3つの背景，すなわち，社交的なやりとり，他者に見られていること，他者の前でなんらかの動作をすることを網羅している．

基準 B では，社交不安症での中心的な恐怖を，より幅広い「否定的な評価」という語句の下に，恥をかいたり恥ずかしい思いをすることとしてまとめた．「他者の迷惑になる」という語句は，文化的感受性を増すために追加されている．例えば，ある文化では，根底にある恐怖は，その人が他者を不快にさせるだろうという懸念である．

■基準 C

この基準は，社交不安が条件づけられた刺激反応であることを強調している．加えて，この基準は，子どもの場合，恐怖と不安は幅広く表現されるかもしれないことを明確にしている（例：かんしゃく）．

■基準 D

社交不安症をもつ人の中には，彼らの社交不安を誘発する状況を回避する人もいるが，たとえ不安または恐怖が強くても，不安を誘発する状況に耐える人もいる．

■基準 E

社交不安症をもつ人はしばしば，自分の恐怖が過剰であることを認識することが困難である．したがって，臨床家はこの判断をするのによりよい立場にいるかもしれない．「もたらされた現実の危険に釣り合わない」という語句の使用は，DSM-IV において「過剰または不合理」という表現で意図されたものを操作化する目的がある．DSM-IV における基準 C は，子どもの場合，このような自己認識を欠くことがある，という注がつけられていたが，この注は削除されている．最後に，DSM-5 の項目では，臨床家に「社会文化的背景」を考慮に入れるよう注意喚起している．

■基準 F

DSM-IV では，18歳未満の子どもの場合，少なくとも6カ月という持続期間が求められていたが，成人期の場合でも一過性の社交不安が起こりうるというデータがあるので，すべての年代に拡大されている．この持続期間の基準は一過性の社交不安に対する過剰診断を最少にするのに役立つ．

■基準 G，H，I および J

ほとんどの人は，人生におけるある時点でなんらかの社交不安を経験する．基準 G は，この症状群が少なからぬ機能の障害または苦痛を引き起こすことを必要としている．この基準は社交不安症の過剰診断を防いでいる．

多くの疾患が社交的状況への恐怖によって特徴づけられる．社交不安症は回避が物質または医薬品の効果によるものではなく，他の精神疾患ではうまく説明されず，また他の医学的疾患に関連しない場合にのみ診断されるべきである（基準 H, I, J）．

■特定用語

証拠により「パフォーマンス限局型」の特定用語は，より大きな社交不安症群が異なった病態生理学的関連と治療反応をもつことを示唆している．

パニック症/パニック障害
Panic Disorder

マニュアル●p.206/手引●p.115

　パニック症は，繰り返されるパニック発作に持続する心配または行動の変化を伴う，という様式が特徴的である．したがって，パニック症をもつ人は，実際の発作とは独立して，不安症状および機能の障害を経験する．パニック発作は自然に起こり，何の誘因または環境のきっかけなしでも起こる．パニック症と広場恐怖症との関連には少なからぬ関心がもたれていた．DSM-IV では，「広場恐怖を伴う，および伴わないパニック障害」と記載されていたが，これには意味がないため，この区別は DSM-5 では含まれていない．パニック症は広場恐怖症以外のいくつかの精神疾患，特に不安症群および抑うつ障害群と共存する．

　パニック症は DSM-III で加えられ，独立した疾患単位として認識された．DSM-III から DSM-IV-TR まで，パニック症と広場恐怖症は強く関連づけられていた．DSM-IV において概念化されたように，広場恐怖症は，そのエピソードがパニック発作の定型的な基準を満たさなくても，少なくともいくつかの自然に次第に高まる不安の形に必ず関連している．より初期の DSM の版と ICD-10 では，広場恐怖症はパニック症とはそれほど密接に関連していないとみなされていた．

診断基準　　　　　　　　　　　　　　　　　　　　　　　　　　300.01（F41.0）

A. 繰り返される予期しないパニック発作．パニック発作とは，突然，激しい恐怖または強烈な不快感の高まりが数分以内でピークに達し，その時間内に，以下の症状のうち 4 つ（またはそれ以上）が起こる．
　注：突然の高まりは，平穏状態，または不安状態から起こりうる．
　(1) 動悸，心悸亢進，または心拍数の増加
　(2) 発汗
　(3) 身震いまたは震え
　(4) 息切れ感または息苦しさ
　(5) 窒息感
　(6) 胸痛または胸部の不快感
　(7) 嘔気または腹部の不快感
　(8) めまい感，ふらつく感じ，頭が軽くなる感じ，または気が遠くなる感じ
　(9) 寒気または熱感
　(10) 異常感覚（感覚麻痺またはうずき感）
　(11) 現実感消失（現実ではない感じ）または離人感（自分自身から離脱している）
　(12) 抑制力を失うまたは "どうかなってしまう" ことに対する恐怖
　(13) 死ぬことに対する恐怖
　注：文化特有の症状（例：耳鳴り，首の痛み，頭痛，抑制を失っての叫びまたは号泣）がみられることもある．この症状は，必要な 4 つの症状の 1 つと数え上げるべきではない．

B. 発作のうちの少なくとも 1 つは，以下に述べる 1 つまたは両者が 1 カ月（またはそれ以上）続いている．
　(1) さらなるパニック発作またはその結果について持続的な懸念または心配（例：抑制力を失う，心臓発作が起こる，"どうかなってしまう"）
　(2) 発作に関連した行動の意味のある不適応的変化（例：運動や不慣れな状況を回避するといった，

パニック発作を避けるような行動）

C．その障害は，物質の生理学的作用（例：乱用薬物，医薬品），または他の医学的疾患（例：甲状腺機能亢進症，心肺疾患）によるものでない．

D．その障害は，他の精神疾患によってうまく説明されない（例：パニック発作が生じる状況は，社交不安症の場合のように，恐怖する社交的状況に反応して生じたものではない；限局性恐怖症のように，限定された恐怖対象または状況に反応して生じたものではない；強迫症のように，強迫観念に反応して生じたものではない；心的外傷後ストレス障害のように，外傷的出来事を想起させるものに反応して生じたものではない；または，分離不安症のように，愛着対象からの分離に反応して生じたものではない）．

■基準 A および B

　パニック症は，繰り返される「予期しない」パニック発作を必要とし，そのうちの少なくとも1つは持続するさらなる発作についての持続的な懸念や心配，または発作に関係した行動の変化に関連している．臨床家がパニック発作の機能的影響を理解できるように実例が提供されている．

■基準 C および D

　パニック症は，同じような症状を呈する医学的疾患と鑑別されなければならない．パニック発作は，甲状腺機能低下および亢進状態の両方，副甲状腺機能亢進症，および褐色細胞腫などのさまざまな内分泌学的疾患と関連している．一時性低血糖もまたパニック症状を生じうる．てんかん，前庭機能障害，悪性新生物，処方された，および違法な物質，心臓・肺の問題（例：不整脈，慢性呼吸器疾患，気管支喘息）はすべてパニック症状を生じうる．パニック症状を引き起こす基礎となる医学的疾患への手がかりとしては，パニック発作中の非定型的な特徴，例えば運動失調，意識の変容，または膀胱の制御障害，比較的高齢のパニック症の発症，または医学的疾患を示唆する身体的徴候や症状などがある．

　パニック症はまた，いくつかの精神疾患，特に他の不安状態と鑑別されなければならない．全般不安症との鑑別は，時に難しいことがあるが，古典的パニック発作は突然起こり，短時間であるのに対し，全般不安症に関連する不安は，よりゆっくりと出現し消散する．不安はまた，精神病性障害および気分障害を含む他の多くの精神医学的疾患を伴う．

パニック発作特定用語
Panic Attack Specifier

マニュアル ➡ p.212／手引 ➡ p.116

　パニック発作は，数分から数時間持続する強烈な恐怖または不快が突然起こるエピソードで，不快な身体的感覚のきっかけとなる．パニック発作は通常突然始まり，数分以内に頂点に到達し，その人を怯えさせうる．それが起こると，その人は自分が抑制力を失っている，心臓発作が起きている，または死んでしまうとさえ信じてしまうかもしれない．多くの人はストレスの多い時間中に孤発性のパニック発作を経験するが，このような発作は繰り返しては起こらない．パニック発作はさまざまな精神病理学的状態で起こることがある．

　Freud の不安神経症に関する記述は，中等度で永続的な不安と不安発作との共存状態と定義され，その症状は今日のパニック発作と似ている．不安神経症は後に急性の不安発作（すなわちパニック

発作)，および中等度かつ持続的な不安（現在でいう全般不安症）に分類された．この区別は研究用診断基準（Spitzer et al, 1975）に含まれ，そして数年後に DSM-III に収載された．

重要なことは，DSM-5 に述べられているように，パニック発作は，他の精神疾患（例：抑うつ障害群，心的外傷後ストレス障害）や，いくつかの医学的疾患（例：心臓，呼吸，前庭，胃腸）と同様に，いかなる不安症群についても特定用語として示すことができることである．パニック発作の存在が確認された際には，「パニック発作を伴う」という特定用語を伴い記録されるべきである（例：パニック発作を伴う心的外傷後ストレス障害）．

パニック発作特定用語

注：症状はパニック発作を特定する目的で提示される．しかし，パニック発作は 1 つの精神疾患ではなくコード化されない．パニック発作は，他の精神疾患（例：抑うつ障害群，心的外傷後ストレス障害，物質使用障害群）や，いくつかの医学的疾患（例：心臓，呼吸，前庭，胃腸）と同様に，いかなる不安症群とも随伴して生じうる．パニック発作の存在が確認された際は，特定用語として示されるべきである（例：「パニック発作を伴う心的外傷後ストレス障害」）．パニック症に関して，パニック発作の存在はパニック症の基準内に含まれ，パニック発作は特定用語として用いられない．

激しい恐怖または強烈な不快感の突然の高まりが数分以内にピークに到達し，その時間内に，以下の症状のうち 4 つ（またはそれ以上）が起こる．

注：突然の高まりは穏やかな状態または不安な状態から起こりうる．

(1) 動悸，心悸亢進，または心拍数の増加
(2) 発汗
(3) 身震いまたは震え
(4) 息切れ感または息苦しさ
(5) 窒息感
(6) 胸痛または胸部の不快感
(7) 嘔気または腹部の不快感
(8) めまい感，ふらつく感じ，頭が軽くなる感じ，または気が遠くなる感じ
(9) 寒気または熱感
(10) 異常感覚（感覚麻痺またはうずき感）
(11) 現実感消失（現実ではない感じ）または離人感（自分自身から離脱している）
(12) 抑制力を失うまたは"どうかなってしまう"ことに対する恐怖
(13) 死ぬことに対する恐怖

注：文化特有の症状（例：耳鳴り，首の痛み，頭痛，抑制を失っての叫びまたは号泣）がみられることもある．この症状は，必要な 4 つの症状の 1 つと数え上げるべきではない．

パニック発作はそれ自体ではコードできる疾患ではない．突然の恐怖エピソードは多くの状況で起こる．健康な人でも突然の極度の危険に直面したときにはパニック発作を経験することがあるだろうし，また高所恐怖症をもつ人は，その恐怖状況に直面すればパニック発作を経験することがある．DSM-5 は，パニック発作を，パニック発作が起こる特定の疾患に対しては特定用語としてあげることを必要としている．特定用語の重要性は，パニック発作が他の形式の精神病理の重症度を予測することを示すデータをもとにしている．少なくともその症状の 4 つを満たす人はパニック発作があるとされる．DSM-IV の実地試行のデータでは，4 つの症状という閾値が最適であると確認された．

DSM-5の症状はDSM-IVより変更されていないが，今回，最もよくみられるものから少ないものへと順序を並べ替えた．加えて，「熱感」(heat sensations) がDSM-IV症状の「熱感」(hot flashes) と置き換わった．文化を基盤とした症状についての臨床家の意識を促進するために最後の注が含められた．例えば，知覚異常はアフリカ系アメリカ人に，振戦はラテン系カリブ人に，離人感・現実感消失はプエルトリコ人に高い頻度で出現する．

広場恐怖症
Agoraphobia

マニュアル ● p.216 / 手引 ● p.117

　広場恐怖症は，19世紀後半にWestphalにより最初に確認され，公共の場を恐れる人について記載された (Goodwin & Guze, 1989)．広場恐怖症は「1人でいること，または突然耐えられなくなった場合に脱出が困難で，援助が得られない公共の場所にいることの著しい恐怖および回避」(DSM-III, 原著226頁) と特徴づけられた明確な症候群としてDSM-IIIに導入され，コードを与えられた．DSM-III-Rにおいて，広場恐怖症はパニック発作への古典的条件反応と特別に定義された．パニック発作の病歴がなくても広場恐怖症が診断できたが，そのような起こり方はまれであると考えられた．したがって，広場恐怖症は概念的にパニック発作と関連づけられたが，明白に，かつ，もっぱら二次的な合併ともみなされた．DSM-IVでは，広場恐怖症はパニック障害の状況の範囲内で，あるいはパニック発作またはパニック様症候群の結果として（すなわち，広場恐怖症は，めまいや下痢といったパニック様症候群に発展する恐怖に関連していた）のみ，診断可能であった．しかし，地域社会の例では，広場恐怖症をもつ人の半数以上は，パニック症やパニック様症候群，あるいは広場恐怖的回避の発症に明らかに先行するその他の型の精神病理学的症候群をまったく経験したことがなかった．DSM-5では，広場恐怖症はパニック症やパニック発作から独立してコード化される疾患である (Wittchen et al, 2010)．

診断基準　　　　　　　　　　　　　　　　　　　　　　　　　　　　　　300.22 (F40.00)

A．以下の5つの状況のうち2つ（またはそれ以上）について著明な恐怖または不安がある．
　(1) 公共交通機関の利用（例：自動車，バス，列車，船，航空機）
　(2) 広い場所にいること（例：駐車場，市場，橋）
　(3) 囲まれた場所にいること（例：店，劇場，映画館）
　(4) 列に並ぶまたは群衆の中にいること
　(5) 家の外に1人でいること
B．パニック様の症状や，その他耐えられない，または当惑するような症状（例：高齢者の転倒の恐れ，失禁の恐れ）が起きたときに，脱出は困難で，援助が得られないかもしれないと考え，これらの状況を恐怖し，回避する．
C．広場恐怖症の状況は，ほとんどいつも恐怖や不安を誘発する．
D．広場恐怖症の状況は，積極的に避けられ，仲間の存在を必要とし，強い恐怖または不安を伴って耐えられている．
E．その恐怖または不安は，広場恐怖症の状況によってもたらされる現実的な危険やその社会文化的背景に釣り合わない．
F．その恐怖，不安，または回避は持続的で，典型的には6カ月以上続く．
G．その恐怖，不安，または回避は，臨床的に意味のある苦痛，または社会的，職業的，または他の重

要な領域における機能の障害を引き起こす．
H．他の医学的疾患（例：炎症性腸疾患，パーキンソン病）が存在する場合には，恐怖，不安，または回避が明らかに過剰である．
I．その恐怖，不安，または回避は，他の精神疾患の症状ではうまく説明できない――例えば，症状は，「限局性恐怖症，状況」に限定されない，（社交不安症の場合のように）社交的状況のみに関連するものではない，（強迫症の場合のように）強迫観念，（醜形恐怖症のように）想像上の身体的外見の欠陥や欠点，（心的外傷後ストレス障害の場合のように）外傷的な出来事を想起させるもの，（分離不安症の場合のように）分離の恐怖，だけに関連するものでない．
注：広場恐怖症はパニック症の存在とは関係なく診断される．その人の症状提示が，パニック症と広場恐怖症の基準を満たしたならば，両方の診断が選択されるべきである．

■基準A

広場恐怖症をもつ人は5つの全般的状況としてあげられたうちの少なくとも2つから生じる恐怖または不安を訴えていなければならない．少なくとも2つのそのような状況を必要としていることにより，広場恐怖症は，1つの特定状況に限られるかもしれない限局性恐怖症と鑑別される．また，その恐怖または不安はもっぱらその状況と関係しており，複数の状況でその人が経験する，より全般性の不安に関連するものではない．

■基準B

広場恐怖症の診断は，その人がその恐怖または回避に関係する認知的概念化要素をもつことを必要とする．この基準は，脱出が困難であろうという恐怖のような，回避への動機づけを強調している．加えて，広場恐怖症の認知的側面は，「パニック様の症状や，その他耐えられない，または当惑するような症状（例：高齢者の転倒の恐れ，失禁の恐れ）が起きたときに，援助が得られないかもしれない」という考えのために，その状況の恐怖または回避と関連している可能性がある．それゆえにパニック様の症状がなくても診断可能である．

■基準C

この基準は，その状況がほとんどいつも恐怖や不安を誘発することを必要としており，それゆえに診断を下すための閾値を引き上げている．恐怖により回避する状況が1回または，さらに機会的な場合は診断を満たさないだろう．

■基準D

DSM-5では軽症の恐怖の過剰診断を少なくするために「積極的に避けられ」という語句を含んでいる．

■基準E

この基準は新しく，信頼性を高め正常な恐怖との区別を明確にするために用いられる．この基準は（自己認識に対して）臨床家の判断を喚起する．例えば，失禁の病歴をもつ人が，長時間にわたり自宅から離れることを拒否することは合理的かもしれない．しかし，その人が，失禁のエピソードが1回しかないのに，数年間も家を離れるのを拒否し続けているのであれば，それはその恐怖に釣り合わないだろう．

■ 基準F

一過性の恐怖または不安の過剰診断を避けるために，持続期間は典型的には6カ月以上と示されている．これは以前には必要ではなかった．

■ 基準G，HおよびI

広場恐怖症に関連する機能の障害の程度は，その状況を避けるだけのものから完全な引きこもりまで変異が大きい（基準G）．この基準は，広場恐怖症をもつ人と，軽度または一過性の恐怖との区別を明確にすることを意図している．

広場恐怖症の中核となる特徴は回避であるが，これは他のいくつかの疾患で現れるかもしれない症状である．臨床家は回避行動が現れるかもしれない他の医学的疾患（例：炎症性腸疾患）を除外すべきである（基準H）．他の精神疾患もまた除外される必要がある（例：強迫症）（基準I）．

全般不安症/全般性不安障害
Generalized Anxiety Disorder

マニュアル ➡ p.220 / 手引 ➡ p.118

全般不安症は，その心配の焦点となっている出来事や環境の影響に釣り合わない，頻回で持続的な過剰不安と心配の様式が特徴的である．全般不安症をもつ人は，自分の心配の過剰な性質を認めないであろうが，その心配の強さには悩まされている．この心配の様式は「少なくとも6カ月間にわたり，心配の起こる日のほうが起こらない日より多い」（基準A）．心配を抑制することが困難であることにその人は気づいており，6つの症状のうち少なくとも3つの身体的または認知的症状を訴える（または子どもの場合は1つ）．

全般不安症はDSM-Ⅲで初めて加えられ，不安神経症から分離された．この疾患は「他の精神疾患による」とすることができないため，もともと除外診断として考えられた．DSM-Ⅲではまた，1カ月間症状が持続することを必要としたが，後にこの診断の妥当性の低さについての懸念が生じた．DSM-Ⅲ-Rでは，持続期間が6カ月間に拡大され，かつ症状の一覧が拡張された．DSM-Ⅲ-Rはまた，他の疾患によらない症状をもつような人で，その診断を制限していたいくつかの階層的な規則を削除した．最終的に，DSM-Ⅳでは関連する症状の一覧は18から6つへと簡素化され，その人はそのうち少なくとも3つをもっていなければならないとされた．より強調されたことは，心配の広範性であり，小児期の症状に適合させるように基準が修正された．DSM-Ⅳでは，各発達段階にわたっての心配の評価方法を統合するよう試みた．DSM-5では，診断は用語の変更と基準の再構成を除きDSM-Ⅳのそれとほとんど変わっていない．

診断基準　　　　　　　　　　　　　　　　　　　　300.02（F41.1）

A．（仕事や学業などの）多数の出来事または活動についての過剰な不安と心配（予期憂慮）が，起こる日のほうが起こらない日より多い状態が，少なくとも6カ月間にわたる．

B．その人は，その心配を抑制することが難しいと感じている．

C．その不安および心配は，以下の6つの症状のうち3つ（またはそれ以上）を伴っている（過去6カ月間，少なくとも数個の症状が，起こる日のほうが起こらない日より多い）．
　　注：子どもの場合は1項目だけが必要
　　（1）落ち着きのなさ，緊張感，または神経の高ぶり
　　（2）疲労しやすいこと

(3) 集中困難，または心が空白になること
　　(4) 易怒性
　　(5) 筋肉の緊張
　　(6) 睡眠障害（入眠または睡眠維持の困難，または，落ち着かず熟眠感のない睡眠）
D．その不安，心配，または身体症状が，臨床的に意味のある苦痛，または社会的，職業的，または他の重要な領域における機能の障害を引き起こしている．
E．その障害は，物質（例：乱用薬物，医薬品）または他の医学的疾患（例：甲状腺機能亢進症）の生理学的作用によるものではない．
F．その障害は他の精神疾患ではうまく説明されない〔例：パニック症におけるパニック発作が起こることの不安または心配，社交不安症（社交恐怖）における否定的評価，強迫症における汚染または，他の強迫観念，分離不安症における愛着の対象からの分離，心的外傷後ストレス障害における外傷的出来事を思い出させるもの，神経性やせ症における体重が増加すること，身体症状症における身体的訴え，醜形恐怖症における想像上の外見上の欠点の知覚，病気不安症における深刻な病気をもつこと，または，統合失調症または妄想性障害における妄想的信念の内容，に関する不安または心配〕．

■基準 A および B

　全般不安症は正常な心配と同じではなく，これらの基準には両者を鑑別する意図がある．この疾患の診断に十分だとみなされる心配は過剰でなければならない．心配の強度，頻度，および焦点の評価は，その不安が過剰であるか否かの手がかりを提供する．少なくとも 6 カ月間の持続期間は，全般不安症と心配を引き起こす一時的あるいは短期間の出来事とを区別するのに十分なものとして設定された．さらに，その人は，その心配を抑制することが難しいと感じている．

■基準 C

　この項目は全般不安症の身体的および認知的側面双方を含んでいる．成人では 3 つ以上の症状が，子どもでは 1 つの症状だけが必要とされることは，DSM-IV から変わっていない．

■基準 D

　この基準は，正常な心配は病的になりえないという閾値を設定している．その心配が臨床的に意味のある苦痛や機能の障害を引き起こすことが必要とされていること，または心配が重度ではないのにその人がこの診断を受けることを防ぐものである．

■基準 E および F

　不安は物質使用およびいくつかの医学的疾患で頻繁にみられる症状であり，それらは除外されなければならない．不安や心配はまた，多くの精神疾患を定義し，または関連した特徴でもある．基準 F は他の診断に当てはまる心配の例を提供し，これにより，全般不安症の診断が，他の疾患では診断されない心配を対象とするものとしている．しかし，全般不安症の追加診断は，その心配が他の疾患の特定の症状を超えた広がりのあるものである場合に適切であろう．

物質・医薬品誘発性不安症/物質・医薬品誘発性不安障害
Substance/Medication-Induced Anxiety Disorder

マニュアル⊃p.224/手引⊃p.119

　物質・医薬品誘発性不安症の人には，処方された，あるいは違法な物質の使用を背景として，臨床的に意味のあるパニック，心配，恐怖症，または強迫観念などの症状が出現する．鑑別診断には，他の不安症のどれかと診断する前に，不安を引き起こす可能性としての物質の使用と医薬品を除外する必要がある．臨床家は日常的にすべての患者の物質使用状況を記述し，またすべての医薬品を記録しておくべきである．

　臨床家は，不安を呈する人に初回の対応をするときには，物質の誤用に特に慣れておくべきである．もし誤用があるならば，臨床家は進行中の不安症状とどのような関連があるのかを決定しなければならない．因果関係を確立する決定的な検査法は存在しないが，いくつかの要因が診断の確認に役立ちうる．これらには，症状の出現時期，潜在的な複合要因と不安との関連の強さに関する既存の論文，不安症としては非典型的な症状または徴候がある．

　不安症状の発症は物質中毒または物質離脱時に起こるかもしれず，そのような症状の発症は特定用語の使用によって示される．不安は複数の違法物質（例：アンフェタミン，コカイン），アルコール，およびカフェインと関連がある．診断は，不安が処方薬（例：抗コリン薬，抗うつ薬，炭酸リチウム）の使用と関連があるときにも下すことができる．不安症状が優勢で，予想されるよりも過剰で，またそれ自体が臨床的関与に値するときには，物質中毒や物質離脱よりも物質・医薬品誘発性不安症の診断が適切である．

診断基準

A．パニック発作または不安が臨床像として優勢である．
B．以下の（1）と（2）の証拠両方が，既往歴，身体診察所見，または臨床検査所見から得られている．
　（1）基準Aの症状が物質中毒または離脱の期間中またはその直後，または医薬品に曝露された後に発現した．
　（2）関連する物質・医薬品は，基準Aの症状を引き起こしうる．
C．その障害は，物質・医薬品誘発性ではない不安症ではうまく説明されない．独立した1つの不安症としての証拠は，以下を含めてもよい．
　　症状が物質・医薬品使用の開始に先行する；症状が急性の離脱または，重篤な中毒が終わった後，かなりの期間（例：約1カ月）持続する；または，物質・医薬品誘発性でない他の不安症の存在を示唆する他の証拠がある（例：非物質・医薬品関連エピソードが反復する病歴）．
D．その障害は，せん妄の経過中にのみ起こるものではない．
E．その障害は，臨床的に意味のある苦痛，または社会的，職業的，または他の重要な領域における機能の障害を引き起こしている．
注：臨床像において基準Aが優勢であり，かつ，それらが臨床的関与に値するほど十分に重度であるときにのみ，物質中毒または物質離脱に代わって，この診断が下されるべきである．

コードするときの注：［特定の物質・医薬品］誘発性不安症のためのICD-9-CMとICD-10-CMコードは，下記の表に示されている．ICD-10-CMコードは，同じ分類の物質について併存する物質使用障害の有無によることに注意せよ．軽度の物質使用障害が物質誘発性不安症に併存している場合は，4番目の数字は「1」であり，臨床家は，物質誘発性不安症の前に，「軽度［物質］使用障害」と記録すべきである（例：「軽度コカイン使用障害，コカイン誘発性不安症を伴う」）．中等度または重度の物質使用

障害が物質誘発性不安症に併存している場合は，4番目の数字は「2」であり，併存する物質使用障害の重症度に応じて，臨床家は「中等度［物質］使用障害」または「重度［物質］使用障害」と記録すべきである．物質使用障害が併存していない場合（例：物質の大量使用を1回した後），4番目の数字は「9」であり，臨床家は物質誘発性不安症のみを記録すべきである．

	ICD-9-CM	ICD-10-CM		
		軽度の使用障害を伴う	中等度または重度の使用障害を伴う	使用障害を伴わない
アルコール	291.89	F10.180	F10.280	F10.980
カフェイン	292.89	F15.180	F15.280	F15.980
大麻	292.89	F12.180	F12.280	F12.980
フェンシクリジン	292.89	F16.180	F16.280	F16.980
他の幻覚薬	292.89	F16.180	F16.280	F16.980
吸入剤	292.89	F18.180	F18.280	F18.980
オピオイド	292.89	F11.188	F11.288	F11.988
鎮静薬，睡眠薬，または抗不安薬	292.89	F13.180	F13.280	F13.980
アンフェタミン（または他の精神刺激薬）	292.89	F15.180	F15.280	F15.980
コカイン	292.89	F14.180	F14.280	F14.980
他の（または不明の）物質	292.89	F19.180	F19.280	F19.980

▶**該当すれば特定せよ**（物質分類に関連した診断については「物質関連障害および嗜癖性障害群」の表16-1, 277頁を参照）：
  中毒中の発症：その物質による中毒の基準を満たし，症状が中毒中に発症した場合は，この特定用語が適用される．
  離脱中の発症：その物質による離脱の基準を満たし，症状が離脱中または直後に発症した場合は，この特定用語が適用される．
  医薬品使用後の発症：医薬品の開始，または修正後や変更後に症状の生じることがある．

他の医学的疾患による不安症/他の医学的疾患による不安障害
Anxiety Disorder Due to Another Medical Condition

マニュアル ➡ p.228 / 手引 ➡ p.123

　不安症状は，特定可能な医学的疾患を背景として発症しうる．内分泌疾患（例：甲状腺機能亢進症，低血糖），心血管系疾患（例：不整脈，うっ血性心不全），呼吸器疾患（例：慢性閉塞性肺疾患，肺炎），神経疾患（例：新生物，脳炎），および代謝性疾患（例：ビタミン B_{12} 欠乏症）などはすべて不安と関連することがある．もし，他の医学的疾患が存在し，それが不安症状の直接的な生理学的原因であると決定されたら，他の医学的疾患による不安症の診断がなされるべきである．診断を記録する場合，臨床家は精神疾患名の中に他の医学的疾患名を含めるべきである（例：293.84［F06.4］褐色細胞腫による不安症）．他の医学的疾患はコードされ，その他の医学的疾患による不安症のすぐ前に記載すべきである（例：227.0［D35.00］褐色細胞腫；293.84［F06.4］褐色細胞腫による不安症）．

> **診断基準** 293.84（F06.4）
>
> A．パニック発作または不安が臨床像として優勢である．
> B．その障害が，他の医学的疾患の直接的な病態生理学的結果であるという証拠が既往歴，身体診察所見，または臨床検査所見から得られている．
> C．その障害は，他の精神疾患ではうまく説明されない．
> D．その障害は，せん妄の経過中にのみ起こるものではない．
> E．その障害は，臨床的に意味のある苦痛，または社会的，職業的，または他の重要な領域における機能の障害を引き起こしている．
>
> **コードするときの注**：精神疾患の病名の中に，他の医学的疾患の病名も含めておくこと（例：293.84 [F06.4] 褐色細胞腫による不安症）．「医学的疾患による不安症」のすぐ前に，その医学的疾患もコードして記載すべきである（例：227.0 [D35.00] 褐色細胞腫；293.84 [F06.4] 褐色細胞腫による不安症）．

他の特定される不安症/他の特定される不安障害，特定不能の不安症/特定不能の不安障害
Other Specified Anxiety Disorder, and Unspecified Anxiety Disorder

マニュアル●p.230／手引●p.123

　不安は最も一般的な精神症状の1つを表すため，不安による機能の障害をもつが，その症状がある特定の不安症の基準を満たしていない人に出会うことは珍しくない．このような人は，他の特定されるまたは特定不能の不安症をもつものとして分類されるのが適切である．

　このカテゴリーは，DSM-IVの「特定不能の不安障害」と置き換えられたものである．不安症として特徴づけられる症状があり，また苦痛や機能の障害を引き起こしているが，この分類のより特定の疾患の基準を完全には満たさない場合，他の特定される不安症が使用される．このカテゴリーは臨床家が，その症状が基準を満たさないという理由を伝える選択をする場合に使用される．臨床家は特定の理由を記録することを奨励される（例：症状限定性発作）．

　特定不能の不安症というカテゴリーは，その人の症状が苦痛や機能の障害を引き起こしているが，より特定の疾患の基準を完全には満たさない場合，および臨床家が基準を満たさないとする理由を特定しない場合，またはより特定の診断を下すのに十分な情報がない場合において使用される．

▶他の特定される不安症/他の特定される不安障害

> 300.09（F41.8）
>
> このカテゴリーは，臨床的に意味のある苦痛，または社会的，職業的，または他の重要な領域における機能の障害を引き起こす不安症に特徴的な症状が優勢であるが，不安症群の診断分類中のどの障害の基準も完全には満たさない場合に適用される．他の特定される不安症カテゴリーは，臨床家が，その症状がどの特定の不安症の基準も満たさないという特定の理由を伝える選択をする場合に使用される．これは「他の特定される不安症」の後に特定の理由（例：「起こる日のほうが，起こらない日より多くない全般性不安」）を記録することで行われる．
>
> 「他の特定される」という用語を使用して特定できる症状の例は以下である．
> 1. 症状限定性発作
> 2. 起こる日のほうが，起こらない日より多くない全般性不安
> 3. カイヤル・キャップ（*khyâl cap*；風の発作）：DSM-5の付録C「苦痛の文化的概念の用語集」

（DSM-5, 828 頁）参照.
4. **アタケ・デ・ネルビオス**（*ataque de nervios*；**神経の発作**）：DSM-5 の付録 C「苦痛の文化的概念の用語集」（DSM-5, 827 頁）参照.

▶ 特定不能の不安症/特定不能の不安障害

300.00（F41.9）

このカテゴリーは，臨床的に意味のある苦痛，または社会的，職業的，または他の重要な領域における機能の障害を引き起こす不安症に特徴的な症状が優勢であるが，不安症群の診断分類中のどの障害の基準も完全に満たさない場合に適用される．特定不能の不安症のカテゴリーは，臨床家が，特定の不安症の基準を満たさないとする理由を特定しないことを選択した場合，およびより特定の診断を下すのに十分な情報がない状況（例：救命救急室の場面）において使用される.

Key Points

- 不安症群の分類にはもはや強迫症，心的外傷後ストレス障害，または急性ストレス障害は含まれていない．分離不安症と選択性緘黙がこの分類に加えられた．分離不安症の用語は，成人の分離不安症の症状の表現を，より十分に表すために変更されている．
- 限局性恐怖症と社交不安症には，基準の変更には成人が自分の不安が過剰で非合理的であることを認識しているという要件の削除が含まれている．代わりに，その不安は，社会文化的背景を考慮に入れたうえで，実際の危険性または脅威と比較して「釣り合わない」ものであるべきとした．典型的な最低 6 カ月間という持続期間は，18 歳未満の人に限定されていたが，すべての年代の人に拡大された．
- 限局性恐怖症の基準では，恐怖刺激に遭遇する機会は，もはやその人が限局性恐怖症の診断を受けるかどうかの決定因子でないと言い換えられた．限局性恐怖症の異なった刺激の型（現在の特定用語）はおおむね変わっていない．
- 社交不安症に関して，「全般型」の特定用語はなくなり，「パフォーマンス限局型」の特定用語に置き換えられた．
- パニック症と広場恐怖症は切り離された．「パニック発作を伴う」という特定用語は，他の不安症，他の精神疾患，およびいくつかの医学的疾患において使用可能である．

CHAPTER 7
Obsessive-Compulsive and Related Disorders

強迫症および関連症群/
強迫性障害および関連障害群

強迫症および関連症群/ 強迫性障害および関連障害群〈DSM-5, 233 頁〉			Obsessive-Compulsive and Related Disorders		
300.3	(F42)	強迫症/強迫性障害〈DSM-5, 235 頁〉	300.3	(F42)	Obsessive-Compulsive Disorder
300.7	(F45.22)	醜形恐怖症/身体醜形障害〈DSM-5, 240 頁〉	300.7	(F45.22)	Body Dysmorphic Disorder
300.3	(F42)	ためこみ症〈DSM-5, 245 頁〉	300.3	(F42)	Hoarding Disorder
312.39	(F63.3)	抜毛症〈DSM-5, 249 頁〉	312.39	(F63.3)	Trichotillomania (Hair-Pulling Disorder)
698.4	(L98.1)	皮膚むしり症〈DSM-5, 252 頁〉	698.4	(L98.1)	Excoriation (Skin-Picking) Disorder
		物質・医薬品誘発性強迫症および関連症/物質・医薬品誘発性強迫性障害および関連障害〈DSM-5, 255 頁〉			Substance/Medication-Induced Obsessive-Compulsive and Related Disorder
294.8	(F06.8)	他の医学的疾患による強迫症および関連症/他の医学的疾患による強迫性障害および関連障害〈DSM-5, 258 頁〉	294.8	(F06.8)	Obsessive-Compulsive and Related Disorder Due to Another Medical Condition
300.3	(F42)	他の特定される強迫症および関連症/他の特定される強迫性障害および関連障害〈DSM-5, 260 頁〉	300.3	(F42)	Other Specified Obsessive-Compulsive and Related Disorder
300.3	(F42)	特定不能の強迫症および関連症/特定不能の強迫性障害および関連障害〈DSM-5, 261 頁〉	300.3	(F42)	Unspecified Obsessive-Compulsive and Related Disorder

強迫症および関連症群の章は，DSM-5 にとって新しく，不安障害群〔強迫性障害（OCD）〕，身体表現性障害（身体醜形障害），および他に分類されない衝動制御症群（抜毛症）として以前 DSM-IV で分類されていた障害群をまとめている．この章は，DSM-IV からの新発展を意味するが，関連する障害群を 1 つにまとめるため DSM-5 作成実行チームがとった方法との連続性が認められる．近縁性は，どんな分類システムの基礎にもある基本的な概念である．DSM-IV でのこれらの障害群の配置については，それらの間での類似点を認めることができなかったために批判されていた．共通の現象学，家族集積性のパターン，および病因の機序に関し，強迫症に対してさまざまな障害の近縁性を示す根拠が蓄積されてきた（Hollander et al, 2011）．現在 1 つにまとめられたこれらの障害群に関し，臨床家は，これらの疾患を鑑別し，それらの重畳を考慮することが推奨される．最後に，DSM-5 の構造変化は不安症群に続くこの第 1 章の配置に反映されている．

　強迫症および関連症群（129 頁）は，強迫観念（繰り返される持続的で侵入的および不適切な思考，衝動または強い不安や苦痛につながるイメージ），および/または強迫行為（習慣的または常同的な方法で実行される繰り返しの行動または心の中の行為）の存在によって 1 つになり，重要な領域における重篤な機能の障害を引き起こす．これらの障害群は比較的よく認められ，強迫症の生涯有病率は 1.6〜3％ であり，またこの章の他の障害群の推定有病率は 1〜5％ の範囲である．世界保健機関（2001）によると，強迫症は世界的な障害の最大の原因の 1 つである．

　ためこみは，長らく強迫症の亜型と考えられていたが，それには固有の特徴，症状の様式，治療反応があるということを示した研究に対応し，今やそれ自身の診断が与えられている．醜形恐怖症は，強迫症との近い関連が認められたため，DSM-IV の「身体化障害群」の章から移された．抜毛癖（trichotillomania）は「抜毛症〔trichotillomania（hair-pulling disorder）〕」に改名され，DSM-IV の「他のどこにも分類されない衝動制御の障害」の章から移された．皮膚むしり症は，長らく抜毛症に類似の衝動障害と考えられてきたが，新しい障害である（Stein et al, 2010）．

強迫症/強迫性障害
Obsessive-Compulsive Disorder

マニュアル ➡ p.235 / 手引 ➡ p.125

　強迫症の顕著な特徴は，強迫観念および/または強迫行為の存在である．強迫観念は，繰り返される持続的な考え，思考，衝動，またはイメージで，侵入的で不適切なものとして体験されており，たいていの人においてそれは強い不安や苦痛（例：細菌や汚染への恐れ）の原因となる．強迫行為は繰り返される意図的な行動または心の中の行為で，強迫観念に反応して，または厳密に適用しなければならないある決まり（例：繰り返される手洗い，儀礼的な確認）に従って実行される．強迫行為は，患者の不安を中和または緩和するか，または恐ろしい出来事や状況を避けるためである．その儀式は，出来事や状況に対して現実的な意味ではつながりをもたず，または明らかに過剰である．おのおのが異なるアプローチを必要とするので，強迫観念と強迫行為に対する特定の定義には治療的意味がある．

　Esquirol（1838）により初めて臨床的に記述された強迫症は，単一狂または部分精神病の 1 つの型と考えられた．Esquirol は障害のある患者が，どのように中心の主題に思い巡らし，それにすべての注意を向けているかを記述した．後に，強迫症状は抑うつによるものだとされたが，このことから神経症症候群として受け入れざるをえなかった．Freud（1895/1962）は心的構造の概念を描き，強迫神経症を，その人が容認できない衝動（強迫観念）と戦い，儀式（強迫行為）に行きつく不完全な防衛を通してそれらの制御を試みる症候群である，と記述した．精神分析的な概念は，神経科学

が進歩し，学習理論が強迫症のより役立つ再概念化につながるまで支配した．正式な分類に関しては，DSM-I では「強迫性反応」を採用し，DSM-II では「強迫神経症」となった．

> この障害は，思考，衝動または行為が持続的に侵入し，その患者が止めることができないものと特徴づけられる．その思考は，単一の言葉または概念，反芻，または思考の連続で，無意味なものとしてしばしば患者に知覚されるものとして構成されるかもしれない．その行為は，単純な運動から繰り返される手洗いのような複雑な儀式まで広範にわたる．患者が強迫的な儀式を完遂するのを阻止されたり，または患者自身でそれを制御することができないと懸念しているとき，しばしば不安と苦痛が存在する（DSM-II，原著 40 頁）．

この障害は，Feighner の基準（Feighner et al, 1972）に含まれ，DSM-III の基準の基礎となった．その基準は，DSM-III-R と DSM-IV でわずかに修正された．DSM-5 の基準は，この障害のより広い理解を反映するよう，さらに洗練されている．

診断基準　　　　　　　　　　　　　　　　　　　　　　　　　　　　　　　　　　　　300.3（F42）

A．強迫観念，強迫行為，またはその両方の存在
強迫観念は以下の（1）と（2）によって定義される：
（1）繰り返される持続的な思考，衝動，またはイメージで，それは障害中の一時期には侵入的で不適切なものとして体験されており，たいていの人においてそれは強い不安や苦痛の原因となる．
（2）その人はその思考，衝動，またはイメージを無視したり抑え込もうとしたり，または何か他の思考や行動（例：強迫行為を行うなど）によって中和しようと試みる．

強迫行為は以下の（1）と（2）によって定義される：
（1）繰り返しの行動（例：手を洗う，順番に並べる，確認する）または心の中の行為（例：祈る，数える，声を出さずに言葉を繰り返す）であり，その人は強迫観念に対応して，または厳密に適用しなくてはいけないある決まりに従ってそれらの行為を行うよう駆り立てられているように感じている．
（2）その行動または心の中の行為は，不安または苦痛を避けるかまたは緩和すること，または何か恐ろしい出来事や状況を避けることを目的としている．しかしその行動または心の中の行為は，それによって中和したり予防したりしようとしていることとは現実的な意味ではつながりをもたず，または明らかに過剰である．
　　注：幼い子どもはこれらの行動や心の中の行為の目的をはっきり述べることができないかもしれない．

B．強迫観念または強迫行為は時間を浪費させる（1日1時間以上かける），または臨床的に意味のある苦痛，または社会的，職業的，または他の重要な領域における機能の障害を引き起こしている．

C．その障害は，物質（例：乱用薬物，医薬品）または他の医学的疾患の直接的な生理学的作用によるものではない．

D．その障害は他の精神疾患の症状ではうまく説明できない（例：全般不安症における過剰な心配，醜形恐怖症における容貌へのこだわり，ためこみ症における所有物を捨てたり手放したりすることの困難さ，抜毛症における抜毛，皮膚むしり症における皮膚むしり，常同運動症における常同症，摂食障害における習慣的な食行動，物質関連障害および嗜癖性障害群における物質やギャンブルへの没頭，病気不安症における疾病をもつことへのこだわり，パラフィリア障害群における性的衝動や性的空想，秩序破壊的・衝動制御・素行症群における衝動，うつ病における罪悪感の反芻，統合失

調症スペクトラム障害および他の精神病性障害群における思考吹入や妄想的なこだわり，自閉スペクトラム症における反復的な行動様式）．

▶該当すれば特定せよ
病識が十分または概ね十分：その人は強迫症の信念がまったく，またはおそらく正しくない，あるいは正しいかもしれないし，正しくないかもしれないと認識している．
病識が不十分：その人は強迫症の信念がおそらく正しいと思っている．
病識が欠如した・妄想的な信念を伴う：その人は強迫症の信念は正しいと完全に確信している．

▶該当すれば特定せよ
チック関連：その人はチック症の現在症ないし既往歴がある．

■基準A

DSM-IV で強迫観念を定義している4つの特徴の代わりに，DSM-5 では2つに準拠している．すなわち，1) 繰り返される持続的な思考，衝動，またはイメージで，それは障害中の一時期には侵入的で不適切なものとして体験されており，たいていの人においてそれは強い不安や苦痛の原因となる，および，2) その人はその思考，衝動，またはイメージを無視したり抑え込もうとしたり，または何か他の思考や行動（例：強迫行為を行うなど）によって中和しようと試みる．

●強迫観念

[基準A1] 基準 A1 の用語は，「反復的，持続的な思考，衝動（impulses），または心像」から「繰り返される持続的な思考，衝動（urges），またはイメージ」に変更された．衝動（impulse）も衝動（urge）も，いくつかの強迫観念の不随意性の（制御できなくなる）本質をとらえている．しかし，衝動（impulse）は間接的に衝動制御症群の概念に言及しており，鑑別診断を難しくするかもしれない．例えば，窃盗癖のある人が盗みをしたい衝動を反復する衝動を報告するかもしれず，それは強迫症の基準を満たしてしまう可能性がある．この基準における用語の変更は，基準 D のより大きな除外のための一覧に加えて，この誤診を防ぐことを意図している．興味深いことに，衝動（urge）は DSM-II で使われていた記述語であった．

加えて，強迫観念の DSM-IV の定義は，思考が「障害の期間の一時期には，侵入的で不適切（inappropriate）なものとして体験されている」と述べていた．DSM-5 において最後の言葉は，不適切（unwanted）に変更されている．強迫観念思考の自我異和的な質を操作化することの困難さに取り組む目的で，不適切（inappropriate）から不適切（unwanted）に置き換えられた．DSM-III では，自我とは異質という用語は，強迫観念の思考が不随意的であり，無意味か不快であるとみなされていたという信念を反映するために用いられた．DSM-III-R では，自我とは異質という用語は無意味（senseless）という用語で置き換えられた．DSM-IV では，無意味（senseless）という用語は現実検討の低下を意味し，それによって強迫症を精神病と混同する可能性があり削除された．また，不適切（inappropriate）という用語は，文化，ジェンダー，そして年齢によって定義が異なるかもしれない．DSM-5 での不適切（unwanted）という用語の用法は，診断を複雑にするかもしれないこれらの社会的および文化的な違いを回避しようとしている．

強迫観念の DSM-5 における定義の最後の変更は，「強い不安や苦痛の原因となる」の表現の前に「たいていの人において」と追加したことである．いくつかの大規模研究からのデータでは，強迫症をもつ大部分の人が強迫観念の思考によって少なくとも中等度の不安または苦痛を体験しているが，すべての強迫観念が強い不安または苦痛を生じるわけではないことを示している．加えて，長

年にわたって強迫症を体験しているが，疾患を発症したときと同じ水準の強迫観念による不安または苦痛を報告しない人もいるかもしれない．

[基準A2] 多くのDSM-5の障害は，繰り返される思考または行動によって特徴づけられており，これらは強迫観念や強迫行為と区別されなければならない．その人が強迫観念，衝動またはイメージを無視したり抑え込もうとしたり，または強迫行為を行うことで中和しようと試みるという記述は，強迫観念と強迫行為の間の機能的な関連を与えている．この関連により，臨床家は，強迫行為の存在によって，全般不安症のような不安症群を強迫症の思考と見分けることができる．強迫症をもつすべての人が強迫観念や強迫行為を報告するわけではないが，圧倒的多数（約90％）がそうである．

DSM-5において，強迫観念の定義から2つのDSM-IVの基準が削除されている．すなわち，その思考が，単に現実生活の問題についての過剰な心配ではない（A2），および，その人はその思考が自分自身の心の産物であると認識している（A4），というものである．これらの基準は本来，強迫症を全般不安症（例：失業しているとき，お金の問題について過度に心配している人）や，精神病性障害（例：誰かが思考をその人の頭に吹入したと，信じているとき）から区別するのに用いられた．DSM-5において，これらの基準は，強迫観念を定義するために用いられる代わりに，基準Dに組み込まれ，それは強迫症，全般不安症，精神病性障害，および他の精神障害の鑑別診断に関する情報を含んでいる．

● 強迫行為

[基準A1] 強迫行為は，その人が行為を行うよう駆り立てられているように感じて繰り返される行動である．「駆り立てられているように感じる」行動の側面は，その行為が，望んでいない，目的をもたない，または意図的でないことを反映している．

[基準A2] 強迫行為の定義は，行動に対するその人の動機づけが，強迫観念の思考に関連する不安または苦痛を緩和するか，避けることを必要とする．例えば，ある人は，「まさにぴったり」という強迫観念と関連する不安を緩和する手段として，何度も何度も文章を書く必要があるかもしれない．別の例は，ある人が，暴力の強迫的思考から苦痛を緩和するために何度も許しを請うときである．強迫行為が強迫観念からの不安または苦痛を緩和しようとする要件は，その行動とチックまたは常同症でみられる繰り返しの行動とを区別するのに役立つ．

強迫行為が強迫的思考によって引き起こされる陰性の感情を緩和するようにできているという要件はまた，強迫症と衝動性障害または嗜癖障害でみられる繰り返し行動を鑑別している．衝動的行動または嗜癖行動の背後にある駆り立てる衝動は，一般的に，すべてでははないが，行動に関連する快楽または満足である．

2番目の基準は，強迫行為は「行為によって中和したり予防したりしようとしていることとは現実的な意味ではつながりをもたず，または明らかに過剰である」ものとしてさらに定義している．例えば，大部分の人は，家を出る前にアイロンのプラグが抜かれていることや照明が消えているのを確認することを望ましいと思う．1～2回確認することは用心深いことであるが，何回も確認することは明らかに過剰である．30回調べるような極端な行為は，"中間領域"の確認（例：4回）よりずっと認識しやすい．

■ 基準B

DSM-IVの基準Bは，DSM-5から削除されている．それは，疾患の経過中「その人は，その強迫観念または強迫行為が過剰である，または不合理であると認識したことがある」と述べていた．

過剰そして不合理が定義されずまたは操作化されなかったため，臨床家も研究者もどのようにその用語を解釈すべきか不明瞭であった．

　DSM-5 の基準 B は，DSM-IV の基準 C の修正版である．大部分の人々はいくらか強迫観念をもっているか繰り返しの行動に関与しているとすれば，この基準は，臨床家に，思考または行動が問題があるか規範的でないとみなされるかもしれないときに，一般的な閾値を与える．これらの思考または行動が過剰になったとき，時間の閾値は概算で考慮されなければならず，それは「1 日 1 時間以上かける」という表現が例として加えられた理由である．強迫症をもつ多くの人々は，彼らの行動が有用であると合理化する．すなわち，彼らはまた，行動に関する懸念が明らかに不足していることや，彼らの生活におけるこれらの症状への影響に関しての洞察の欠如を示すかもしれない．1 日 1 時間以上を浪費する儀式行動が，必ずしも強迫症の根拠であるというわけではない．例えば，外科医は毎日手を 1 時間以上洗うかもしれないが，これは強迫症の根拠とされてはならない．

■基準 C

　この項目は DSM-IV の基準 E を反映させており，少々改変されて，臨床家に，物質使用または身体的疾患に関連して起こる強迫観念または強迫行為から強迫症を区別することに気づかせることを目的としている．例えば，精神刺激薬（例：アンフェタミン）を乱用する人々は，時々強迫的に皮膚むしりをすることが報告されている．同様に，パーキンソン病に対してドパミン作動性の薬物（例：プラミペキソール）で治療された人はしばしば，仕分け，収集のような繰り返される機械的な作業，または一般によくある品物を組み立て/分解するような"複雑な動作の常同的反復"行動を示す．これらの場合，強迫症の診断は適切ではない．

■基準 D

　多くの精神障害は，繰り返される侵入的な思考および/または繰り返しの行動によって特徴づけられる．この基準は，強迫症の診断が適切でないような例を明らかにする．DSM-5 は，強迫症の症状に似ているかもしれない症状によって診断群の一覧を拡張し，うつ病，全般不安症，病気不安症，衝動制御症群，ためこみ症，皮膚むしり症，およびパラフィリア障害群のような障害群を含めた．

■特定用語

　強迫症の下位分類は，臨床家がその人とその人の障害のより詳細な評価を可能にするよう拡張されている（Leckman et al, 2010）．DSM-IV における，「洞察に乏しいもの」という 1 つの特定用語の代わりに，DSM-5 は，広範な病識の特定用語（十分または概ね十分，不十分，欠如）を含んでおり，さらにチック関連の強迫症の特定用語も含んでいる．病識は時間とともに変動するかもしれないので，現在の症状に応じて病識の特定用語が変えられる．改訂された特定用語には，妄想的な確信を含む強迫症的信念を特徴づけることのできる幅広い病識の範囲を伝えられるという利点がある．病識は，臨床症状（例：強迫症の重症度がより高ければ高いほど，共存するうつ病はより高率となる）と治療転帰（例：認知行動療法に反応する治療反応があまり強くない）と関連するかもしれない．

　研究からの証拠はチック症に関連した特定用語を包含することを支持している．この強迫症の変異体は，感覚性の現象だけでなく，特定の臨床的特徴（早期発症，男性の優位性）を伴う非常に高い家族性，および対称性と正確さの強迫観念，および配列と整頓の強迫行為が高率に認められる．もし，選択的セロトニン再取り込み阻害薬による治療が症状を十分に緩和しない場合，この特定用語に特有の症状をもつ人は，抗精神病薬の増強による異なった利益が得られるかもしれない．

醜形恐怖症/身体醜形障害
Body Dysmorphic Disorder

マニュアル ➔ p.240 / 手引 ➔ p.126

　醜形恐怖症は，外見上の知覚された欠陥にとらわれている強迫的思考と，いくつかの点で，それらの思考に反応して発生する強迫的行動の両方を必要とする．醜形恐怖症と強迫症には多くの類似点――症候，治療反応の側面，併存症とおそらく基礎にある病態生理学がある．それらにも重要な違いがある．例えば，醜形恐怖症をもつ人々は，病識がより乏しく，より自殺念慮や物質使用障害群を共存しやすい．

　この疾患は，かつては醜形恐怖と呼ばれていた．醜形恐怖は，DSM-Ⅲでは非定型の身体表現性障害の例として含まれ，DSM-Ⅲ-R では完全な障害として収載された．DSM-Ⅳ では身体表現性障害に身体醜形障害を包含し続けた．醜形恐怖症の強迫症および関連症群への再配置は，強迫症に関するその病因的関連に関する研究を反映している（Phillips et al, 2010）．

　一般人口の有病率は 0.7〜2.4% であり，醜形恐怖症は比較的ありふれた疾患である．臨床例の研究では，より高率を示唆しており，すなわち，美容外科の患者間で 3〜16%，皮膚科の患者間で 9〜15%，強迫症の患者間で 8〜12%，および神経性やせ症患者の間で 39% みられるとされている．

診断基準　　　　　　　　　　　　　　　　　　　　　　　　　　　　　300.7（F45.22）

A．1つまたはそれ以上の知覚された身体上の外見の欠陥または欠点にとらわれているが，それは他人には認識できないかできても些細なものに見える．
B．その障害の経過中のある時点で，その人は，外見上の心配に反応して，繰り返し行動（例：鏡による確認，過剰な身繕い，皮膚むしり，安心希求行動など），または精神的行為（例：他人の外見と自分の外見を比較する）を行う．
C．その外見へのとらわれは，臨床的に意味のある苦痛，または社会的，職業的，または他の重要な領域における機能の障害を引き起こしている．
D．その外見へのとらわれは，摂食障害の診断基準を満たしている人の，肥満や体重に関する心配ではうまく説明されない．

▶該当すれば特定せよ
筋肉に関する（筋肉醜形恐怖）：その人は，自分の身体の造りが小さすぎる，または筋肉が不十分であるといった考えにとらわれている．これは，しばしばあることだが，その人が身体の他の部分にとらわれている場合にも用いられる．

▶該当すれば特定せよ
醜形恐怖症の確信に関する病識の程度を示せ（例：「私は醜く見える」「私はゆがんでいるように見える」）．
病識が十分または概ね十分：その人は，醜形恐怖症の信念がまったく，またはおそらく正しくない，あるいはそれらが正しいかもしれないし，正しくないかもしれないと認識している．
病識が不十分：その人は，醜形恐怖症の信念がおそらく正しいと思っている．
病識が欠如した・妄想的な信念を伴う：その人は，醜形恐怖症の信念が正しいと完全に確信している．

■基準 A
　醜形恐怖症をもつ人は，ある側面または自分の外見のいくつかの側面が異常に見えるという考えにとらわれている．彼らは，これらの領域を魅力的でない，ゆがんでいる，形が損なわれている，

醜い，ぞっとする，または"正しくない"と評価するかもしれない．顔面または頭部は一般的に，これらの人をわずらわせる身体の部分であり，皮膚の欠点，欠陥，傷，しわ，瘢痕またはにきびと思われるものに意識が集中している．典型的には，これらの人は，毎日数時間も，外見にとらわれている．DSM-5 では最初の基準を，「外見についての想像上の欠陥」へのとらわれから，「他人には認識できないかできても些細なものに見える知覚された身体上の外見の欠陥または欠点」へのとらわれに変えた．基準の意味を明らかにし，<u>想像上の</u>という用語を除くことにより，臨床家が，その障害を精神病によるものと特徴づけることを防止している．

■基準 B

病気のある時点で，醜形恐怖症をもつすべての人々は，彼らの外見へのとらわれに反応して，繰り返し，時間をむだに費やす行動を行う．これらの行動は，本人が知覚する欠陥を調べて改良し，安心させてもらうようにし，またはそれを隠すことに焦点を合わせている．これらの行動はしばしば，それらを行う衝動が強く，抵抗するのが困難であるという意味で"強迫的"と記述される．それらはまたしばしば"安全のための行動"と呼ばれ，それらは恐ろしい大惨事を防止するために行われることを意味する（例：他者からじろじろ見られる恐れを防止するため，"蒼白い"皮膚を日焼けしたように偽装する）．

■基準 C

この項目は，醜形恐怖症をもつ人が，彼らの外見への懸念のために，臨床的に意味のある社会的，職業的，または他の領域における機能の障害を引き起こしているのを認めている．彼らにはまた，生活の質の低下がみられる．醜形恐怖症をもつ人の約 25% は大変苦しんで自殺を試みる．しかしながらある人達は，彼らが経験する苦痛や障害にもかかわらず，比較的正常な生活を送っているように見えるなど，重症度にはばらつきがある．

■基準 D

醜形恐怖症は摂食障害と区別されなければならない．例えば，醜形恐怖症と神経性やせ症は，障害されたボディイメージと知覚された外見の欠陥へのとらわれを共有している．神経性やせ症をもつ多くの人は，胃または大腿の大きさのような体重以外の外見の側面に関して，または皮膚や鼻のような体の部位に関してとらわれている．反対に，醜形恐怖症をもつ人の中には体重と体型にとらわれているものもいる．神経性やせ症と醜形恐怖症の間には類似点があり，また重なりもあるが，それらはまた，性分布（神経性やせ症をもつ人々の多くは女性である），併存症，精神障害の家族集積性の様式，および治療に対する反応を含め，いくつかの重要な違いがあるように見える．

■特定用語

DSM-5 において，醜形恐怖症は，その人の体格を焦点としているかどうか（筋肉醜形恐怖：その人，自分の身体の造りが小さすぎる，または筋肉が不十分であるといった考えにとらわれている，と定義される），および病識に関しての特定用語が加えられた．

筋肉醜形恐怖は，醜形恐怖症の他の病型とのいくつかの重要な違いがあるように見え（例：より高い自殺行動率，物質使用障害の併存），治療方法はいくつかの変更を必要とするかもしれない．このように，この特定用語を加えることは，臨床的な有用性があるかもしれない．

醜形恐怖症をもつ半数以上の人はまた関係念慮（他者が彼らの想像上の欠陥に気づき，嫌気または嫌悪でそれに反応すると思うこと）をもつにもかかわらず，妄想および非妄想の醜形恐怖症間の

差よりもはるかに多くの類似点があるように見える．病識の特定用語は，醜形恐怖症の信念を特徴づけることができる病識（妄想思考を含む）の幅広い範囲を反映している．病識のこれらの水準は，醜形恐怖症に対して広く使われている尺度でのカテゴリーに類似していて，それらは強迫症に対するものと同様である．

ためこみ症
Hoarding Disorder

マニュアル◯p.245／手引◯p.127

　ためこみは，所有物を捨てること，または手放すことの持続的な困難である．所有物の蓄積のために，彼らが意図した目的のための家の生活空間の使用が難しくなる（Frost et al, 2012；Mataix-Cols et al, 2010）．ためこみは，臨床的に意味のある苦痛，または機能の障害を引き起こしている．ためこみは驚くほど一般によくあり，潜在的な機能障害である．重篤なためこみは，一般集団の2〜6％に起こることが示されている．DSM-5以前，ためこみはDSM-IVで強迫性パーソナリティ障害（第5項）の状況においてのみ言及されていたが，関連した文章は，重篤なためこみ行動が強迫性障害の一型と考えられなければならないことを示唆している．ためこみ症の有病率の高さともたらされる深刻な結果は，強迫症と強迫性パーソナリティ障害からそれを区別することに関する研究ともあいまって，DSM-5の著者らにそれを独立した障害として分類させた．

診断基準　　　　　　　　　　　　　　　　　　　　　　　　　　　　　　　　　　300.3（F42）

A．実際の価値とは関係なく，所有物を捨てること，または手放すことが持続的に困難である．
B．品物を捨てることについての困難さは，品物を保存したいと思われる要求やそれらを捨てることに関連した苦痛によるものである．
C．所有物を捨てることの困難さによって，活動できる生活空間が物で一杯になり，取り散らかり，実質的に本来意図された部屋の使用が危険にさらされることになる．もし生活空間が取り散らかっていなければ，それはただ単に第三者による介入があったためである（例：家族や清掃業者，公的機関）．
D．ためこみは，臨床的に意味のある苦痛，または社会的，職業的，または他の重要な分野における機能の障害（自己や他者にとって安全な環境を維持するということも含めて）を引き起こしている．
E．ためこみは他の医学的疾患に起因するものではない（例：脳の損傷，脳血管疾患，プラダー—ウィリー症候群）．
F．ためこみは，他の精神疾患の症状によってうまく説明できない（例：強迫症の強迫観念，うつ病によるエネルギー低下，統合失調症や他の精神病性障害による妄想，認知症における認知機能障害，自閉スペクトラム症における限定的興味）．

▶該当すれば特定せよ
　過剰収集を伴う：不必要であり，置き場所がないのにもかかわらず過度に品物を収集する行為が，所有物を捨てることが困難である状態に伴っている場合

▶該当すれば特定せよ
　病識が十分または概ね十分：その人はためこみに関連した信念や行動（品物を捨てることの困難さ，取り散らかし，または過剰な収集に関連する）が問題であると認識している．
　病識が不十分：その人は，反証の根拠があるにもかかわらず，ためこみに関連した信念や行動（品物を捨てることの困難さ，取り散らかし，過剰な収集に関連する）に問題がないとほとんど確信している．

病識が欠如した・妄想的な信念を伴う：その人は，反証の根拠があるにもかかわらず，ためこみに関連した信念や行動（品物を捨てることの困難さ，取り散らかし，過剰な収集に関連する）に問題がないと完全に確信している．

■基準 A

　価値のある対象物を，それが感情的であれ経済的であれ，保持したいという願望はありふれている．ためこみ症で所有物を捨てることの難しさは，重要なものを失う恐怖により駆り立てられるようである．基準 A は中核の特徴に言及していて，それは捨てることの困難である．「捨てる，または手放す」の用語は，この困難が，物を捨て去ることに限定されずむしろ所有物が離れること，すなわちそれを譲渡する，リサイクルに出す，または売ることを含む，どのような試みについてもであることを明白にするためである．「実際の価値とは関係なく」は，この定義を，強迫性パーソナリティ障害の症状としてためこみを定義するため用いていた DSM-IV とは区別している．DSM-IV では，ためこみは「使い古した，または価値のないものを捨てることができない」ものと定義されていた．何が価値のないもの，または使い古したものであるとみなされるかは，人によりかなり異なる．最も普通にためこまれている品物は衣服，新聞や雑誌である．これらの品物の多く，特に衣服は，普通，新しく着用されていないことが多い．

■基準 B

　ためこみ症の中心的な特徴は，所有物をとっておく必要があるということである．それらが感情的な重要性をもち，潜在的に役立つか，または固有の美的な価値をもつため，目的をもったためこみと品物を捨てることを渋ることにより，結果として取り散らかりが起こる．感情的な愛着の性質は，所有物を処分することに対するその人の反応に示されており，経験される感情は不安または途方に暮れた悲しみの感情のどちらかである．これと関連するのは，人間に近い特性を所有物に与える傾向である．感情的な愛着の別の型は，所有物によってもたらされる快適さと安心感の感覚に関連している．所有物を捨てるという考えは，安全性の感情を侵害するように見える．

■基準 C

　ためこみの主な結果はまとまりのない取り散らかりであり，それは家族や友人達の大きな懸念となる．取り散らかりは空間を使用不可能かまたは不衛生にし，大切な品物を見つけることはほとんど不可能となるかもしれない．この基準は，屋根裏部屋，地下室，または車庫のような場所では，ためこみ症をもたない人の家でも時々取り散らかるので，むしろ家や仕事場の生活空間を強調している．事例の中には，家族が生活空間を取り散らからないようにすることがあるが，そのような場合，その行動によって十分な苦痛または他の機能の障害が生じるならば，その人は依然としてためこみ症の診断を受けることがある．

■基準 D

　ためこみを行う人は，その思考または行動自体によるものではなく，主に取り散らかりに関する家族との衝突という行動の結果によって苦痛を経験する．研究によって，さまざまな領域で機能が障害されていることが示唆されている．人々は家で生活空間を使用することがしばしばできず，重篤な例では，諸々の器具が使えず，水道や電気などの設備が停止されてしまう．ためこみは重大な公衆衛生の負担（例：火災の危険，寄生動物）を引き起こし，社会福祉機関による介入という形で

公共費用を増大させる．

■基準 E

いくつかの他の医学的疾患は，取り散らかりと所有物を捨てる困難さをもたらすことがある．例えば，前腹内側前頭前野や帯状皮質に病変のある人々にためこみ行動が起こったことがある．また，プラダー–ウィリー（Prader-Willi）症候群（低身長，過食，貪欲さ，および食物をあさる行動に関連するまれな遺伝病）をもつ多くの人はためこみ行動を示し，大部分は食物と関連するが，食物以外の品物でも同様にためこみ行動を示す．

■基準 F

ある人々においては，ためこみは，独立した障害ではなく，強迫症，全般不安症，またはうつ病に関連があるかもしれない．これらの障害は除外される必要がある．ためこみ行動は，重篤な認知症の人に起こることもありうる．しかし，認知症と関連するためこみは，対象への過剰な愛着よりもむしろ，重篤な認知機能の悪化から生じているように見える．ためこみは，施設に収容された統合失調症患者でも記述されているが，しかしながら，その行動は対象への真の愛着によって動機づけられているようには見えない．強迫症は，ためこみと最も密接に関連する障害であり，強迫症をもつ人のおおよそ20％はためこみ症状がある．ためこみ行動が汚染のような，より古典的な強迫症の症状に続発しているように見えるいくつかの症例においては，ためこみ症の診断は適切ではないだろう．

■特定用語

DSM-5 では，「過剰収集を伴う」という特定用語を含む．ためこみの問題をもつ人は，"念のため" の品物をかなりの数買って所持する傾向があり，研究によっても，ためこみの状況で過剰な収集をすることが確認されている．無料の品物の収集も過剰な傾向がある．盗みは，ためこみと関連する過剰な収集の別な型である．ためこみ症をもつ人の盗みは少ないが，窃盗症はまれではない（10％）．ためこみをする人々で過剰な収集を認める人の割合は少ない（10〜15％）ので，診断基準には過剰収集を含まない．

強迫症の人々に対する病識の特定用語と類似のものも利用できる．障害が重篤であるとき，ためこみが妄想の色彩を帯びているように見えるかもしれない．臨床家は，ためこみ症の患者を，強迫症をもつより典型的な人と比較して，病識に乏しいか病識が限定的だと一般的に評価する．時に，病識という用語は，支配観念と混同されるが，反証の根拠があるにもかかわらず，信念を維持することに言及している．ためこみの状況において，支配観念は所有物の価値または有用性に関しての信念を意味している．ためこみ症をもつ多くの人は，自分の行動に関する問題を認識しているが，所有物の価値についての不合理な考えは，彼らに捨てられなくさせている．このことは観察者には病識の欠如と見えるかもしれないが，実際，所有物の価値と有用性についてのこれらの信念は，障害の一部を表しているかもしれない．

抜毛症
Trichotillomania（Hair-Pulling Disorder）

マニュアル●p.249／手引●p.128

抜毛症は，繰り返し体毛を抜いて明らかな脱毛に至ること，主観的な苦痛，および社会的または

職業的な機能の障害となることと関連している．研究は，米国の成人と青年における抜毛症の有病率が1～2％の間であることを示している．抜毛症は，DSM-IVの章「他のどこにも分類されない衝動制御の障害」に含まれていた．

その名称は，より記述的な用語——<u>体毛を抜く障害</u>（hair-pulling disorder）——を括弧に入れるようDSM-5で修正されている．臨床的な現象学，神経生物学，および遺伝学における研究が，抜毛症と強迫症の間の関連を示唆しているので，DSM-5では強迫症および関連症群に抜毛症が含まれている．

> **診断基準** 312.39（F63.3）
> A．繰り返し体毛を抜き，その結果体毛を喪失する．
> B．体毛を抜くことを減らす，またはやめようと繰り返し試みる．
> C．体毛を抜くことで，臨床的に意味のある苦痛，または社会的，職業的，または他の重要な領域における機能の障害を引き起こしている．
> D．体毛を抜くこと，または脱毛は，他の医学的疾患（例：皮膚科学的状態）に起因するものではない．
> E．体毛を抜くことは，他の精神疾患の症状（例：醜形恐怖症における本人に認識された外見上の欠陥や傷を改善する試み）によってうまく説明されない．

■基準A

体毛を抜くことは，体のどの部分にも起こりうる．最もよくみられる部位は，頭皮，眉，および眼瞼である．比較的少ない部位は，腋窩，顔，陰部，および肛門周囲である．抜毛する部位は時間とともに変わることがある．抜毛は，短時間のエピソードとして1日の中で散発的に起こることもあれば，それほど頻回ではないが，より持続した期間で起こることもある．基準Aでは，抜毛の結果，体毛の喪失に至ることが要件とされるが，しかし，DSM-IVとは異なり，この基準は，体毛の喪失が"明らかである"ことを要件としない．実際，抜毛症をもつ人の抜毛の仕方は多様であり（すなわち，あらゆる箇所から1本ずつ体毛を引き抜く），それゆえ体毛の喪失が外見上明らかではないこともある．代わりに体毛の喪失を隠す，あるいは偽装（例：化粧品，スカーフ，かつら）しようと試みる人もいる．

■基準B

この項目では，抜毛症をもつ人が体毛を抜くことを制御しようとする試みが失敗すること，が要件とされる．この基準は行動の基礎にある強い衝動を反映している．この基準はまた，その疾患をもつ多くの人が報告するもの（すなわち，彼らが体毛を抜く前に緊張を感じないか，体毛を抜いた後に安堵感または満足を経験しないこと）をより正確に表している．この項目は，ある人は抜毛症をもつがこれらの症状がなく，つまり彼らの症状が診断を満たさなかったという根拠に基づき，DSM-IVの基準B（「体毛を抜く直前の緊張感」）と基準C（「体毛を抜いているときの快感，満足または解放感」）から置き換わっている．

■基準C

抜毛症は，社会的および職業的な機能の障害と同様に主観的な苦痛と関連している．その障害は，重篤な困惑を引き起こす．人々は，他人の前で抜毛を回避し，抜毛の結果が気づかれるかもしれない状況（例：水泳，性交渉）を回避しようと試みる．その人はまた，禿げた箇所をかつらやスカーフでごまかそうと試みる．加えて，体毛の発育や質に不可逆的な損傷が生じることがある．ま

れではあるが，行動の医学的な結果として，指の紫斑，筋骨格系の損傷（例：手根管症候群，背，肩および首の痛み），眼瞼炎，歯の損傷（例：髪を噛むことで歯が摩耗し破壊される）が生じることがある．体毛を飲み込むこと（食毛症）によって毛髪胃石が生じ，その結果，貧血，腹痛，吐血，嘔気および嘔吐，腸閉塞，さらには腸穿孔が生じることがある．

■基準 D

他の医学的疾患により抜毛あるいは体毛の喪失が起こっているとき（例：皮膚の炎症やその他の皮膚科学的疾患），抜毛症とは診断されない．抜毛行為を否定する脱毛を伴う人の場合は，瘢痕性脱毛症の他の原因（例：円形脱毛症，男性ホルモン性禿頭症，休止期脱毛），あるいは非瘢痕性脱毛症（例：慢性円板状エリテマトーデス，毛孔性扁平苔癬，中心遠心性瘢痕性脱毛症，萎縮性脱毛症，脱毛性毛包炎，解離性毛包炎，ケロイド性ざ瘡）を考慮すべきである．皮膚生検あるいは皮膚鏡検を使用することによって，皮膚障害をもつ人から抜毛症をもつ人を鑑別することができる．

■基準 E

醜形恐怖症をもつ人は，毛髪が醜い，あるいは異常であると感じ，体毛を除去することがある．強迫症をもつ人は，対称性の儀式の一部として抜毛を行うことがある．体毛を抜くことは，（常同運動症の場合のように）常同行動の定義を満たすことがあるが，常同運動症の診断基準は，抜毛症でうまく説明される症状を除外している．精神病をもつ人は妄想や幻覚への反応として抜毛することがある．このような場合は抜毛症とは診断されない．抜毛症状はある種の物質，例えば精神刺激薬によって悪化することがあるが，薬物が繰り返される抜毛の一次的な原因となりうるかは明白ではない．

皮膚むしり症

Excoriation（Skin-Picking）Disorder

マニュアル●p.252／手引●p.129

皮膚むしり症は，繰り返される強迫的な皮膚のむしりを特徴とし，皮膚病変に至る．皮膚むしり症は長らく医学文献では記述されているが，DSM-5 では新しく加えられ，それは，有病率および潜在的に障害となりうる性質を強調するデータが増えていることを一部受けたものである．皮膚むしり症と抜毛症の間には臨床的に意味のある類似点があり，2 つの障害の基準は非常に似ている．皮膚むしり症の基準は，実地調査により支持されている．

有病率調査によって，皮膚むしり症は一般人口の 1.4～5.4％ に起こることが明らかになっている．しばしば慢性的とみなされ，その障害は強度と重症度で変動する．この疾患をもつ人のほとんどが治療を求めない．

診断基準　　　　　　　　　　　　　　　　　　　　　　　　　698.4（L98.1）

A．皮膚の損傷を引き起こす繰り返される皮膚むしり行為
B．皮膚むしり行為を減らす，またはやめようと繰り返し試みている．
C．皮膚むしり行為によって，臨床的に意味のある苦痛，または社会的，職業的，または他の重要な領域における機能の障害を引き起こしている．
D．皮膚むしり行為は，物質（例：コカイン）の身体的作用または他の医学的疾患（例：疥癬）に起因するものではない．

E. 皮膚むしり行為は，他の精神疾患の症状（例：精神病性障害における妄想または幻触，醜形恐怖症における外見の欠陥または欠点を改善しようという試み，常同運動症における常同運動，または自殺目的以外の自傷企図）によってはうまく説明できない．

■基準 A

すべての人はある時期に，凹凸を取り払ったり傷またはざ瘡を改善するために皮膚をむしることがある．基準 A は，むしり行為が繰り返され，そして病変となることを必要とし，むしり行為の頻度と強度について述べたものである．顔面が最も一般的にむしられる部位であると報告されているが，手，指，胴体，腕や脚のような部位もまた一般的な標的である．皮膚むしり症をもつ人は，複数の部位のむしり行為と複数の道具の使用（例：指の爪，ナイフ，ピンセット，留め針）を報告している．むしり行為は重篤な組織の損傷となることがあり，限局性の感染や敗血症のような医学的な合併症となるかもしれない．

■基準 B

この基準は，その人が皮膚むしり行為を減らすかやめようと試みていることを必要としており，行動の基礎にある強い衝動を反映している．神経認知に関するデータは，いったん行動が始まれば，この障害をもつ人が運動行動を抑制するのは困難であるという考えを支持している．

■基準 C

皮膚むしり症の人は，皮膚むしり行為に有意に多くの時間を費やし，多数がその行動に毎日数時間を費やすと報告している．むしり行為に費やす時間が大きいため，その人は仕事や学校，社会的活動を休んだり遅れたりすると報告する．むしり行為はまた，自尊心や対人関係における困難さの問題ともなる．

■基準 D

コカインやアンフェタミンのような精神刺激薬の使用は，皮膚むしり行為につながりうるし，除外されなければならない．加えて，疥癬，アトピー性皮膚炎，乾癬，および水疱を形成する皮膚疾患を含む多くの皮膚疾患は，皮膚をひっかいたり，むしったりする行為となりうる．

■基準 E

皮膚むしり症は，強迫症または醜形恐怖症としばしば誤診される．皮膚むしり症の繰り返される運動症状は強迫的な儀式に似ているが，その人は皮膚に関する強迫観念を報告することは少なく，それが無意識に行われるため，皮膚むしり行為に気づきさえしないかもしれない．醜形恐怖症の人は外見を改善するために皮膚をむしる．

物質・医薬品誘発性強迫症および関連症/物質・医薬品誘発性強迫性障害および関連障害
Substance/Medication-Induced Obsessive-Compulsive and Related Disorder

マニュアル ◉p.255／手引 ◉p.129

強迫症または関連症に関連するなんらかの症状が，物質の直接的な影響によるものかどうかを考

慮することは重要であり，その場合，適切な診断は，物質中毒，物質離脱，または物質・医薬品誘発性強迫症および関連症である．強迫的観念と強迫的行動の範囲は，物質中毒または物質離脱の一部として起こる．強迫的観念または強迫的行動が，急性の離脱または重篤な中毒が終わった後に十分な期間持続し，予想された以上の程度で，かつ独立した臨床的関与が妥当な場合，物質・医薬品誘発性強迫症および関連症の診断が適切である．

> **診断基準**
>
> A．強迫観念，強迫行為，皮膚むしり，抜毛，その他の身体に焦点化された反復性行動，または強迫症および関連症群に特徴的なその他の症状が臨床像で優勢である．
> B．以下の（1）と（2）の証拠両方が，既往歴，身体診察所見，または臨床検査所見から得られている：
> 　（1）基準Aの症状が，物質中毒または離脱の期間中，またはその直後，または医薬品に曝露された後に発現した．
> 　（2）使用された物質・医薬品が基準Aの症状を引き起こしうる．
> C．その障害は，物質・医薬品誘発性ではない強迫症および関連症ではうまく説明されない．そのような別個の強迫症および関連症であるとの証拠は，以下を含めてよい．
> 　　症状が物質・医薬品使用の開始に先行する；症状が急性の離脱または重篤な中毒が終わった後かなりの期間（例：約1カ月）持続する；または物質・医薬品誘発性でない他の強迫症および関連症の存在を示唆する他の証拠がある（例：物質・医薬品と関連のない反復性エピソードの既往歴）．
> D．その障害は，せん妄の経過中にのみ起こるものではない．
> E．その障害は，臨床的に意味のある苦痛，または社会的，職業的，または他の重要な領域における機能の障害を引き起こしている．

注：臨床像において基準Aが優勢であり，かつ，それらが臨床的関与に値するほど十分に重度であるときにのみ，物質中毒または物質離脱に代わって，この診断が下されるべきである．

コードするときの注：[特定の物質・医薬品]誘発性強迫症および関連症のためのICD-9-CMとICD-10-CMコードは，下記の表に示されている．ICD-10-CMコードは，同じ分類の物質について併存する物質使用障害の有無によることに注意せよ．軽度の物質使用障害が物質誘発性強迫症および関連症に併存している場合は，4番目の数字は「1」であり，臨床家は，物質誘発性強迫症および関連症の前に，「軽度[物質]使用障害」と記録すべきである（例：「軽度コカイン使用障害，コカイン誘発性強迫症および関連症を伴う」）．中等度または重度の物質使用障害が物質誘発性強迫症および関連症に併存している場合は，4番目の数字は「2」であり，併存する物質使用障害の重症度に応じて，臨床家は「中等度[物質]使用障害」または「重度[物質]使用障害」と記録すべきである．物質使用障害が併存していない場合（例：物質の大量使用を1回した後），4番目の数字は「9」であり，臨床家は物質誘発性強迫症および関連症のみを記録すべきである．

	ICD-9-CM	ICD-10-CM		
		軽度の使用障害を伴う	中等度または重度の使用障害を伴う	使用障害を伴わない
アンフェタミン（または他の精神刺激薬）	292.89	F15.188	F15.288	F15.988
コカイン	292.89	F14.188	F14.288	F14.988
他の（または不明の）物質	292.89	F19.188	F19.288	F19.988

▶該当すれば特定せよ（物質分類に関連した診断については「物質関連障害および嗜癖性障害群」の表16-1，277頁を参照）：
中毒中の発症：その物質による中毒の基準を満たし，症状が中毒中に発症した場合
離脱中の発症：その物質による離脱の基準を満たし，症状が離脱中または直後に発症した場合
医薬品使用後の発症：医薬品の開始，または修正後や変更後に症状の生じることがある．

他の医学的疾患による強迫症および関連症/他の医学的疾患による強迫性障害および関連障害
Obsessive-Compulsive and Related Disorder Due to Another Medical Condition

マニュアル⊖p.258／手引⊖p.132

　強迫症および関連症群の最初の評価は，臨床家が，症状の原因としての医学的疾患を除外することを必要とする．医学的疾患が存在し，強迫症または関連症が，医学的疾患の直接的な病態生理学的な結果であると決定づけられる場合，その人は「他の医学的疾患による強迫症および関連症」と診断されるべきである．診断を伝えたり記録するときに，臨床家は，病因となる医学的疾患の名称を使用しなければならない．さまざまな医学的疾患が強迫行動を誘発すると文献に報告されてもいるが，それらはまれである．

診断基準　　　　　　　　　　　　　　　　　　　　　　　　　294.8（F06.8）

A．強迫観念，強迫行為，外見へのとらわれ，ためこみ，皮膚むしり，抜毛，その他の身体に焦点を合わせた反復行動，または強迫症および関連症に特徴的なその他の症状が臨床像として優勢である．
B．その障害が他の医学的疾患の直接的な病態生理学的結果であるという証拠が，既往歴，身体診察所見，または臨床検査所見から得られている．
C．その障害は，他の精神疾患ではうまく説明できない．
D．その障害は，せん妄の経過中にのみ起こるものではない．
E．その障害は，臨床的に意味のある苦痛，または社会的，職業的，または他の重要な領域における機能の障害を引き起こしている．

▶該当すれば特定せよ
強迫症類似の症状を伴う：強迫症類似の症状が臨床像で優勢である場合
外見へのとらわれを伴う：外見に欠陥または傷があると考えることへのとらわれが臨床像で優勢である場合
ためこみ症状を伴う：ためこみが臨床像で優勢である場合
抜毛症状を伴う：抜毛が臨床像で優勢である場合
皮膚むしり症状を伴う：皮膚むしりが臨床像で優勢である場合
コードするときの注：精神疾患の名称の中に他の医学的疾患の名称を付加しておくこと（例：294.8 [F06.8] 脳梗塞による強迫症および関連症）．他の医学的疾患はコードをつけて，その医学的疾患による強迫症および関連症の直前に，分けて記載すること（例：438.89 [I69.398] 脳梗塞；294.8 [F06.8] 脳梗塞による強迫症および関連症）．

他の特定される強迫症および関連症/他の特定される強迫性障害および関連障害，特定不能の強迫症および関連症/特定不能の強迫性障害および関連障害

Other Specified Obsessive-Compulsive and Related Disorder,
Unspecified Obsessive-Compulsive and Related Disorder

マニュアル ➡ p.260／手引 ➡ p.133

　これらは，苦痛または機能の障害がある強迫症または関連症の症状があるが，その症状が分類において特定の障害の基準を満たさない人に用いる残遺カテゴリーである．「他の特定される強迫症および関連症」のカテゴリーは，臨床家が，その症状が完全には基準を満たさないとする理由を伝える選択をする場合に使用される．臨床家は，特定の理由（例：実質的な欠損を伴う醜形恐怖類似症）を記録することが推奨される．

　「特定不能の強迫症および関連症」のカテゴリーは，臨床家が，診断基準を満たさないとする理由を特定しないことを選択する場合，またはより特定の診断を下すのに十分な情報がない状況において使用される．

▶他の特定される強迫症および関連症/他の特定される強迫性障害および関連障害

診断基準　　　　　　　　　　　　　　　　　　　　　　　　　　　　　　　　　　300.3（F42）

このカテゴリーは，臨床的に意味のある苦痛，または社会的，職業的，または他の重要な領域における機能の障害を引き起こす強迫症および関連症に特徴的な症状が優勢であるが，強迫症および関連症群のどの診断基準も完全には満たさない場合に適用される．他の特定される強迫症および関連症というカテゴリーは，臨床家が，その症状が強迫症および関連症のいかなる診断基準も満たさないという特定の理由を伝える選択をする場合に使用される．これは「他の特定される強迫症および関連症」の後に特定の理由（例：「身体集中反復行動症」）を記録することによって行われる．
　「他の特定される」という用語を使用して特定できる症状の例は以下である．

1. **実質的な欠損を伴う醜形恐怖類似症**：この状態は，身体的な外見上の欠陥または欠損が他者から明確に観察される（すなわち，それらは，"わずかに" というより顕著である）という点以外は，醜形恐怖症と同じである．このような症例では，これらの傷へのとらわれは明らかに過剰であり，意味のある機能障害または苦痛を引き起こしている．
2. **反復行動を伴わない醜形恐怖類似症**：外見上の懸念に反応した反復行動，または精神的な行為が認められない点を除いて，醜形恐怖症の基準を満たしている．
3. **身体集中反復行動症**：これは，頻発する身体に焦点を合わせた反復行動（例：爪を噛む，唇を噛む，頬を噛む）と，その行為を減らそう，またはやめようと反復的に試みることによって特徴づけられる．これらの症状は臨床的に意味のある苦痛，または社会的，職業的，または他の重要な領域における機能の障害を引き起こしており，抜毛症，皮膚むしり症，常同運動症，または自殺の意図のない自傷行為ではうまく説明できない．
4. **強迫的な嫉妬**：これは，パートナーが不貞を働いているという非妄想的なとらわれによって特徴づけられる．このとらわれから，不貞という懸念に反応した行動や精神的な行為が繰り返される場合がある．すなわち，これらは臨床的に意味のある苦痛，または社会的，職業的，または他の重要な領域における機能の障害を引き起こす．また，これらは嫉妬型の妄想性障害，または猜疑性パーソナリティ障害といった他の精神疾患ではうまく説明できない．
5. **醜貌恐怖：対人恐怖症**〔付録 C「苦痛の文化的概念の用語集」（DSM-5，831 頁）を参照〕の中の1つの変形で，醜形恐怖症と類似しており，身体的な変形があることへの過度な恐怖によって特徴

づけられる.
6. **コロ（生殖器退縮恐怖）**：ダート症候群〔付録C「苦痛の文化的概念の用語集」（DSM-5, 827頁）を参照〕と関連しており，陰茎（あるいは女性の場合は外陰部や乳首）が身体の中に引き込まれ，死に至るとの不安が突然，強烈に起こってくるというエピソードによって特徴づけられる.
7. **自己臭恐怖**：対人恐怖症〔付録C「苦痛の文化的概念の用語集」（DSM-5, 831頁）を参照〕の中の1つの変形で，身体から相手を不快にさせる臭いがあるとの恐怖によって特徴づけられる（また，**嗅覚関連づけ症候群**とも名づけられている）.

▶特定不能の強迫症および関連症/特定不能の強迫性障害および関連障害

診断基準　　　　　　　　　　　　　　　　　　　　　　　　　　　　　　　　300.3（F42）

このカテゴリーは，臨床的に意味のある苦痛，または社会的，職業的，または他の重要な領域における機能の障害を引き起こす強迫症および関連症に特徴的な症状が優勢であるが，強迫症および関連症群のどの診断基準も完全には満たさない場合に適用される．特定不能の強迫症および関連症のカテゴリーは，臨床家が，強迫症および関連症の診断基準を満たさないとする理由を特定しないことを選択する場合，およびより特定の診断を下すのに十分な情報がない状況（例：救命救急室の場面）において使用される．

Key Points

- この章は新しく，強迫症（OCD）に関連する障害群のスペクトラムが，不安症群とは十分に別箇のもので，独立すべきとの科学的な理解を反映している.
- ためこみ症と皮膚むしり症は新しく，高い有病率，関連する機能の障害，強迫症との家族性の関連を示しているデータがあって，両方とも十分に障害としての地位を成している.
- 抜毛症は，現在「抜毛症（体毛を抜く障害）」〔trichotillomania（hair-pulling disorder）〕と名づけられ，DSM-IVの「他のどこにも分類されない衝動制御の障害」の章から移された．醜形恐怖症は，DSM-IVの「身体表現性障害」の章から移された．それぞれの場合において，不安症群，強迫症群スペクトラム，心的外傷後ストレス障害群，および解離症群作業部会が，強迫症との推定上の病因となる関連性を認めた.
- 醜形恐怖症の特定用語「筋肉醜形恐怖」は，この特徴に関する文献の増加が認められたため，追加された.
- 強迫症の基準は，強迫観念がしばしば衝動（urges）であり衝動（impulses）ではなく，単に不適切（inappropriate）であるよりは，むしろ侵入的で不適切（unwanted）であると強調するため改訂されている．DSM-IVの「病識が不十分」の特定用語は改訂され，類似の特定用語が醜形恐怖症に加えられている.

CHAPTER 8
心的外傷およびストレス因関連障害群

Trauma- and Stressor-Related Disorders

心的外傷およびストレス因関連障害群〈DSM-5, 263頁〉	Trauma- and Stressor-Related Disorders
313.89 (F94.1) 反応性アタッチメント障害/反応性愛着障害〈DSM-5, 263頁〉	313.89 (F94.1) Reactive Attachment Disorder
313.89 (F94.2) 脱抑制型対人交流障害〈DSM-5, 266頁〉	313.89 (F94.2) Disinhibited Social Engagement Disorder
309.81 (F43.10) 心的外傷後ストレス障害〈DSM-5, 269頁〉	309.81 (F43.10) Posttraumatic Stress Disorder
308.3 (F43.0) 急性ストレス障害〈DSM-5, 278頁〉	308.3 (F43.0) Acute Stress Disorder
適応障害〈DSM-5, 284頁〉	Adjustment Disorders
309.89 (F43.8) 他の特定される心的外傷およびストレス因関連障害〈DSM-5, 287頁〉	309.89 (F43.8) Other Specified Trauma- and Stressor-Related Disorder
309.9 (F43.9) 特定不能の心的外傷およびストレス因関連障害〈DSM-5, 288頁〉	309.9 (F43.9) Unspecified Trauma- and Stressor-Related Disorder

　心的外傷およびストレス因関連障害群とは，以前DSM-Ⅳでは不安症群〔急性ストレス障害，心的外傷後ストレス障害（PTSD）〕，通常，幼児期，小児期，または青年期に初めて診断される障害（反応性アタッチメント障害，新しい脱抑制型対人交流障害），および適応障害としてあげられていた各疾患を集約する新しい診断分類である．上の一覧にあげられたこの分類の疾患すべては，診断基準上，明白に認められる心的外傷となるような，またはストレスの強い状況または出来事への曝露の結果である．DSM-5では，心的外傷およびストレス因関連障害群は，強迫症および関連症候群のすぐ後に，かつ，解離症群のすぐ前に配置されている．これらの障害群が近い位置にあるのは，DSM-5マニュアルの構造変化を反映しており，それによって，疾患間の緊密度が推定される病因論的関係を意味している．これらの疾患の症状の多くは，強迫性障害の人に観察される症状（すなわち，制御できない思考および没頭）と類似しているが，一方，解離症状は急性ストレス障害，PTSD，または適応障害の人に生じることもある．

　DSM-5の不安，強迫スペクトラム，心的外傷後，および解離障害の作業部会は，心的外傷およびストレス因に関連する障害のために独立した診断分類を作ることを推奨したが，それは，心的外傷になるような，またはストレスの強い出来事への曝露の後に続く心理的苦痛の臨床上の表現には

多様性があることを示す研究を受けてのことだった (Andrews et al, 2009). 急性ストレス障害および PTSD を不安症群として位置づけるための根拠であった，恐怖または不安に基づいた反応よりむしろ，最も顕著な臨床的特徴は，快感消失や不機嫌症状，怒りと攻撃的症状，または解離症状であり，したがって，これらの症状は，新しく独立した診断分類を必要としている．さらに，これらを適応障害と結びつけることは論理的であるように思われていたが，適応障害もまた，ストレスの強い出来事への曝露に起因し，多様な症状をもつ．小児期発症の反応性アタッチメント障害，および脱抑制型対人交流障害はともに，小児期における適切な養育の欠落と定義される社会的ネグレクトに起因し，それゆえ，この新しい診断分類によく適合する．

　これらの障害のための DSM-5 の基準に対して，重要な変更が加えられた．急性ストレス障害に関しては，心的外傷的出来事は，直接経験されたか，じかに目撃されたか，または間接的に経験されたかというように，現在はより明瞭に特定される．DSM-IV の基準 A2 は，その人の主観的反応に関するものだが，削除された．急性の心的外傷後の反応は，かなり多様であるという証拠，および，DSM-IV による解離症状の強調は，過度に制限的であったという証拠に基づき，症状の一覧は，侵入症状，陰性気分，解離症状，回避症状，および/または覚醒症状としてふさわしい 14 に広げられた．

　PTSD は，狭義の恐怖と不安に基づく障害とはもはやみなされないが，快感消失様症状，および外在化症状を含む心的外傷的な経験への否定的反応という，広義のスペクトラムを包含するために再概念化された．出来事を経験した当時の主観的な否定的反応についての必要条件を排除したことは，PTSD を不安症群から外して，症状の出現に先立つ心的外傷またはストレスの強い出来事に反応して起こる他の障害とともに，1 つの分類の中に位置づけるという変更の 1 つである．DSM-IV の基準 A2 は，出来事へのその人の主観的反応に関連するものであるが，急性ストレス障害の場合と同じように削除された．加えて，3 つの症状群（再体験，回避/麻痺，および覚醒）に代わって現在では 4 群あり，それは，回避/麻痺の群が 2 つに分割されているためである（本章内の後述「心的外傷後ストレス障害」の項に，より完全に記載）．「解離症状を伴う」という下位分類は，これらの症状が頻繁に生じ，PTSD をもつ人々と定義される集団の症状を構成するという事実を認めるために新しく追加された．また，6 歳以下の子どもにおける PTSD の基準一式は，診断閾値を下げて就学前の子どもに使用できるよう開発された．その理由から，PTSD は現在，子どもの発達的視点からも感度が高い．

　DSM-IV において，反応性愛着障害〔訳注：DSM-5 では反応性アタッチメント障害〕は，異常な社会的行動によって特徴づけられる小児期の診断であり，その行動は子どもの情緒的要求〔訳注：DSM-5 では情動欲求〕および身体的要求〔訳注：DSM-IV のみ〕の無視，さらに，安定したアタッチメントの発達を阻害する，主要な世話人〔訳注：DSM-5 では主たる養育者〕の変更を含む，「病的な養育」〔訳注：DSM-IV のみ〕と記載されたものに起因する．これには 2 つの下位分類があった．抑制型は子どもが他者に対する反応をほとんど示さず，識別されたアタッチメントを示さない場合で，脱抑制型は，見慣れない大人へのためらいを示さず，社会的規範を逸脱する様式を示す場合である．DSM-5 において，この 2 つの下位分類は現在では別個の障害である．すなわち，反応性アタッチメント障害と脱抑制型対人交流障害である．

　この 2 つの障害は，根本的には，社会的ネグレクト，および/または子どもの選択的アタッチメントを形成する機会を制限する他の状況に起因する．病因論的に類似しているにもかかわらず，それらは重要な点において異なる．反応性アタッチメント障害は，内在化障害に類似し，うつ病と多少重なるのに対し，脱抑制型対人交流障害は，外在化障害，特に注意欠如・多動症に類似し，部分的に一致する．さらに，それらの障害は，アタッチメント行動とそれぞれ特有の関係がある．反応性

アタッチメント障害は，養育する大人へのアタッチメントの欠落，または不十分に形成され提供されたアタッチメントを含む．一方，脱抑制型対人交流障害は，アタッチメントが欠落している子ども，アタッチメントが確立したばかりの子ども，および健全なアタッチメントを有している子どもにさえ生じる．その2つの障害はまた，臨床上の関連特徴，経過，および介入への反応も異なる．これらの理由から，作業部会はDSM-5において，2つの独立した診断にすることを推奨した．

最後に，適応障害は，本章の新しい位置に記載されるようになったことは別にして，DSM-IVから比較的変更されていない（Strain & Friedman, 2011）．

反応性アタッチメント障害/反応性愛着障害
Reactive Attachment Disorder

マニュアル➡p.263/手引➡p.137

反応性アタッチメント障害は，幅広いDSM-IVの概念化から作り直され，導入部で記述したように，子どもと養育者の間の欠落した，あるいは発育不十分のアタッチメントによって特徴づけられる．その障害は，ひどく不適切な養育によって引き起こされるために，重度のネグレクト（例：低栄養状態，不衛生）の徴候に関連していることもあるし，言語習得と認知能力における発達遅滞に併発することもある．その子どもは，他者に対する反応をほとんど示さず，養育者からの安楽，支え，愛情を込めた養育，または保護を得るための努力をあまり示さない．さらに，これらの子どもには，容易には説明できない陰性の情動のエピソード（例：いらだち，悲しみ，恐怖）もある．その診断は，選択的アタッチメントを形成することのできない発達段階の子どもには適切ではない．この理由から，その診断を受けるためには，その子どもが少なくとも9カ月の年齢の認知能力をもっていなければならない．

診断基準　　　　　　　　　　　　　　　　　　　　　　　　　　　313.89（F94.1）

A．以下の両方によって明らかにされる，大人の養育者に対する抑制され情動的に引きこもった行動の一貫した様式：
　（1）苦痛なときでも，その子どもはめったにまたは最小限にしか安楽を求めない．
　（2）苦痛なときでも，その子どもはめったにまたは最小限にしか安楽に反応しない．

B．以下のうち少なくとも2つによって特徴づけられる持続的な対人交流と情動の障害
　（1）他者に対する最小限の対人交流と情動の反応
　（2）制限された陽性の感情
　（3）大人の養育者との威嚇的でない交流の間でも，説明できない明らかないらだたしさ，悲しみ，または恐怖のエピソードがある．

C．その子どもは以下のうち少なくとも1つによって示される不十分な養育の極端な様式を経験している．
　（1）安楽，刺激，および愛情に対する基本的な情動欲求が養育する大人によって満たされることが持続的に欠落するという形の社会的ネグレクトまたは剝奪
　（2）安定したアタッチメント形成の機会を制限することになる，主たる養育者の頻回な変更（例：里親による養育の頻繁な交代）
　（3）選択的アタッチメントを形成する機会を極端に制限することになる，普通でない状況における養育（例：養育者に対して子どもの比率が高い施設）

D．基準Cにあげた養育が基準Aにあげた行動障害の原因であるとみなされる（例：基準Aにあげた

障害が基準Cにあげた適切な養育の欠落に続いて始まった).
　E．自閉スペクトラム症の診断基準を満たさない.
　F．その障害は5歳以前に明らかである.
　G．その子どもは少なくとも9カ月の発達年齢である.
▶該当すれば特定せよ
　持続性：その障害は12カ月以上存在している.
▶現在の重症度を特定せよ
　反応性アタッチメント障害は，子どもがすべての症状を呈しており，それぞれの症状が比較的高い水準で現れているときには**重度**と特定される.

■**基準A**

　この基準は，子どもに認められる，養育者に対する阻害された不適切なアタッチメント行動を定義する．その子どもは苦痛なときでも，めったにまたは最小限にしか，アタッチメントの対象人物からの愛情を込めた養育を求めず，めったにまたは最小限にしか安楽に反応しない．ある人々は対人交流の障害，または社会的コミュニケーションがこの障害の中心であることを示唆してきたが，選択的アタッチメントの欠如が対人交流の機能を必然的に障害するようであり，いったんその子どもが，より好ましい環境におかれれば，対人交流行動は著しく改善するようであり，アタッチメントがその障害の中心を形成しているようである．

■**基準B**

　この基準は，診断が3つの行動のうち少なくとも2つによって特徴づけられる持続的な対人交流と情動の障害を必要とすることを示している．すなわち，他者に対する最小限の対人交流と情動の反応，制限された陽性の感情，および養育者との脅威的でない交流の間でも，説明できないいらだたしさ，悲しみ，または恐怖のエピソードがあることである．これらの行動を基準Aから分けたことで，DSM-5の基準において強調されているこれらの特徴の両方をもつ子どもに対する診断，およびDSM-IV（基準A）において示唆されてはいたが明確に書かれていなかった，アタッチメントの対象人物の不在に限定している．

■**基準C**

　この基準は，養育者の3つの行動のうち少なくとも1つによって示されるように，「不十分な養育の極端な様式」が存在することが必要とされる．すなわち，安楽，刺激，および愛情に対する子どもの欲求の無視；主たる養育者の頻回な変更；養育者に対して子どもの比率が高い施設のような，選択的アタッチメントを形成する機会を極端に制限することになる，普通でない状況における養育である．現実的な観点から，この基準は臨床家にとっての課題となる．なぜなら，不十分な養育は常に明るみに出るとは限らず，必ずしもはっきりと同定することはできないからである．多くの年少の子どもは自分自身の経験を述べることができず，養育者が不適切な養育に関与しているかもしれないからである（また，それゆえ，自己申告する理由がない）．しかしながら，基準Cを保持することで，子どもが虐待を受けていることを臨床家が知らずに反応性アタッチメント障害と診断するのを防ぐ．一方，ひどく不適切な養育についての少なくとも合理的な推論を伴わずに，反応性アタッチメント障害を示している年少の子どもについての症例報告はない．改訂は，反応性アタッチメント障害を引き起こしがちな養育類型について知られていることを，より詳細に記載するよう意

図されている．その基準は，まだ望まれるほど特異的ではないが，これは取り組みがいのある研究領域であり，資料も限られている．

■基準D

この基準は，DSM-IVから変更されていない．基準Cに記載された不十分な養育の極端な様式が子どもの異常な行動の原因であるとみなされる．

■基準E

症状が重複するため，自閉スペクトラム症の診断が除外される必要がある．異常な社会的行動は，反応性アタッチメント障害をもつ年少の子どもに現れるが，自閉スペクトラム症の特徴でもある．2つの障害は，ネグレクトの病歴，限定された興味または儀式的行動の存在，社会的コミュニケーションの特異的な欠陥，および選択的アタッチメント行動の存在に基づいて鑑別されうる．作業部会は，自閉スペクトラム症と反応性アタッチメント障害は併存しうることは認めたが，前者と後者とを取り違える懸念に結びつく資料がないことから，この基準を含めることを推奨するに至った．

■基準FおよびG

その症状は，DSM-IVにあるように，5歳以前に明らかになっていなければならない（基準F）．しかしながら，DSM-5で新しいものは，その子どもが9カ月の発達年齢に達していることが必要とされることである（基準G）．この基準は，対象の定まったアタッチメントを表出できない発達段階にある子どもがアタッチメント障害と診断されないようにするため追加されている．選択的な安楽を求めること，または選択的アタッチメントの行動上の示標に加えて，見知らぬ人への用心深さ，および分離を嫌がることは，典型的には7カ月から9カ月の間に現れる．

■特定用語

特定用語は，慢性（12カ月以上存在している），および現在の重症度を示すために使用されることがある．

脱抑制型対人交流障害
Disinhibited Social Engagement Disorder

マニュアル ➡ p.266 / 手引 ➡ p.138

脱抑制型対人交流障害はDSM-5で新しいものであり，DSM-IVの幼児期または小児期早期の反応性愛着障害から分割された．脱抑制型対人交流障害の本質的な特徴は，見慣れない大人またはほとんど初対面の人への不適切で過度の馴れ馴れしさに関連し，したがって，その文化の社会的規範を逸脱している行動の様式である．その子どもは，少なくとも9カ月の年齢の認知能力をもっていなければならない．その障害は，深刻なネグレクトを受けた後に養子として養育された子ども，あるいは集団の施設で育った子どもの中でさえ，まれである．脱抑制型対人交流障害は生後2年目から青年期にかけてのものと記述されてきた．非常に年少の年齢では，子どもは見知らぬ人と交流するときに普通は控えめである．この障害をもつ子どもは，そのような控えめさが欠落するだけでなく，見知らぬ人に対しても進んでかかわりをもち，さらには見慣れない大人に進んでついていこうとさえする．就学前の子どもには，言語的および社会的な介入行為がよくみられ，注意を引こうとする行動をしばしば伴う．その障害が小児期中期にまで持続すると，本物でない情動表出のみなら

ず，言語的および身体的な過度の馴れ馴れしさが現れ，思春期までには，見境のない行動は仲間にまで拡大する．仲間関係は表面的で，いさかいによって特徴づけられる．

反応性アタッチメント障害のように，脱抑制型対人交流障害は，認知面および言葉の遅れ，常同症，および低栄養状態と不衛生を含む深刻なネグレクトの他の徴候に関連する．その障害の徴候は，ネグレクトがもはや存在しなくなったときでさえ持続することがある．したがって，脱抑制型対人交流障害はネグレクト経験のある子どもにみられることがあり，その養育者へのアタッチメントは欠落している場合もあれば，阻害されている場合から健全な場合まで，さまざまである．

診断基準 313.89（F94.2）

A．以下のうち少なくとも 2 つによって示される，見慣れない大人に積極的に近づき交流する子どもの行動様式：
(1) 見慣れない大人に近づき交流することへのためらいの減少または欠如
(2) 過度に馴れ馴れしい言語的または身体的行動（文化的に認められた，年齢相応の社会的規範を逸脱している）
(3) たとえ不慣れな状況であっても，遠くに離れて行った後に大人の養育者を振り返って確認することの減少または欠如
(4) 最小限に，または何のためらいもなく，見慣れない大人に進んでついて行こうとする．

B．基準 A にあげた行動は注意欠如・多動症で認められるような衝動性に限定されず，社会的な脱抑制行動を含む．

C．その子どもは以下の少なくとも 1 つによって示される不十分な養育の極端な様式を経験している．
(1) 安楽，刺激，および愛情に対する基本的な情動欲求が養育する大人によって満たされることが持続的に欠落するという形の社会的ネグレクトまたは剥奪
(2) 安定したアタッチメント形成の機会を制限することになる，主たる養育者の頻回な変更（例：里親による養育の頻繁な交代）
(3) 選択的アタッチメントを形成する機会を極端に制限することになる，普通でない状況における養育（例：養育者に対して子どもの比率が高い施設）

D．基準 C にあげた養育が基準 A にあげた行動障害の原因であるとみなされる（例：基準 A にあげた障害が基準 C にあげた病理の原因となる養育に続いて始まった）．

E．その子どもは少なくとも 9 カ月の発達年齢である．

▶該当すれば特定せよ
持続性：その障害は 12 カ月以上存在している．

▶現在の重症度を特定せよ
脱抑制型対人交流障害は，子どもがすべての症状を呈しており，それぞれの症状が比較的高い水準で現れているときには**重度**と特定される．

■**基準 A**

この基準は，異常なアタッチメント行動よりも異常な社会的行動に焦点を当てている．診断は，脱抑制的な行動の 4 つの例のうち 2 つ以上が存在していることを必要とする．これらは，見慣れない大人に近づき交流することへのためらいの減少（または欠如），過度に馴れ馴れしい言語的または身体的行動，養育者を振り返って確認することの減少または欠如，および見慣れない大人に進んでついて行こうとすることを含む．これらの行動は多くの文化において逸脱していて，子どもはそこで，これらの状況において典型的には混乱するようになるだろう．基準を構成する項目は，構成

概念の調査から経験的に引き出される．

■**基準 B**

この基準は，注意欠如・多動症の徴候と見境のない社会的・脱抑制的表現型を特徴づける社会的衝動性との併発を示唆するいくつかの証拠群から必然的に推定される．その理由から，その行動は注意欠如・多動症をもつ子どもに典型的に見られる衝動性の結果としては説明されないということが重要である．ある子どもは社会的に見境のない行動を伴う注意欠如・多動症をもつことがあるように見え，ある子どもは注意欠如・多動症を伴わずに社会的に見境のない行動をもつことがあるように見えるが，この2つの症状の輪郭の間には，しばしばかなり強い相互関係がある．したがって，注意欠如・多動症に対して脱抑制型対人交流障害の除外をするよりむしろ，後者を注意欠如・多動症から鑑別することに直接の注意を向けるほうが有用である．

■**基準 C**

不十分な養育の極端さが存在しなければならず，それは次の3つの養育者の様式のうち少なくとも1つによって示される．すなわち，安楽，刺激，および愛情に対する子どもの欲求の無視，養育者の頻回な変更，養育者に対して子どもの比率が高い施設のような，選択的アタッチメントを形成する機会を極端に制限することになる，普通でない状況における養育である．不十分な養育は基準Cに保持されているが（DSM-IVにおける反応性愛着障害，脱抑制型のように），それは，適切な養育を受けたが7番染色体の欠失をもつ子どもは，脱抑制型対人交流障害の人と表現型として類似の行動を表すという重要な理由があるためである．不十分な養育は反応性アタッチメント障害にもまったく同様に記載されているが，それは病的な養育の特定の型が，多少なりとも反応性アタッチメント障害，あるいは脱抑制型対人交流障害を引き起こす可能性を示唆する証拠がないためである．

■**基準 D**

この基準は，前項に記載された反応性アタッチメント障害で保持されたのと同様の理由で，DSM-IVのままである．推定されることは，基準Cに記載される病的な養育の状況が子どもの荒れた行動の原因であるということである．

■**基準 E**

子どもが9カ月の発達年齢に達しているという必要条件は，前述のように，反応性アタッチメント障害の基準Gと同様の目的を果たす．

■**特定用語**

特定用語は，慢性（12カ月以上存在している），および現在の重症度を示すために使用されることがある．

心的外傷後ストレス障害
Posttraumatic Stress Disorder

マニュアル●p.269／手引●p.139

心的外傷後ストレス障害（PTSD）がDSM-IIIに導入されたが，この症候群は戦時下の状況に最もよくみられたので，過去には"砲弾ショック"または"戦争神経症"として認知された．侵入的な

思考と自律神経過覚醒など，その症状の多くは，天災を含む心的外傷的出来事の犠牲者にもみられた．DSM-I では，その障害は，いくつかの一過性の状況因によるいくつかのパーソナリティ障害のうちの1つと考えられる"著しいストレス反応"として認知されていた．

> 大きな，または普通ではないストレス状況下では，正常なパーソナリティは，圧倒的な恐怖に対処するために，確立した反応様式を利用することがある．そのような反応様式は，主に病歴，反応の可逆性，および一過性という性質の点で，神経症や精神病のものとは違う．迅速に適切に治療されれば，その疾患は急速に消失しうる．また，その疾患は神経症的な反応の1つへと進行することもありうる．（中略）この診断は，その人が戦闘や民間人の大災害（火災，地震，爆発など）のような，過酷な身体的要求や極度の情動的ストレスに晒されたという状況下でのみ，妥当とされる（DSM-I, 原著40頁）．

PTSD は一般人口中ありふれたもので，どの年齢でも，年少の子どもにさえも起こりうる．女性の場合，最も頻繁に引き起こされる出来事は身体的暴行であり，一方，男性の場合，出来事は戦闘の体験をしばしば含む．PTSD は一般的に出来事が体験された直後に始まるが，発症が遅れることもある．多くの人にとって，PTSD は慢性であるが，症状は変動することがあり，ストレスの強いときに悪化することもある．

PTSD を引き起こす主な病因論的要因は，実際にまたは危うく死ぬ，重傷を負う，性的暴力を受けることへの曝露を含む心的外傷的出来事である．その出来事は，典型的には通常の人間が体験する範囲外にある．仕事上の損失，夫婦間の葛藤，および愛する人の死は，PTSD を引き起こすストレス因には<u>ならない</u>．年齢，精神医学的既往歴，社会的支援の程度，およびストレス因への近さは，すべて PTSD を発現させる可能性に影響を及ぼす要因となる．

DSM-5 の基準は，いくつかの重要な点において DSM-IV の基準とは異なっている（Friedman et al, 2011）．ストレス因（基準 A）はより明瞭に記載され，主観的反応（DSM-IV の基準 A2）は削除された．一方，DSM-IV では基準 B，C，および D に対応する3つの症状群（それぞれ再体験，回避/麻痺，および覚醒）があったが，回避/麻痺の群は2つの別個の群，すなわち，持続的な回避，および認知と気分の陰性の変化へと分割されたため，DSM-5 では4群がある．後者は，自分自身，他者，および世界自体に対する持続的で過剰に否定的な予想；出来事の原因や結果についての持続的でゆがんだ認識；および持続的な陰性の情動状態といった，新しい，または再概念化された症状を含む．最後の群である覚醒は，現在では無謀なまたは自己破壊的な行動（基準 E2）を含むが，他の点は変更されていない．診断的閾値は子どもに対しては下げられ，特定の就学前の下位分類が含まれている．

作業部会は，心的外傷的出来事が起こった当時，その人が恐怖，無力感，または戦慄を主観的に体験したことを必要とするという，DSM-IV の基準 A2 を削除した．過去には，PTSD は不幸な出来事が起こった当時，激しい情動反応を必要とすると信じられていたが，すべての人が心的外傷的出来事に同じように反応するわけではない．臨床および研究の経験によって，後になって PTSD の症状を呈するであろう人を予見するには，基準 A2 は役立たないということが示されている．さらに，その基準は，心的外傷的出来事への曝露が，十分訓練された人々での職業上の危険であり，まさに"業務遂行中"であったため，当時は戦慄の反応を体験しなかった人々を除外する結果となっていた．

作業部会は新しい症状群も追加した．回避と麻痺の症状は分けられ，麻痺の症状は「認知と気分の陰性の変化」（基準 D）という第4群として新たに名づけられた．その群は，6歳を超えた人の場

合，7つの特定される症状のうち2つ以上の証拠を示すと定義されている．その基準は，PTSDにおける快感消失の構成要素を反映しており，その構成要素においてPTSDの人は喜びや愛情，または楽しみの享受などの陽性の情動を体験することができず，その構成要素は結婚や恋愛関係を破壊することがある．

6歳以下の子どものための下位分類は，症状の閾値を下げ，就学前の子どもを評価するには困難であるいくつかの症状を削除するために創案された．研究結果は，子どものPTSDの有病率は，DSM-IV基準を用いた場合には予想されるよりも低いということを示した（Scheeringa et al, 2011）．

「解離症状を伴う」という下位分類は，心的外傷的出来事に曝露された人は，解離（PTSDの人々の15〜30％），主に離人感と現実感消失を経験することがあるということが長い間知られてきたために作られた（Lanius et al, 2012）．これらの人は治療に対して異なった反応をし，神経画像研究は，解離する人は変化した神経回路の特有の様式を有しているということを示している．これらの一連の情報は，PTSDをもつ人々のこの特定の集団を認めるために，特定の下位分類を作ることが妥当であるとした．

診断基準 309.81（F43.10）

心的外傷後ストレス障害

注：以下の基準は成人，青年，6歳を超える子どもについて適用する．6歳以下の子どもについては後述の基準を参照すること．

A. 実際にまたは危うく死ぬ，重傷を負う，性的暴力を受ける出来事への，以下のいずれか1つ（またはそれ以上）の形による曝露：
  (1) 心的外傷的出来事を直接体験する．
  (2) 他人に起こった出来事を直に目撃する．
  (3) 近親者または親しい友人に起こった心的外傷的出来事を耳にする．家族または友人が実際に死んだ出来事または危うく死にそうになった出来事の場合，それは暴力的なものまたは偶発的なものでなくてはならない．
  (4) 心的外傷的出来事の強い不快感をいだく細部に，繰り返しまたは極端に曝露される体験をする（例：遺体を収集する緊急対応要員，児童虐待の詳細に繰り返し曝露される警官）．
    注：基準A4は，仕事に関連するものでない限り，電子媒体，テレビ，映像，または写真による曝露には適用されない．

B. 心的外傷的出来事の後に始まる，その心的外傷的出来事に関連した，以下のいずれか1つ（またはそれ以上）の侵入症状の存在：
  (1) 心的外傷的出来事の反復的，不随意的，および侵入的で苦痛な記憶
    注：6歳を超える子どもの場合，心的外傷的出来事の主題または側面が表現された遊びを繰り返すことがある．
  (2) 夢の内容と感情またはそのいずれかが心的外傷的出来事に関連している，反復的で苦痛な夢
    注：子どもの場合，内容のはっきりしない恐ろしい夢のことがある．
  (3) 心的外傷的出来事が再び起こっているように感じる，またはそのように行動する解離症状（例：フラッシュバック）（このような反応は1つの連続体として生じ，非常に極端な場合は現実の状況への認識を完全に喪失するという形で現れる）
    注：子どもの場合，心的外傷に特異的な再演が遊びの中で起こることがある．
  (4) 心的外傷的出来事の側面を象徴するまたはそれに類似する，内的または外的なきっかけに曝露

された際の強烈なまたは遷延する心理的苦痛
　　（5）心的外傷的出来事の側面を象徴するまたはそれに類似する，内的または外的なきっかけに対する顕著な生理学的反応
C．心的外傷的出来事に関連する刺激の持続的回避．心的外傷的出来事の後に始まり，以下のいずれか1つまたは両方で示される．
　　（1）心的外傷的出来事についての，または密接に関連する苦痛な記憶，思考，または感情の回避，または回避しようとする努力
　　（2）心的外傷的出来事についての，または密接に関連する苦痛な記憶，思考，または感情を呼び起こすことに結びつくもの（人，場所，会話，行動，物，状況）の回避，または回避しようとする努力
D．心的外傷的出来事に関連した認知と気分の陰性の変化．心的外傷的出来事の後に発現または悪化し，以下のいずれか2つ（またはそれ以上）で示される．
　　（1）心的外傷的出来事の重要な側面の想起不能（通常は解離性健忘によるものであり，頭部外傷やアルコール，または薬物など他の要因によるものではない）
　　（2）自分自身や他者，世界に対する持続的で過剰に否定的な信念や予想（例：「私が悪い」，「誰も信用できない」，「世界は徹底的に危険だ」，「私の全神経系は永久に破壊された」）
　　（3）自分自身や他者への非難につながる，心的外傷的出来事の原因や結果についての持続的でゆがんだ認識
　　（4）持続的な陰性の感情状態（例：恐怖，戦慄，怒り，罪悪感，または恥）
　　（5）重要な活動への関心または参加の著しい減退
　　（6）他者から孤立している，または疎遠になっている感覚
　　（7）陽性の情動を体験することが持続的にできないこと（例：幸福や満足，愛情を感じることができないこと）
E．心的外傷的出来事と関連した，覚醒度と反応性の著しい変化．心的外傷的出来事の後に発現または悪化し，以下のいずれか2つ（またはそれ以上）で示される．
　　（1）人や物に対する言語的または身体的な攻撃性で通常示される，（ほとんど挑発なしでの）いらだたしさと激しい怒り
　　（2）無謀なまたは自己破壊的な行動
　　（3）過度の警戒心
　　（4）過剰な驚愕反応
　　（5）集中困難
　　（6）睡眠障害（例：入眠や睡眠維持の困難，または浅い眠り）
F．障害（基準B，C，DおよびE）の持続が1カ月以上
G．その障害は，臨床的に意味のある苦痛，または社会的，職業的，または他の重要な領域における機能の障害を引き起こしている．
H．その障害は，物質（例：医薬品またはアルコール）または他の医学的疾患の生理学的作用によるものではない．
▶いずれかを特定せよ
　解離症状を伴う：症状が心的外傷後ストレス障害の基準を満たし，加えてストレス因への反応として，次のいずれかの症状を持続的または反復的に体験する．
　　1．**離人感**：自分の精神機能や身体から遊離し，あたかも外部の傍観者であるかのように感じる持続

的または反復的な体験（例：夢の中にいるような感じ，自己または身体の非現実感や，時間が進むのが遅い感覚）
  2. **現実感消失**：周囲の非現実感の持続的または反復的な体験（例：まわりの世界が非現実的で，夢のようで，ぼんやりし，またはゆがんでいるように体験される）
  注：この下位分類を用いるには，解離症状が物質（例：アルコール中毒中の意識喪失，行動）または他の医学的疾患（例：複雑部分発作）の生理学的作用によるものであってはならない．

▶該当すれば特定せよ
  遅延顕症型：その出来事から少なくとも6カ月間（いくつかの症状の発症や発現が即時であったとしても）診断基準を完全には満たしていない場合

6歳以下の子どもの心的外傷後ストレス障害

A. 6歳以下の子どもにおける，実際にまたは危うく死ぬ，重傷を負う，性的暴力を受ける出来事への，以下のいずれか1つ（またはそれ以上）の形による曝露：
  (1) 心的外傷的出来事を直接体験する．
  (2) 他人，特に主な養育者に起こった出来事を直に目撃する．
    注：電子媒体，テレビ，映像，または写真のみで見た出来事は目撃に含めない．
  (3) 親または養育者に起こった心的外傷的出来事を耳にする．
B. 心的外傷的出来事の後に始まる，その心的外傷的出来事に関連した，以下のいずれか1つ（またはそれ以上）の侵入症状の存在：
  (1) 心的外傷的出来事の反復的，不随意的，および侵入的で苦痛な記憶
    注：自動的で侵入的な記憶は必ずしも苦痛として現れるわけではなく，再演する遊びとして表現されることがある．
  (2) 夢の内容と感情またはそのいずれかが心的外傷的出来事に関連している，反復的で苦痛な夢
    注：恐ろしい内容が心的外傷的出来事に関連していることを確認できないことがある．
  (3) 心的外傷的出来事が再び起こっているように感じる，またはそのように行動する解離症状（例：フラッシュバック）（このような反応は1つの連続体として生じ，非常に極端な場合は現実の状況への認識を完全に喪失するという形で現れる）．このような心的外傷に特異的な再演が遊びの中で起こることがある．
  (4) 心的外傷的出来事の側面を象徴するまたはそれに類似する，内的または外的なきっかけに曝露された際の強烈なまたは遷延する心理的苦痛
  (5) 心的外傷的出来事を想起させるものへの顕著な生理学的反応
C. 心的外傷的出来事に関連する刺激の持続的回避，または心的外傷的出来事に関連した認知と気分の陰性の変化で示される，以下の症状のいずれか1つ（またはそれ以上）が存在する必要があり，それは心的外傷的出来事の後に発現または悪化している．
  刺激の持続的回避
  (1) 心的外傷的出来事の記憶を喚起する行為，場所，身体的に思い出させるものの回避，または回避しようとする努力
  (2) 心的外傷的出来事の記憶を喚起する人や会話，対人関係の回避，または回避しようとする努力
  認知の陰性変化
  (3) 陰性の情動状態（例：恐怖，罪悪感，悲しみ，恥，混乱）の大幅な増加
  (4) 遊びの抑制を含め，重要な活動への関心または参加の著しい減退

(5) 社会的な引きこもり行動
(6) 陽性の情動を表出することの持続的減少
D．心的外傷的出来事と関連した覚醒度と反応性の著しい変化．心的外傷的出来事の後に発現または悪化しており，以下のうち2つ（またはそれ以上）によって示される．
　(1) 人や物に対する（極端なかんしゃくを含む）言語的または身体的な攻撃性で通常示される，（ほとんど挑発なしでの）いらだたしさと激しい怒り
　(2) 過度の警戒心
　(3) 過剰な驚愕反応
　(4) 集中困難
　(5) 睡眠障害（例：入眠や睡眠維持の困難，または浅い眠り）
E．障害の持続が1カ月以上
F．その障害は，臨床的に意味のある苦痛，または両親や同胞，仲間，他の養育者との関係や学校活動における機能の障害を引き起こしている．
G．その障害は，物質（例：医薬品またはアルコール）または他の医学的疾患の生理学的作用によるものではない．

▶いずれかを特定せよ

解離症状を伴う：症状が心的外傷後ストレス障害の基準を満たし，次のいずれかの症状を持続的または反復的に体験する．
1. **離人感**：自分の精神機能や身体から遊離し，あたかも外部の傍観者であるかのように感じる持続的または反復的な体験（例：夢の中にいるような感じ，自己または身体の非現実感や，時間が進むのが遅い感覚）
2. **現実感消失**：周囲の非現実感の持続的または反復的な体験（例：まわりの世界が非現実的で，夢のようで，ぼんやりし，またはゆがんでいるように体験される）
注：この下位分類を用いるには，解離症状が物質（例：意識喪失）または他の医学的疾患（例：複雑部分発作）の生理学的作用によるものであってはならない．

▶該当すれば特定せよ

遅延顕症型：その出来事から少なくとも6カ月間（いくつかの症状の発症や発現が即時であったとしても）診断基準を完全には満たしていない場合

■基準A

　この基準は，心的外傷的出来事のあいまいさを取り去り，その定義を厳密にするために編集された．その基準は，曝露とは実際にまたは危うく死ぬ，重傷を負う，性的暴力を受ける出来事への曝露を含むことを明らかにしている〔後者は「自分または他人の身体の保全に迫る危険」（DSM-IV）という語句に取って代わった〕．同様に，ある人が曝露される様式は，DSM-IV のときよりも明瞭になり，出来事を直接体験するか直に目撃する，または，近親者または親しい友人が体験した出来事を耳にすることを含むが，しかし，後者の場合は，実際にまたは危うく死ぬ出来事は，暴力的なものまたは偶発的なものでなくてはならない．例えば，近親者が自然死であったことを耳にすることは，曝露に該当しない．基準 A4 は新しいものであり，（最初の反応者によって体験されるような）出来事の強い不快感をいだく細部について，体験が繰り返される，または極端な曝露があることが必要である．DSM-IV の用語は，そのような曝露をうまく含むことができていたにもかかわらず，2001 年 9 月 11 日のテロ攻撃の後で，清掃活動に打ち込んだ人々に（たとえ，その人々は出

来事を目撃しなかったであろうとしても）症状が現れることがあるということが明らかになった．DSM-5 は，マスコミによる曝露は十分に条件を満たすものではない（例：出来事について読むこと，またはテレビで出来事を見ること）こともまた，脚注で明らかにしている．

■基準 B，C，D および E

　DSM-IV にあるような 3 つの主症状の代わりに，現在は 4 つある．すなわち，侵入症状（基準 B），回避（基準 C），出来事に関連した認知と気分の陰性の変化（基準 D），および覚醒度と反応性の著しい変化（基準 E）である．無謀なまたは自己破壊的な行動（E2）が，起こりうる覚醒度と反応性の変化として追加された．

　心的外傷的出来事はさまざまな様式で再体験されうる．その人は出来事の反復的，不随意的，および侵入的記憶があるかもしれない（B1）．強調すべきは，自然に，またはあるきっかけで起こる，通常，感覚的，情動的，または生理行動的な構成要素を含む出来事についてである．よくある再体験症状は，関連する危険によって出来事が再生されるか，または表現される間に見る苦痛な夢である（B2）．苦痛な夢は，心的外傷的出来事に含まれる主たる脅威を象徴する，または主題的に関連する内容を含むことがある（例：自動車事故で生き残った人の場合，夢は衝突する車を含むことがある）．出来事の構成要素が追体験され，その人がまるで出来事を再体験しているかのように振る舞う間，解離状態であることがある．解離症状（"フラッシュバック"）は典型的には短時間であるが，多大な苦痛を引き起こすことがある（B3）．

　その人は心的外傷に関連する刺激を持続的に回避する（基準 C）．ある人は自分の心的外傷的体験について話し合うことを拒むかもしれず，あるいは，心的外傷的体験についての報道を見ることを避けたり，心的外傷が生じた場所に行くことを拒んだり，あるいは同じ体験をともにした他者との交流を避けたりというように，情動反応の覚醒を最小にするための回避的方略に専念するかもしれない（C2）．

　その人は心的外傷的出来事に関連した認知と気分の陰性の変化——例えば，出来事の重要な側面が想起不能（解離性健忘）（D1），自分自身に対する過剰に否定的な信念（例：「私は悪い人間だ」）（D2）をもつことがある．ある人々は，恐怖，戦慄，または怒りを含む，持続する陰性の感情状態を経験することがあり（D4），または，離人感，すなわち自分自身についての遊離した感覚のような，または現実感消失，すなわち自分の周囲についてのゆがんだ見方をすることのような，他者から孤立している，または疎遠になっている感覚を発現させることがある（D6）．他の人々は，幸福や喜びのような陽性の情動を感じることができないこと，すなわち，ときに情動的または精神的な無感覚と呼ばれる症状を述べることがある（D7）．

　その人は過剰な驚愕反応や集中力の問題のような，2 つ以上の覚醒症状をもっていなければならない．ある人々は，いらだたしさと激しい怒りを経験する（E1）．DSM-5 では，研究結果に応じて，その行動はわずかな挑発でも（または挑発されなくても）生じることがあり，他者や物に対する言語的または身体的攻撃性を含むことがあるということを示すために，この症状記載は拡大された．このことは，反社会性パーソナリティ障害のような，攻撃性の他の原因から PTSD を鑑別するのに役立つ．

■基準 F

　持続期間は 1 ヵ月以上である．これは DSM-IV（基準 E）から変更されておらず，急性ストレス障害から PTSD を鑑別するのに役立つ．

■基準 G

この基準は DSM-IV から変更されておらず，症状が臨床的に意味のある苦痛，または重要な領域における機能の障害を引き起こしていることを必要とする．

■基準 H

「除外」基準は DSM-5 のために新しく作られたものであり，他の障害群との整合性を PTSD にもたらしたが，それによって，乱用薬物，医薬品，および身体疾患は，障害の原因として除かれる．除外するための重要な疾患は，脳震盪後症候群，または外傷性脳損傷であり，集中困難，いらいらまたは怒り，または光や音への過敏性のような，PTSD によっても存在しうる多様な症状の原因となる．1 人の人が両方の疾患をもつこともある．

急性ストレス障害
Acute Stress Disorder

マニュアル ●p.278／手引 ●p.145

急性ストレス障害は DSM-IV において取り入れられ，解離症状が心的外傷的出来事の直後に起こりうること，これが PTSD の発現を予見するであろうということを認めた．DSM-5 では，その症状群はばらばらに分離されて起こりうる 14 の症状一覧となった（基準 B），どの 1 つも必須ではないが，診断を示すにはそのうち少なくとも 9 つが存在しなければならない．解離症状は含まれるが，DSM-IV のように必要ではない．研究によって，急性ストレス反応は多様であり，激しくて障害を呈する反応をもつ多くの人は，解離を体験したことがないことが示されてきた（Bryant et al, 2011）．

この障害の臨床症状は，典型的には，心的外傷的出来事の再体験あるいは反動のなんらかの形式を伴う不安反応を含む．心的外傷の記憶を思い出させるものに反応して，強い情動的または身体的反動を典型的に示す者もあるだろうが，これらの人々は，解離症状または遊離した症状が優勢なことがある．他の人々は，反動が易怒的な，または攻撃的でさえある反応によって特徴づけられる．強い怒りの反応が存在することがある．

診断基準　　　　　　　　　　　　　　　　　　　　　　　　　　308.3（F43.0）

A．実際にまたは危うく死ぬ，重傷を負う，性的暴力を受ける出来事への，以下のいずれか 1 つ（またはそれ以上）の形による曝露：
　(1) 心的外傷的出来事を直接体験する．
　(2) 他人に起こった出来事を直に目撃する．
　(3) 近親者または親しい友人に起こった出来事を耳にする．
　　　注：家族または友人が実際に死んだ出来事または危うく死にそうになった出来事の場合，それは暴力的なものまたは偶発的なものでなくてはならない．
　(4) 心的外傷的出来事の強い不快感をいだく細部に，繰り返しまたは極端に曝露される体験をする
　　　（例：遺体を収集する緊急対応要員，児童虐待の詳細に繰り返し曝露される警官）．
　　　注：仕事に関連するものでない限り，電子媒体，テレビ，映像，または写真による曝露には適用されない．

B．心的外傷的出来事の後に発現または悪化している，侵入症状，陰性気分，解離症状，回避症状，覚醒症状の 5 領域のいずれかの，以下の症状のうち 9 つ（またはそれ以上）の存在

侵入症状
(1) 心的外傷的出来事の反復的，不随意的，および侵入的で苦痛な記憶
　　注：子どもの場合，心的外傷的出来事の主題または側面が表現された遊びを繰り返すことがある．
(2) 夢の内容と感情またはそのいずれかが心的外傷的出来事に関連している，反復的で苦痛な夢
　　注：子どもの場合，内容のはっきりしない恐ろしい夢のことがある．
(3) 心的外傷的出来事が再び起こっているように感じる，またはそのように行動する解離症状（例：フラッシュバック）（このような反応は1つの連続体として生じ，非常に極端な場合は現実の状況への認識を完全に喪失するという形で現れる）
　　注：子どもの場合，心的外傷に特異的な再演が遊びの中で起こることがある．
(4) 心的外傷的出来事の側面を象徴するまたはそれに類似する，内的または外的なきっかけに反応して起こる，強烈なまたは遷延する心理的苦痛または顕著な生理的反応

陰性気分
(5) 陽性の情動を体験することの持続的な不能（例：幸福，満足，または愛情を感じることができない）

解離症状
(6) 周囲または自分自身の現実が変容した感覚（例：他者の視点から自分を見ている，ぼーっとしている，時間の流れが遅い）
(7) 心的外傷的出来事の重要な側面の想起不能（通常は解離性健忘によるものであり，頭部外傷やアルコール，または薬物など他の要因によるものではない）

回避症状
(8) 心的外傷的出来事についての，または密接に関連する苦痛な記憶，思考，または感情を回避しようとする努力
(9) 心的外傷的出来事についての，または密接に関連する苦痛な記憶，思考，または感情を呼び起こすことに結びつくもの（人，場所，会話，行動，物，状況）を回避しようとする努力

覚醒症状
(10) 睡眠障害（例：入眠や睡眠維持の困難，または浅い眠り）
(11) 人や物に対する言語的または身体的な攻撃性で通常示される，（ほとんど挑発なしでの）いらだたしさの行動と激しい怒り
(12) 過度の警戒心
(13) 集中困難
(14) 過剰な驚愕反応

C．障害（基準Bの症状）の持続は心的外傷への曝露後に3日〜1カ月
　注：通常は心的外傷後すぐ症状が出現するが，診断基準を満たすには持続が最短でも3日，および最長でも1カ月の必要がある．

D．その障害は，臨床的に意味のある苦痛，または社会的，職業的，または他の重要な領域における機能の障害を引き起こしている．

E．その障害は，物質（例：医薬品またはアルコール）または他の医学的疾患（例：軽度外傷性脳損傷）の生理学的作用によるものではなく，短期精神病性障害ではうまく説明されない．

■ 基準 A

　この基準は症状の発現を引き起こす可能性のある曝露の範囲を記載し，上記の PTSD の基準 A と同じである．DSM-IV の基準 A2 はその人の反応は「強い恐怖，無力感，または戦慄に関するもの」を含むことが必要とされていたが，作業部会によって，その基準はほとんど臨床上の有用性がないと考えられたため，削除された．

■ 基準 B

　診断のためには 14 項目のうち 9 つ以上が必要とされ，PTSD で起こる上記の項目（基準 B，C，D および E）におおむね一致する．

■ 基準 C

　DSM-IV（基準 G）にあるような最低 2 日の持続期間ではなく，この項目は，すべての症状像は心的外傷的出来事の後，最短でも 3 日存在するが，出来事の後，1 カ月より長くは存在しないことを必要とする．この基準の目的は，1 カ月以上持続する PTSD から急性ストレス障害を分けることである．

■ 基準 D

　その症状は，意味のある苦痛，または障害を引き起こしていなければならない．不安が極端な程度で存在すると，睡眠，活力の水準，および仕事に就く能力を阻害する．急性ストレス障害における回避は，脅かす可能性があるものとして知覚される多くの状況からの全般的な引きこもりをまねくことがあり，それは病院の予約の欠席，運転の回避，および仕事の長期欠勤をまねく．

■ 基準 E

　その症状は，物質または他の医学的疾患の生理学的作用によるものであってはならない．脳損傷が心的外傷的出来事の経過中に生じると，急性ストレス障害の症状が現れることがある．頭部外傷を引き起こすものもまた，心理的に外傷的な出来事を構成することがあり，脳震盪後の症状と急性ストレス障害の症状は相容れないということはなく，ともに生じることがあるということを認識することが重要である．

適応障害
Adjustment Disorders

マニュアル●p.284 / 手引●p.147

　適応障害は，人がストレスの強い出来事，または環境によって圧倒される感情に反応して，情動的苦痛の症状または行動面の症状を現す疾患であるが，症状は急性ストレス障害や PTSD のような，より特定の診断の基準を満たすには至らない．適応障害の場合，人は抑うつから，不安，作業能力の障害までにわたる，多様な症状を経験することがある．これらの"歩く負傷者"は，治療や介護を必要とするほど十分に重度の症状をもつことがある．

　適応障害は DSM-III に始まる別個の疾患分類を与えられていた．初期の DSM では，適応障害が「一時的で状況因によるパーソナリティ障害」に含まれていたにもかかわらず，重大なパーソナリティの問題がなくとも，人が「困難な状況，または新しく体験した環境要因」（DSM-I，原著 41 頁）に反応して症状を現しうることを認めていた．適応障害は，はっきりと確認できるストレス因に反

応して発現するため，作業部会は，DSM-5において，心的外傷およびストレス因関連障害群の診断群に位置づけることが適切であると考えた．

その人の症状が，うつ病やパニック症のような，より特定の障害を引き起こす場合は，ストレス因が障害の発症の中心にあると思われるときでさえ，その診断が適応障害よりも優先されることを理解することが重要である．

診断基準

A．はっきりと確認できるストレス因に反応して，そのストレス因の始まりから3カ月以内に情動面または行動面の症状が出現
B．これらの症状や行動は臨床的に意味のあるもので，それは以下のうち1つまたは両方の証拠がある．
  (1) 症状の重症度や表現型に影響を与えうる外的文脈や文化的要因を考慮に入れても，そのストレス因に不釣り合いな程度や強度をもつ著しい苦痛
  (2) 社会的，職業的，または他の重要な領域における機能の重大な障害
C．そのストレス関連障害は他の精神疾患の基準を満たしていないし，すでに存在している精神疾患の単なる悪化でもない．
D．その症状は正常の死別反応を示すものではない．
E．そのストレス因，またはその結果がひとたび終結すると，症状がその後さらに6カ月以上持続することはない．

▶該当すれば特定せよ
 急性：その障害の持続が6カ月未満
 持続性（慢性）：その障害が6カ月またはより長く続く．

▶いずれかを特定せよ
 309.0（F43.21）**抑うつ気分を伴う**：優勢にみられるものが，落ち込み，涙もろさ，または絶望感である場合
 309.24（F43.22）**不安を伴う**：優勢にみられるものが，神経質，心配，過敏，または分離不安である場合
 309.28（F43.23）**不安と抑うつ気分の混合を伴う**：優勢にみられるものが，抑うつと不安の組み合わせである場合
 309.3（F43.24）**素行の障害を伴う**：優勢にみられるものが，素行の異常である場合
 309.4（F43.25）**情動と素行の障害の混合を伴う**：優勢にみられるものが，情動的症状（例：抑うつ，不安）と素行の異常の両方である場合
 309.9（F43.20）**特定不能**：適応障害のどの特定の病型にも分類できない不適応的な反応である場合

■基準A

はっきりと確認できるストレス因がなくてはならず，そのストレス因の始まりから3カ月以内に症状が出現していなければならない．症状は，情動面または行動面のもの（例：抑うつ，不安，行動化）でありうる．適応障害が疑われる場合についての有効な論点は，"何がその人のかかえている適応上の困難であるか"である．

■基準B

この基準は，多くの人がストレスの強い状況や出来事に直面して体験する正常な反応から適応障害を鑑別する．臨床的に意味のある機能の障害または主観的苦痛を記載しているため，重要である．

適応障害は，DSM-IV にあるように，苦痛または障害のいずれかを必要とするというよりも，現在では苦痛および/または障害を必要とする．

■基準 C および D

その障害は，うつ病のような，すでに存在している疾患の単なる悪化ではなく，また，より特定の精神疾患はすでに除外されている．例えば，ストレス因に反応して不安を体験している人が，その他の点でパニック症の基準を満たしている症状がある場合，パニック症が──適応障害ではなく──適切な診断となる．

その症状は，精神疾患とはみなされない正常の死別反応を説明することができない．つまり，死別を体験した人がうつ病を構成する症状を発現させた場合，いわゆる死別反応の除外が削除されたため，正しい診断はうつ病である（死別反応の除外を考察するために，第 5 章「気分障害」を参照せよ）．

■基準 E

適応障害はストレス因に反応して生じ，ストレス因またはその結果が終了すると解決する，期間が限られた反応である；その症状は 6 カ月より長くは持続しない．症状が持続する場合，その人は全般不安症のような，なんらかの他の疾患をもつ可能性が大きい．

■下位分類

いったん適応障害が診断されれば，臨床家はその人に現れている症状によって異なる下位分類を特定することができる．適応障害は多様であるが，ほとんどの場合，抑うつまたは不安に関連した症状，または抑うつと不安の混合のいずれかと関連する．ストレス因は人を行動化または不品行へと至らせ，「素行の障害を伴う」という下位分類が妥当である場合もある．例えば，思春期の人が万引きや窃盗をすることもあるし，成人が婚外交渉，または資金の横領をすることもある．時に，ある人は情動と行動の問題の混合を体験することがあり，「情動と素行の障害の混合を伴う」という下位分類となる．

他の特定される心的外傷およびストレス因関連障害，特定不能の心的外傷およびストレス因関連障害

Other Specified Trauma- and Stressor-Related Disorder,
Unspecified Trauma- and Stressor-Related Disorder

マニュアル ➡ p.287／手引 ➡ p.148

これらは，苦痛または障害をもっているが，症状が分類上，特定の障害の基準を満たさない，心的外傷およびストレス因関連症状群の人に用いるための残遺カテゴリーである．他の特定される心的外傷およびストレス因関連障害というカテゴリーは，臨床家が，その症候が基準を完全には満たさない理由を示すことを選択するときに用いられる．臨床家は特定の理由（例：アタケ・デ・ネルビオス）を記録することを推奨される．

特定不能の心的外傷およびストレス因関連障害というカテゴリーは，臨床家が，基準を満たさないとする理由を特定しないことを選択するとき，または，より特定の診断を下すのに十分な情報がないときに使用される．

▶他の特定される心的外傷およびストレス因関連障害

309.89（F43.8）

このカテゴリーは，心的外傷およびストレス因関連障害で出現する特徴的な症状が，臨床的に意味のある苦痛，または社会的，職業的，または他の重要な領域における機能の障害を引き起こし，それが優勢であるが，どの他の特定の心的外傷およびストレス因関連障害群の診断分類の基準も完全には満たさない場合に適用される．他の特定される心的外傷およびストレス因関連障害のカテゴリーは，臨床家が，その症候がどの特定の心的外傷およびストレス因関連障害の基準も満たさないとする特定の理由を示すことを選択する場合に用いられる．これは，「他の特定される心的外傷およびストレス因関連障害」の後に特定の理由（例：「持続性複雑死別障害」）を記録することによってなされる．

「他の特定される」と指定することで特定が可能な症候の例として，以下があげられる．

1. **ストレス因から3カ月を超えた遅延発症の類適応障害**
2. **ストレス因の遷延がなく6カ月を超えて遷延した類適応障害**
3. **アタケ・デ・ネルビオス**（*ataque de nervios*）：付録C「苦痛の文化的概念の用語集」（DSM-5, 827頁）を参照．
4. **他の文化症候群**：付録C「苦痛の文化的概念の用語集」（DSM-5, 827頁）を参照．
5. **持続性複雑死別障害**：この障害は死別に伴う重度かつ持続的な悲嘆反応によって特徴づけられる〔第Ⅲ部の「今後の研究のための病態」の章（DSM-5, 781頁）を参照〕．

▶特定不能の心的外傷およびストレス因関連障害

309.9（F43.9）

このカテゴリーは，心的外傷およびストレス因関連障害で出現する特徴的な症状が，臨床的に意味のある苦痛，または社会的，職業的，または他の重要な領域における機能の障害を引き起こし，それが優勢であるが，どの心的外傷およびストレス因関連障害の診断分類の基準も完全には満たさない場合に適用される．特定不能の心的外傷およびストレス因関連障害のカテゴリーは，臨床家が，どの特定の心的外傷およびストレス因関連障害の基準も満たさないとする理由を特定**しない**ことを選択する場合，またはより特定の診断を下すのに十分な情報がない状況（例：救命救急室の場面）において使用される．

Key Points

- この新しい章は，はっきりと確認できる心的外傷的出来事またはストレス因，または不十分な養育が障害を引き起こす疾患を集約している．
- DSM-Ⅳの反応性愛着障害は，再構築された反応性アタッチメント障害，および新しい脱抑制型対人交流障害を作るために分割された．この変更は，不十分な養育の極端な様式に曝露されたある子ども達は，情動的に引きこもった行動を表し，一方，他の子ども達は社会的に見境がなくなるということを認識できるようにするためだった．
- 急性ストレス障害，および心的外傷後ストレス障害（PTSD）のストレス因の基準（A）は，これらの障害を引き起こす出来事の類型の記載をより明瞭にするために改訂された．また，PTSDは現在，3群よりむしろ，4群それぞれの症状の発現によって定義されている．回避/麻痺の群は，回避の群と認知と気分の陰性の変化の群へと分割された．発達的に感度の高いPTSDの基準の一組が，6歳以下の子どものために加えられた．
- 適応障害はほとんど変更されていないが，正常の死別反応を体験した人を特別に除外する．

CHAPTER 9
Dissociative Disorders

解離症群/解離性障害群

解離症群/解離性障害群〈DSM-5, 289 頁〉	Dissociative Disorders
300.14 (F44.81) 解離性同一症/解離性同一性障害〈DSM-5, 290 頁〉	300.14 (F44.81) Dissociative Identity Disorder
300.12 (F44.0) 解離性健忘〈DSM-5, 296 頁〉	300.12 (F44.0) Dissociative Amnesia
300.6 (F48.1) 離人感・現実感消失症/離人感・現実感消失障害〈DSM-5, 300 頁〉	300.6 (F48.1) Depersonalization/Derealization Disorder
300.15 (F44.89) 他の特定される解離症/他の特定される解離性障害〈DSM-5, 304 頁〉	300.15 (F44.89) Other Specified Dissociative Disorder
300.15 (F44.9) 特定不能の解離症/特定不能の解離性障害〈DSM-5, 304 頁〉	300.15 (F44.9) Unspecified Dissociative Disorder

　解離症群は DSM-5 で重要な役割を保持しており，その新しい構成は解離症状がマニュアル中の他の診断分類の疾患でも 1 つの特徴であることを認めている．そのため，「解離症群」を「心的外傷およびストレス因関連障害群」と「身体症状症および関連症群」の間に配置することで，これらの診断分類の間の密接な関係を反映することを意味している．急性ストレス障害や心的外傷後ストレス障害は，健忘やフラッシュバック，麻痺といった解離症状を含んでいる．身体症状症および関連症群は，本来，偽てんかん発作や他の偽神経学的症状のような解離した感覚や運動機能の干渉に関連した症候群も含んでいる．

　解離状態については長い豊富な歴史があり，それらの特徴は意識や記憶，同一性，情動，知覚，身体表象，運動制御，行動，の正常な統合の破綻および/または不連続である．これらは DSM-I で「解離反応」として最初に正式に認められた．DSM-II では，2 つの神経症のうちの 1 つとして「ヒステリー性神経症，解離型」という診断を含んでいた（もう 1 つは「ヒステリー性神経症，転換型」）．DSM-II によれば「解離型では，患者の意識状態，または患者の同一性に変化が起こり，健忘や夢遊症，フーグ（解離性とん走），多重人格といった症状を作り出すのだろう」（DSM-II, 原著 40 頁）とされている．

　解離性障害は DSM-III では 1 つの独立した分類を与えられていて，多重人格障害（DSM-IV では「解離性同一性障害」に改名）を含む解離や離人感の多くの形のための診断基準が記述されて含まれていた．

　解離症群がまれであると信じている者もいるが，研究によれば，特に病院でも外来の場において

も解離症群は比較的ありふれていることが示唆されている（Foote et al, 2006；Sar et al, 2007）．解離の臨床閾値以下の形態は一般人口の中で珍しくなく，また本来的に不適応的ではない（例：白昼夢）．病的な憑依体験や同一性破綻の他の形態は，非西洋文化においてはさらにありふれたものかもしれない．これらはしばしば心的外傷の結果見いだされ，症状の多くはその人にとって隠れているか，またはその人を混乱させており，注意深い診断的評価が重要になる．

　解離症群は実質的な苦痛や機能障害を引き起こし，あらゆる心理的機能の重要な領域を破綻させうる．解離症状は，主観的体験の連続性喪失を伴い意識と行動に対して意図せずに侵入してくるものとして，または通常は容易であるはずの情報利用や，精神機能の制御が不能になることとして体験される．

　DSM-5 の解離症群ではいくつかの重要な変更がある（Spiegel et al, 2011）．第 1 に，現実感消失――その人の環境からの分離または離脱の感覚――これは，離人感・現実感消失症においては離人症とともに生じる．これが DSM-IV の離人症性障害に取って代わっている．その変更は，それらの症状の重要性を承認したということであり，またそれらが同時に生じることを認めている．研究の証拠によれば，顕著な現実感消失を単独で有する人は，現実感消失を伴う離人症の人と重要な点でなんら違いがないことを示している．

　次に，解離性とん走は現在，DSM-IV におけるように独立した障害というよりも，むしろ解離性健忘の特定用語とされている．解離性同一症の基準は，同一性や意識の破綻が本人および観察する他の人によって報告されるかもしれないこと，そして併存する健忘が心的外傷的な出来事だけではなく，日々の出来事や重要な個人的情報にも関連することがあることを示すよう変更されている．

　解離症群は相互に排反的で，階層的に示されている．解離性同一症が存在する場合，それは解離性健忘や離人感・現実感消失症より優先される．他の特定される解離症および特定不能の解離症というカテゴリーは，どの特定の基準も満たさない解離症状に対して使用されうる．DSM-5 の解離症群を 167 頁にあげておく．

解離性同一症/解離性同一性障害
Dissociative Identity Disorder

マニュアル ● p.290 / 手引 ● p.151

　何世紀のもの間記述され，また DSM-III で初めて「多重人格障害」として認められた解離性同一症は，DSM-5 で 2 つまたはそれ以上の，他とはっきり区別されるパーソナリティ状態が必要とされ，文化によっては憑依体験として記述できると定義されている．この疾患は小児期に始まると報告され，身体的または性的虐待などの圧倒的な状況への適応によるものとされている．

　解離性同一症をもつ人は，最初に情動および行動の混乱の症状を呈するかもしれない．ある者は記憶の空白やその人らしくない行動の出来事に気がつくかもしれない．これらの症状は異なる "交代人格" または同一性交代によって生じ，さまざまな長さの時間でその人の行動を制御する．同一性交代は，ストレスの多い状況，交代する人格間の口論，その他の心理的葛藤に伴って観察されている．

診断基準　　　　　　　　　　　　　　　　　　　　　　　　　　　　300.14（F44.81）

A．2 つまたはそれ以上の，他とはっきりと区別されるパーソナリティ状態によって特徴づけられた同一性の破綻で，文化によっては憑依体験と記述されうる．同一性の破綻とは，自己感覚や意志作用感の明らかな不連続を意味し，感情，行動，意識，記憶，知覚，認知，および/または感覚運動機能

の変容を伴う．これらの徴候や症状は他の人により観察される場合もあれば，本人から報告される場合もある．
B．日々の出来事，重要な個人的情報，および/または心的外傷的な出来事の想起についての空白の繰り返しであり，それらは通常の物忘れでは説明がつかない．
C．その症状は，臨床的に意味のある苦痛，または社会的，職業的，または他の重要な領域における機能の障害を引き起こしている．
D．その障害は，広く受け入れられた文化的または宗教的な慣習の正常な部分とはいえない．
注：子どもの場合，その症状は想像上の遊び友達または他の空想的遊びとしてうまく説明されるものではない．
E．その症状は物質（例：アルコール中毒時のブラックアウトまたは混乱した行動）や他の医学的疾患（例：複雑部分発作）の生理学的作用によるものではない．

■基準A

　この基準は，この疾患がどのようにその人の機能を障害するかに関してさらに明確にするために改訂されている．文言は自己感覚や意思作用感の明らかな不連続を認めるように変更された．DSM-IV では，2つまたはそれ以上の，他とはっきり区別される「同一性または人格状態」が必要とされていたが，「同一性」と「人格状態」との区別が決して明確ではなかったし，また，交代する同一性が，その人の通常の思考と行動との中断を示していなければならないことも明確ではなかった．これらの変化は他の人により観察されることもあれば，本人から報告される場合もある（これはDSM-IV では記述されなかった）．憑依体験の概念も同様である（これはDSM-IV では特定されなかった）．

■基準B

　DSM-IV の基準Cでは，記憶の空白は「重要な個人的情報」を伴うものとして記述されている．DSM-5 では記憶喪失について，臨床家らにさらなる指針が与えられており，「日々の出来事，重要な個人的情報，および/または心的外傷的な出来事」の想起に関与するものとして記述されている．解離性同一症では，明確に，記憶の空白は，複数の交代する同一性がその人の実行機能を制御しているとき，またその人が報告する"失った時間"に起こる傾向がある．記憶喪失の質と範囲は通常の物忘れとは相容れない．例えば，ある人は健忘の期間の前と後の出来事を速やかに想起できるにもかかわらず，過去2日の想起ができないと報告するかもしれない．

■基準C

　この基準は DSM-5 で新しく追加され，解離性同一症が臨床的に意味のある苦痛，または生活の重要な領域における機能の障害を引き起こすことを認めている．症状は意識のうちに経験され，またしばしば完全にその人を邪魔し，交代する同一性がその人の意識機能へ侵入することを反映している．この症状が生じるとき，その人の自己感覚は破綻する．その人が自己の会話や動作を支配する感覚は失われるであろうし，声が意識される心に侵入するかもしれないし，また強烈な感情や衝動が突然出現するかもしれない．人は離人化して自らの行動の傍観者となるかもしれないし，それを止めることに無力感を感じるかもしれない．その人の身体は突然，非常に違和感を感じるかもしれない――例えば，小さな子どもであるかのように，または反対の性別の人であるかのように．また，これらすべての自己感覚の変容や個人の作用感の喪失には，その人が認知するものは"自分の

ものでない"という感覚を伴うことがあるかもしれない．これらの変化は非常に苦痛なものでありうるし，また多くの人々にとってこれらの症状は，対人関係，結婚生活，養育機能，および個人の職業や職業的人生に好ましくない影響を与えるものであろう．

■基準 D

この基準は，解離を経験したり，その解離を祝福しさえする文化的または宗教的慣習は，この疾患の説明として除外されなければならないことを認めている．ある土地固有の社会では霊魂憑依の概念が信じられているところもある．これらの信念は発展途上地域や非西洋社会では珍しくないが，米国やその他の地域でも特定の宗教団体においてみられることがある．これらの状況では，交代する同一性は霊魂，悪魔，動物，または神話上の人物として現れることがある．

■基準 E

この基準は乱用物質または医学的疾患が解離症に関連しうるので，それらが除外されるべきであることを認めている．例えば，幻覚剤やフェンシクリジン（PCP）は解離様体験を誘発しうる．脳腫瘍またはてんかん（例：複雑部分発作）は解離状態を引き起こすことが知られている．これらの疾患は医学的評価の一部として除外されるべきである．

解離性健忘
Dissociative Amnesia

マニュアル●p.296／手引●p.151

解離性健忘は重要な自伝的情報で，通常，心的外傷的またはストレスの強い性質をもつものの想起が不可能であり，通常の物忘れで説明するには広範すぎると考えられるものによって特徴づけられる．解離性健忘では，その人は典型的には混乱，当惑し，また重要な個人情報または自身の名前さえも想起できないかもしれない．健忘は典型的には急激に発症し，数分から数日，またはさらに長く続くことがある．多くの症例では 1 週間未満の持続である．DSM-5 では 2 つの形式が示されている．すなわち，1）特定の出来事についての限局的または選択的健忘と，2）同一性および生活史についての全般性健忘である．健忘のある人の中には"失われた時間"があること，または彼らの記憶に空白があることに気づく者もいるが，解離症群のある人のほとんどは，当初は自身の健忘を自覚していない．

DSM-5 での大きな変更は，解離性とん走が現在，解離性健忘の特定用語とされ，DSM-IV のように独立した診断ではないことである．この変更は，その疾患が一般的ではなく，まれにしか診断されず，また典型的には健忘エピソードの状況で起こるという事実による．とん走は通常急激で，自宅またはその人の職場からの予期されない旅行を伴い，関連する健忘は，その人の過去が想起不能で，部分的または完全であるかもしれない新しい同一性をよそおうことで特徴づけられる．とん走は数カ月続くことがあり，旅行の複雑な形をとったり同一性の形成に至ることがある．

診断基準　　　　　　　　　　　　　　　　　　　　　　　　　　　　　　　300.12（F44.0）

A．重要な自伝的情報で，通常，心的外傷的またはストレスの強い性質をもつものの想起が不可能であり，通常の物忘れでは説明ができない．

注：解離性健忘のほとんどが，特定の 1 つまたは複数の出来事についての限局的または選択的健忘，または同一性および生活史についての全般性健忘である．

B．その症状は，臨床的に意味のある苦痛，または社会的，職業的，または他の重要な領域における機能の障害を引き起こしている．
C．その障害は，物質（例：アルコールまたは他の乱用薬物，医薬品），または神経疾患または他の医学的疾患（例：複雑部分発作，一過性全健忘，閉鎖性頭部外傷・外傷性脳損傷の後遺症，他の神経疾患）の生理学的作用によるものではない．
D．その障害は，解離性同一症，心的外傷後ストレス障害，急性ストレス障害，身体症状症，または認知症または軽度認知障害によってうまく説明できない．

コードするときの注：解離性とん走を伴わない解離性健忘のコードは 300.12（F44.0）．解離性とん走を伴う解離性健忘のコードは 300.13（F44.1）．

▶**該当すれば特定せよ**
　300.13（F44.1）**解離性とん走を伴う**：目的をもった旅行や道に迷った放浪のように見え，同一性または他の重要な自伝的情報の健忘を伴うもの

■基準 A

解離性健忘は，主に自身の個人的情報を想起する能力に影響を及ぼし，それは特定の出来事に選択的であるか，またはさらに全般的なこともある．DSM-IV とは異なり，基準は現在 2 つの類型の健忘を特定している．すなわち，限局性または選択的，および全般性である．

■基準 B

診断は臨床的に意味のある苦痛，または機能の障害を必要としている．この疾患では，その人は"発狂する"と感じることがあったり，自己同一性に関する懸念をもつことがある．

■基準 C および D

健忘は，健忘を誘発しうる物質または神経学的または他の医学的疾患の作用から区別されなければならない．例えば，人は大量のアルコール使用の間にブラックアウトを経験することがあり，またてんかんを経験する人がてんかん発作前後のさまざまな時期に健忘を呈することがある．認知症でも健忘が引き起こされることがあるが，この疾患では健忘症状は一般に孤立しては起こらず，また行動障害のような認知症の典型的な他の症状が存在するであろう．

解離性健忘は他の精神疾患から区別されなければならない．健忘は身体症状症や心的外傷後ストレス障害のような他の疾患でもみられるかもしれないため重要である．例えば，解離性同一症をもつ人は，交代する同一性が制御しているときに健忘を体験することがある．

■特定用語

「解離性とん走を伴う」という特定用語は，その人が解離性健忘のエピソードの間に，自宅または職場からの予期されない旅行，または道に迷った放浪をするときに用いられる．

離人感・現実感消失症/離人感・現実感消失障害
Depersonalization/Derealization Disorder

マニュアル ➡ p.300／手引 ➡ p.152

離人感・現実感消失症は，臨床的に意味のある離人感，現実感消失，またはその両方の持続的ま

たは反復的な体験によって特徴づけられる．一過性の離人感と現実感消失症状は非常によくみられる．研究によれば，これらの症状は4つまたは5つの要素からなることを示している．すなわち，麻痺や，自己に対する非現実感，他者に対する非現実感，時間的崩壊，知覚変容である．離人感または現実感消失症状のいずれかを優勢にもつ人の間に，何か区別できる証拠があるわけではない．この疾患は40歳以降に発症するのはまれで，また慢性化することがあり，意味のある苦痛や機能の障害に至る．

診断基準 　　　　　　　　　　　　　　　　　　　　　　　　　　　　　　　300.6（F48.1）

A. 離人感，現実感消失，またはその両方の持続的または反復的な体験が存在する．
　(1) **離人感**：自らの考え，感情，感覚，身体，または行為について，非現実，離脱，または外部の傍観者であると感じる体験（例：知覚の変化，時間感覚のゆがみ，非現実的なまたは存在しない自分，情動的および/または身体的な麻痺）．
　(2) **現実感消失**：周囲に対して，非現実または離脱の体験（例：人または物が非現実的で，夢のような，霧がかかった，生命をもたない，または視覚的にゆがんでいる，と体験される）
B. 離人感または現実感消失の体験の間，現実検討は正常に保たれている．
C. その症状は，臨床的に意味のある苦痛，または社会的，職業的，または他の重要な領域における機能の障害を引き起こしている．
D. その障害は，物質（例：乱用薬物，医薬品）または他の医学的疾患（例：てんかん発作）の生理学的作用によるものではない．
E. その障害は，統合失調症，パニック症，うつ病，急性ストレス障害，心的外傷後ストレス障害，または他の解離症のような，他の精神疾患ではうまく説明できない．

■基準A，BおよびC

　基準Aは離人感，現実感消失，またはその両方の持続的または反復的な体験が存在することを必要としている．離人感は，まるで外部の傍観者のような（例：「夢のような」状態）自分自身または自らの周囲から離脱した感覚に関するものである．ある人は自分の考え，情動または同一性から切り離されたと感じるかもしれない．他の人はロボットまたは自動装置のように感じるかもしれない．現実感消失は，周囲に対して非現実感または離脱の感覚を作り出す．
　基準Bは，その人が体験している奇妙な考えや感覚があるとしても，その人が精神病的でもなく，現実離れもしていないことを認めている．
　診断には苦痛，または機能の障害が存在していることを必要とする（基準C）．症状は極度な苦痛をもたらし，感情的に平板でロボットのような態度は，彼らが述べる顕著な情動的苦痛とは一致しないかもしれない．多くの場合，この障害は対人関係および職業の両方の領域で経験され，そのほとんどが感情の乏しさの感覚によるものである．他の者は情報に焦点を合わせて保持することの主観的な困難さ，および人生から切断されているという全般的な感覚を感じるかもしれない．

■基準DおよびE

　離人感および現実感消失は，物質使用（例：マリファナ，幻覚薬）または医学的疾患により起こりうる（基準D）．40歳以後の症状は，てんかん，脳腫瘍，脳卒中のような基礎となる医学的疾患の可能性を示唆する．複雑部分発作は離人感および現実感消失症を誘発することが知られているが，一般的ではない．
　離人感・現実感消失症は，これらの症状に関連する他の精神疾患から区別される必要がある（基

準E). 統合失調症をもつ人は，離人感や現実感消失症状を経験することがあるが，これらは幻覚や妄想の経過中に起こる．うつ病をもつ人の中には，麻痺の感覚または内面が情動的に生気のない感覚を経験する者がいるが，しかしこれらの感覚は気分エピソードの経過中にのみに起こる．パニック症をもつ人は，これらの症状を経験しうるが，その症状はパニック発作の間に生じ，慢性的ではない．離人症・現実感消失症の症状は，他の解離症群において起こることもあるが，そのような症例では離人症・現実感消失症の診断は後回しになる．

他の特定される解離症/他の特定される解離性障害，特定不能の解離症/特定不能の解離性障害
Other Specified Dissociative Disorder, Unspecified Dissociative Disorder

マニュアル ◉p.304/手引 ◉p.153

「他の特定される解離症」および「特定不能の解離症」という診断が，DSM-IV のカテゴリーである「特定不能の解離性障害」を引き継いだが，より特定のカテゴリー内に合わない解離症状に対する残遺的なカテゴリーとして同様の機能を果たしている．

他の特定される解離症は，解離症に特徴的な症状が存在し，苦痛または機能の障害を引き起こしているが，その分類のより特定の障害の基準も完全には満たさない場合に用いられる．このカテゴリーは，臨床家が，症状が完全には基準を満たさないという理由を伝える選択をする場合に使用される．臨床家は特定の理由を記録することを推奨される（例：混合性解離症の慢性または反復性症候群）．

特定不能の解離症のカテゴリーは，その人の症状が苦痛または機能の障害を引き起こす，より特定の疾患の基準を完全には満たさない，また臨床家が基準を満たさないとする理由を特定しないことを選択する場合，またはより特定の診断を下すのに十分な情報がない場合に使用される．

▶他の特定される解離症/他の特定される解離性障害

300.15（F44.89）

このカテゴリーは，臨床的に意味のある苦痛，または社会的，職業的，または他の重要な領域における機能の障害を引き起こす解離症に特徴的な症状が優勢であるが，解離症群の診断分類のいずれの障害の基準も完全には満たさない場合に適用される．他の特定される解離症のカテゴリーは，臨床家が，その症状がいかなる解離症の基準も満たさないという特定の理由を伝える選択をする場合に使用される．これは，「他の特定される解離症」の後に，特定の理由（例：「解離性トランス」）を記録することによって行われる．

「他の特定される」という用語を使用して特定できる症状の例は以下である．

1. **混合性解離症の慢性および反復性症候群**：この分類には，自己感覚と意志作用感における目立つほどではない不連続性と関連する同一性の障害，または解離性健忘がないと報告する人における同一性の変化または憑依のエピソードが含まれる．
2. **長期および集中的な威圧的説得による同一性の混乱**：集中的な威圧的説得（例：洗脳，思想改造，監禁中の教化，拷問，長期間の政治的投獄，セクト・カルトまたはテロ組織による勧誘）を受けていた人では，長期にわたる同一性の変化または同一性についての意識的な疑問が続くことがある．
3. **ストレスの強い出来事に対する急性解離反応**：このカテゴリーは，典型的には1カ月未満，時には数時間〜数日のみ持続する，急性で一過性の状態のためのものである．これらの状態は，意識の狭窄化，離人感，現実感消失，知覚の混乱（例：時間の減速，大視症），微細健忘，一過性昏迷，お

よび/または感覚運動機能の変化（例：無痛覚，麻痺）などによって特徴づけられる．
4. **解離性トランス**：この状態は直接接している環境に対する認識の急性の狭窄化または完全な欠損によって特徴づけられ，環境刺激への著明な無反応性または無感覚として現れる．無反応性には，軽微な常同的行動（例：指運動）を伴うことがあるが，一過性の麻痺または意識消失と同様に，これにその人は気づかず，および/または制御することもできない．解離性トランスは広く受け入れられている集団的文化習慣または宗教的慣習の正常な一部分ではない．

▶特定不能の解離症/特定不能の解離性障害

300.15（F44.9）

このカテゴリーは，臨床的に意味のある苦痛，または社会的，職業的，または他の重要な領域における機能の障害を引き起こす解離症に特徴的な症状が優勢であるが，解離症群の診断分類のいずれの障害の基準も完全には満たさない場合に適用される．特定不能の解離症のカテゴリーは，臨床家が，特定の解離症の基準を満たさないとする理由を特定しないことを選択する場合，およびより特定の診断を下すのに十分な情報がない状況（例：救命救急室の場面）において使用される．

Key Points

- 解離性同一症の基準は，同一性や意識の破綻が本人だけでなく観察する他者によって報告されるかもしれないことや，併存する健忘が毎日の出来事や重要な個人情報だけでなく，心的外傷的出来事にも関連することがあることを示すように変更されている．
- 解離性とん走は現在，DSM-IV におけるように独立した障害というよりも，むしろ解離性健忘の特定用語とされている．
- 離人感・現実感消失症は DSM-5 で新しく追加されたもので，離人感と現実感消失を併合し，それらの症状がしばしば共存することを認めている．

CHAPTER 10
Somatic Symptom and Related Disorders

身体症状症および関連症群

身体症状症および関連症群〈DSM-5, 305 頁〉		Somatic Symptom and Related Disorders	
300.82 (F45.1)	身体症状症〈DSM-5, 307 頁〉	300.82 (F45.1)	Somatic Symptom Disorder
300.7 (F45.21)	病気不安症〈DSM-5, 311 頁〉	300.7 (F45.21)	Illness Anxiety Disorder
300.11 (F44.__)	変換症/転換性障害（機能性神経症状症）〈DSM-5, 314 頁〉	300.11 (F44.__)	Conversion Disorder (Functional Neurological Symptom Disorder)
316 (F54)	他の医学的疾患に影響する心理的要因〈DSM-5, 317 頁〉	316 (F54)	Psychological Factors Affecting Other Medical Conditions
300.19 (F68.10)	作為症/虚偽性障害（自らに負わせる作為症，他者に負わせる作為症を含む）〈DSM-5, 320 頁〉	300.19 (F68.10)	Factitious Disorder (Imposed on Self and Imposed on Another)
300.89 (F45.8)	他の特定される身体症状症および関連症〈DSM-5, 322 頁〉	300.89 (F45.8)	Other Specified Somatic Symptom and Related Disorder
300.82 (F45.9)	特定不能の身体症状症および関連症〈DSM-5, 322 頁〉	300.82 (F45.9)	Unspecified Somatic Symptom and Related Disorder

　身体症状症および関連症群は，医学的疾患や症状に関する身体症状および/または過剰な心配が表出されるという点で1つにまとめられている．新しい診断分類名は，DSM-5 身体症状症作業部会により推奨されたが，それはこの名称がうまくカテゴリーの内容を反映しており，以前の用語である身体表現性障害よりもそれを構成する障害群に関して混乱がより少ないからである．

　説明不能の身体的愁訴という概念は，以前の版の DSM において認められた．DSM-I の精神神経障害の広いカテゴリーには「転換性反応」が含まれており，それは「衝動が不安を引き起こし，体の一部や器官の機能的症状に"転換される"…」（DSM-I, 米国精神医学会, 1952, 原著 32 頁）と述べられていた．DSM-II では，「不随意性の心因性の機能喪失または障害…基礎にある葛藤の象徴」（DSM-II, 米国精神医学会, 1968, 原著 39 頁）と特徴づけられた新しいカテゴリーとして「ヒステリー性神経症」が導入された．「ヒステリー性神経症，転換型」と「ヒステリー性神経症，解離型」の2つの下位カテゴリーが特定された．すなわち，前者は DSM-I の転換性反応との，後者は DSM-I の解離性反応との連続性を表していた．DSM-III では，身体化障害，すなわち説明不能の身体的愁訴症候群で，19 世紀のフランス精神科医の名前にちなんでつけられたブリケ症候群（Feighner et al, 1972）にならったものを含んだ身体表現性障害という新しい分類が導入された．その他の疾患は，転換性障害，心

因性疼痛性障害（DSM-III-R では身体表現とう痛性障害〔訳注：DSM-III-R では「疼痛」ではなく「とう痛」と表記〕，および DSM-IV では簡単に疼痛性障害と名づけられた），心気症および非定型身体表現性障害を含んでいた．身体醜形障害（醜形恐怖症），鑑別不能の身体表現性障害および残遺的なカテゴリーである特定不能の身体表現性障害は DSM-III-R の分類に加えられた．身体化障害の基準が単純化されたことを除き，DSM-IV において分類はほとんど変更されなかった．

　この章は DSM-5 では再構成されていて，DSM-IV のいくつかの章の間に散らばっていた障害をまとめている．多くは DSM-IV の「身体表現性障害」の章に記載されていた．さらに，虚偽性障害は独自の章からこの章に移され，その他の一般の身体疾患に影響を与えている心理的要因は「臨床的関与の対象となることのある他の状態」から移された．他方，身体醜形障害は，「身体表現性障害」から新しい章である「強迫症および関連症群」（第 7 章を参照）に移された．身体症状症および関連症群の一覧を 175 頁にあげておく．

　身体症状の存在またはその心配によって特徴づけられる障害はよくみられるものだが，精神科医ではない医師は初期の DSM 診断があいまいで理解が困難であると考えていた．DSM-IV の身体表現性障害の診断は重なり合い，臨床家はそれぞれを見分けることが困難であった．これらの理由から，この診断はめったに使われずしばしば無視されていた．診断の必要条件が恣意的であるように思われることと，DSM が新しく改訂されるたびに長大になる症状数が問題となり，多くの臨床家は身体化障害の診断を使うことは難しいと考えた．DSM-5 の分類では，障害やそれらの下位カテゴリーの全体数を減少させることで重複を最小限にしている．臨床家は，再構成された章や改訂された基準が使いやすくなったことがわかるだろう（Dimsdale & Creed, 2009）．

　DSM-IV の身体表現性障害からのいくつかの重要な変更がある．第 1 に，身体症状症は，身体化障害，心気症，疼痛性障害，および鑑別不能型身体表現性障害に取って代わる新しい診断である．これらの障害はすべて，身体症状および同様な認知のゆがみの存在があって，作業部会は，ほとんど使われなかったこれらの診断が別々である理由はほとんどなかったと結論づけた．これらの障害を再概念化する際に，作業部会はそれらがさらに役立つものになることを目指した．

　これらいくつかの障害に対する主要な基準は，医学的に説明不能である，ということであった．症状に医学的な基礎があったか否かの臨床家の決定は一般的に信頼性がなく，そのような決定は"心身二元論"を奨励しているだけであったので，医学的に説明不能な症状は，もはや中核的な特徴としては強調されていない．さらに，説明不能な身体症状は，時に他の精神疾患（例：うつ病，統合失調症），およびいくつかの医学的疾患を伴うため，真の身体障害から"機能的"障害を区別するには根拠が貧弱なことがたびたびである．

　多くの臨床家は一般的に身体表現性障害の概念に苦労してきており，また患者は診断は役に立たない烙印のようなものだとわかっているが，身体表現性障害はかなりの主観的苦痛や機能の障害を起こしうるため，これらの障害が重要であることに変わりはない．それらの障害をもつ多くの人は，外科的処置を繰り返し，薬物またはアルコール使用障害を発症し，結婚生活の不安定さ，自殺企図を経験している．気分障害や不安障害が併存することはよくある．症状の重症度や頻度の変動を伴い，慢性的な傾向がある．

　DSM-5 では，これらの障害を構成する原則として役立つような医学的説明の欠如を強調するのではなく，苦痛を与える身体症状および異常な思考，感情や行動に焦点を合わせている．症状についての医学的説明の欠如に診断の基礎をおくことは，患者と同様に臨床家にも納得いくものではなかった．作業部会は，感情的，認知的，および行動的要素を組み入れることが基準の妥当性および臨床的実用性を改善すると結論した．以前，心気症と診断された人は現在，身体症状をもつ人のための身体症状症と身体症状がない状態で起こる病気不安が主に問題である人に対する新しい診断で

ある病気不安症，という身体症状症に分かれるだろう．疼痛性障害は，ほとんど使われず役に立たないという理由で診断として削除されている．その人の痛みは心理的なもので，"患者の気のせい"であるということを示唆するものと誤解されやすかった．ほとんどの症例では，疼痛を説明できる医学的疾患をもっていたが，心理的要因が疼痛に影響していることは明瞭であった．

転換性障害は，神経症状が心配の対象であることが認められ，変換症（機能性神経症状症）と改名されている．基準は神経学的検査の重要性を強調し，関連する心理学的要因は診断時に証明できない可能性があることを認めている．その章では医学的に説明不能な症状をこれまでほど強調していないが，変換症の鍵となる特徴や想像妊娠（他の特定される身体症状症および関連症の1例としてあげられている）は残されている．それぞれの症例で，医学的評価によってそれらの障害が既知の病態生理学の仕組みと矛盾していることを証明できる．

身体症状症
Somatic Symptom Disorder

マニュアル ⊃ p.307 / 手引 ⊃ p.155

　身体症状症は，DSM-IVの身体表現性障害，心気症，疼痛性障害，および鑑別不能型身体表現性障害に取って代わる新しい総括的なカテゴリーである．これらの診断は，めったに使われなかったし，臨床家と患者の両方に混乱をもたらした．新しい診断は，身体表現性障害の多くに対して組織立ての中心的役割を果たしていた医学的に説明不能な症状を強調していない．その代わり，そのカテゴリーは苦痛となる身体症状，およびこれらの症状に反応して生じる過度な思考，感情，および行動を基にしていると定義されている．作業部会は，DSM-IVの身体化障害の基準は過度に制限的で，鑑別不能型身体表現性障害および特定不能の身体表現性障害の基準の閾値が低いため，どちらの診断でも一次医療で診られる人の大部分に適用できてしまうと感じていた．新しい診断は，これらの問題を克服し，使い勝手のよいものになるだろう．

　この新しい診断は，その人の主要な症状の顕在化が身体的な症状または懸念であるという精神疾患を認める，長い伝統に従っている．身体症状症は，以前，身体化障害，心気症，または疼痛性障害と診断されていた人に使われることになる．DSM-IVの身体化障害を診断するために，臨床家は4つの疼痛，2つの消化器系，1つの性的な，および1つの偽神経学的症状を含む，少なくとも8つの医学的に説明不能な症状の存在を必要とする複雑な手順に従っていた．それに続いて起こる苦痛や障害は病歴，身体診察または検査所見から予測されるより大きくなければならなかった．説明不能な症状が少ない他の患者の多数は，鑑別不能型身体表現性障害または特定不能の身体表現性障害の診断をつけるほうへ追いやられていた．

診断基準 300.82（F45.1）

A．1つまたはそれ以上の，苦痛を伴う，または日常生活に意味のある混乱を引き起こす身体症状
B．身体症状，またはそれに伴う健康への懸念に関連した過度な思考，感情，または行動で，以下のうち少なくとも1つによって顕在化する．
　（1）自分の症状の深刻さについての不釣り合いかつ持続する思考
　（2）健康または症状についての持続する強い不安
　（3）これらの症状または健康への懸念に費やされる過度の時間と労力
C．身体症状はどれひとつとして持続的に存在していないかもしれないが，症状のある状態は持続している（典型的には6カ月以上）．

> ▶該当すれば特定せよ
> **疼痛が主症状のもの**（従来の疼痛性障害）：この特定用語は身体症状が主に痛みである人についてである．
> ▶該当すれば特定せよ
> **持続性**：持続的な経過が，重篤な症状，著しい機能障害，および長期にわたる持続期間（6カ月以上）によって特徴づけられる．
> ▶現在の重症度を特定せよ
> **軽度**：基準Bのうち1つのみを満たす．
> **中等度**：基準Bのうち2つ以上を満たす．
> **重度**：基準Bのうち2つ以上を満たし，かつ複数の身体愁訴（または1つの非常に重度な身体症状）が存在する．

■基準A

　この項目は，1つまたはそれ以上の，苦痛を伴う，または日常生活に意味のある混乱を引き起こす身体症状の存在を必要とする．8つの医学的に説明不能な症状に対する要件を設定したDSM-IVの高い基準は混乱をまねくものであった．この単純化された必要条件は，以前の身体化障害，疼痛性障害，および心気症の基準にあった症状をもつ人のほとんどが呈示するものを包括している．

　身体症状症をもつ人は過度に自分の健康を心配し，身体上の症状を過度に脅威ととらえ，その症状が医学的に深刻であると恐れる．健康への懸念はしばしばその人の生活を構築する信念となり，すべての他の懸念を上回るようになる．生活の質は著しく損なわれるかもしれず，障害は高水準の医学的ケアの利用に至る可能性がある．

■基準B

　（DSM-III以来強調されているように）医学的に説明不能な症状の性質に焦点を合わせるのではなく，この基準は現在，これらの身体症状またはそれに伴う健康への懸念に関連した過度な思考，感情，および行動の存在が必要とされている．この基準は次に述べるうち少なくとも1つを必要とする．すなわち，自分の症状の深刻さについての不釣り合いかつ持続する思考，健康または症状についての持続する強い不安，またはこれらの症状または健康への懸念に費やされる過度の時間と労力，である．

■基準C

　この基準は，その人は症状のある状態が持続していることが必要とされる（典型的には6カ月以上）が，必ずしもどれか1つの症状とは限らない．症状の移行，すなわちある人は以前，特定の症状にとらわれていたが，新しい症状に対象が移ることは少なくない．多くの人は，身体への懸念のとらわれが人生の早期に始まり，何年もまたは何十年も続く．

■特定用語

　特定用語は，現在の疾患の重症度を軽度，中等度，重度として評価するのみならず，その人の優勢な症状が疼痛であるとの同定を可能にする．典型的には，複数の身体症状が存在するとき，障害はさらに重度である．臨床家は，障害の経過が持続的であるか否かを特定できる．

病気不安症
Illness Anxiety Disorder

マニュアル⊃p.311／手引⊃p.156

　研究によって，心気症をもつ人のおよそ4分の1は身体症状がほとんどないが，重篤であるが診断されていない医学的疾患の存在に関して非常に心配し疑っていたことが示唆されている．これらの患者の症状の多くは現在，病気不安症という新しい診断に合致している．心気症とは違い，保証に対して反応しないことが明白な基準であり，病気不安症は，重篤な（そして診断されていない）医学的疾患がある，またはかかるというとらわれに第1の焦点がある．

　その人の懸念は，病的でない身体的徴候または感覚から派生するかもしれないが，苦痛は身体的愁訴そのものからは派生せず，むしろ身体的愁訴の意味，重要性，または原因に対する不安から生じる傾向がある．身体的な徴候または症状が存在するならば，それはしばしば正常な生理的感覚であり，良性で自然治癒する機能不全，あるいは身体的には病気を示唆するとは考えられない身体的な不快感である．診断可能の医学的疾患が存在している場合は，その人の不安ととらわれはその状態の深刻さに比して明らかに過度で不釣り合いなものである．この疾患をもつ人は，簡単に病気に対する恐怖を感じ，十分な医学的保証，陰性の検査結果，または良好な経過にも反応しない．患者に保証を与える臨床家の試みは，しばしば役に立たない．絶え間ない心配は家族をいらいらさせ，結婚生活や家庭内でかなりの緊張をもたらす．

診断基準　　　　　　　　　　　　　　　　　　　　　　　　　　　　300.7（F45.21）

A．重い病気である，または病気にかかりつつあるというとらわれ
B．身体症状は存在しない，または存在してもごく軽度である．他の医学的疾患が存在する，または発症する危険が高い場合（例：濃厚な家族歴がある）は，とらわれは明らかに過度であるか不釣り合いなものである．
C．健康に対する強い不安が存在し，かつ健康状態について容易に恐怖を感じる．
D．その人は過度の健康関連行動を行う（例：病気の徴候が出ていないか繰り返し体を調べ上げる），または不適切な回避を示す（例：受診予約や病院を避ける）．
E．病気についてのとらわれは少なくとも6カ月は存在するが，恐怖している特定の病気は，その間変化するかもしれない．
F．その病気に関連したとらわれは，身体症状症，パニック症，全般不安症，醜形恐怖症，強迫症，または「妄想性障害，身体型」などの他の精神疾患ではうまく説明できない．

▶いずれかを特定せよ
　医療を求める病型：受診または実施中の検査および手技を含む，医療を頻回に利用する．
　医療を避ける病型：医療をめったに受けない．

■基準A

　この基準は身体症状が存在したとしても比較的軽度であることを意味している．これは，この障害の基本が症状の存在ではなく，むしろ健康に関連した不安やとらわれの存在であるので，重要である．

■基準B

　この基準は，DSM-IVの心気症の基準Aに類似している．なぜなら両方とも重篤な病気にかかっ

ているかもしれないという懸念に焦点を合わせているからである．操作的な用語はとらわれであり，それは明らかに過度であるか不釣り合いなものである．

■基準C
　一部の人はめったに健康への懸念をもつことはないが，この基準を満たす不安や恐怖がある人は，健康について過度に用心深い．そのような人達は，自分の体を監視し，痛み，疼痛，変色，腸の変化，雑音の1つひとつの重大さを拡大する傾向がある．

■基準D
　強迫症の人のように，健康について恐れる人は，確認する行動にふける（例：腫瘍または腫脹がないことを確認する），または回避行動を通してこれらの感覚に対処する．

■基準E
　病気へのとらわれは6カ月かそれ以上続いていなければならないが，恐怖している特定の病気は，その間に変化するかもしれない．多くの症例で，臨床家は，とらわれが数カ月または数年間にわたり慢性的であると気づくだろう．

■基準F
　いくつかの精神疾患は過度の健康の懸念と関連することがあるので，これらの他の精神疾患および医学的疾患は障害の原因として除外されなければならない．強迫症をもつ人は，他の症状ももっている（例：洗う，数える，ためこむ）．パニック症をもつ人は，心臓発作を起こすという懸念をもつことがあるが，この懸念はパニック発作の経過で起こる．

■下位分類
　下位分類は臨床家が，その人が医療を求めるのか，医療を避けるのかを同定するのを可能にする．

変換症/転換性障害（機能性神経症状症）
Conversion Disorder（Functional Neurological Symptom Disorder）

マニュアル ●p.314／手引 ●p.156

　変換症は精神医学における長い歴史をもつ．この障害をもつ人は，神経疾患のように見える，または似ている症状をもっている．典型的な症状は，麻痺，異常運動，話すことができない（失声症），盲および聾を含む．偽てんかん発作も一般的であり，真性のてんかん発作をもつ人にも起こるかもしれない．変換症の人は，総合病院における神経科病棟および精神医学のコンサルテーション・リエゾンサービスの場でよくみられる．
　転換性障害は，CharcotとFreudによって19世紀に記述され，ヒステリーの一形態と考えられた．転換反応は，DSM-Iに診断として含まれていた．この障害は，DSM-IIにおいて「ヒステリー性神経症，転換型」と改名され，DSM-IIはそれを「盲，聾，嗅覚障害，知覚麻痺，知覚異常，麻痺，運動失調，アキネジアおよびジスキネジア」のような症状とともに，「不随意な心因性の機能喪失または障害」（DSM-II，米国精神医学会，1968，原著39–40頁）と記述した．基準は，その後の版では，用語に小さな変更がなされてDSM-IIIに列挙された．
　DSM-5の場合，障害は神経内科医によってしばしば診察されるので，括弧つきの「機能性神経

症状症」を含むものに変更された．そのうえ，この用語は患者により受け入れられやすいものである．DSM-IVの基準B「症状または欠陥の始まりまたは悪化に先立って葛藤や他のストレス因子が存在しており，心理的要因が関連していると判断される」（DSM-IV, 日本語翻訳版463頁）は削除されていることが重要である．確実に評価することは困難であり，臨床家の側にかなり主観的な判断が求められるので，この基準は常に問題であった．作業部会は，この基準を除外すること，および提案された病因となる要因に関するあらゆる議論を本文中におくことを提案した．さらなる懸念は，このDSM-IVの基準は，観察された心理的要因がしばしば非特異的であることを示すデータとは一致していなかったことである——すなわち，それらは他の疾患をもつ人に，しばしば同程度の頻度で起こる．さらに，多くの症例では，心理的要因は説得力をもっては示されていない．

もう1つの変更は，DSM-IVの基準C，すなわち「その症状または欠陥は，（虚偽性障害または詐病のように）意図的に作り出されたりねつ造されたりしたものではない」（DSM-IV, 日本語翻訳版463頁）の削除である．この基準は，ある人が偽装しているかどうかをある程度の信頼性をもって知ることはほとんど不可能であるため，臨床家が使用するには常に困難があった．また，他の精神障害をもつ人より変換症をもつ人に偽装がより一般的である，という根拠はほとんどない．

診断基準

A．1つまたはそれ以上の随意運動，または感覚機能の変化の症状
B．その症状と，認められる神経疾患または医学的疾患とが適合しないことを裏づける臨床的所見がある．
C．その症状または欠損は，他の医学的疾患や精神疾患ではうまく説明されない．
D．その症状または欠損は，臨床的に意味のある苦痛，または社会的，職業的，または他の重要な領域における機能の障害を引き起こしている，または医学的な評価が必要である．

コードするときの注：変換症のICD-9-CMコードは300.11で，これは症状の型にかかわらず与えられる．ICD-10-CMコードは症状の型による（下記を参照）．

▶症状の型を特定せよ
（F44.4）脱力または麻痺を伴う
（F44.4）異常運動を伴う（例：振戦，ジストニア運動，ミオクローヌス，歩行障害）
（F44.4）嚥下症状を伴う
（F44.4）発語症状を伴う（例：失声症，ろれつ不良など）
（F44.5）発作またはけいれんを伴う
（F44.6）知覚麻痺または感覚脱失を伴う
（F44.6）特別な感覚症状を伴う（例：視覚，嗅覚，聴覚の障害）
（F44.7）混合症状を伴う

▶該当すれば特定せよ
急性エピソード：6カ月未満存在する症状
持続性：6カ月以上現れている症状

▶該当すれば特定せよ
心理的ストレス因を伴う（▶ストレス因を特定せよ）
心理的ストレス因を伴わない

■基準 A
　変換症の基本的特徴は，運動または感覚機能に影響を及ぼす症状あるいは主観的欠陥の存在，または意識水準の明らかな障害の存在である．運動症状には，体の一部の脱力あるいは麻痺，振戦あるいはぎくしゃくした運動のような異常な運動，および他の運動亢進または運動減少異常，歩行異常，および異常な肢位が含まれる．感覚症状には，皮膚感覚，視覚，または聴覚の変化，減弱，または欠如が含まれる．明らかな意識の障害または喪失を伴う全般化した異常な四肢の震えのエピソードは，てんかん発作に類似することがある（偽てんかん発作）．その人がエピソード中に倒れる，動かない，または反応しないことがあるのは，失神または昏睡に似ている．他の症状は，発語の量の減少または欠如，および喉の中の塊の感覚，複視が含まれる．

■基準 B
　神経疾患が症状の原因として除外されなければならず，また機能性神経症状の明確な根拠がなければならない．明確な根拠は，病気について内的一貫性がないこと，または症状が疾患に一致しないことのどちらか一方を証明することで得られる．内的一貫性がないこととは，脱力のような一貫して存在しないことを証明できる症状の身体的証拠を意味する．例えば，フーバー徴候において，股関節の伸展でみられる脱力が対側の抵抗に対する屈曲に伴って正常の力に戻る，というようなことである．

■基準 C
　他に認められる医学的疾患および精神障害は除外されなければならない．研究によって，変換症の診断を受ける人の中には，後で振り返ってみると彼らの症状を説明する医学的または神経学的疾患をもっていることがわかるものがあることが示されている．臨床家は，この情報を心にとどめておき，健全さをもった疑いの心をもつことが必要である．変換症は，抑うつまたは双極性障害，不安症をもつ人，および統合失調症をもつ人にさえ時々起こる．これらの状況では，症状は一次性障害に関連する傾向がある．作為症または詐病のどちらかの一部として，病気のふりをする可能性があることを鑑別診断で考慮すべきである．

■基準 D
　機能性の神経症状をもつ人は，実質的な身体的および精神的障害をもっているかもしれない．重症度は，同じような障害をもたらす神経疾患をもつ人によって経験されるものと同様でありうる．例えば，機能性脱力をもつ人の障害は，同様の持続期間の多発性硬化症をもつ人の障害と類似しており，偽発作の社会的および職業的機能に及ぼす影響は，てんかんをもつ人により経験される影響と類似している．

■特定用語
　臨床家は，経過（急性エピソードまたは持続性），および患者の優勢な症状を特定し（例：「脱力または麻痺を伴う」），また心理的ストレス因が存在するかどうかを特定するようにすることができる．

他の医学的疾患に影響する心理的要因
Psychological Factors Affecting Other Medical Conditions

マニュアル ➡ p.317／手引 ➡ p.157

　このカテゴリーは現在，他の医学的疾患に影響する心理的要因と呼ばれており長い歴史がある．DSM-Ⅰには10の精神生理学的な自律神経および内臓障害（心身障害に先立って使用された用語）を詳細に記述したそれぞれの項目があり，それぞれ異なった器官系を含み（例：皮膚，筋骨格，呼吸器），情動要因が原因となる役割を演じると仮定された．DSM-Ⅰは「これらの反応は，それにより意識することをおおよそ防止された感情が内臓的に表現されたものを表している．それらの症状は，情動の正常な生理学的表現の慢性的で，誇張された状態によるものであり，また感情，または主観的な部分は抑圧されている．そのような長く持続する内臓状態は結局，構造的な変化となるかもしれない」（DSM-Ⅰ，原著29頁）と述べている．

　このカテゴリーは，用語が精神生理学的障害（psychophysiologic disorder）と短縮された以外，DSM-Ⅱにおいても大部分は変更されることなく続いた．DSM-Ⅲでは，身体疾患に影響する心理的要因と呼ばれた1つのカテゴリーを作るために概念を改訂した．DSM-Ⅲの著者らは，診断がめったに使われなかったことに留意しつつ——評判がよくなかったので——その観念を存続した．つまり，身体症状は情動要因によって生じる，ということである．また，精神生理学的という用語は，疾患が精神生理学的か器質的かに関する決定が恣意的であったため破棄された．その用語は，専門家間の協力を縮小させ，病気の原因に関する単純化された概念を永続させるものと考えられた．

　DSM-Ⅲにおいては，医学的な疾患に対する心理的関与は，新しい多軸システムの中に統合された．心理的要因がⅢ軸に記録されうる身体障害の始まりまたは悪化に関連するかもしれないという視点であった．しかしながら，「身体疾患に影響する心理的要因」は1つのカテゴリーであり，特定の診断ではないと考えられた．DSM-Ⅳでは，著者らは「臨床的関与の対象となることのある他の障害」の章にカテゴリーを移動することを選択し，これはもはや精神疾患とは考えられなかった．カテゴリーをより役立つものとするため，DSM-Ⅳでは，臨床家が心理的または行動的要因が医学的疾患に影響を及ぼしうる方法を特定できるよう下位カテゴリー化された構成を含んでいた．例えば，臨床家は「…に影響を与えている人格傾向や対処様式」を選択可能で，その後，関係する一般的な医学的疾患を特定することができた（例：その人は冠動脈疾患を否認し，身体的活動を最小限に抑えるようにとの警告を無視したため，さらなる悪化を経験したかもしれない）．

　DSM-5では，このカテゴリーは，身体的懸念が主要な焦点であるとして，「身体症状症および関連症群」の章に移動された．基準では，用語には小さな変更のみがなされた．DSM-Ⅳでは，医学的疾患に影響する心理的要因の6つの亜型があった．しかし，亜型はめったに使われなかったので削除されている．

　他の医学的疾患に影響する心理的要因は，心理的要因と医学的症状の両方と関連した他のDSM-5のカテゴリーと混同されてしまうかもしれない．鑑別診断の中で，臨床家は，医学的疾患に影響する心理的要因を身体症状症から区別すべきである．例えば，変換症をもつ人は神経学的疾患を示唆し，また心理的要因に関連する症状も示すかもしれない．他の医学的疾患に影響する心理的要因をもつ人とは異なり，身体症状症をもつ人は身体症状を十分に説明する医学的疾患をもっていない．

　他の医学的疾患に影響する心理的要因の基本的特徴は，苦痛，死亡，または機能障害の危険性を高めることにより，医学的疾患に好ましくない影響を与えている1つまたはそれ以上の臨床的に意味のある心理的または行動的要因が存在することである．これらの要因は，医学的疾患の経過または治療に影響し，健康へのさらなる危険要因を構成し，または医学的疾患に関連する生理学を悪化

させて医学的疾患に好ましくない影響を与えうる．心理的または行動的要因には，心理的苦痛，対人関係の様式，対処の仕方，および症状の否認または医療上の推奨事項に対する低いアドヒアランスなどの非適応的な健康行動が含まれる．よくみられる例としては，不安により悪化する喘息，急性の胸痛に対する治療の必要性の否認，および体重を減らしたい糖尿病の人のインスリンの操作があげられる．現在の重症度を特定用語を使って示すことができる．

診断基準 316(F54)

A．身体症状または医学的疾患が（精神疾患以外に）存在している．
B．心理的または行動的要因が以下のうちの1つの様式で，医学的疾患に好ましくない影響を与えている．
　(1) その要因が，医学的疾患の経過に影響を与えており，その心理的要因と，医学的疾患の進行，悪化，または回復の遅延との間に密接な時間的関連が示されている．
　(2) その要因が，医学的疾患の治療を妨げている（例：アドヒアランス不良）．
　(3) その要因が，その人の健康へのさらなる危険要因として十分に明らかである．
　(4) その要因が，基礎的な病態生理に影響を及ぼし，症状を誘発または悪化させている，または医学的関心を余儀なくさせている．
C．基準Bにおける心理的および行動的要因は，他の精神疾患（例：パニック症，うつ病，心的外傷後ストレス障害）ではうまく説明できない．

▶現在の重症度を特定せよ
　軽度：医療上の危険性を増加させる（例：高血圧の治療においてアドヒアランスが安定しない）．
　中等度：基礎にある医学的疾患を悪化させる（例：喘息を悪化させる不安）．
　重度：入院や救急受診に至る．
　最重度：重篤で，生命を脅かす結果になる（例：心臓発作の症状を無視する）．

■基準A

精神疾患以外の医学的症状または疾患が存在している．従来どおり，これはいかなる器官系による障害とも関連しうる．

■基準BおよびC

基準Bは改訂されているが，その他の点では変更されていない．それは「心理的または行動的要因」が医学的疾患に好ましくない影響を与えている様式をあげている．これには，これらの要因と医学的疾患の進行および悪化，または回復との間の密接な時間的関係が含まれている．その要因が治療を妨げており，健康への危険要因として十分明らかであり，または基礎的な生理および病態生理に影響を及ぼして症状を誘発または悪化させ，または医学的関与を必要としているということを確定することが重要である．他の精神疾患は障害の原因として除外される必要がある（基準C）．

■特定用語

臨床家は，医療上の危険性の指標を追跡する現在の重症度の指標（軽度，中等度，重度または最重度）を示すことができる．

作為症/虚偽性障害
Factitious Disorder

マニュアル⊃p.320/手引⊃p.158

　作為症は身体的または心理的な徴候または病気の症状の意図的なねつ造と関連しており，いくつかの症例では，その人が生活の手段として入院するまでに至るものもある．ミュンヒハウゼン症候群という用語は，さまざまな病気を擬態し病院から病院へと移動する患者を記述するために用いられた．代理ミュンヒハウゼン症候群の症例も観察されている．この場合，両親が子どもに病気を誘発（または擬態）させ，子どもは繰り返し入院する．信頼できる有病率のデータはないが，作為症は珍しくない．

　病気を擬態するためにさまざまな方法を使う人々のいることが知られている．患者の中には症状がないのに病気を示唆する症状を訴える者もいる．体温計に摩擦を加え虚偽の熱を作り出したり，感染症を作り出すため糞便を注射して意図的に病気の症状を起こしたりなど，病気の嘘の証拠を作り出す者もいる．作為症は慢性的で，成人期早期に始まる．研究の証拠から，作為症をもつ多くの人は健康管理の職業に就いていて，多くは重篤な不適応的性格傾向があることが示唆されている．その障害は，社会的および職業的機能をひどく損なう可能性がある．

　身体症状症作業部会は，身体症状が懸念の主要な焦点であるため，作為症を身体症状症の章におくことを推奨した．この配置は，予期しない，および/または説明不能な心理的および/または身体症状を多く含んでおり，疾患の認識に関連する持続的問題が存在している人に対する鑑別診断を容易にする．この移動によって，症状の偽装を含む広範な症状-報告現象スペクトラムに関する研究も容易になるだろう．基準は，自らに負わせる作為症，他者に負わせる作為症（すなわち，代理人による）を認めた．臨床家は障害が単一エピソードか反復エピソードかを特定することができる．

診断基準　　　　　　　　　　　　　　　　　　　　　　　　　　　　　　　　　300.19（F68.10）

自らに負わせる作為症

A．身体的または心理的な徴候または症状のねつ造，または外傷または疾病の意図的な誘発で，確認されたごまかしと関連している．
B．自分自身が病気，障害，または外傷を負っていると周囲に示す．
C．明らかな外的報酬がない場合でも，ごまかしの行動が確かである．
D．その行動は，妄想性障害または他の精神病性障害のような他の精神疾患ではうまく説明できない．

▶特定せよ
　単一エピソード
　反復エピソード（2回以上の病気のねつ造，および/または外傷の意図的な誘発）

他者に負わせる作為症（従来の，代理人による虚偽性障害）

A．他者においての，身体的または心理的な徴候または症状のねつ造，または外傷または疾病の意図的な誘発で，確認されたごまかしと関連している．
B．他者（被害者）が，病気，障害，または外傷を負っていると周囲に示す．
C．明らかな外的報酬がない場合でも，ごまかしの行動が確かである．
D．その行動は，妄想性障害または他の精神病性障害のような他の精神疾患ではうまく説明できない．

注：本診断はその被害側ではなく，加害者に与えられるものである．

▶特定せよ
単一エピソード
反復エピソード（2 回以上の病気のねつ造，および/または外傷の意図的な誘発）

他の特定される身体症状症および関連症，特定不能の身体症状症および関連症
Other Specified Somatic Symptom and Related Disorder,
Unspecified Somatic Symptom and Related Disorder

マニュアル ➡ p.322 / 手引 ➡ p.159

　特定の診断を満たさない身体症状をもつ人は，他の特定されるまたは特定不能の身体症状症および関連症と診断され，両方とも DSM-IV の特定不能の身体表現性障害に取って代わっている．

　他の特定される身体症状症および関連症のカテゴリーは，症状が基準を完全には満たさない理由を伝えるために臨床家が選択する場合に使われる．臨床家は特定の理由を記録するように奨励されている（例：短期身体症状症）．

　特定不能の身体症状症および関連症のカテゴリーは，その人が苦痛または機能の障害を引き起こすさらに特定の障害に対する基準を完全には満たさない場合，および臨床家がその基準を満たさない理由を特定しないことを選択する場合，またはさらに特定の診断を行うには情報が不十分である場合に用いられる．

▶他の特定される身体症状症および関連症

300.89（F45.8）

　このカテゴリーは，臨床的に意味のある苦痛，または社会的，職業的，または他の重要な領域における機能の障害を引き起こす身体症状症および関連症に特徴的な症状が優勢であるが，身体症状症および関連症群の診断分類のいずれも完全には満たさない場合に適用される．
　「他の特定される」という用語を使用して特定できる症状の例は以下である．
（1）**短期身体症状症**：症状の期間が 6 カ月未満である．
（2）**短期病気不安症**：症状の期間が 6 カ月未満である．
（3）**過剰な健康関連行動を伴わない病気不安症**：病気不安症の基準 D が合致しない．
（4）**想像妊娠**：妊娠の他覚的徴候および自ら報告する症状を伴う妊娠しているという誤った確信

▶特定不能の身体症状症および関連症

300.82（F45.9）

　このカテゴリーは，臨床的に意味のある苦痛，または社会的，職業的，または他の重要な領域における機能の障害を引き起こす身体症状症および関連症に特徴的な症状が優勢であるが，身体症状症および関連症群の分類中のいずれの基準も完全には満たさない場合に適用される．特定不能の身体症状症および関連症というカテゴリーは，特定の診断を行うには情報が不十分であるという明らかに特殊な状況以外では使われるべきではない．

Key Points

- 身体症状症および関連症は，身体表現性障害に取って代わり再構成された診断分類である．鍵となる要素は，すべての障害が身体症状および/または過度の健康関連の懸念に焦点を合わせていることである．この分類は，身体症状に焦点を合わせるよりも，むしろ障害の感情，認知および行動の特徴を強調している．
- 身体症状症は，DSM-IV の身体表現性障害，心気症，疼痛性障害，および鑑別不能型身体表現性障害に取って代わる新しい診断である．DSM-IV の診断はうまく使用されず，差別的とみなされ，医師−患者間の望ましい相互作用を育成しなかった．
- 病気不安症は DSM-5 で新しく採用され，重い病気がある，または重い病気にかかるというとらわれを記述するために用いられている．
- 醜形恐怖症は強迫症に関係が深いことを示す研究証拠に基づいて，「強迫症および関連症群」という新しい章に移されている．
- 作為症および他の医学的疾患に影響する心理的要因は，身体症状を中心に焦点が合わされているため，この診断分類に移された．

CHAPTER 11
Feeding and Eating Disorders

食行動障害および摂食障害群

食行動障害および摂食障害群〈DSM-5, 323 頁〉	Feeding and Eating Disorders
307.52 (F__.__) 異食症〈DSM-5, 323 頁〉	307.52 (F__.__) Pica
307.53 (F98.21) 反芻症/反芻性障害〈DSM-5, 326 頁〉	307.53 (F98.21) Rumination Disorder
307.59 (F50.8) 回避・制限性食物摂取症/回避・制限性食物摂取障害〈DSM-5, 328 頁〉	307.59 (F50.8) Avoidant/Restrictive Food Intake Disorder
307.1 (F50.0__) 神経性やせ症/神経性無食欲症〈DSM-5, 332 頁〉	307.1 (F50.0__) Anorexia Nervosa
307.51 (F50.2) 神経性過食症/神経性大食症〈DSM-5, 338 頁〉	307.51 (F50.2) Bulimia Nervosa
307.51 (F50.8) 過食性障害〈DSM-5, 343 頁〉	307.51 (F50.8) Binge-Eating Disorder
307.59 (F50.8) 他の特定される食行動障害または摂食障害〈DSM-5, 346 頁〉	307.59 (F50.8) Other Specified Feeding or Eating Disorder
307.50 (F50.9) 特定不能の食行動障害または摂食障害〈DSM-5, 347 頁〉	307.50 (F50.9) Unspecified Feeding or Eating Disorder

　食行動障害および摂食障害群の章では，共有の現象学と病理学をより反映させるために，DSM-IV の章「通常，幼児期，小児期，または青年期に初めて診断される障害」から食行動障害群（異食症，反芻症）を摂食障害群（神経性やせ症，神経性過食症）に結合させた．回避・制限性食物摂取症の診断は，DSM-IV の診断である幼児期または小児期早期の哺育障害を引き継ぎ，それが拡大されたものである．加えて，以前に DSM-IV の付録 B に含まれた過食性障害は，現在完全独立した障害の地位を獲得した．食行動障害および摂食障害群は食欲の衝動と行動の機能不全を反映しており，全年齢の範囲に及びうる．上の一覧にこの章に含まれている障害をあげておく．

　障害された摂食および摂食関連の行動は，何世紀もの間，認められてきた．Richard Morton（1636–1698）は 1689 年に神経性やせ症について初めて臨床記述をしたと認められているが，19 世紀後半にその用語を造り出したのは William Gull 卿（1816–1890）であった．Gull の患者の大部分は，無月経，便秘，および異常に徐脈であったにもかかわらず，著しく過活動でやせ衰えた若い女性であった．彼のその障害に関する記述は細部への関心のため，注目に値する．

　Gull や他の記述にもかかわらず，摂食障害および食行動障害群は DSM-III まで DSM に掲載され

ておらず，DSM-Ⅲでは「通常，幼児期，小児期，または青年期に初めて診断される障害」の章に含まれた．摂食障害が DSM-Ⅳ で独自の章が与えられたのは，年齢範囲を超えて起こりうることが明らかであったからである．この問題を再検討する過程で，DSM-5 摂食障害群作業部会は，食行動障害群も年齢範囲を超えて起こりうるため，食行動障害群もまた，摂食障害群とともに同じ章に含めることを推奨した．

異食症
Pica

マニュアル●p.323／手引●p.161

　異食症の基本的特徴は，少なくとも1カ月間，非栄養的非食用物質を持続して食べることである．異食症の現代的定義に似ている医学的記述は何世紀もさかのぼる．歴史的に，異食症は妊娠中または発達上の能力障害のような疾患に付随して生じるもの，または鉄欠乏のような医学的疾患の症状のどちらかとみなされてきた．24カ月までの子ども達は，しばしば非栄養的品物を口に入れたり食べたりさえするが，この行為はその子どもが異食症であると示唆するものではない．しばしば発達上の遅れをもつ子どもに関連するが，異食症は子どもや知的発達症の人に限定されていない．

　異食症は DSM-Ⅲ に含まれて以来，独立した障害とみなされてきた．どの年齢の人にも使用可能であることを保証するために，その基準は DSM-5 で改訂された．

診断基準

A．少なくとも1カ月間にわたり，非栄養的非食用物質を持続して食べる．
B．非栄養的非食用物質を食べることは，その人の発達水準からみて不適切である．
C．その摂食行動は文化的に容認される慣習でも，社会的にみて標準的な慣習でもない．
D．その摂食行動が他の精神疾患〔例：知的能力障害（知的発達症），自閉スペクトラム症，統合失調症〕や医学的疾患（妊娠を含む）を背景にして生じる場合，特別な臨床的関与が妥当なほど重篤である．

コードするときの注：異食症の ICD-9-CM コードは **307.52** で，子どもまたは成人に用いられる．異食症の ICD-10-CM コードは，子どもが **F98.3**，成人が **F50.8** である．

▶該当すれば特定せよ
　寛解状態：かつて異食症の診断基準をすべて満たしていたが，現在は一定期間診断基準を満たしていない．

■基準 A
　非栄養的非食用物質の単なる摂取だけでは，異食症の診断に値するとするには十分ではない．摂取は1カ月間にわたって持続しなければならない．DSM-5 の変更により非食用という用語が追加されたのは，「非栄養的物質」という用語は潜在的に問題があったからである．なぜなら，非食用が特定されていなくては，その用語はダイエットソーダのような栄養価のない食品を含みうるからである．

■基準 B
　非栄養的非食用物質など物を口に入れることは，幼児には発達的に普通である．異食症は幼児には適切な診断ではないため，最少年齢は2歳が推奨されている．

■ 基準C

　世界中の人々はさまざまな理由で粘土や泥を食べる（<u>土食症</u>と呼ばれる）．通例，土食症は，妊娠中，宗教的な儀式，または疾病の治療として特にアフリカ中部および米国南部で行われる伝統文化的な活動である．北カリフォルニアの先住民であるポモ族はまた，その食事に泥が含まれる．文化的な慣習ではあるが，土食症はまた，栄養物の生理学的な必要性（または必要だと考えられる）を満たすのかもしれない．

■ 基準D

　異食症はしばしば，発達的な遅れのある人や，時には妊娠した女性に起こる．統合失調症の人は，非食用物質を摂取する必要性について妄想的信念をもつことがある．摂食行動が独立した臨床的関与が妥当なほど重篤であるなら異食症の追加診断が適切である．DSM-5では，反芻症および回避・制限性食物摂取症に相当する基準との一貫性を保つために，また提示された例（知的発達症）では経過をたどらないので，「経過中」から「背景にして」に用語を変更した．

反芻症/反芻性障害
Rumination Disorder

マニュアル⊙p.326/手引⊙p.161

　反芻症は，食物の吐き戻しを繰り返すことにより特徴づけられる．反芻症は17世紀以来今日まで医学文献になんらかの形式として含まれており，年齢範囲を超えて女性男性ともに生じる．この障害の人は，飲み込まれた，または部分的に消化された食物を繰り返し吐き戻す．そして，吐き戻された食物はその後，再び噛まれ，再び飲み込まれるか，吐き出されることがある．青年や大人では，吐き戻された物質を再び噛む可能性は低いかもしれない．嘔吐に典型的に伴うときのように，吐き戻しに関連する不随意的なむかつき，嘔気，胸やけ，臭気，胸部の痛みなどはない．反芻症は幼児や小児，発達上の能力障害をもつ人により一般的に起こるが，その他の健康な青年や大人にもみられる．典型的な嘔吐と違って，吐き戻しは努力や強制なしに起こるものであると一般的に記述されている．

　DSM-Ⅲは独立した障害として幼児の反芻症を含めた．その基準は，どの年齢の患者にも適切であることを保証するために，DSM-5で修正された．

診断基準　　　　　　　　　　　　　　　　　　　　　　　　307.53（F98.21）

A．少なくとも1カ月間にわたり，食物の吐き戻しを繰り返す．吐き戻された食物は，再び噛んだり，飲み込んだり，吐き出されたりする．

B．その繰り返される吐き戻しは，関連する消化器系または他の医学的疾患（例：胃食道逆流，幽門狭窄）によるものではない．

C．その摂食の障害は，神経性やせ症，神経性過食症，過食性障害，回避・制限性食物摂取症の経過中にのみ生じるものではない．

D．症状が他の精神疾患〔例：知的能力障害（知的発達症）や他の神経発達症〕を背景として生じる場合，その症状は，特別な臨床的関与が妥当なほど重篤である．

▶該当すれば特定せよ
　寛解状態：かつて反芻症の診断基準をすべて満たしていたが，現在は一定期間診断基準を満たしていない．

■基準A

　この基準は，少なくとも1カ月間，食物の吐き戻しの繰り返しを必要とする．反芻症の人，特に年長者と正常知能の人すべてが，吐き戻された食物を噛み直すとは限らない．それゆえに，DSM-5では噛み直すという要件を削除し，その代わりに「吐き戻された食物は，再び噛んだり，飲み込んだり，吐き出されたりする」と述べている．加えて，その行為は「正常に機能していた期間」の後にくるというDSM-Ⅳの要件は削除されたが，これは決定するのが難しいことがあるからである．

■基準B

　反芻症の患者には逆流の病歴があることがあり，その行為の医学的および心理的な構成要素を確実にはっきりさせることは臨床的に難しいかもしれない．この臨床的困難さを認識して，DSM-5では関連する消化器系または他の医学的疾患を除外することを必要としている．

■基準C

　反芻行為は，従来からの摂食障害をもつ人に起こることが多く記録されている．この基準は，反芻がその摂食障害群の1つの症状以上であることを必要とする．反芻がその摂食障害とは別に起きるなら，反芻は独立して診断されうる．

■基準D

　反芻症は，しばしば自己刺激の手段として，発達上の遅れを背景として頻繁に起こる．これらの場合には，この行為は他の障害または疾患の症状とみなすのがより適切である．反芻行為が独立した臨床的関与を必要とするほど十分に重篤であるなら，反芻症の追加診断は適切である．異食症と回避・制限性食物摂取症に相当する基準との一貫性を保つために，また提示された例〔知的能力障害（知的発達症）〕では厳密にいえば経過をたどらないので，DSM-5では「経過中」から「背景として」に用語を変えた．

回避・制限性食物摂取症/回避・制限性食物摂取障害
Avoidant/Restrictive Food Intake Disorder

マニュアル●p.328／手引●p.162

　回避・制限性食物摂取症は，DSM-Ⅳからの幼児期または小児期早期の哺育障害を引き継ぎ，それが拡大されたものである．この障害は，食物の摂取を回避したり制限したりする形式をとる摂食または栄養摂取行動の障害である．その障害の正式名の変更は，幼児期や小児期早期に限定されるというよりも，むしろ年齢の範囲の幅を超えて起こる症状呈示に多くの型があるという事実を反映している．3つの主要な下位分類が既存の文献で確認されている．すなわち，十分に食べない，または，栄養摂取または摂食にほとんど興味を示さない人，また，感覚的特徴に関係した限られた食事のみ受け入れる人，食物の拒否が嫌悪すべき経験に関係している人である．

　不十分な食物摂取または食べることへの関心の欠如と関連した回避または制限は，通常，幼児期または小児期早期に発症するが，青年期に始まることもあり，成人期に発症することはまれである．この障害は，小児期における好き嫌いのある摂食，または年齢が進むとともに食物摂取の減少により特徴づけられるような，発達的に正常な食物回避を含まない．妊娠している女性は，感覚感度の変化のため食物摂取を制限したり，ある種の食物を避けたりすることがあるが，これは自己限定的な行動であり，摂食の障害が極端で完全に診断基準を満たさないものである場合，回避・制限性食

物摂取症の診断は妥当ではない．

　回避・制限性食物摂取症は，幼児期と小児期には男児にも女児にも同じように一般的にみられる．さまざまな機能の結果がこの障害に関連している．すなわち，身体的発達の障害，関係性や社会的な困難，養育者のストレス，そして家族機能の問題である．

　この診断は DSM-IV の幼児期または小児期早期の哺育障害から改称されたが，まれにしか使われなかった診断である．このカテゴリーを改訂する中で，DSM-5 の著者らは，新しいカテゴリーがより役に立つことを期待している．子どもや青年だけでなく相当な数の人が食物摂取を制限し，有意の生理学的および/または心理社会的問題を発現するので，このカテゴリーは潜在的に臨床的要求を満たすものとなるべきだ．しかし，それらの症状は摂食障害の基準を満たさない．回避・制限性食物摂取症はこの範囲の状況呈示をとらえるための広いカテゴリーである．

診断基準　　　　　　　　　　　　　　　　　　　　　　　　　　　307.59（F50.8）

A．摂食または栄養摂取の障害（例：食べることまたは食物への明らかな無関心；食物の感覚的特徴に基づく回避；食べた後嫌悪すべき結果が生じることへの不安）で，適切な栄養，および/または体力的要求が持続的に満たされないことで表され，以下のうち1つ（またはそれ以上）を伴う：
　(1) 有意の体重減少（または，子どもにおいては期待される体重増加の不足，または成長の遅延）
　(2) 有意の栄養不足
　(3) 経腸栄養または経口栄養補助食品への依存
　(4) 心理社会的機能の著しい障害

B．その障害は，食物が手に入らないということ，または関連する文化的に容認された慣習ということではうまく説明されない．

C．その摂食の障害は，神経性やせ症または神経性過食症の経過中にのみ起こるものでなく，自分の体重または体型に対する感じ方に障害をもっている形跡がない．

D．その摂食の障害は，随伴する医学的疾患によるものでなく，または他の精神疾患ではうまく説明できない．その摂食の障害が他の医学的疾患または精神疾患を背景として起きる場合は，その摂食の障害の重症度は，その状態または障害に通常関連するような摂食の障害の重症度を超えており，特別な臨床的関与が妥当なほどである．

▶該当すれば特定せよ
　寛解状態：かつて回避・制限性食物摂取症の診断基準をすべて満たしていたが，現在は一定期間診断基準を満たしていない．

■基準 A

　食物摂取の回避または制限の困難さがある多くの幼児は，DSM-IV の哺育障害の基準を満たさない症状をもっていた．というのは，この基準が体重増加または減少がないことに主な焦点が合わされていたからであり，また症状の中には年長者にも同じく広くみられる特徴が存在するという事実があったからである．「哺育の障害」は，この障害をもつより幅広い年齢範囲を説明するために，「摂食または栄養摂取の障害」に置き換えられた．食物の回避または制限によって起こる結果は持続するかもしれず，この基準は体重減少または体重増加がないことを超えて拡大された．これらは，成長の遅延，栄養不足，経腸栄養または経口栄養補助食品への依存，そして心理社会的機能の著しい障害が加えられたが，摂食または栄養摂取の障害によくみられる臨床的に意味のある症状だからである．

■基準B

極度の貧困や宗教的断食のような文化的習慣はまた，有意の体重減少に至る可能性があるため，この基準には，「食物が手に入らないということではうまく説明されない」という表現と，特定の宗教または文化的観察のような「文化的に容認された」慣習だけでは，その障害を説明する根拠がないという要件が含まれる．

■基準C

必要量と比べてカロリー摂取を制限することで体重減少に至ることは，神経性やせ症の中核的な特徴であり，また神経性過食症の代償行動であるかもしれない．年長の子どもや若年の青年では，これらの障害は低体重や食物回避のような多くの特徴を共有する．しかし，神経性やせ症は体重増加への恐怖や，自分の体重または体型についての知覚の障害に関連している．神経性過食症の場合には，制限や断食は反復する過食エピソードに対する代償行動である．体重や体型に関心がある摂食障害の経過中の食物摂取の制限と，そのような関心の存在しない食物摂取の制限は区別される必要がある．

■基準D

胃腸疾患（例：胃食道逆流性疾患），内分泌学的疾患（例：糖尿病），神経学的疾患（例：口腔/食道/咽頭の構造または機能の問題に関連する疾患）は，栄養摂取の障害を引き起こす場合があり，回避・制限性食物摂取症と区別される必要がある．

神経性やせ症/神経性無食欲症
Anorexia Nervosa

マニュアル ➡ p.332／手引 ➡ p.163

　神経性やせ症は，持続性のカロリー摂取制限，体重増加への強い恐怖，身体のゆがんだ自己認識により特徴づけられる．神経性やせ症は，記述された初めての摂食障害であり，歴史上さまざまな時点で現れ，さまざまな文化のいたるところで存在している．この障害は，ゆがんだ自己像や食物と摂食に関する他の認知のゆがみに関連している．神経性やせ症の人は時に，繰り返し体重を量り，測定し，鏡で自分の体を評価することに没頭する．鍵となる臨床的特徴は，年齢，性別，成長曲線，身体的健康状態に対する正常体重の最低限またはそれ以上を維持することの拒否として定義される．神経性やせ症は，高い罹病率（例：不整脈，成長遅延，骨粗鬆症）と死亡率に関連している．

　神経性やせ症は，典型的には青年期に始まり，より女性に多い．この障害はいずれの年齢，人種または民族，および社会経済的な背景をもった男女も罹患しうる．この障害は女性で0.3〜1％，男性で0.1％の推定有病率がある．

　神経性やせ症は，DSM-Iには精神生理学的消化器系反応の例として，DSM-IIでは特別な症状のカテゴリー内で，栄養摂取の障害として記載されている．最終的にDSM-IIIでは完全な障害の地位を獲得した．神経性やせ症の中核となる診断基準は，概念的にはDSM-IVから変更されていないが，1つの例外がある．すなわち，<u>無月経に対する要件は除外されている</u>（DSM-IVの基準D）．神経性やせ症の人のうち何人かの人は，障害の他の症状や徴候すべてを示し，少なくともなんらかの月経活動を報告することもある．加えて，この基準は初潮前の少女，経口避妊薬を服用している女性，閉経した女性，または男性に適用することができなかった．あるデータによれば，無月経を認める女性はこの基準を満たさない女性よりも骨の健康度が低いということを示しているため，たと

え診断に必要ではなくても，その情報は臨床的には重要である．加えて，無月経を除いて神経性やせ症に対するすべての DSM-IV 基準を満たす症状をもつ女性の臨床的な特徴と経過は，すべての基準を満たす症状をもつ女性の特徴にきわめて類似している．

診断基準

A．必要量と比べてカロリー摂取を制限し，年齢，性別，成長曲線，身体的健康状態に対する有意に低い体重に至る．**有意に低い体重**とは，正常の下限を下回る体重で，子どもまたは青年の場合は，期待される最低体重を下回ると定義される．

B．有意に低い体重であるにもかかわらず，体重増加または肥満になることに対する強い恐怖，または体重増加を妨げる持続した行動がある．

C．自分の体重または体型の体験の仕方における障害，自己評価に対する体重や体型の不相応な影響，または現在の低体重の深刻さに対する認識の持続的欠如

コードするときの注：神経性やせ症は ICD-9-CM では病型にかかわらず **307.1** にコードされる．ICD-10-CM コードは下位分類（下記参照）による．

▶**いずれかを特定せよ**

（**F50.01**）**摂食制限型**：過去 3 カ月間，過食または排出行動（つまり，自己誘発性嘔吐，または緩下剤・利尿薬，または浣腸の乱用）の反復的なエピソードがないこと．この下位分類では，主にダイエット，断食，および/または過剰な運動によってもたらされる体重減少についての病態を記載している．

（**F50.02**）**過食・排出型**：過去 3 カ月間，過食または排出行動（つまり，自己誘発性嘔吐，または緩下剤・利尿薬，または浣腸の乱用）の反復的なエピソードがあること

▶**該当すれば特定せよ**

部分寛解：かつて神経性やせ症の診断基準をすべて満たしたことがあり，現在は，基準 A（低体重）については一定期間満たしていないが，基準 B（体重増加または肥満になることへの強い恐怖，または体重増加を回避する行動）と基準 C（体重および体型に関する自己認識の障害）のいずれかは満たしている．

完全寛解：かつて神経性やせ症の診断基準をすべて満たしていたが，現在は一定期間診断基準を満たしていない．

▶**現在の重症度を特定せよ**

重症度の最低限の値は，成人の場合，現在の体格指数（BMI：Body Mass Index）（下記参照）に，子どもおよび青年の場合，BMI パーセント値に基づいている．下に示した各範囲は，世界保健機関の成人のやせの分類による．子どもと青年については，それぞれに対応した BMI パーセント値を使用するべきである．重症度は，臨床症状，能力低下の程度，および管理の必要性によって上がることもある．

軽度：BMI ≧ 17 kg/m²
中等度：BMI 16〜16.99 kg/m²
重度：BMI 15〜15.99 kg/m²
最重度：BMI < 15 kg/m²

■基準 A

DSM-IV の「年齢と身長に対する正常体重の最低限，またはそれ以上を維持することの拒否」という表現は，正常体重の最低限の維持に対するエネルギー恒常性の重要性を強調するために変更されている．この変更は，体重を減らす手段として過活動を用いる人に対する診断の適用を可能としている．

■基準 B

DSM-IV では「体増が増えることに対する恐怖」を必要とした．しかしながら，神経性やせ症の人の有意に少数の人は，そのような恐れを経験することを明白に否定する．それゆえに，DSM-5 では「有意に低い体重であるにもかかわらず，体重増加を妨げる持続した行動」という行動に焦点を合わせた文節を加えた．

■基準 C

この項目の表現は，DSM-IV の「現在の低体重の重大さの否認」から，「現在の低体重の深刻さに対する認識の持続的欠如」に変更された．否認という言葉は，その言葉の使用を支持するための経験的証拠のないことや，それが押しつけがましく，軽蔑的な態度を伝えるという懸念のため，取り除かれた．

■下位分類と特定用語

DSM-5 では，摂食制限型と過食・排出型は，過去 3 カ月間に特定される．データによると，この下位分類の仕方は臨床的および研究目的では役に立つことを示唆しているが，下位分類間には明らかな交差があり，臨床家は，疾患の「現在のエピソード」（DSM-IV 基準）の下位分類を特定するのが困難であった．

臨床家はまた，その人の障害が完全寛解なのか，または部分寛解なのかを特定することができる．その区別は，部分寛解では，低体重（基準 A）はもはや問題になっていないが，体重増加または肥満になることへの強い恐怖，または障害された身体心像があるということである．

現在の重症度は，体格指数（BMI）に基づいて，その障害が軽度，中等度，重度，または最重度かどうかを特定することにより示される．

神経性過食症/神経性大食症
Bulimia Nervosa

マニュアル ➔ p.338 / 手引 ➔ p.164

神経性過食症は，食物の過食エピソード（例：わずかな時間に大量の食物を食べ尽くすこと）によって特徴づけられ，嘔吐，緩下剤，または過剰な運動によって，体から食物を排出しようとする試みを伴う．その行動は体重と体型への過度の関心の状況で行われる．Russell（1979）は，神経性やせ症と神経性過食症はともに肥満になることへの特徴的な恐怖と身体心像のゆがみを共有する発達的な障害であると観察した．神経性やせ症と同様に，神経性過食症の医学上の結果として，電解質の喪失，（酸性の胃の内容物に繰り返しさらされることによる）歯のエナメル質の腐食，虫歯，胃潰瘍，胃または食道破裂，便秘，不整脈，および自殺行動への傾向が高まることが含まれる．神経性過食性はまた，神経性やせ症とは著しい違いを表す．神経性過食症の人は，より年齢が進んでから摂食障害の症状を発症する傾向があり，一般的に体重減少はあまりなくて，神経性やせ症の人よりも外向的で，衝動的な傾向がある．

この障害は，単に「過食症」と呼ばれ，DSM-III に加えられた．その名前は DSM-III-R で神経性大食症に変更された．神経性過食症と診断された約 90% の人が女性であり，若い女性における有病率は 1.0～1.5% と推定される．

基準の唯一の変更は，過食と不適切な代償行動の平均頻度の必要最小値が下げられたことである（基準 C）．臨床家は現在，週あたりの不適切な代償行動エピソードの回数により，軽度から最重度

の範囲で重症度水準を評価することができる.

　DSM-IV は下位分類（排出型または非排出型）を特定することを必要としていたが，文献を見直すことにより，非排出型の人は，過食性障害の人にきわめて似ていることを示している．加えて，どのように正確に非排出型の不適切な代償行動（例：絶食または過度な運動）を定義するかは明確ではない．これらの理由のため，DSM-5 では神経性過食症の排出型と非排出型を廃止した．代わりに，臨床家はその障害が部分寛解かそれとも完全寛解なのか，および現在の重症度（軽度，中度，重度，最重度）を特定することができる．

診断基準　　　　　　　　　　　　　　　　　　　　　　　　　　　　307.51（F50.2）

A．反復する過食エピソード．過食エピソードは以下の両方によって特徴づけられる．
　（1）他とはっきり区別される時間帯に（例：任意の 2 時間の間に），ほとんどの人が同様の状況で同様の時間内に食べる量よりも明らかに多い食物を食べる．
　（2）そのエピソードの間は，食べることを抑制できないという感覚（例：食べるのをやめることができない，または，食べる物の種類や量を抑制できないという感覚）．

B．体重の増加を防ぐための反復する不適切な代償行動．例えば，自己誘発性嘔吐；緩下剤，利尿薬，その他の医薬品の乱用；絶食；過剰な運動など

C．過食と不適切な代償行動がともに平均して 3 カ月間にわたって少なくとも週 1 回は起こっている．

D．自己評価が体型および体重の影響を過度に受けている．

E．その障害は，神経性やせ症のエピソードの期間にのみ起こるものではない．

▶該当すれば特定せよ
　部分寛解：かつて神経性過食症の診断基準をすべて満たしていたが，現在は一定期間，診断基準のすべてではなく一部を満たしている．
　完全寛解：かつて神経性過食症の診断基準をすべて満たしていたが，現在は一定期間，診断基準のいずれも満たしていない．

▶現在の重症度を特定せよ
　重症度の最も低いものは，不適切な代償行動の頻度に基づいている（以下を参照）．他の症状および機能の能力低下の程度を反映して，重症度が上がることがある．
　軽度：不適切な代償行動のエピソードが週に平均して 1〜3 回
　中等度：不適切な代償行動のエピソードが週に平均して 4〜7 回
　重度：不適切な代償行動のエピソードが週に平均して 8〜13 回
　最重度：不適切な代償行動のエピソードが週に平均して 14 回以上

■ 基準 A

　多くの人々は，食べ放題のパーティーの場合のように，1 回だけの過食エピソードを経験するかもしれない．神経性過食症は，限られた時間内に，大量の食物を摂取する過食エピソードが反復して起こり，その人が制御不能と感じると報告する場合に，適切な診断である．

■ 基準 B

　神経性過食症の診断は，過食が過食エピソードの影響を和らげ，体重の増加を防ぐために反復する不適切な代償行動（例：嘔吐，緩下剤乱用，利尿剤乱用，過剰な運動）を伴うことを必要とする．

■基準 C

DSM-IV は，過食エピソードと不適切な代償行動がともに，平均して 3 カ月間にわたって週 2 回起こることを必要としたが，研究によれば，週 1 回の過食と排出を報告する人の臨床的特徴は，その人の行動が DSM-IV の週 2 回の基準を満たす人の臨床的特徴と似ていることがわかった．それゆえに DSM-5 では，過食と不適切な代償行動が 3 カ月間にわたって少なくとも週 1 回起こることを必要としている．

■基準 D

神経性過食症の人は体型と体重にとらわれている．彼らは身体心像の問題により，低い自己評価を報告するかもしれない．

■基準 E

神経性やせ症の人は，<u>過食・排出型</u>と呼ばれる下位分類に当てはまる症状があるかもしれないが，それは神経性過食症とは鑑別されなければならない．神経性やせ症の診断は，正常な体重を維持することの拒否を必要とする．その要件が満たされるとき，適切な診断は神経性やせ症である．

過食性障害
Binge-Eating Disorder

マニュアル ●p.343／手引●p.165

　過食性障害は，反復する代償行動の使用なしに，反復する過食エピソードによって特徴づけられる．それは DSM-IV で付録 B（「今後の研究のための基準案と軸」）にあげられており，DSM-5 摂食障害群作業部会は，十分な障害の地位を得るものだと推奨した．過食性障害は米国では最も頻繁に起こる摂食障害であり（女性の 1.6％，男性の 0.8％），一般人口よりも減量治療を求めている人により多く認められる．

　過食性障害と神経性過食症の区別は時に不明確であり，この 2 つのカテゴリーは基礎にある同じ障害の異なる段階を表すのかもしれない．神経性過食症の人と比較すると，過食性障害の人は一般的に年齢が上であり，男性にみられる傾向があり，また障害の発症年齢は遅い．

　過食性障害の人の約 3 分の 2 は不適切な代償行動を使用した病歴があり，神経性過食症の診断の既往を示唆する．過食性障害の診断では体重と体型への関心は必要とされないが，それらは一般に症状呈示の一部である．

　臨床家は，週あたりの過食エピソードの数に基づいて，現在の重症度を評価することができる（しかし，他の症状や機能の能力低下の程度を反映して，重症度が上げられることがある）．臨床家はまた，障害が部分寛解か，それとも完全寛解なのかを特定することができる．

診断基準　　　　　　　　　　　　　　　　　　　　　　　　　307.51（F50.8）

A．反復する過食エピソード．過食エピソードは以下の両方によって特徴づけられる．
　（1）他とはっきり区別される時間帯に（例：任意の 2 時間の間に），ほとんどの人が同様の状況で同様の時間内に食べる量よりも明らかに多い食物を食べる．
　（2）そのエピソードの間は，食べることを抑制できないという感覚（例：食べるのをやめることができない，または，食べる物の種類や量を抑制できないという感覚）

B．過食エピソードは，以下のうち 3 つ（またはそれ以上）のことと関連している．

(1) 通常よりずっと速く食べる．
　　　(2) 苦しいくらい満腹になるまで食べる．
　　　(3) 身体的に空腹を感じていないときに大量の食物を食べる．
　　　(4) 自分がどんなに多く食べているか恥ずかしく感じるため1人で食べる．
　　　(5) 後になって，自己嫌悪，抑うつ気分，または強い罪責感を感じる．
　C．過食に関して明らかな苦痛が存在する．
　D．その過食は，平均して3カ月間にわたって少なくとも週1回は生じている．
　E．その過食は，神経性過食症の場合のように反復する不適切な代償行動とは関係せず，神経性過食症または神経性やせ症の経過の期間のみに起こるのではない．

▶該当すれば特定せよ
　部分寛解：かつて過食性障害の診断基準をすべて満たしていたが，現在は一定期間過食エピソードが平均して週1回未満の頻度で生じている．
　完全寛解：かつて過食性障害の診断基準をすべて満たしていたが，現在は一定期間診断基準のいずれも満たしていない．

▶現在の重症度を特定せよ
　重症度の最も低いものは，過食エピソードの頻度に基づいている（以下を参照）．他の症状や機能の能力低下の程度を反映して，重症度が上がることがある．
　軽度：過食エピソードが週に1～3回
　中等度：過食エピソードが週に4～7回
　重度：過食エピソードが週に8～13回
　最重度：過食エピソードが週に14回以上

■基準A

　過食の要件は，神経性過食症に対する要件とまったく同じである．この基準は，結婚式や宴会において食べすぎるかもしれない特定の状況からこの障害を鑑別するために，「反復するエピソード」を必要とする．

■基準B

　基準Bは，統制不能という5つの指標のうち少なくとも3つを必要とする．それは，通常よりずっと速く食べる；苦しいくらい満腹になるまで食べる；空腹を感じていないときに大量の食物を食べる；恥ずかしく感じるため1人で食べる；エピソードの後，自己嫌悪，抑うつ気分，または強い罪責感を感じる，である．正しく過食を定義するために最もよい全般的な指標は，「身体的に空腹を感じていないときに大量の食物を食べる」と「恥ずかしく感じるため1人で食べる」である．男性の過食の最も一般的な特徴は，通常より速く食べることであり，一方，女性で最も一般的な特徴は，後になって，自己嫌悪，抑うつ気分，または強い罪責感を感じることである．研究によれば3つまたはそれ以上の症状を必要とするということが過食の最も正確な予測をもたらすと同時に，偽陽性を最小にすることが示されている．

■基準C

　この基準は過食に関連した苦痛の特異性について言及している．共存する障害に関連する苦痛は，この基準を満たさないだろう．

■基準 D

週1回および週2回の分類に基づいた分析は著しく類似している．DSM-IV の付録 B では，過食エピソードとは対照的に過食した日数の頻度が評価され，6カ月にわたって最低でも平均して週2回の頻度が必要とされることが示されていた．研究によれば，神経性過食症に対する基準と同一の基準は，事例性に有意の変化をもたらさないだろうと示されている．それゆえに，基準 D は神経性過食症における基準 C と同様であるように変更され，3カ月にわたって少なくとも週1回を必要としている．

■基準 E

過食性障害は，大量の食物を食べたあとに，反復する不適切な代償行動の使用がないことによって特徴づけられる．

他の特定される食行動障害または摂食障害，特定不能の食行動障害または摂食障害

Other Specified Feeding or Eating Disorder, Unspecified Feeding or Eating Disorder

マニュアル ● p.346／手引 ● p.166

　他の特定されるおよび特定不能の食行動障害または摂食障害は，その人が，苦痛で機能の障害をもっているが，この分類の中のより特定の疾患に対する基準を完全に満たさない食行動障害と摂食障害の症状があるときに，診断として考慮されるべきである．

　このカテゴリーは DSM-IV の特定不能の摂食障害と置き代えたものである．他の特定される食行動障害または摂食障害のカテゴリーは，臨床家がその症状が十分な基準を満たさないという理由を伝える選択をする場合に使用される．臨床家は特定の理由（例：非定型神経性やせ症）を記録するように推奨されている．

　特定不能の食行動障害または摂食障害のカテゴリーは，臨床家がその基準を満たさないという理由を特定しないことを選択する場合，または，より特定の診断を下すのに十分な情報がないときに使用される．

▶他の特定される食行動障害または摂食障害

307.59（F50.8）

　このカテゴリーは，臨床的に意味のある苦痛，または社会的，職業的，または他の重要な領域における機能の障害を引き起こす食行動障害および摂食障害に特徴的な症状が優勢であるが，食行動障害および摂食障害群の診断分類におけるどの障害の基準も完全には満たさない場合に適用される．他の特定される食行動障害または摂食障害のカテゴリーは，臨床家が，その症状がどの特定の食行動障害および摂食障害の基準も満たさないという特定の理由を伝える選択をする場合に用いられる．これは，「他の特定される食行動障害または摂食障害」の後に特定の理由（例：「頻度の低い神経性過食症」）を記録することによって行われる．

　「他の特定される」という用語を用いて特定できる症状の例は以下である．

(1) **非定型神経性やせ症**：有意の体重減少にもかかわらず体重が正常範囲内またはそれ以上ということを除けば，神経性やせ症の基準をすべて満たす．

(2) **（頻度が低い，および/または期間が短い）神経性過食症**：過食と不適切な代償行動が生じるのが平均して週1回未満および/または3カ月間未満の間，ということを除けば，神経性過食症の基準

をすべて満たす．
(3) **(頻度が低い，および/または期間が短い) 過食性障害**：過食が生じるのが平均して週1回未満および/または3カ月間未満の間，ということを除けば，過食性障害の基準をすべて満たす．
(4) **排出性障害**：過食はないが，体重または体型に影響を与えるために排出行動を繰り返す（例：自己誘発性嘔吐；緩下剤，利尿薬，その他の薬剤）．
(5) **夜間食行動異常症候群**：睡眠から覚醒して食べたり夕食の後に過剰に食物を消費したりする，反復性の夜間の食行動エピソード．食べることの自覚と想起がある．夜間の食行動異常は，その人の睡眠覚醒周期の変化のような外的な影響またはその地方の社会規範によってはうまく説明されない．夜間の食行動異常は意味のある苦痛および/または機能の障害を引き起こす．摂食の障害された様式は，過食性障害または物質使用を含む他の精神疾患ではうまく説明されず，他の医学的疾患や医薬品の作用によるものでもない．

▶ 特定不能の食行動障害または摂食障害

307.50（F50.9）

このカテゴリーは，臨床的に意味のある苦痛，または社会的，職業的，または他の重要な領域における機能の障害を引き起こす食行動障害および摂食障害に特徴的な症状が優勢であるが，食行動障害および摂食障害群の診断分類におけるどの障害の基準も完全には満たさない場合に適用される．特定不能の食行動障害または摂食障害のカテゴリーは，臨床家が，特定の食行動障害および摂食障害の基準を満たさないとする理由を特定しないことを選択する場合，およびより特定の診断を下すのに十分な情報がない状況（例：救命救急室の場面）において使用される．

Key Points

- この章は，以前 DSM-IV の章の中に配置されていた「通常，幼児期，小児期，または青年期に初めて診断される障害」である食行動障害群と摂食障害群を統合している．これらの疾患群はともにゆがんだ食行動によって特徴づけられている．
- 異食症および反芻症のための基準は，すべての世代の人にそれらの障害を診断することができるよう改訂された．同様に，回避・制限性食物摂取症にももはや年齢制限はない．
- 神経性やせ症には無月経を伴うという要件は廃止されたが，それは研究によって無月経がある人とない人との間にほとんど違いが示されなかったからである．
- 神経性過食症に関し，基準の唯一の変更は，過食と不適切な代償行動の最低限の平均頻度の要件が週につき1回のエピソードに下げられたことであって（基準 C），それは研究によって DSM-IV の週に2回のエピソードという要件が支持されなかったからである．
- 過食性障害は，DSM-5 では完全な疾患の地位に格上げされた．

CHAPTER 12
Elimination Disorders

排泄症群

排泄症群〈DSM-5, 349 頁〉			Elimination Disorders	
307.6	(F98.0)	遺尿症〈DSM-5, 349 頁〉	307.6 (F98.0)	Enuresis
307.7	(F98.1)	遺糞症〈DSM-5, 351 頁〉	307.7 (F98.1)	Encopresis
		他の特定される排泄症〈DSM-5, 353 頁〉		Other Specified Elimination Disorder
		特定不能の排泄症〈DSM-5, 354 頁〉		Unspecified Elimination Disorder

　この章は，優勢な障害が腸または膀胱の問題に関連した疾患について記述している．排泄症群は通常小児期に初めて診断され，遺尿症と遺糞症が含まれる．DSM-III と DSM-IV では，「通常，幼児期，小児期，または青年期に初めて診断される障害」の章に分類されていたが，小児期・青年期障害作業部会によって推奨されたカテゴリーの構成変更を反映して，「排泄症群」は現在，独立した章に入れられている．

　排泄症群はよくみられるもので，5 歳児の約 1% に遺糞症が，そして 5 歳児の 5〜10% に夜間の遺尿症がみられる．これらの障害群は青年期まで持続することがあり，青年の約 1% が夜間の遺尿症を経験する．

　少なくとも年長の子どもの間では，これらの障害群をもつことは非常に恥ずかしい思いをするものであり，自尊心に陰性の影響を与える．機能の障害は，しばしば，その人の社会的疎外や社会的引きこもり，および保護者の怒りや拒絶に，この疾患がどのように影響しているかを反映している．

　大多数の排泄症群は，機能的な原因はあるが，神経学的あるいは医学的疾患によるものではない．これらの障害群をもつ子どもが初めて評価されるのは，通常精神保健の臨床家ではなく小児科医によってである．このことは，症状の明らかな身体的特質だけでなく，これらの障害がいつ，またどの程度，隠された感情の問題の表出なのかについて今日行われている議論を反映しているのかもしれない．

遺尿症
Enuresis

マニュアル●p.349／手引●p.169

遺尿症は衣服またはベッドの中へ繰り返し尿をもらすことによって特徴づけられる．その行動は

ほとんど不随意的だが，時には意図的である．遺尿症は通常，夜間の睡眠中に起こるが（夜間の下位分類），同様にその人が覚醒しているときにも起こることがある（昼間の下位分類）．臨床的判断には，その行動の頻度，その行動が適切である年齢を超えていること，および遺尿症と関連した苦痛と機能の障害の程度を評価することが必要である．DSM-5 の診断基準には，DSM-IV の遺尿症の診断基準に対して提案された実質的な変更は反映されていない．

> **診断基準** 307.6（F98.0）
>
> A．不随意的であろうと意図的であろうと，ベッドまたは衣服の中への反復性の排尿．
> B．その行動は臨床的に意味のあるものであり，週に 2 回以上の頻度で少なくとも連続して 3 カ月間起こり，または，臨床的に意味のある苦痛，または社会的，学業的（職業的），または他の重要な領域における機能の障害が存在することによって明らかとなる．
> C．暦年齢は少なくとも 5 歳（または，それと同等の発達水準）である．
> D．その行動は物質（例：利尿薬，抗精神病薬）または他の医学的疾患（例：糖尿病，二分脊椎，けいれん疾患）の生理学的作用によるものではない．
>
> ▶いずれかを特定せよ
> 　夜間のみ：夜間睡眠中にのみ排尿がある．
> 　昼間のみ：覚醒時間中に排尿がある．
> 　夜間および昼間：上記 2 つの下位分類の組み合わせ．

■基準 A

この基準は，遺尿症が不随意的であるか意図的であるかを明らかにする（DSM-III では不随意の排泄を必要としていた）．意図的な排尿を加えることで，恥ずかしくてトイレを使いたいと言えないような子どもに診断が下されることを認めている．

■基準 B

短期間の夜尿のエピソードはよくみられるので，診断を下すためには，少なくとも週に 2 回，少なくとも連続して 3 カ月間起こるという頻度と期間，または臨床的に意味のある苦痛，または機能の障害の存在をこの基準は必要としている．これに対して，世界保健機関は遺尿症を過去 3 カ月の間，月に 2 回（7 歳未満），または月 1 回（7 歳以上）の遺尿があること，と定義している．

■基準 C

最少年齢基準は 5 歳と定められているが，子どもが遺尿せずにいられるようになる十分な年齢がいつかについて，医学的指針には幅がある．半数以上の子どもは 5 歳までに日中の用便のしつけを受け，そして夜間の用便のしつけは日中の用便のしつけより通常は数カ月遅れる．したがって，5 歳以降を異常とする遺尿症の定義は一般のやり方であるが，少なくとも 7 歳のときに多くの人がやっと子どもの治療を考慮する．

■基準 D

遺尿の原因として医学的疾患は除外されなければならない．これらは神経学的疾患（例：けいれん，二分脊椎），他の医学的疾患（例：尿路感染症，鎌状赤血球貧血，糖尿病，睡眠時無呼吸）および構造上の原因（例：尿路の閉塞，先天性後部尿道弁欠損）を含む．いかなる臨床上の問題と同様に，臨床家は，その疾患に関する判断を行い，他の説明を除外しなければならない．

■下位分類

夜間のみは最もよくみられる下位分類であり，夜尿は典型的には夜間の最初3分の1の時間帯に起こる．昼間のみの下位分類は女児により一般的にみられる．議論は，これらの下位分類が臨床的に役に立つかどうか，または拡大した下位分類がより適切であるかどうかということに焦点を合わせている．例えば，「切迫性失禁」および「排尿遷延」は日中の遺尿症に提案された下位分類であるが，明確な行動上の問題や精神疾患の併存症と関連している．国際小児禁制学会は，遺尿症が一次性（遺尿のない期間が6カ月以上ない）または二次性（少なくとも6カ月以上の遺尿のない期間の後の再発）か，および単一症候性（日中の膀胱機能不全がない）か，または非単一症候性（切迫あるいは排尿遷延のような膀胱症状が日中起こりうる）かどうかに基づいて，夜間の遺尿症の4つの下位分類を提示している．

遺糞症
Encopresis

マニュアル●p.351／手引●p.169

遺糞症は基礎にいかなる器質的原因もなく，精神年齢が4歳以降，不随意的に，あるいは時には意図的に不適切な場所に大便を繰り返し排出することをいう．遺糞症は基礎にある機能的便秘，便塊と便の貯留，およびその結果として起こる溢流によって，最もよく引き起こされる．遺糞症では便秘なしに，しばしば「我慢できずに大便で汚してしまう」と表現されるような出来事が起こるが，このような病型はあまりみられない．遺糞症は男児でより多くみられる．大便をもらすという問題をもつ子どもは，問題のない子どもよりも多くの心理学的問題および行動上の問題をもつ傾向がある（Joinson et al, 2006）．DSM-5の基準に変更はなされなかった．

診断基準 307.7（F98.1）

A. 不随意的であろうと意図的であろうと，不適切な場所（例：衣服または床）に大便を反復して出すこと．
B. そのようなことが少なくとも3カ月間，少なくとも毎月1回ある．
C. 暦年齢は少なくとも4歳（またはそれと同等の発達水準）である．
D. その行動は，便秘を起こす機序によるものを除き，物質（例：緩下剤）または他の医学的疾患の生理学的作用によるものではない．

▶いずれかを特定せよ
便秘と溢流性失禁を伴う：身体診察上，または病歴による便秘の証拠がある．
便秘と溢流性失禁を伴わない：身体診察上，または病歴による便秘の証拠がない．

■基準AおよびB

遺糞症の診断には少なくとも3カ月間，少なくとも1カ月に1度，不適切な場所に排便することが必要となる．この必要条件は，小児期の機能的胃腸障害の基準を定めた小児消化器科医によって作成された分類システムである，ローマ診断基準に合わせている（Drossman & Dumitrascu, 2006）．これらの基準は，臨床的な障害の定義を標準化するための方法を臨床家に提供し，さまざまな分野の研究者が異なった視点から同一の障害の病態生理と治療を研究することを可能にしている．便の排出は不随意的か意図的かのいずれかであるかもしれない．不随意的の場合，便の排出はしばしば便秘，便塊と便の貯留，およびその結果として起こる溢流に関係している．

■基準C
　用便のしつけは通常は3歳までに終わり，4歳の年齢に要求される条件には，正常の用便のしつけで多少の変動が許容される（発達の遅滞を伴う子どもの場合，少なくとも4歳の精神年齢でなければならない）．

■基準D
　遺糞症の診断が下される前に，その障害に対する医学的説明が除外されなければならない．可能性のある医学的原因として，下剤の使用，肛門狭窄症のような直腸肛門奇形，脊髄障害（例：髄膜脊髄瘤，脊髄腫瘍），ヒルシュスプルング病，脳性麻痺，内分泌障害（例：甲状腺機能低下症，鉛中毒），および神経筋疾患が含まれる．

■下位分類
　「便秘と溢流性失禁を伴う」遺糞症は有形便でない便となることがあり，失禁はほとんど日中に起こる．便秘の治療後にはたいてい失禁はなくなる．「便秘と溢流性失禁を伴わない」遺糞症は，たいてい正常の形および固さの便になり，また反抗挑発症または素行症を合併する傾向がある．下位分類に基づく子どもの研究では，行動または社会的能力において有意の差は見いだされなかったが，遺糞症の下位分類は治療に対する意味をもつ．もし，便秘が存在するなら，糞塊除去と下剤が必要かもしれないが，便秘が存在しない場合，下剤は遺糞症をより悪化させるかもしれない．DSM-5では便秘を定義していないが，ローマ診断基準では以下の症状のうち2つを必要としている．すなわち，1週間に2回以下のトイレでの排便，少なくとも週に1回の便失禁のエピソード，便を我慢する姿勢，または過度の自発的な便貯留の既往，疼痛のある，または硬い便通の既往，直腸に大きな便塊の存在，およびトイレが詰まるくらい大口径の便の既往である．

他の特定される排泄症，特定不能の排泄症
Other Specified Elimination Disorder, Unspecified Elimination Disorder

マニュアル●p.353／手引●p.170

　他の特定される排泄症は，意味のある苦痛や機能の障害を引き起こすが，排泄症のいずれの診断基準も完全には満たしていない排泄症の症状を指している（例：2カ月間のみの不適切な場所での便の排出）．臨床家はこの障害のカテゴリーを用いることができ，その症状，または行動が排泄症の基準を完全には満たさない理由を伝えることができる．臨床家は，特定の理由を記録することが推奨される（例：「少ない頻度の遺尿症」）．
　特定不能の排泄症は，その人が排泄症の特徴である症状を示しており，苦痛や機能の障害を伴うが診断基準を完全には満たさず，臨床家が完全な基準を満たさない理由を特定しないことを選択する，またはそうするのに十分な情報がない場合に使用されるべきである．

▶他の特定される排泄症

　このカテゴリーは，臨床的に意味のある苦痛，または社会的，職業的，または他の重要な領域における機能の障害を引き起こす排泄症に特徴的な症状が優勢であるが，排泄症群の診断分類のいずれの基準も完全には満たさない場合に適用される．他の特定される排泄症のカテゴリーは，臨床家が，その症状が排泄症の基準を満たさないという特定の理由を伝える選択をする場合に使用される．これは，「他の特

定される排泄症」の後に特定の理由（例：「少ない頻度の遺尿症」）を記録することによって行われる．
コードするときの注：「他の特定される排泄症，排尿の症状を伴う」の場合は，788.39（N39.498）とコードする．「他の特定される排泄症，排便の症状を伴う」の場合は，787.60（R15.9）とコードする．

▶特定不能の排泄症

このカテゴリーは，臨床的に意味のある苦痛，または社会的，職業的，または他の重要な領域における機能の障害を引き起こす排泄症に特徴的な症状が優勢であるが，排泄症群の診断分類のいずれの基準も完全には満たさない場合に適用される．特定不能の排泄症のカテゴリーは，臨床家が，排泄症の基準を満たさないとする理由を特定**しない**ことを選択する場合，およびより特定の診断を下すのに十分な情報がない状況（例：救命救急室の場面）において使用される．
コードするときの注：「特定不能の排泄症，排尿の症状を伴う」は，788.30（R32）とコードする．「特定不能の排泄症，排便の症状を伴う」の場合は，787.60（R15.9）とコードする．

Key Points

- 現在は独立した診断分類として，排泄症群は「通常，幼児期，小児期，または青年期に初めて診断される障害」の章から移されている．
- DSM-5 は遺尿症が意図的，または不随意的であるかもしれないということを認めている．

CHAPTER 13
Sleep-Wake Disorders

睡眠-覚醒障害群

睡眠-覚醒障害群〈DSM-5, 355 頁〉

307.42 (F51.01) 不眠障害〈DSM-5, 356 頁〉
307.44 (F51.11) 過眠障害〈DSM-5, 362 頁〉
　　　　　　　　ナルコレプシー〈DSM-5, 366 頁〉
呼吸関連睡眠障害群〈DSM-5, 372 頁〉
327.23 (G47.33) 閉塞性睡眠時無呼吸低呼吸〈DSM-5, 372 頁〉
　　　　　　　　中枢性睡眠時無呼吸〈DSM-5, 377 頁〉
327.2_ (G47.3_) 睡眠関連低換気〈DSM-5, 380 頁〉
概日リズム睡眠-覚醒障害群〈DSM-5, 383 頁〉
307.45 (G47.21) 睡眠相後退型〈DSM-5, 384 頁〉
307.45 (G47.22) 睡眠相前進型〈DSM-5, 386 頁〉
307.45 (G47.23) 不規則睡眠-覚醒型〈DSM-5, 387 頁〉
307.45 (G47.24) 非 24 時間睡眠-覚醒型〈DSM-5, 388 頁〉
307.45 (G47.26) 交代勤務型〈DSM-5, 390 頁〉
307.45 (G47.20) 特定不能型
睡眠時随伴症群〈DSM-5, 391 頁〉
　　　　　　　　ノンレム睡眠からの覚醒障害〈DSM-5, 392 頁〉
307.46 (F51.3)　睡眠時遊行症型
307.46 (F51.4)　睡眠時驚愕症型
307.47 (F51.5) 悪夢障害〈DSM-5, 397 頁〉
327.42 (G47.52) レム睡眠行動障害〈DSM-5, 400 頁〉

Sleep-Wake Disorders

307.42 (F51.01) Insomnia Disorder
307.44 (F51.11) Hypersomnolence Disorder
　　　　　　　　Narcolepsy
Breathing-Related Sleep Disorders
327.23 (G47.33) Obstructive Sleep Apnea Hypopnea
　　　　　　　　Central Sleep Apnea
327.2_ (G47.3_) Sleep-Related Hypoventilation
Circadian Rhythm Sleep-Wake Disorders
307.45 (G47.21) Delayed Sleep Phase Type
307.45 (G47.22) Advanced Sleep Phase Type
307.45 (G47.23) Irregular Sleep-Wake Type
307.45 (G47.24) Non-24-Hour Sleep-Wake Type
307.45 (G47.26) Shift Work Type
307.45 (G47.20) Unspecified Type
Parasomnias
　　　　　　　　Non-Rapid Eye Movement Sleep Arousal Disorders
307.46 (F51.3)　Sleepwalking type
307.46 (F51.4)　Sleep terror type
307.47 (F51.5) Nightmare Disorder
327.42 (G47.52) Rapid Eye Movement Sleep Behavior Disorder

333.94 (G25.81) レストレスレッグス症候群（むずむず脚症候群）〈DSM-5, 403 頁〉	333.94 (G25.81) Restless Legs Syndrome
物質・医薬品誘発性睡眠障害〈DSM-5, 407 頁〉	Substance/Medication-Induced Sleep Disorder
780.52 (G47.09) 他の特定される不眠障害〈DSM-5, 413 頁〉	780.52 (G47.09) Other Specified Insomnia Disorder
780.52 (G47.00) 特定不能の不眠障害〈DSM-5, 413 頁〉	780.52 (G47.00) Unspecified Insomnia Disorder
780.54 (G47.19) 他の特定される過眠障害〈DSM-5, 413 頁〉	780.54 (G47.19) Other Specified Hypersomnolence Disorder
780.54 (G47.10) 特定不能の過眠障害〈DSM-5, 414 頁〉	780.54 (G47.10) Unspecified Hypersomnolence Disorder
780.59 (G47.8) 他の特定される睡眠-覚醒障害〈DSM-5, 414 頁〉	780.59 (G47.8) Other Specified Sleep-Wake Disorder
780.59 (G47.9) 特定不能の睡眠-覚醒障害〈DSM-5, 414 頁〉	780.59 (G47.9) Unspecified Sleep-Wake Disorder

　睡眠または覚醒の機能不全は，人々が保健手段を求める最も一般的な理由の１つである．健全な概日リズムは気分を調整し，認知機能の強化を助けることから，睡眠と覚醒状態の正常なサイクルの維持は，ライフサイクルの中の良好な適応の重要な構成要素である．睡眠や睡眠の質と日中の覚醒度に関する問題は，生活の質と機能レベルに重大な影響を及ぼす．

　睡眠の４段階には急速眼球運動睡眠（レム睡眠）および３段階の非急速眼球運動睡眠（ノンレム睡眠）が含まれる．Ⅰ期のノンレム睡眠は，脳波（EEG）上のアルファ波の消失とシータ波の出現によって特徴づけられる．入眠時の不随意筋の痙攣は，この段階で通常みられる．Ⅱ期のノンレム睡眠において，睡眠紡錘波とK-複合波が，脳波上認められる．以前は２段階に分けられていたⅢ期のノンレム睡眠は，徐波睡眠または深睡眠である．デルタ波が，脳波上で認められる．夢は，ノンレム睡眠の他の段階よりこの段階によくみられるが，レム睡眠ほどよくみられるわけではない．レム睡眠は，急速眼球運動，低い筋緊張と速い低電位の脳波記録の活動によって特徴づけられる．レム睡眠は，ノンレム睡眠期と，約90分ごとに交互に起こる．成人においては，レム睡眠は典型的には全睡眠の20〜25％を占めている．正常な夜の睡眠の間，大部分の成人は，レム睡眠期を４〜５回経験する．レム睡眠エピソードは，夜間に持続時間が増加する．レム睡眠の相対的な量は年齢によって変わり，加齢に伴って効率の低い睡眠およびレム睡眠の時間が少なくなることと関連している．

　これらいかなる睡眠段階での機能不全も，睡眠-覚醒障害となる可能性がある．DSMでは，いくつかの様式で睡眠障害を長い間認めてきた．夢遊症または睡眠遊行障害は，DSM-Iに含まれた最初の睡眠-覚醒障害群であった．障害名はDSM-IIで睡眠の障害に変更された．DSM-IIIでは睡眠遊行障害と睡眠驚愕障害の両方を含んでいたが，それらは「通常，幼児期，小児期，あるいは思春期に発症する障害」に配置されていた．独立した章はDSM-III-Rで開設され，現在睡眠障害と認識される種々の障害を含んでいた．ナルコレプシーや呼吸関連睡眠障害のようないくつかの障害が，DSM-IVに加えられた．

　DSM-5は12の特定の睡眠-覚醒障害，およびいくつかの他の特定されるおよび特定不能の障害（209-210頁）を認めている．その章の改訂は，米国睡眠医学会（2005）によって発表された睡眠障害

国際分類の第 2 版（ICSD-2）に影響を受けている．ICSD-2 には，8 つのカテゴリーに分類される 70 以上の特定の睡眠-覚醒診断がある．すなわち，不眠症，呼吸関連睡眠障害群，中枢性過眠症群，概日リズム睡眠障害群，睡眠時随伴症群，睡眠関連運動障害群，孤発性の症状と正常範囲内変異，および他の睡眠障害群である．DSM-5 は ICSD-2 に含まれるような多くの診断を組み込まなかったにもかかわらず，現在の診断はそれらと互換性をもっている．

　DSM-5 の改訂は，臨床的に役立つ診断方法を示している．DSM-IV では，睡眠障害が，睡眠の問題が原発性の問題かまたは他の問題の影響かを決定することを臨床家に要求していた．DSM-5 においては，診断基準が満たされる場合，単に不眠障害とのみ公式に記載することを選択したため原発性という用語の使用は中止された．併存する精神的および身体的障害は記載されるが，DSM-IV で使われた，関連する（related to）またはによる（due to）といった用語は用いない．そのような用語は因果関係を示唆するが，たいてい立証することができない．病因となる仮説を回避することによって分類体系は，不眠障害が併存する精神的および身体的障害の管理に加えて独立した臨床的関与を通常必要とすることを臨床家に想起させる．その変化も睡眠障害と併存している医学的および精神疾患の間の双方向的，相互的作用として認められる．

　睡眠障害の訴えに直面している臨床家は，その訴えの性質が，原発性不眠症，日中の過剰な眠気，睡眠期間中の精神的障害または行動障害，または概日リズムにおける睡眠の位置の問題のうちいずれのものなのかを特定しなければならない．診断の第 1 段階は，訴えが他の医学的疾患に関連する睡眠障害を表しているかどうか決定するために，その人の一般の医学的疾患を考慮すべきである．さらに，その人が医薬品または物質を使用している場合，臨床家は物質・医薬品誘発性睡眠障害の可能性を考慮する必要があるだろう．

　主訴が持続する不眠および/または入眠困難または睡眠持続困難ならば，不眠障害の診断が妥当かもしれない．主訴が過剰な眠気ならば，臨床家は過眠障害，ナルコレプシー，または呼吸関連睡眠障害群のうちの 1 つの鑑別診断を考慮すべきである．患者が頻回に旅行するか，または交代制勤務に関連しているのであれば，概日リズム睡眠-覚醒障害を考慮すべきである．その人の症状が睡眠の間，主に行動または精神的事象（例：突然の覚醒，恐い夢，または睡眠中に歩き回ること）からなる場合，臨床家はノンレム睡眠からの覚醒障害の診断を考慮しなければならない．

不眠障害
Insomnia Disorder

マニュアル●p.356／手引●p.173

　不眠（insomnia），それは「眠らない」（no sleep）という意味のラテン語であって，入眠または睡眠の維持が困難なことが優勢な訴えを伴う．その用語は，回復感がないか，爽快感のない覚醒の状態を記述するのにも用いられる．不眠症は一般人口で最も多い睡眠の訴えである．それは急性（すなわち，ひと晩から数晩持続する）か，慢性（すなわち，少なくとも 1 カ月持続する）ともなりうる．米国国立衛生研究所の国立睡眠障害研究センターによると，約 30〜40％ の成人はある 1 年のうちに不眠の症状を呈し，そして約 10〜15％ の成人は慢性不眠症を報告している（米国国立衛生研究所，2005）．慢性不眠症を訴えている人では，ほとんどは慢性的か間欠性の症状があり，それは彼らが数晩睡眠困難を経験し，その後，睡眠問題の再発前には数晩の十分な睡眠が続くことを意味している．

　不眠を報告する人々の間で，睡眠維持不眠は最も頻度の高い問題であり，次いで入眠困難と早朝覚醒が続く．睡眠不良または不眠の訴えは加齢とともに増加し，睡眠段階生理学の加齢に関連する

変化に平行している．不眠がある若年者は入眠困難をよりしばしば報告する一方，年配の人は中期および末期不眠を報告する．さらに，あらゆる年代の女性は，男性より多くの睡眠問題を報告する．不眠の訴えをもつ人々が多数であるにもかかわらず，比較的少数の人しか治療を求めない．

　不眠は，それ自体で障害または他の疾患の症状になりうる．ストレスと心配は，しばしば不眠症の原因といわれる．不眠は，時差ぼけ，交代制勤務，およびその他の大きなスケジュールの変更で起こりうる．研究により，人生の各段階を通じて，不眠症と精神障害──特に抑うつと不安──に一貫して強い関係があることを見いだされた．持続性の睡眠障害は，後にうつ病の発症を引き起こす高度に有意な危険要因として，疫学的管轄区域研究で確認された（Ford & Kamerow, 1989）．それゆえ，睡眠障害治療への早期の介入は，うつ病を予防するかもしれない．

　DSM-5 の睡眠-覚醒障害群の基準では多くの変更がなされている．DSM-IV の原発性不眠症，他の精神疾患に関連した睡眠障害，および「一般身体疾患に関連した睡眠障害，不眠型」という3つの障害は，DSM-5 の不眠障害という1つの診断的単位として統合されている．その変更は併存している障害の間に因果関係を特定する必要性を取り去り，睡眠障害と併存している医学的または精神科疾患との間の相互的作用を認めている．データによれば，大多数の不眠の症例では，その人は他の精神科疾患または医学的疾患を示しており，不眠が単独の障害（すなわち，DSM-IV の原発性不眠症）であることとは対極にあった．さらに，不眠症，特に原発性不眠症の診断の信頼性は比較的低かった．原発性不眠症と精神疾患または身体疾患による不眠症を区別することはしばしば困難（または不可能）で，かつ続発性不眠症の診断はしばしば過小治療となった．原発性および続発性不眠症の差異を除外する際に，DSM-5 は，睡眠障害が独立して臨床的関与を要することを強調している．

診断基準　　　　　　　　　　　　　　　　　　　　　　　　　　307.42（F51.01）

A．睡眠の量または質の不満に関する顕著な訴えが，以下の症状のうち1つ（またはそれ以上）を伴っている：
　(1) 入眠困難（子どもの場合，世話する人がいないと入眠できないことで明らかになるかもしれない）
　(2) 頻回の覚醒，または覚醒後に再入眠できないことによって特徴づけられる，睡眠維持困難（子どもの場合，世話する人がいないと再入眠できないことで明らかになるかもしれない）
　(3) 早朝覚醒があり，再入眠できない．
B．その睡眠の障害は，臨床的に意味のある苦痛，または社会的，職業的，教育的，学業上，行動上，または他の重要な領域における機能の障害を引き起こしている．
C．その睡眠困難は，少なくとも1週間に3夜で起こる．
D．その睡眠困難は，少なくとも3カ月間持続する．
E．その睡眠困難は，睡眠の適切な機会があるにもかかわらず起こる．
F．その不眠は，他の睡眠-覚醒障害（例：ナルコレプシー，呼吸関連睡眠障害，概日リズム睡眠-覚醒障害，睡眠時随伴症）では十分に説明されず，またはその経過中にのみ起こるものではない．
G．その不眠は，物質（例：乱用薬物，医薬品）の生理学的作用によるものではない．
H．併存する精神疾患および医学的疾患では，顕著な不眠の訴えを十分に説明できない．

▶該当すれば特定せよ
　非睡眠障害性の併存する精神疾患を伴う，物質使用障害を含む
　他の医学的併存疾患を伴う
　他の睡眠障害を伴う

> **コードするときの注**：コード 780.52（G47.00）は 3 つすべての特定用語に適用される．その関連性を示すために，不眠障害のコードのすぐ後ろに，関連する精神疾患，医学的疾患，または他の睡眠障害もコードすること．
> ▶該当すれば特定せよ
> **一時性**：症状は，少なくとも 1 カ月持続するが，3 カ月は超えない．
> **持続性**：症状は，少なくとも 3 カ月以上持続する．
> **再発性**：1 年以内に 2 回（またはそれ以上）のエピソードがある．
> **注**：急性で短期間の不眠（すなわち，症状の持続は 3 カ月未満であるが，それ以外の頻度，強度，苦痛，および/または障害についてはすべて基準を満たす）は，他の特定される不眠障害としてコードするべきである．

■基準 A

DSM-5 は，睡眠の不満足感という概念を不眠の定義に統合した．証拠によって，不眠症状だけをもつ人々と比較して不眠症状に加えて睡眠の不満足感の存在が，日中の機能障害のある人の割合をかなり増加させることが示唆されている．それゆえ，睡眠の不満足感を不眠の定義に加えることにより診断特異性が改善されるようである．この変更によって，自身の睡眠に不満があるが，ほとんど機能障害または苦痛を報告しない一群（例：高齢者）の中から臨床的に意味のある不眠を発見することを改善することもできた．基準 A は睡眠の開始，維持，早朝覚醒の量と質に関する不満足感を必要としている．加えて，その基準は，これらの必要項目が子どもではどのように異なるかを特に強調するもので，子どもは世話する人がいないと入眠できない，または睡眠維持ができないことがある．

■基準 B

この基準は，不眠から生じている日中の機能における苦痛または機能障害の特異的な例をまとめている．持続性不眠の多くの人（例：高齢者）は，日中の機能への不眠の影響を小さく言ったり過小評価する傾向があり，部分的には，そのような機能障害に明確な指標がないためである．これは，過小診断および治療の欠如となる可能性がある．機能障害の特異的な例の追加は評価を高め，かつ不眠の日中の機能への影響の認識を高めるであろう．

■基準 C および D

基準 C は，睡眠障害が少なくとも 1 週間に 3 夜で起こることを必要としている（DSM-5 で追加）．1 週間につき 3 夜の最小限の頻度基準は，より臨床的に意味がある不眠症の人と，時折の（閾値下の）不眠の人とを鑑別するであろう．不眠発生の頻度が 1 週間に 3 夜と 4 夜の間でその指標の感度と特異度（すなわち，真の不眠症例の正確な特定と偽陽性の正確な除外）は最大化された．また，この頻度基準は，ICD-10 における頻度基準およびこの分野における現在の研究の実践とも一致している．証拠によって，不眠症状の発生の頻度が罹患と機能障害の重要な決定因子であることが示唆されている．

3 カ月という最小限の期間（基準 D）は，不眠を慢性疾患と定義するには非常に短い期間であった 1 カ月という以前の必要条件からの変更を反映している．比較すると，精神科疾患または医学的疾患は 6～12 カ月間を超えなければ，ほとんど慢性的であるとはみなされない．わずか 1 カ月間の不眠症の持続は，障害というよりもむしろエピソードとして，概念化されるほうがよいのかもしれ

ない．罹患率も，3カ月を超えて持続する不眠をもつ場合に増加するであろう．

■基準E

この基準は，睡眠の機会が適切であるにもかかわらず睡眠困難が起こることを必要としている．この基準は，臨床上の不眠と意図的な断眠を区別することに役立つよう加えられた．

■基準F，GおよびH

これらの基準は，他の精神障害および医学的疾患を除外するためのものである．それらは，不眠が他の睡眠障害，例えばナルコレプシーによってうまく説明されない（または他の睡眠障害の経過中にのみ起こるわけではない）こと，物質（例：カフェイン）の影響によらないこと，共存している医学的疾患または精神疾患によってうまく説明されないことを示している．

■特定用語

共存する精神保健の問題，物質使用および睡眠障害を特定することができる．加えて，不眠障害の経過に関して3つの特定用語がある．すなわち，一時性（症状は少なくとも1カ月持続するが，3カ月は超えない），持続性（症状は少なくとも3カ月以上持続する），再発性（1年以内に2回またはそれ以上のエピソードがある）である．持続性不眠はうつ病，高血圧症，および心筋梗塞の危険の上昇，また欠勤が多くなり仕事場での生産性の低下，生活の質の低下，経済的負担の増大といった，長期にわたる影響とも関連している．

過眠障害
Hypersomnolence Disorder

マニュアル⊖p.362／手引⊖p.174

過剰な眠気は，この問題を訴える米国の成人の3分の1近くに大きな難題を突きつけている（Ohayon et al, 2012）．大部分の健常者では，爽快ですっきりと感じるためには，主な睡眠エピソードの間に約7時間の睡眠を必要とするにもかかわらず，多くの人は社会的，余暇的，または他の要求に応じるために睡眠を短縮している．このために大きな代償を払い，完全に覚醒すべきときにこれらの人の多くは日中の過剰な眠気と格闘している．

過剰な眠気は，閉塞性睡眠時無呼吸低呼吸，概日リズム睡眠-覚醒障害とレストレスレッグス症候群のような多くの睡眠障害に伴う可能性がある．また，不眠障害，不十分な睡眠，または不良な睡眠衛生によっても誘発される．過剰な眠気が他の症状と関連するとき，それは過眠障害の診断条件を満たす．

Dementら（1966）は，日中の過剰な眠気のある人でも，情動脱力発作，睡眠麻痺，または入眠時レム睡眠期がなければ，ナルコレプシーがあるとは考えられないと提唱した．後にRothら（1972）は，完全な覚醒状態になることに困難があり，深睡眠および遷延性睡眠を伴い，混乱，見当識障害，運動協調性不良と緩慢さで構成される睡眠酩酊を伴う過眠の1つの型を記述した．古典的なナルコレプシーでみられる突然の睡眠発作は，過眠障害においては存在しない．

DSM-5の過眠障害は，不十分な睡眠や疲労感（睡眠の増加によって必ずしも倦怠感の回復がなく，睡眠の量や質と関連しない疲労）と関連する過剰な眠気から鑑別されなければならない．過剰な眠気と疲労感は，過眠障害と鑑別するのが困難であり，かなり重畳しているかもしれない．この障害のある人は，入眠困難はなく，一般に睡眠効率は90%以上である．この人達は朝覚醒すると

きに覚醒時の混乱を経験するかもしれないが，昼寝から覚醒した場合にも覚醒時の混乱を経験するかもしれない．その期間中はその人は覚醒しているように見えるが，行動は非常に不適切で，記憶欠損，時間および空間の見当識障害，および思考力と会話の遅延を伴うかもしれない．覚醒度の低下と認知反応の低下は，30〜60分（さらに，より長いこともある）以内に正常に回復する．過眠障害のある一部の人では，主要な睡眠エピソード（ほとんどの人では夜間睡眠）の持続時間は，9時間以上である．しかし，過眠障害のある人の約80%は，自分の睡眠は回復感がなく，また，それと同数の人が朝方覚醒困難があると報告する．過眠障害のある人は夜間の睡眠時間の長さにかかわらずほぼ毎日昼寝をすることがある．

いくつかの変更がDSM-IVからなされている．DSM-5では過眠（hypersomnia）という用語が過眠（hypersomnolence）いう用語に置き換わった．この障害は過剰な眠気に対する訴えによって特徴づけられ，それは症状の主要なカテゴリー2つで表すことができる．すなわち，1）過剰な睡眠量で，夜間睡眠の延長や意図しない日中の睡眠，2）悪化した覚醒状態の質，覚醒困難，または求められても覚醒を維持することができないことで示される覚醒中の睡眠傾向を指す．DSM-IVでは，多くの症例で，過剰な眠気は睡眠の量ではなく，覚醒の質と関連があるため，重度の過剰な眠気の症状は診断されないままであった．過眠（hypersomnia）という用語は過剰な睡眠の量を表現している一方，過眠（hypersomnolence）は主要症状としての過剰な眠気を指している．研究により，正常な睡眠量を伴う多くの人が，他の睡眠障害により説明できない過剰な眠気をもっていることが示されている．

疫学的および臨床データによって，過眠障害をもつ人が他の精神疾患または医学的疾患をしばしば示すことが示されている．DSM-5は，3つの障害——原発性睡眠過剰，他の精神疾患に関連した過眠症，一般身体疾患に関連した睡眠障害，過眠型——を，特定の臨床的な併存疾患を伴う単一の診断疾患単位に置き換えた．用語の変更によって，併存している疾患との間に原因帰属の必要性を除去し，また睡眠障害と併存している医学的および/または精神疾患の相互作用的な影響を認めている．

診断基準　　　　　　　　　　　　　　　　　　　　　　　　　　　　307.44（F51.11）

A. 主な睡眠時間帯が少なくとも7時間持続するにもかかわらず，過剰な眠気（過眠）の訴えがあり，少なくとも以下の症状のうち1つを有する：
 (1) 同じ日のうちに，繰り返す睡眠期間がある，または睡眠に陥る．
 (2) 1日9時間以上の長い睡眠エピソードがあっても回復感がない（すなわち，爽快感がない）．
 (3) 急な覚醒後，十分に覚醒を維持するのが困難である．
B. その過眠は，少なくとも1週間に3回起き，3カ月間以上認められる．
C. その過眠は，意味のある苦痛，または認知的，社会的，職業的，または他の重要な領域における機能の障害を伴っている．
D. その過眠は，他の睡眠障害（例：ナルコレプシー，呼吸関連睡眠障害，概日リズム睡眠-覚醒障害，または睡眠時随伴症）ではうまく説明されず，その経過中にだけ起こるものではない．
E. その過眠は，物質（例：乱用薬物，医薬品）の生理学的作用によるものではない．
F. 併存する精神疾患や医学的疾患では，顕著な過眠の訴えを十分に説明できない．

▶該当すれば特定せよ
　精神疾患を伴う，物質使用障害を含む
　医学的疾患を伴う
　他の睡眠障害を伴う

> **コードするときの注**：コード307.44（F51.11）は3つすべての特定用語に適用される．その関連性を示すために，過眠障害のコードのすぐ後ろに，関連する精神疾患，医学的疾患，または他の睡眠障害もコードすること．
>
> ▶該当すれば特定せよ
> **急性**：1カ月未満の期間
> **亜急性**：1～3カ月の期間
> **持続性**：3カ月以上の期間
> ▶現在の重症度を特定せよ
> 例えば，座っている間，運転中，友人と雑談中，仕事中に起こる，抗しきれない眠気の発作が1日の中で複数回起こることによって現れる，日中の覚醒を維持する困難の程度に基づいた重症度を特定せよ．
> **軽度**：日中の覚醒維持困難が週に1～2日
> **中等度**：日中の覚醒維持困難が週に3～4日
> **重度**：日中の覚醒維持困難が週に5～7日

■基準A

DSM-IVにおける過剰な眠気症状の臨床的記述は，あいまいであった（すなわち，過剰な眠気の訴えとは「ほとんど毎日，長いエピソードが起こることまたは昼間の睡眠エピソードがあることによって裏づけられる」）．多くの症例で，過剰な眠気が睡眠の量でなく，覚醒状態の質に関連があるので，重度な過剰な眠気症状は診断未確定のままであった．さらに，DSM-IVにおいて，何が長い睡眠エピソードなのかを描写する限界値が与えられていなかった．長い主な睡眠エピソードを示すものとしての9時間という閾値は，過剰な睡眠量をもつ人を特定するのに役立つであろう．9時間という選択は過眠障害（長い睡眠時間の有無にかかわらず）の人が平日に平均8～8.5時間の睡眠をとるという臨床的証拠に基づいていて，それは一般人口における正常な睡眠の分布の上方5パーセンタイル値であるということを表している．

DSM-IVの症状である「日中の睡眠エピソード」は「同じ日のうちに，繰り返す睡眠期間がある，または睡眠に陥る」と改善された．この変更により，少なくとも7時間という正常な長さの主な睡眠期間があり，かつ同じ日のうちに睡眠エピソード（少なくとも2回のエピソード）を反復する人を含めることができるようになった．健常な成人の平均的睡眠時間であることから，また，不十分な睡眠のために過剰な眠気をもつ患者が加えられる可能性を減らすために，7時間という持続時間が採用された．

DSM-5は，過剰な眠気の中核的な特徴として，「急な覚醒後，十分に覚醒を維持するのが困難である」を加えた．睡眠からの覚醒困難は，長い睡眠時間によって特徴づけられる過眠のある大多数の人（78％に及ぶ）に存在する．睡眠慣性（睡眠酩酊）は，過眠障害のある人の21～72％で報告された．この症状の追加は，過眠状態の人の特定において精度を増すだろう．

■基準B

DSM-5では，過剰な眠気に関する最低限の頻度基準（すなわち，1週間につき3回）を加えた．頻度基準（少なくとも1週間に3回）は，過剰な眠気と関連した機能の障害または苦痛を報告している人を特定するために，眠気についての最善の足切り値であることを示す人口データに基づいて選択された．DSM-5の基準は，DSM-IV中の「ほぼ毎日の」という要件を置き換えて，より重度な過剰な眠気症状をもつ人々と時折の眠気をもつ人とを区別するのに役立つだろう．

DSM-5は，過剰な眠気が少なくとも3カ月持続することも必要とする．DSM-IVでは1カ月の持続期間を必要としたが，それは過剰な眠気を慢性疾患として定義するにはあまりに短い期間と考えられた．過眠障害が一般的に慢性疾患であるとすると，典型的には成人期早期に始まることから，より長期間の慢性度を反映する時間枠が選択された．

■基準C

　易怒性と認知機能障害は，過剰な眠気の人によくある懸念である．他の症状としては，不安，活動力減退，落ち着きのなさ，会話の緩徐，食思不振と記憶困難が含まれるかもしれない．ある人は，家庭内での，社会的，職業的，または他の状況において機能する能力を失う．自動車事故は，過剰な眠気により生じる結果の中で最も深刻なものの1つである．全国睡眠財団（2005）の米国睡眠調査では，運転する成人の60％が眠いまま自動車を運転した経験があり，13％は少なくとも1カ月につき1度は実際に運転中に寝入ったことがあることが示されている．

■基準D，EおよびF

　呼吸関連睡眠障害のある人は過剰な眠気の型をもつことがあり，概日リズム睡眠–覚醒障害もしばしば日中の眠気によって特徴づけられる．日中の眠気の訴えは，医学的疾患（例：認知症），医薬品（例：抗精神病薬）または精神疾患（例：抑うつエピソードまたは双極性障害の抑うつ相の間）で起こるかもしれない．他の障害が過眠を完全には説明できない場合，現在または過去の他の精神疾患が存在すれば，過眠障害の診断は下されうる．

■特定用語

　臨床家は，併存疾患の存在を特定するかもしれない．すなわち，物質乱用を含む他の精神疾患，他の医学的疾患，および他の睡眠障害である．それぞれの例で，特定用語は個人の状態を明らかにするのに役立つ．
　共存している疾患に関する特定用語に加えて，経過を記述するため利用可能な3つの特定用語が存在する．すなわち，急性（1カ月未満の期間），亜急性（1〜3カ月の期間），持続性（3カ月以上の期間）である．日中の覚醒の維持困難に基づいた重症度の特定用語も同様に含まれている．

ナルコレプシー
Narcolepsy

マニュアル ➔ p.366 / 手引 ➔ p.175

　ナルコレプシーは，睡眠–覚醒周期の不安定さにつながる障害である．それは日中の過剰な眠気を惹起し，突然のレム睡眠の発症に至る．ナルコレプシーは，長時間の覚醒の維持が不可能であるため，また，突然の睡眠発作を伴う危険のため，その人の生活を厳しい制限下におくことになる．それは，治療可能であるが治癒不可能な慢性疾患である．症状は通常15〜25歳または30〜35歳の間に発症するが，どの年齢にでも発症しうる．それらには，3〜4時間ごとの極度の過眠状態のエピソード，夢幻様の幻覚，睡眠麻痺，情動脱力発作（すなわち，体のすべての筋緊張の消失），および"睡眠発作"（すなわち，大量の食事，高度なストレスや緊張の瞬間，または4時間以上覚醒しているなどさまざまな状態により引き起こされる短時間の発作）が含まれる．情動脱力発作は，その人の頭部が垂れたりまたは膝の屈曲を起こしたり，または椅子または床上へ倒れこんでしまうこともあり，それは潜在的に危険な結果に至る．

ナルコレプシーという用語は，1880年フランスの神経科医Gélineauによって最初に用いられた．それは時に急に倒れることを伴う，再発性で，抑えがたい日中の睡眠エピソードの症候群を記述するための用語として用いられた（Morin & Edinger, 2009）．その障害は最初にDSM-IVに含まれ，DSM-5でも引き続き認められている．ICSD-2において，情動脱力発作を伴うナルコレプシーと情動脱力発作を伴わないナルコレプシーは，別個の下位分類として認められている．

　証拠により，ナルコレプシーが脳のヒポクレチンと呼ばれている蛋白質の低下量と関係していることが示されている．1990年代には，ヒポクレチン-2遺伝子の欠失が，イヌ科のナルコレプシーの疾患機序であると発見された．ヒトの研究では，ヒポクレチン-1の低値はナルコレプシー患者の脳脊髄液で見つかり，視床下部背内側核でヒポクレチン（オレキシン）産生神経の80％以上の喪失が死後剖検研究によって報告された．ヒポクレチン産生細胞が自己免疫過程により破壊されることが1つの説明になりうるかもしれない．

診断基準

A．抑えがたい睡眠欲求，睡眠に陥るまたはうたた寝する時間の反復が，同じ1日の間に起こる．これらは，過去3カ月以上にわたって，少なくとも週に3回起こっていなければならない．

B．少なくとも以下のうち1つが存在する：
　（1）（a）または（b）で定義される情動脱力発作のエピソードが，少なくとも月に数回起こる．
　　　（a）長期に罹患している人では意識は維持されるが，突然の両側性の筋緊張消失の短い（数秒〜数分）エピソードが，笑いや冗談によって引き起こされる．
　　　（b）子どもや発症6カ月以内の人では明確な情動の引き金がなくても，不随意的にしかめ面をする，または顎を開けるエピソードがあり，舌の突出，または全身の筋緊張低下を伴う．
　（2）脳脊髄液（CSF）のヒポクレチン-1の免疫活性値によって測定されるヒポクレチンの欠乏（同じ分析を用いて測定された，健常者で得られる値の1/3以下，または110pg/ml以下）．脳脊髄液のヒポクレチン-1低値は，急性脳外傷，炎症，感染の状況下のものであってはならない．
　（3）夜間のポリソムノグラフィでは，レム睡眠潜時が15分以下であり，睡眠潜時反復検査では，平均睡眠潜時が8分以下，および入眠時レム睡眠期が2回以上認められる．

▶いずれかを特定せよ

347.00（G47.419）**情動脱力発作を伴わないがオレキシン（ヒポクレチン）欠乏を伴うナルコレプシー**：脳脊髄液のヒポクレチン-1低値と，ポリソムノグラフィ/睡眠潜時反復検査の所見が陽性という，基準Bの要件は満たすが，情動脱力発作が存在しない（基準B1を満たさない）．

347.01（G47.411）**情動脱力発作を伴うがオレキシン（ヒポクレチン）欠乏を伴わないナルコレプシー**：このまれな下位分類は（ナルコレプシー症例の5％未満），情動脱力発作とポリソムノグラフィ/睡眠潜時反復検査の所見が陽性という，基準Bの要件は満たすが，脳脊髄液のヒポクレチン-1の値は正常である（基準B2を満たさない）．

347.00（G47.419）**聾とナルコレプシーを伴う常染色体優性小脳失調**：この下位分類は，エクソン21のDNA（シトシン-5）-メチル基転移酵素-1の突然変異で引き起こされ，晩発性（30〜40代）のナルコレプシー（脳脊髄液のヒポクレチン-1値は低いか中等度），聾，小脳失調，最終的には認知症により，特徴づけられる．

347.00（G47.419）**肥満と2型糖尿病を伴う常染色体優性ナルコレプシー**：ナルコレプシー，肥満，2型糖尿病および脳脊髄液のヒポクレチン-1低値がまれな症例でみられ，ミエリンのオリゴデンドロサイトにある糖蛋白遺伝子の突然変異と関連する．

347.10（G47.429）**他の医学的疾患に続発するナルコレプシー**：この下位分類は，ヒポクレチン

ニューロンの感染性（例：ウィップル病，サルコイドーシス），外傷性，または腫瘍性の破壊を引き起こす医学的疾患に続発して生じるナルコレプシーである．
コードするときの注（ICD-9-CM では 347.10 のみ）：最初に原因となっている医学的疾患をコードせよ（例：040.2 ウィップル病；347.10 ウィップル病に伴う続発性のナルコレプシー）
▶**現在の重症度を特定せよ**
軽度：情動脱力発作は低頻度で（週に 1 回よりも少ない），うたた寝の必要性は日に 1，2 回で，夜間睡眠の障害は少ない．
中等度：情動脱力発作は毎日または数日に 1 回で，夜間睡眠が障害され，日に複数回のうたた寝が必要になる．
重度：薬剤抵抗性の情動脱力発作が日に複数回起き，ほとんどいつも眠気があり，夜間睡眠は障害されている（すなわち，体動，不眠，鮮明な夢を見る）．

■基準 A

基準 A の用語は「抑えがたい回復性の睡眠発作が少なくとも 3 カ月にわたって毎日起こる」から変更されて，過去 3 カ月以上にわたって，少なくとも週に 3 回起こる（未治療であるとき）抑えがたい睡眠欲求，睡眠に陥るまたはうたた寝する時間の反復に焦点を合わせている．

■基準 B

DSM-IV では，2 つの基準のうちの 1 つのみを満たすだけでよかった．今回の改訂では，3 つの基準のうちの少なくとも 1 つは，満たされなければならない．ナルコレプシーはもともと情動脱力発作の存在を伴うと記載されていた．情動脱力発作は通常強い情動によって引き起こされるが，研究によって情動の型がその強度より重要であることを示した．興味深いことに，冗談を言うことは，ナルコレプシーのない人によって報告される他の経験からナルコレプシーのある人の真性の情動脱力発作を区別する最も特異的な引き金である．笑いもまた通常関連しているが，陽気な笑いは真性の引き金であるため，それはより文化に依存しているかもしれない．さらに，情動脱力発作はたいてい一時的であり，それらの発作が 2 分を超えて続くと報告する患者は 15% 未満である．5〜10% の人が 1 年につき 1 回の発作（またはより少ない）があると報告し，20% 未満が少なくとも毎月発作があると報告する（Dauvilliers et al, 2007）．この理由から，1 カ月あたり数回の発作は妥当な頻度と考えられる．小児では，その障害は数週にわたって起こりうる突然の発症があるかもしれない．このような症例では，情動脱力発作は，持続する舌突出による顎のチック様の部分的な緊張低下，または明白な誘因のない全身性の筋力低下により異なって出現する．これらのまれな症例は，6 カ月〜1 年以内に，より古典的病型（通常の引き金による）に発展する．

ナルコレプシーの人の脳脊髄液（**CSF**）のヒポクレチン-1 レベル低値という所見は，世界中の研究者によって再現されている．健常者やナルコレプシーのある人，他の睡眠障害（脱力発作，過眠症，不眠症のないナルコレプシーを含む）患者，およびさまざまな急性または慢性神経疾患の患者から提供されたサンプルを比較している定量的 ROC（受信者動作操作特性）曲線によって，対照値の 3 分の 1 以下あるいは 110 pg/mL 以下の特定の閾値が確立されている（Burgess & Scammell, 2012）．さらに，正常被験者は低い脳脊髄液のヒポクレチン値を本質的にもつことは決してないが，一部の重症急性神経疾患（例：急性髄膜炎，重篤な頭部外傷）患者で脳脊髄液のヒポクレチンが減少することがあるものの，疾患が改善される場合には可逆性の所見である．情動脱力発作を伴うナルコレプシーは，ほとんど常にヒポクレチン欠乏によって惹起されている．ほとんどすべての情動脱力発

作を伴う患者は，脳脊髄液でヒポクレチン-1低値または検出不可能な値である．対照的に，情動脱力発作のない症例の5〜30％は脳脊髄液のヒポクレチン-1低値である．

　1950年代後期に，ナルコレプシーの患者が短いレム睡眠潜時ももつことが発見され，その所見はナルコレプシーのための診断検査法として睡眠潜時反復検査（MSLT）を使用することにつながった（夜間のポリソムノグラフィでは，平均睡眠潜時は15分以下を示しており，さらに最近，睡眠潜時反復検査では，平均睡眠潜時が8分以下および4〜5回のうたた寝において入眠時レム睡眠期が2回以上起こることを検査陽性として示している）．情動脱力発作が専門的判断基準として，また脳脊髄液のヒポクレチンが測定されたとき，情動脱力発作を伴うナルコレプシーに対して睡眠潜時反復検査は約95％の感度と特異度を示した．研究によれば，夜間の睡眠検査中の短いレム睡眠潜時の観察がより特異度が高い（〜99％）が，陽性の睡眠潜時反復検査結果よりも感度は低い（〜50％）（Andlauer et al, 2013）．ナルコレプシーに一致した睡眠検査基準は，夜間の入眠時レム睡眠期か（すなわち，レム睡眠潜時が15分以下）またはMSLT陽性所見であろう．

■下位分類と特定用語

　下位分類により，臨床家がナルコレプシーとヒポクレチン欠乏，21番染色体突然変異，2型糖尿病，神経疾患または感染性の原因との関連を指摘することにより，さらに臨床家が因果関係を特定することを可能としている．現在の重症度（軽度，中等度，重度）も特定してもよい．

呼吸関連睡眠障害群
Breathing-Related Sleep Disorders

　DSM-Ⅳで用いられたような呼吸関連睡眠障害のための一組の診断基準をもつよりも，DSM-5は呼吸関連睡眠障害群スペクトラムのための特定の診断基準を設けている．すなわち，閉塞性睡眠時無呼吸低呼吸，中枢性睡眠時無呼吸，睡眠関連低換気である．これらの障害は基礎にある共通の生理学的な危険要因（呼吸調節の不安定性）を共有するかもしれないが，生理学的および解剖学的研究によって，これらの疾患の病因の差異が示唆されている．中枢性睡眠時無呼吸は，上気道抵抗の増加により依存する閉塞性睡眠時無呼吸と比べると，気道の構造異常に依存することが少ないし，また睡眠関連低換気は換気低下を伴う他の疾患にしばしば併存する．DSM-5では，これらの相互関係のある障害，およびこれらの疾患単位の個々に対して特定の定義の概要を示している．

閉塞性睡眠時無呼吸低呼吸
Obstructive Sleep Apnea Hypopnea

マニュアル⊋p.372／手引⊋p.177

　閉塞性睡眠時無呼吸低呼吸は，呼吸関連睡眠障害群で最も頻度の高いカテゴリーである．これは，睡眠の間，呼吸停止と開始を繰り返す潜在的に重篤な障害である．呼吸の中断（したがって，気流の完全消失）は，無呼吸エピソードと呼ばれている．呼吸の間の気流の減少は，低呼吸エピソードと呼ばれている．ほとんど誰でも睡眠の間，短い無呼吸エピソードを呈する．閉塞性睡眠時無呼吸低呼吸をもつ人は，覚醒する際にさえ，呼吸困難があることにほとんど気づかない．筋肉が弛緩するとき，息を吸い込むにつれて気道は狭くなるか閉塞し，呼吸は10〜20秒間不十分な場合がある．

不十分な呼吸の期間，血液中の酸素レベルを低下させるかもしれない．脳はこの障害された呼吸を感知して，短時間，人を睡眠から覚醒させる．

閉塞性睡眠時無呼吸低呼吸で最も目立つ徴候は，いびきである．これは睡眠エピソードの間，他者の証言により問題として認められるか，または身体に対するその作用のために疑われる．身体の筋緊張が睡眠の間では通常弛緩し，喉頭の気道は軟部組織の壁で構成されており，それはつぶれてしまう可能性があるため，睡眠の間，呼吸が遮断されうることは驚くべきことではない．閉塞性睡眠時無呼吸低呼吸の非常に軽度なものは正常な睡眠との境界内にあり，多くの人が一生のうち何度かは閉塞性睡眠時無呼吸エピソードを経験するが，非常に少ない割合の人だけが慢性的で重篤な閉塞性睡眠時無呼吸低呼吸に苦しむ．

閉塞性睡眠時無呼吸低呼吸は，中年と高齢の成人および肥満した人が最も頻繁に罹患する．閉塞性睡眠時無呼吸低呼吸の徴候と症状には，日中の過剰な眠気（過眠），大きないびき，睡眠時に観察される呼吸停止のエピソード，息切れを伴う突然の覚醒，口渇または咽頭の痛みによる覚醒，朝の頭痛，入眠維持困難（不眠）と調節困難な高血圧が含まれる．呼吸の中断は，望ましい深さの穏やかな睡眠相に達する能力を障害し，覚醒時間中の眠気に結びつく．診断は，ポリソムノグラフィの所見と症状に基づく．

診断基準　　　　　　　　　　　　　　　　　　　　　　　　　　　　327.23（G47.33）

A. （1）または（2）のいずれか：
  （1）ポリソムノグラフィにおいて，睡眠1時間あたり5回以上の閉塞性無呼吸または低呼吸の証拠，および以下の睡眠時の症状のいずれか：
    （a）夜間の呼吸障害：睡眠中にいびき，鼻鳴らし，喘ぎ，または呼吸停止
    （b）日中の眠気，疲労感，睡眠をとる機会が十分だったにもかかわらず回復感のない睡眠で，（睡眠障害を含む）他の精神疾患ではうまく説明できず，他の医学的疾患によるものではない．
  （2）随伴症状とは関係なく，ポリソムノグラフィにおいて睡眠1時間あたり15回以上の閉塞性無呼吸および/または低呼吸の証拠がある．

▶現在の重症度を特定せよ
  軽度：無呼吸・低呼吸指数が15より低値
  中等度：無呼吸・低呼吸指数が15～30
  重度：無呼吸・低呼吸指数が30より高値

■基準A

DSM-5では，夜間の呼吸障害の症状を閉塞性睡眠時無呼吸低呼吸の診断基準に含む．夜間の症状は，睡眠期の呼吸障害の発生を反映する．いびきの強さの客観的な測定は，無呼吸低呼吸指数と相関する．いびきと喘ぎは，有意に睡眠時無呼吸予測に関与しており，いくつかの研究では睡眠時無呼吸に伴う最も意味のある症状である．DSM-5もまた，ポリソムノグラフィ基準を診断基準に含む．報告される症状は呼吸関連睡眠障害の診断において感度や特異度は十分ではないが，それらはスクリーニングの手段として使用可能である．

■特定用語

閉塞性睡眠時無呼吸低呼吸の重症度は，無呼吸低呼吸指数（すなわち，ポリソムノグラフィまたは他の終夜記録法を用いての睡眠1時間あたりの無呼吸と低呼吸の合計数の値）に基づいて決めら

れている．指数が15未満である場合，疾患は軽度であり，指数が15～30である場合，中等度，指数が30より多い場合，重度である．無呼吸低呼吸指数に関係なく，無呼吸と低呼吸が有意のヘモグロビン酸素飽和度の低下を伴う場合，または，睡眠が覚醒反応指数の上昇（覚醒反応指数は30を超える）が示されるようなひどく断片化された場合，または深睡眠の段階が減少した場合，疾患はより重症とみなされる．

中枢性睡眠時無呼吸
Central Sleep Apnea

マニュアル ➔ p.377／手引 ➔ p.178

　中枢性睡眠時無呼吸は，睡眠中に呼吸が停止と開始を繰り返す疾患である．これは脳が呼吸を制御する筋肉に適切な信号を送ることができないために起こる．対照的に，閉塞性睡眠時無呼吸低呼吸において，人は通常上気道閉塞のために呼吸することができない．中枢性睡眠時無呼吸はまれであり，睡眠時無呼吸症例の5%足らずの割合である．

　中枢性睡眠時無呼吸の一般的な徴候と症状は，睡眠中に，呼吸停止または異常な呼吸型，息切れを伴う突然の覚醒，体を起こすことによって楽になる息切れ，入眠維持困難（不眠），日中の過剰な眠気（過眠），集中困難，朝の頭痛，およびいびきが観察されるエピソードを含む．いびきはある程度の気道閉塞の増大を示すかもしれないが，いびきは中枢性睡眠時無呼吸が存在する場合にも聞かれるかもしれない．しかし，いびきは閉塞性睡眠時無呼吸低呼吸の場合ほどには，中枢性睡眠時無呼吸では顕著でないかもしれない．中枢性睡眠時無呼吸は，心不全とオピオイドの慢性的使用を含むいくつかの疾患と関連している．

　DSM-IVでは，中枢性睡眠時無呼吸は呼吸関連睡眠障害の診断に含まれており，別個の基準がなかった．中枢性睡眠時無呼吸のための特定の診断基準が，DSM-5のために開発された．

診断基準

A．ポリソムノグラフィで睡眠1時間あたり5回以上の中枢性無呼吸の証拠
B．その障害は，現在認められている他の睡眠障害ではうまく説明されない．

▶いずれかを特定せよ
　327.21（G47.31）**特発性中枢性睡眠時無呼吸**：換気努力の多様性によって引き起こされているが気道閉塞の証拠がない，睡眠時の無呼吸と低呼吸のエピソードの反復によって特徴づけられる．
　786.04（R06.3）**チェーンストークス呼吸**：1回換気量は周期的な漸増漸減型の様式で，それが1時間あたり少なくとも5回の頻度で中枢性の無呼吸と低呼吸を起こしており，頻回の覚醒を伴う．
　780.57（G47.37）**オピオイド使用に併存する中枢性睡眠時無呼吸**：この下位分類の病態生理は，オピオイドの延髄呼吸リズム中枢への影響および低酸素対高二酸化炭素による呼吸促進への差動性影響によるものである．
　コードするときの注〔780.57（G47.37）のみ〕：オピオイド使用障害があるときは，まずオピオイド使用障害のコードをつける．305.50（F11.10）軽度オピオイド使用障害，または304.00（F11.20）中等度から重度のオピオイド使用障害とし，それから780.57（G47.37）オピオイド使用に併存する中枢性睡眠時無呼吸をコードせよ．オピオイド使用障害がないときは（例：その物質の大量1回使用後），780.57（G47.37）オピオイド使用に併存する中枢性睡眠時無呼吸のみをコードせよ．
　注：DSM-5の本文中の「診断的特徴」の項目を参照．

▶ **現在の重症度を特定せよ**
中枢性睡眠時無呼吸の重症度は，呼吸障害の頻度と，繰り返される換気障害の結果として生じる関連する酸素飽和度低下と睡眠の断片化の程度によって分けられる．

■ **基準 A および B**
無呼吸エピソードは，睡眠 1 時間あたり 5 回以上の中枢性無呼吸を示しているポリソムノグラフィのデータを必要とする．臨床症状は中枢性睡眠時無呼吸を診断するためには感度や特異度が十分ではないが，スクリーニングの手段としては使用可能である．障害の原因として他の睡眠障害が除外される必要がある．

■ **下位分類と特定用語**
臨床家は，以下を示しておいてもよい．1) その障害が特発性であり，かつ気道閉塞とは無関係である，2) チェーンストークス呼吸型が存在する（1 回換気量が周期的漸増漸減型の様式によって特徴づけられ，頻回の覚醒を伴い，1 時間あたり少なくとも 5 回の頻度で中枢性の無呼吸と低呼吸を起こす結果になる），または 3) その障害がオピオイド使用に併存していること．現在の重症度も記録しておいてもよい．

睡眠関連低換気
Sleep-Related Hypoventilation

マニュアル ● p.380 / 手引 ● p.179

　睡眠関連低換気は，睡眠中の二酸化炭素値の上昇に関連する呼吸減少の結果である．睡眠関連換気低下は，睡眠中 10 秒以上持続する浅い呼吸の頻回なエピソードによって特徴づけられる．それは，肺疾患または神経筋や胸壁の疾患または医薬品使用としばしば関係している．
　DSM-5 は，DSM-IV のようにこの疾患を睡眠関連低換気のための一組の基準内に組み込むのではなく，睡眠関連低換気のために特定の診断基準を設けている．呼吸関連睡眠障害が共通の潜在的な生理学的な危険要因（呼吸調節の不安定性）を共有するかもしれないが，生理学的および解剖学的研究によれば，換気を低下させる他の疾患にしばしば併存する睡眠関連低換気に対して，これらの障害の病因が異なることが示されている．

診断基準

A．二酸化炭素値の上昇と関連する呼吸減少のエピソードがポリソムノグラフィで認められる（**注**：二酸化炭素の客観的測定がない場合，無呼吸/低呼吸と関連しない持続性のヘモグロビン酸素飽和度の低値は，低換気を示唆するかもしれない）．
B．その障害は現在認められている他の睡眠障害ではうまく説明されない．

▶ **いずれかを特定せよ**
　327.24（G47.34）特発性低換気：この下位分類は，いかなる既存の特定される状態によらない．
　327.25（G47.35）先天性中枢性肺胞低換気：この下位分類は，まれな先天性疾患で，その人は定型的には周産期に浅い呼吸，または睡眠中にはチアノーゼと無呼吸を呈する．
　327.26（G47.36）併存性睡眠関連低換気：この下位分類は，肺疾患（例：間質性肺炎，慢性閉塞性肺疾患），または神経筋疾患や胸壁の疾患（例：筋ジストロフィー，ポリオ後症候群，頸部脊髄損

傷，脊柱後側弯症），または医薬品（例：ベンゾジアゼピン，オピオイド）のような医学的疾患の結果として生じる．それは，肥満とともに生じ（肥満性低換気障害），胸壁協働低下による呼吸運動の仕事量の増大，換気/血流の不一致，さまざまに減少した換気推進力の組み合わせを反映している．そのような人は，通常体格指数が 30 を超えており，覚醒中の高二酸化炭素血症（二酸化炭素分圧が 45 を超える）によって特徴づけられ，他の低換気の証拠がない．

▶現在の重症度を特定せよ
重症度は，睡眠中に存在する低酸素血症と高二酸化炭素血症の程度とこれらの異常によって生じる終末器官の障害（例：右心不全）によって点数がつけられる．覚醒時の血液ガス異常の存在は，より高い重症度を示唆している．

■基準 A および B
他の睡眠障害の場合と同様に，特定のポリソムノグラフィの所見が診断のために必要である．他の睡眠障害は，この診断をする前に除外される必要がある．

■下位分類と特定用語
臨床家は，低換気が特発性か，まれな先天性中枢性肺胞低換気症候群（周産期に浅い呼吸，または睡眠中にはチアノーゼと無呼吸を呈する）によるものか，または肺疾患のような併存疾患によるものかどうかを記録することができる．現在の重症度も同様に示しておいてよい．

概日リズム睡眠-覚醒障害群
Circadian Rhythm Sleep-Wake Disorders

概日リズム睡眠-覚醒障害群
Circadian Rhythm Sleep-Wake Disorders

マニュアル ➡p.383／手引 ➡p.180

ヒトは生物時計で制御される概日リズムとして知られている生物リズムをもっており，それは日々の時間尺度に作用している．そのリズムは睡眠の時刻と同様，体温，覚醒，食欲とホルモン分泌に作用する．ヒトのもつ概日時計のため，時間が過ぎるにつれて，眠気は一方的に増加していかない．ある人の入眠したいという願望と能力は，その人が十分な睡眠から覚醒してからの時間の長さや，内因性概日リズムによって影響される．このように，身体は睡眠のため，および覚醒するためにその日の異なった時間に対応できるようになっている．

概日リズム睡眠-覚醒障害は，睡眠-覚醒スケジュールの変更や，その人のおかれた自然の睡眠覚醒サイクルと，睡眠に関連したその人の要求との間の不均衡のどちらかから生じる持続的あるいは反復性の睡眠分断の様式である．概日リズムという用語は，24時間の期間を通じて起こる人の内的な睡眠-覚醒関連リズムを指す．睡眠分断は不眠または日中の過剰な眠気につながり，機能の障害を起こす．概日リズム睡眠-覚醒障害のある人は，眠れず，職業的，学業的，社会的に必要とされる時間に目覚めることができない．しかし，彼らは，自己の体内時計によって決められた時間に眠ったり覚醒したりすることが許される場合は，通常十分な睡眠をとることができる．他の睡眠障害がない限り，その人の睡眠の質は正常である．

DSM-5 の概日リズム睡眠-覚醒障害の基準は，2 つの注目すべき分野において DSM-IV とは異なる．第 1 に，名称が「概日リズム睡眠障害」から変更された．概日リズム睡眠-覚醒障害のある人は睡眠開始および/または睡眠維持に困難をもつと十分に認められるにもかかわらず，彼らはまた顕著に覚醒状態での機能障害で苦しんでおり，かつしばしば過剰な眠気の治療を求める．このように，睡眠-覚醒の用語は，概日機能不全に特徴的である日中および夜間の機能障害を表現している．第 2 には，本章で後述するように，特定用語が改訂されている．

診断基準

A. 持続性または反復性の睡眠分断の様式で，基本的には，概日機序の変化，または内因性概日リズムとその人の身体的環境または社会的または職業的スケジュールから要求される睡眠-覚醒スケジュールとの不整合による．
B. その睡眠の分断は，過剰な眠気または不眠，またはその両者をもたらしている．
C. その睡眠の障害は，臨床的に意味のある苦痛，または社会的，職業的，または他の重要な領域における機能の障害を引き起こしている．

コードするときの注：ICD-9-CM ではすべての下位分類に 307.45 をつける．ICD-10-CM では下位分類別にコードする．

▶**いずれかを特定せよ**

307.45（G47.21）**睡眠相後退型**：睡眠開始と覚醒時間が後退している様式であり，希望する，または慣習的に受け入れられている早い時刻での入眠と覚醒ができない．

　▶**該当すれば特定せよ**
　　家族性：睡眠相後退の家族歴がある．

　▶**該当すれば特定せよ**
　　非 24 時間睡眠-覚醒型との重畳：睡眠相後退型は，もう 1 つの概日リズム睡眠-覚醒障害である非 24 時間睡眠-覚醒型と重畳することがある．

307.45（G47.22）**睡眠相前進型**：睡眠開始と覚醒時間が前進している様式で，希望する，または慣習的に受け入れられている遅い時刻まで覚醒または睡眠を維持できない．

　▶**該当すれば特定せよ**
　　家族性：睡眠相前進の家族歴がある．

307.45（G47.23）**不規則睡眠-覚醒型**：時間的にばらばらになった睡眠覚醒様式で，睡眠と覚醒時間帯の時間合わせが 24 時間を通して変化する．

307.45（G47.24）**非 24 時間睡眠-覚醒型**：睡眠覚醒周期が 24 時間の環境に同期しない様式で，睡眠開始と覚醒時間が一方的に毎日（通常はより遅い時間に）ずれていく．

307.45（G47.26）**交代勤務型**：交代勤務スケジュール（すなわち慣習的でない勤務時間の要求により）に関連した，主要睡眠時間帯における不眠，および/または主要な覚醒時間帯における過剰な眠気（不注意な睡眠を含む）

307.45（G47.20）**特定不能型**

▶**該当すれば特定せよ**

　エピソード型：症状は少なくとも 1〜3 カ月未満続く．
　持続型：症状は 3 カ月またはそれ以上続く．
　再発型：1 年の間に 2 回以上のエピソードが起こる．

■基準A，BおよびC

睡眠分断は，基本的に概日機序の変化，または内的概日睡眠–覚醒サイクルとその人の環境または職業的，社会的スケジュールからの要求との不整合による．この不整合は睡眠の障害に至り，それは苦痛または機能の障害だけでなく，過剰な眠気または不眠，またはその両者をもたらしている．

■下位分類と特定用語

下位分類は，睡眠相後退型，睡眠相前進型，不規則睡眠–覚醒型，非24時間睡眠–覚醒型，および交代勤務型，および特定不能型を含んでいる．睡眠相後退型は，家族性あるいは非24時間睡眠–覚醒型との重畳として，さらに特定されるかもしれない．

睡眠相後退型は希望する睡眠と覚醒の時間に関して主要な睡眠時間帯に遅れがあること（通常2時間以上）に基づき，朝の覚醒困難および職場での過剰な眠気，および家庭での睡眠障害をもたらす．

睡眠相前進型の診断は，基本的には主要な睡眠時間帯の時刻が希望する睡眠と覚醒の時間に関連して時間的に前進する（通常2時間以上）の病歴に基づいており，早朝の不眠と日中の過剰な眠気の症状となる．睡眠相前進型を含めるための理論的根拠は，正常よりも2～4時間早く生じているメラトニンおよび深部体温リズムを含む概日生物学的マーカーのより早い時間という強固な経験的証拠に基づいていた．

不規則睡眠–覚醒型の診断は，基本的に夜間の不眠（通常の睡眠時間帯での）と日中の過剰な眠気（居眠り）の病歴に基づく．この型は，識別可能な睡眠–覚醒概日リズムの欠如によって特徴づけられる．その人には主要睡眠時間帯がなく，1日の24時間において，睡眠が少なくとも3つの時期に断片化されている．それ以外の健康な人においては，この疾患は非常に不良な睡眠衛生によりもたらされることがある．とはいえ，不規則睡眠–覚醒型は，子どもの発達障害や高齢者の認知症といった神経障害と関連するのが一般的である．

非24時間睡眠–覚醒型の診断は，基本的に内因性概日リズムの調節と24時間の明暗周期との間の安定した同調または同期の欠如によって起こる不眠および/または過剰な眠気の病歴に基づく．典型的には不眠，過剰な眠気，またはその両方のある期間があり，無症状の時期と交替する．その人の睡眠相が外部環境に合っている無症状の時期から始まり，睡眠潜時が次第に長くなり，その人は入眠時不眠を訴えるようになる．睡眠相がずれ続けるにつれて，睡眠のための時計の駆動が今や日中となり，その人は日中に覚醒し続けることに困難が生じて眠気を訴えるようになり，やがて感情，認知，および機能へ悪影響を及ぼすことになる．概日周期が外部の24時間環境に合っていないので，症状は，その人が睡眠傾向の概日リズムに関連していつ寝ようとするかによる．交代勤務型の診断は，午前8時から午後6時までの日中の時間枠以外で，規則的に組まれた勤務予定の経歴に基づく．これは勤務中の過剰な眠気や家庭での睡眠障害となる．

DSM-IVでの時差型の下位分類は撤廃された．時差型の下位分類は複数の標準時間帯にわたる旅行が一般的に一過性または短期の機能障害に関連するために削除された．睡眠–覚醒機能不全は病的反応というよりもむしろ正常な生理学的反応の表れかもしれない．

睡眠時随伴症群
Parasomnias

睡眠時随伴症群は，睡眠，特定の睡眠段階，または睡眠-覚醒の移行に関連して出現する異常行動，体験，または生理学的事象によって特徴づけられる．

ノンレム睡眠からの覚醒障害
Non-Rapid Eye Movement Sleep Arousal Disorders

マニュアル⊖p.392／手引⊖p.181

ノンレム睡眠からの覚醒障害を構成する疾患群——睡眠時遊行症と睡眠時驚愕症——は，覚醒状態とノンレム睡眠の両方の要素が同時に混合している多様性を表しており，それは意識の自覚なし（時には"解離状態"と呼ばれる）に複雑な運動行動の出現をもたらす組み合わせである．人々や動物達におけるこれらの疾患の重畳は，十分に立証されている．ヒトの睡眠が，異なる皮質野での覚醒様および睡眠様の脳波記録の型の同時共存によって特徴づけることができるという事実は，ノンレム睡眠からの覚醒障害での解離状態の概念を支持している．

診断基準

A. 睡眠から不完全に覚醒するエピソードが反復し，通常は主要睡眠時間帯の最初の 1/3 の間に起こり，以下のいずれかの症状を伴う．
  (1) **睡眠時遊行症型**：睡眠中にベッドから起き上がり歩き回るエピソードの反復．睡眠時遊行の間，その人はうつろな表情で視線を動かさず，他の人が話しかけようとしてもあまり反応せず，覚醒させるのがきわめて困難である．
  (2) **睡眠時驚愕症型**：睡眠から突然驚愕覚醒するというエピソードの反復で，通常は恐怖の叫び声で始まる．各エピソード中に，強い恐怖と，瞳孔散大，頻拍，呼吸促迫，発汗など自律神経系緊張の徴候がある．エピソード中，他の人達が落ち着かせようとしても反応がかなり悪い．
B. 夢の映像はまったく，または少ししか想起されない（例：たった1つの情景しか）．
C. エピソードについての健忘がある．
D. そのエピソードは，臨床的に意味のある苦痛，または社会的，職業的，または他の重要な領域における機能の障害を引き起こしている．
E. その障害は，物質（例：乱用薬物，医薬品）による生理学的作用によるものではない．
F. 併存する精神疾患または医学的疾患では，睡眠時遊行症または睡眠時驚愕症のエピソードを説明できない．

コードするときの注：ICD-9-CM では，すべての下位分類に 307.46 とコードする．ICD-10-CM では，コードは下位分類に基づいている．

▶いずれかを特定せよ
307.46（F51.3）**睡眠時遊行症型**
  ▶該当すれば特定せよ
  睡眠関連食行動を伴う
  睡眠関連性行動を伴う

307.46（F51.4）睡眠時驚愕症型

■基準 A，B および C

ノンレム睡眠からの覚醒障害は，睡眠から不完全に覚醒するエピソードの反復によって特徴づけられ，通常は主要睡眠時間帯の最初の3分の1の間に始まる．その人は<u>睡眠時遊行症</u>（ベッドから起き上がって歩き回ることを含む，睡眠中に始まる複雑な運動行動のエピソードの反復と定義される），あるいは<u>睡眠時驚愕症</u>（睡眠から突然驚愕覚醒することが反復して起こり，通常は恐怖の叫び声で始まる）を経験するかもしれない．その人がこれらの覚醒後に目を覚ましても，夢をまったく，または少ししか想起できないか，または断片的で単純な像しか想起できない．そして，その人はエピソードについての健忘がある．

■基準 D，E および F

他の DSM-5 の障害と一致して，ノンレム睡眠からの覚醒障害は，臨床的に意味のある苦痛または機能の障害を伴わなければならない．物質（例：乱用薬物，医薬品）の生理学的作用は原因として除外されなければならず，共存する他の精神疾患と医学的疾患も除外しなければならない．

悪夢障害
Nightmare Disorder

マニュアル ●p.397／手引 ●p.182

悪夢障害は，脅すような，ぎょっとさせるような，または不快な気分を感じる反復する夢によって特徴づけられる．その人は，覚醒時には完全に見当識があり，通常夢を記憶している．悪夢は一般人口において比較的普通にみられるため，悪夢が反復性で，意味のある苦痛または機能の障害をもたらす場合のみ，悪夢障害が考慮されなければならない．

診断基準　　　　　　　　　　　　　　　　　　　　　　307.47（F51.5）

A．長引いた非常に不快な，詳細に想起できる夢が反復して生じる．その夢は通常，生存，安全，または身体保全への脅威を回避しようとする内容を含み，一般的には主要睡眠時間帯の後半に起こる．
B．不快な夢から覚めると，その人は急速に見当識と意識を保つ．
C．その睡眠障害は，臨床的に意味のある苦痛，または社会的，職業的，または他の重要な領域における機能の障害を引き起こしている．
D．その悪夢症状は，物質（例：乱用薬物，医薬品）の生理学的作用によるものではない．
E．併存する精神疾患および医学的疾患では，不快な夢の訴えの主要部分を十分に説明できない．

▶該当すれば特定せよ
　入眠時に生じる
▶該当すれば特定せよ
　非睡眠障害を伴う，物質使用障害を含む
　他の医学的疾患を伴う
　他の睡眠障害を伴う
　コードするときの注：コード 307.47（F51.5）がこれら3病型すべてに適用される．関連性を示すため，悪夢障害のコードをつけたすぐ後ろに，関連する精神疾患，医学的疾患，他の睡眠障害についてもコードすること．

> ▶ **該当すれば特定せよ**
> **急性**：悪夢の期間が1カ月以内
> **亜急性**：悪夢の期間が1カ月を超えるが6カ月未満
> **持続性**：悪夢の期間が6カ月以上
> ▶ **現在の重症度を特定せよ**
> 重症度は，悪夢が生じる頻度で評価できる．
> **軽度**：エピソードが平均して週に1回未満
> **中等度**：エピソードは週に1回以上であるが，毎夜ではない．
> **重度**：エピソードが毎夜生じる．

■基準AおよびB

DSM-5 では，「反復覚醒」を「反復して生じる」に置き換えた．その変更は，悪夢がその人を覚醒させるという要件を除外し，それによって，悪夢（覚醒を引き起こす）と嫌な夢（覚醒を引き起こさない）との間の区別を除外した．悪夢による苦痛は，覚醒が引き起こす夜間の睡眠の分断以上の強さのものである．第1に，慢性の36%に達するものと急性の56%の悪夢障害患者は睡眠からの覚醒はないと報告しており，わずか11%のみが悪夢によって覚醒すると訴えている．第2に，悪夢障害の患者の69%は（非覚醒の）嫌な夢を少なくとも1つ見たことがあると報告しており，感情的な強さは悪夢で報告された強さと同等またはより重度であるという．22%の人では，嫌な夢についての平均強度評価点は，悪夢についての平均強度評価点と同等か，それ以上である（Hasler & Germain, 2009）．第3には，最も不快な夢さえ，睡眠中の人を必ずしも覚醒させるというわけではない，また臨床家は，覚醒することなく夢の中で暴力で死ぬ夢を見る多くの人を記述してきた．これらの所見を合わせると，かなり多くの人がその人を覚醒させない，非常に強度の強い，不穏な夢を見ることを示している．覚醒し悪夢が終了するとき，その人は完全な覚醒状態への急速な回復を示す．不快気分は覚醒状態にも持続するかもしれないし，再入眠が困難になったり，日中の苦痛を長引かせることがある．

DSM-5 はまた，「長い非常に恐ろしい夢，通常生命，安全，または自尊心を脅かすような」を「長引いた非常に不快な，詳細に想起できる夢で，通常，生存，安全，または身体保全への脅威を回避しようとする内容を含む」に変更した．恐怖は悪夢を特徴づけている最も頻度が高い感情であるかもしれないが，それは決してただ1つのものではない．研究によれば，怒り，悲しみ，欲求不満，嫌気，混乱と罪の意識を含む種々の不快な感情が悪夢で起こることが示されている．実際に，悪夢の30%と嫌な夢の51%は，恐怖以外の原始的情動を含んでいる（Nielsen & Zadra, 2010）．

■基準C

悪夢は，明らかな社会的または職業的な機能の障害よりも，より意味のある主観的苦痛を引き起こす．しかし，悪夢が頻繁な覚醒または睡眠回避に至れば，その人は日中の過剰な眠気，集中力低下，抑うつ，不安，または易怒性を経験するかもしれない．悪夢障害の一部の人は，悪夢が彼らの機能に与える影響を最小化するか過小評価しているが，それは一部にはそのような機能障害に明確な指標がないことによる．これが過小診断と過小治療につながる可能性がある．

■基準DおよびE

悪夢症状は，物質の生理学的作用によるものではない．〜によるという用語は，悪夢の正確な原

因が不明であるという事実をより正確に反映している．他の精神疾患（例：パニック症）と医学的疾患（例：夜間のてんかん発作）は，不快な夢の可能性のある原因として除外される必要がある．死別反応も，その夢の原因であるかもしれない．

レム睡眠行動障害
Rapid Eye Movement Sleep Behavior Disorder

マニュアル ➡ p.400／手引 ➡ p.183

ヒトと動物におけるレム睡眠行動障害は，よく確立されており，レム睡眠から覚醒するときに劇的かつ潜在的に暴力的または傷害的行動を引き起こす可能性がある．レム睡眠行動障害は1960年代に動物実験で発見され，1986年にヒトで最初に記述された．それ以来，それはおそらくノンレム睡眠からの覚醒障害に次いで2番目の有病率である睡眠時随伴症の主要型の1つと確認された．臨床的特徴，ポリソムノグラフィ所見（ほとんどすべての症例に存在する），および医薬品に対する反応は，十分特徴あるものになっている．レム睡眠行動障害は，睡眠に関連した傷害または暴力行為における最も重要な原因の1つである．

レム睡眠行動障害と神経変性疾患（特にパーキンソン病，レビー小体型認知症，多系統萎縮症）の特別な関係は，明確に立証された．睡眠専門外来を受診するレム睡眠行動障害の人の少なくとも50％は，結局は（しばしば10年以上遅れて）これらの疾患の1つを発症する．レム睡眠行動障害は，精神科患者集団で，より頻度が高いかもしれない．加えて，精神科医によって通常処方される三環系抗うつ薬，選択的セロトニン再取り込み阻害薬，またはセロトニン−ノルアドレナリン再取り込み阻害薬を含む薬物によって誘発される医薬品誘発性レム睡眠行動障害は，次第に明らかに認められてきている．

診断基準　　　　　　　　　　　　　　　　　　　　　　　　　　327.42（G47.52）

A．睡眠中に，発声および／または複雑な運動行動を伴う覚醒エピソードの反復
B．これらの行動はレム睡眠中に生じ，したがって，通常は入眠から90分以上経過して，睡眠時間の後半により多く起こるが，昼寝の間に起こることは多くない．
C．これらのエピソードから覚醒するとき，その人は完全に覚醒しており，敏感であり，混乱や失見当識はない．
D．以下のうちのいずれかにあてはまる：
　（1）ポリソムノグラフィ記録で筋緊張消失を伴わないレム睡眠
　（2）レム睡眠行動障害を示唆する既往があり，シヌクレイン病（例：パーキンソン病，多系統萎縮症）の診断が確定している．
E．その行動は，臨床的に意味のある苦痛，または社会的，職業的，または他の重要な領域における機能の障害を引き起こしている（自傷または一緒に床につく人への傷害を含んでいるかもしれない）．
F．その障害は，物質（例：乱用薬物，医薬品）による生理学的な作用，または他の医学的疾患によるものではない．
G．併存する精神疾患または医学的疾患では，そのエピソードを説明できない．

■ 基準 A，B，C および D

　レム睡眠行動障害は，レム睡眠中，発声および/または複雑な運動行動にしばしば関連する覚醒エピソードの反復によって特徴づけられる．これらの行動は，行動的あるいは暴力的な夢の内容に対する運動反応である場合がしばしばであり，「夢で演技する行動」と呼ばれていた．これらの行動はその人にとっても一緒に床につく人にとってもきわめて煩わしいものかもしれず，また意味のある障害（例：ベッドから転落する，跳び上がる，殴るまたは蹴る）をまねくかもしれない．これらの行動は，レム睡眠中にのみ生じる．起こせばその人はただちに覚醒し，見当識もあり，通常夢の内容を想起することができる．さらに，1) ポリソムノグラフィ記録で筋緊張消失を伴わないレム睡眠または 2) レム睡眠行動障害を示唆する既往歴があり，確定したシヌクレイン病（例：パーキンソン病）の診断のいずれかが存在している．

■ 基準 E，F および G

　レム睡眠行動障害の診断は，臨床的に意味のある苦痛または機能の障害を必要とする．物質（例：乱用薬物，医薬品）または他の医学的疾患の生理学的作用はその障害を引き起こす原因として除外されなければならず，併存する精神疾患または医学的疾患もまた，原因として除外されなければならない．

レストレスレッグス症候群（むずむず脚症候群）
Restless Legs Syndrome

マニュアル ● p.403／手引 ● p.184

　レストレスレッグス症候群は，脚（または腕）を動かしたいという欲求で特徴づけられる知覚運動性，神経学的睡眠障害で，通常，むずむずする，何かが這うような，くすぐるような，ほてる，あるいはむずがゆいと表現される落ち着かない感覚に関連する．静かにしていると症状が悪くなり，落ち着かない感覚を緩和させようとして脚を頻繁に動かすようになる．症状は夕方あるいは夜間により悪く，一部の人では夕方あるいは夜間にしか症状が発現しない．DSM-5 では，レストレスレッグス症候群は障害の地位まで引き上げられた．DSM-IV では，特定不能の睡眠異常のより幅広いカテゴリーの範囲内で，レストレスレッグス症候群の短い要約が含まれていた．

　レストレスレッグス症候群はよくあるもので，2.7〜7.2％ の有病率である（この低めの有病率は，少なくとも中等度の苦痛があるという条件を追加したことを反映している）．レストレスレッグス症候群をもつ人は，女性のほうが男性よりも約 1.5〜2 倍多い（Allen et al, 2005）．

　レストレスレッグス症候群は，意味のある臨床的または機能の障害を伴う．その障害は，睡眠時間短縮，睡眠の分断化，および他の睡眠障害の報告と関連することが十分に記述されている．客観的研究によって，レストレスレッグス症候群をもつ人には重篤で客観的な睡眠の異常があり，睡眠潜時の延長とより高い覚醒指標が最も一致する所見である．

診断基準　　　　　　　　　　　　　　　　　　　　　　　　　333.94（G25.81）

A．脚を動かしたいという強い欲求は，通常，落ち着かない不快な下肢の感覚を伴い，またはそれに反応しており，以下の特徴のすべてを有している．
　(1) 脚を動かしたいという強い欲求は，安静時または低活動時に始まるか，増悪する．
　(2) 脚を動かしたいという強い欲求は，運動することで，部分的または完全に改善する．
　(3) 脚を動かしたいという強い欲求は，日中より夕方または夜間に増悪するか，または夕方または

夜間にしか生じない.
B. 基準Aの症状は週に3回以上生じ,その状態が3カ月以上続いている.
C. 基準Aの症状は,臨床的に意味のある苦痛,または社会的,職業的,教育的,学業的,行動的,または他の重要な領域における機能の障害を引き起こしている.
D. 基準Aの症状は,他の精神疾患または他の医学的疾患(例:関節炎,下肢の浮腫,末梢虚血,下肢けいれん)によるものではなく,行動的障害(例:姿勢による不快感,貧乏揺すり)では説明できない.
E. その症状は,乱用薬物または医薬品の生理学的影響(例:アカシジア)によるものではない.

■基準AおよびB

基準AおよびBはDSM-IVで定義されている基本的な診断特徴に従っており,文献上の記述と矛盾がない.診断を満たすためには,脚を動かしたいという欲求は,3カ月の間に少なくとも週に3回起こらなければならない.これは,その障害が単に一過性の障害でないことを確認するのに役立つ.

■基準C

レストレスレッグス症候群は,意味のある機能の障害または苦痛を引き起こしていなければならない.より軽症の症状の影響については十分に特徴づけられていないが,その人々は日常生活の少なくとも1つの活動に分断が生じていると訴えるかもしれず,半分の人が気分に対する負の影響を訴え,半分近くの人が気力の欠乏を訴える.レストレスレッグス症候群の結果で最も多いのは,睡眠時間短縮と睡眠断片化を含む睡眠障害である.

■基準DおよびE

レストレスレッグス症候群の症状は,単に他の精神疾患または医学的疾患または行動的疾患,または医薬品の影響では説明できない.多くの人が静かにしている間に脚を動かしたいという強い欲求や必要があるというが,この疾患はないので,他の疾患とレストレスレッグス症候群との鑑別が重要である.レストレスレッグス症候群で最も重要な類似症状は,下肢けいれん,姿勢による不快感,関節痛または関節炎,筋肉痛,姿勢性虚血(しびれ),下肢浮腫,末梢神経障害,神経根症状ならびに貧乏揺すりである.筋肉の"こむら返り"やけいれん,姿勢を1回変えるだけで症状が改善すること,関節に症状が限定されること,拍動性の痛みがあること,身体検査でその他の異常があることはこの症候群に特徴的なものではない.医薬品誘発性アカシジアや末梢神経障害と比較すると,レストレスレッグス症候群では夜間増悪と周期性四肢運動が生じることが多い.

物質・医薬品誘発性睡眠障害
Substance/Medication-Induced Sleep Disorder

マニュアル ● p.407 / 手引 ● p.184

DSM-5では,物質・医薬品誘発性睡眠障害は,単一のカテゴリーに併合された.物質・医薬品誘発性睡眠障害の基本的特徴は,主に乱用薬物または医薬品の既知の影響と関連すると判断される顕著な睡眠障害である.これらの障害は臨床の場で比較的よくみられるが,診断するのは必ずしも容易ではなく,それらは物質(または医薬品)の型,薬剤に対する個人の反応,およびその物質の薬理

学を含むいくつかの因子に依存する．例えば，カフェインは睡眠障害で最も頻度が高い原因の1つで，どのような不眠症の検査においても原因として除外される必要がある．物質によって，睡眠障害の4つの下位分類のうちの1つを述べるかもしれない．すなわち，不眠型，日中の眠気型，睡眠時随伴症型，複数の型の睡眠症状があるが，どの症状も優勢ではない症例のための混合型，である．

　DSM-5はタバコ誘発性睡眠障害を診断の一覧に含めた．経験に基づく証拠は，ニコチンが睡眠を障害する物質であるかもしれないと示唆している．

診断基準

A．顕著で重篤な睡眠の障害
B．既往歴，身体診察，または検査所見から，次の（1）および（2）の両方の証拠がある．
　（1）基準Aの症状が，物質中毒中またはその直後，または医薬品からの離脱または曝露の後に生じている．
　（2）関連した物質・医薬品は基準Aの症状を生じる可能性がある．
C．その障害は，物質・医薬品誘発性ではない睡眠障害ではうまく説明されない．そのような独立した睡眠障害の証拠には，以下のものが含まれるであろう．
　　症状が物質・医薬品の使用開始に先行する；症状が，急性の離脱または重篤な中毒が終わった後，相当な期間（例：約1カ月）持続している；または物質・医薬品誘発性でない睡眠障害が独立して存在していることを示唆する他の証拠（例：物質・医薬品に関連しない反復エピソードの既往歴）がある．
D．その障害は，せん妄の経過中に限って起こるものではない．
E．その障害は，臨床的に意味のある苦痛，または社会的，職業的，または他の重要な領域における機能の障害を引き起こしている．

注：この診断は，基準Aの症状が臨床像において優勢であり，かつ臨床的関与に値するほど十分に重度であるときのみ，物質中毒または物質離脱に代わって下されるべきである．

コードするときの注：［特定の物質・医薬品］誘発性睡眠障害のためのICD-9-CMとICD-10-CMコードは，下記の表に示されている．ICD-10-CMコードは，同じ分類の物質について併存する物質使用障害の有無によることに注意せよ．軽度の物質使用障害が物質誘発性睡眠障害に併存している場合は，4番目の数字は「1」であり，臨床家は，物質誘発性睡眠障害の前に，「軽度［物質］使用障害」と記録すべきである（例：「軽度コカイン使用障害，コカイン誘発性睡眠障害を伴う」）．中等度または重度の物質使用障害が物質誘発性睡眠障害に併存している場合は，4番目の数字は「2」であり，併存する物質使用障害の重症度に応じて，臨床家は「中等度［物質］使用障害」または「重度［物質］使用障害」と記録すべきである．物質使用障害が併存していない場合（例：物質の大量使用を1回した後），4番目の数字は「9」であり，臨床家は物質誘発性睡眠障害のみを記録すべきである．中等度または重度のタバコ使用障害は，タバコ誘発性睡眠障害にコードするために必要である；併存する軽度のタバコ使用障害またはタバコ使用障害のないことを，タバコ誘発性睡眠障害と同時にコードすることは許されない．

▶いずれかを特定せよ

不眠型：入眠困難または睡眠維持が困難で，夜間の頻回覚醒または疲労回復感のない睡眠が特徴である．
日中の眠気型：覚醒時間中の過剰な眠気/疲労感の訴えが顕著であるか，より頻度は少ないが，長い睡眠時間帯が特徴である．
睡眠時随伴症型：睡眠中の異常行動が特徴である．
混合型：複数の型の睡眠症状があるが，どの症状も優勢ではない．物質・医薬品誘発性の睡眠の問題

を特徴とする．

▶**該当すれば特定せよ**（物質分類に関連した診断については「物質関連障害および嗜癖性障害群」の表 16-1，277 頁を参照）：
中毒中の発症：その物質・医薬品による中毒の基準を満たし，症状が中毒中に発症した場合は，この特定用語が用いられるべきである．
中断または離脱中の発症：その物質・医薬品の中断/離脱の基準を満たし，症状が物質・医薬品中止の期間中または直後に発症した場合は，この特定用語が用いられるべきである．

	ICD-9-CM	ICD-10-CM		
		軽度の使用障害を伴う	中等度または重度の使用障害を伴う	使用障害を伴わない
アルコール	291.82	F10.182	F10.282	F10.982
カフェイン	292.85	F15.182	F15.282	F15.982
大麻	292.85	F12.188	F12.288	F12.988
オピオイド	292.85	F11.182	F11.282	F11.982
鎮静薬，睡眠薬，または抗不安薬	292.85	F13.182	F13.282	F13.982
アンフェタミン（または他の精神刺激薬）	292.85	F15.182	F15.282	F15.982
コカイン	292.85	F14.182	F14.282	F14.982
タバコ	292.85	NA	F17.208	NA
他の（または不明の）物質	292.85	F19.182	F19.282	F19.982

■**基準 A および B**

この診断基準は，睡眠の障害が重度であることを必要としている．これによって独立した臨床的関与に値する睡眠の問題に診断を制限する．この基準は，さらに睡眠障害が物質の薬理学的作用によるものである可能性を必要とする．

■**基準 C**

基準 C は，その障害が物質または医薬品誘発性ではない睡眠障害によってうまく説明されないことを必要とする．証拠には，以下のものが含まれるであろう．1) 症状が，物質または医薬品の使用開始に先行する，2) 症状が，急性の離脱または重篤な中毒が終わった後，相当な期間（例：約 1 カ月）持続している，または 3) 物質・医薬品誘発性でない睡眠障害が独立して存在していることを示唆する他の証拠（例：物質・医薬品に関連しない反復エピソードの既往歴）がある．

■**基準 D**

睡眠障害がせん妄の経過中だけに現れる場合は，別個の診断をするべきではない．

■**基準 E**

物質による睡眠障害は，臨床的に意味のある苦痛または機能の障害に至る必要がある．再発の危険性の増加は，本疾患における 1 つの特有な機能的結果である．

他の特定される不眠障害，特定不能の不眠障害
Other Specified Insomnia Disorder, Unspecified Insomnia Disorder

マニュアル ➡ p.413／手引 ➡ p.188

　これらは，臨床的に意味のある苦痛または機能の障害を引き起こすが，診断分類中のより特徴的な症状の基準を満たさない不眠障害の症状に使用される残遺カテゴリーである．他の特定される不眠障害のカテゴリーは，臨床家が完全には基準を満たさない特定の理由を伝える選択をする場合に使用される．臨床家は，特定の理由（例：短期間の不眠障害）を記録するのを推奨される．

　特定不能の不眠障害のカテゴリーは，臨床家が基準を満たさない理由を特定しないことを選択した場合，または特定の診断を下すのに十分な情報がない場合において使用される．

▶他の特定される不眠障害

780.52（G47.09）

このカテゴリーは，臨床的に意味のある苦痛，または社会的，職業的，または他の重要な領域における機能の障害を引き起こす不眠障害に特徴的な症状が優勢であるが，不眠障害または睡眠－覚醒障害群の診断分類中のいずれの基準も完全には満たさない場合に適用される．他の特定される不眠障害のカテゴリーは，臨床家が，その症状が不眠障害またはどの特定の睡眠－覚醒障害の基準も満たさないという特定の理由を伝える選択をする場合に使用される．これは，「他の特定される不眠障害」の後に特定の理由（例：「短期間の不眠障害」）を記録することによって行われる．

「他の特定される」という用語を使用して特定できる症状の例は以下である．
1. **短期間の不眠障害**：罹患期間が3カ月未満である．
2. **非回復性睡眠のみに限定**：入眠や睡眠維持の困難のような他の睡眠症状に付随しない非回復性の睡眠が主な訴えである．

▶特定不能の不眠障害

780.52（G47.00）

このカテゴリーは，臨床的に意味のある苦痛，または社会的，職業的，または他の重要な領域における機能の障害を引き起こす不眠障害に特徴的な症状が優勢であるが，不眠障害または睡眠－覚醒障害群の診断分類中のいずれの基準も完全には満たさない場合に適用される．特定不能の不眠障害のカテゴリーは，臨床家が，不眠障害または特定の睡眠－覚醒障害の診断基準を満たさない理由を特定しないことを選択した場合，およびより特定の診断を下すのに十分な情報がない状況において使用される．

他の特定される過眠障害，特定不能の過眠障害
Other Specified Hypersomnolence Disorder, Unspecified Hypersomnolence Disorder

マニュアル ➡ p.413／手引 ➡ p.189

　これらは，臨床的に意味のある苦痛または機能の障害を引き起こすが，診断分類中のより特徴的な症状の基準を満たさない過眠障害の症状に使用される残遺カテゴリーである．他の特定される過眠障害のカテゴリーは臨床家が完全には基準を満たさない特定の理由を伝える選択をする場合に使用される．臨床家は，特定の理由（例：短期間の過眠）を記録するのを推奨される．

　特定不能の過眠障害のカテゴリーは，臨床家が基準を満たさない理由を特定しないことを選択し

た場合，または特定の診断を下すのに十分な情報がない場合において使用される．

▶他の特定される過眠障害

780.54（G47.19）

このカテゴリーは，臨床的に意味のある苦痛，または社会的，職業的，または他の重要な領域における機能の障害を引き起こす過眠障害に特徴的な症状が優勢であるが，過眠障害または睡眠-覚醒障害群の診断分類のいずれの基準も完全には満たさない場合に適用される．他の特定される過眠障害のカテゴリーは，臨床家が，その症状が過眠障害またはどの特定の睡眠-覚醒障害の基準も満たさないという特定の理由を伝える選択をする場合に使用される．これは，「他の特定される過眠障害」の後に特定の理由（例：クライネ-レヴィン症候群における「短期間の過眠」）と記録されることによって行われる．

▶特定不能の過眠障害

780.54（G47.10）

このカテゴリーは，臨床的に意味のある苦痛，または社会的，職業的，または他の重要な領域における機能の障害を引き起こす過眠障害に特徴的な症状が優勢であるが，過眠障害または睡眠-覚醒障害群の診断分類中のいずれの基準も完全には満たさない場合に適用される．特定不能の過眠障害のカテゴリーは，臨床家が，過眠障害または特定の睡眠-覚醒障害の基準を満たさない理由を特定しないことを選択した場合，および，より特定の診断を下すのに十分な情報がない状況において使用される．

他の特定される睡眠-覚醒障害，特定不能の睡眠-覚醒障害
Other Specified Sleep-Wake Disorder, Unspecified Sleep-Wake Disorder

マニュアル●p.414／手引●p.189

　他の特定される睡眠-覚醒障害カテゴリーは，臨床的に意味のある苦痛または機能の障害を引き起こす睡眠-覚醒障害に特徴的な症状が優勢であるが，睡眠-覚醒障害の診断分類中で，その障害のいずれの基準も完全には満たさず，他の特定される不眠障害または他の特定される過眠障害の診断に合致しない状況において適用される．

　特定不能の睡眠-覚醒障害カテゴリーは，臨床家が，その基準が睡眠-覚醒障害のために満たされない理由を特定しないことを選択するか，または，より特定の診断を下すのに十分な情報がない状況において適用される．

▶他の特定される睡眠-覚醒障害

780.59（G47.8）

このカテゴリーは，臨床的に意味のある苦痛，または社会的，職業的，または他の重要な領域における機能の障害を引き起こす睡眠-覚醒障害に特徴的な症状が優勢であるが，睡眠-覚醒障害群の診断分類のいずれの基準も完全には満たさず，睡眠-覚醒障害群の中のいかなる診断分類にも当てはまらないので，他の特定される不眠障害または他の特定される過眠障害の診断に合致しないものに適用される．他の特定される睡眠-覚醒障害のカテゴリーは，臨床家が，その症状がどの特定の睡眠-覚醒障害の基準も満たさないという特定の理由を伝える選択をする場合に使用される．これは，「他の特定される睡眠-覚醒障害」の後に特定の理由（例：「ポリソムノグラフィなしでレム睡眠期の覚醒の反復，またはパーキンソ

ン病，または他のシヌクレイノパチーの病歴」）を記録することによって行われる．

▶ 特定不能の睡眠-覚醒障害

780.59（G47.9）

このカテゴリーは，臨床的に意味のある苦痛，または社会的，職業的，または他の重要な領域における機能の障害を引き起こす睡眠-覚醒障害に特徴的な症状が優勢であるが，睡眠-覚醒障害群の中のどの障害の診断基準も完全には満たさず，特定不能の不眠障害または特定不能の過眠障害の診断に合致しないものに適用される．特定不能の睡眠-覚醒障害のカテゴリーは，臨床家が，その症状がどの特定の睡眠-覚醒障害の基準も満たさないとする理由を特定しないことを選択する場合，および，より特定の診断を下すのに十分な情報がない状況において使用される．

Key Points

- DSM-5 における睡眠障害群の章の改訂は米国睡眠医学会によって発表された『睡眠障害国際分類』の第 2 版による影響を受けている．
- 原発性不眠症の診断は，原発性および続発性不眠症の間の差異を回避するために不眠障害に名前を変更されている．現在，ヒポクレチンと関連することを知られているナルコレプシーは，他の病型の過眠（過眠障害）と区別される．
- 呼吸関連睡眠障害群は，3 つの異なった障害に分類される．すなわち，閉塞性睡眠時無呼吸低呼吸，中枢性睡眠時無呼吸，および睡眠関連低換気である．
- 概日リズム睡眠障害群（現在，概日リズム睡眠-覚醒障害と呼ばれる）の下位分類は，睡眠相前進型と不規則睡眠-覚醒型を含むものに拡張され，時差型は削除された．
- レム睡眠行動障害とレストレスレッグス症候群は，独立した障害の地位を獲得した．両方とも，「特定不能」の診断の例として，DSM-IV に含まれていた．

CHAPTER 14
Sexual Dysfunctions, Gender Dysphoria, and Paraphilic Disorders

性機能不全群，性別違和，パラフィリア障害群

性機能不全群〈DSM-5, 415 頁〉

302.74 (F52.32) 射精遅延〈DSM-5, 416 頁〉
302.72 (F52.21) 勃起障害〈DSM-5, 418 頁〉
302.73 (F52.31) 女性オルガズム障害〈DSM-5, 421 頁〉
302.72 (F52.22) 女性の性的関心・興奮障害〈DSM-5, 425 頁〉
302.76 (F52.6) 性器-骨盤痛・挿入障害〈DSM-5, 429 頁〉
302.71 (F52.0) 男性の性欲低下障害〈DSM-5, 432 頁〉
302.75 (F52.4) 早漏〈DSM-5, 435 頁〉
物質・医薬品誘発性性機能不全〈DSM-5, 437 頁〉
302.79 (F52.8) 他の特定される性機能不全〈DSM-5, 441 頁〉
302.70 (F52.9) 特定不能の性機能不全〈DSM-5, 441 頁〉

性別違和〈DSM-5, 443 頁〉

302.6 (F64.2) 子どもの性別違和〈DSM-5, 444 頁〉
302.85 (F64.1) 青年および成人の性別違和〈DSM-5, 444 頁〉
302.6 (F64.8) 他の特定される性別違和〈DSM-5, 451 頁〉
302.6 (F64.9) 特定不能の性別違和〈DSM-5, 452 頁〉

Sexual Dysfunctions

302.74 (F52.32) Delayed Ejaculation
302.72 (F52.21) Erectile Disorder
302.73 (F52.31) Female Orgasmic Disorder
302.72 (F52.22) Female Sexual Interest/Arousal Disorder
302.76 (F52.6) Genito-Pelvic Pain/Penetration Disorder
302.71 (F52.0) Male Hypoactive Sexual Desire Disorder
302.75 (F52.4) Premature (Early) Ejaculation
Substance/Medication-Induced Sexual Dysfunction
302.79 (F52.8) Other Specified Sexual Dysfunction
302.70 (F52.9) Unspecified Sexual Dysfunction

Gender Dysphoria

302.6 (F64.2) Gender Dysphoria in Children
302.85 (F64.1) Gender Dysphoria in Adolescents and Adults
302.6 (F64.8) Other Specified Gender Dysphoria
302.6 (F64.9) Unspecified Gender Dysphoria

パラフィリア障害群〈DSM-5, 677 頁〉	Paraphilic Disorders
302.82 (F65.3) 窃視障害〈DSM-5, 678 頁〉	302.82 (F65.3) Voyeuristic Disorder
302.4 (F65.2) 露出障害〈DSM-5, 681 頁〉	302.4 (F65.2) Exhibitionistic Disorder
302.89 (F65.81) 窃触障害〈DSM-5, 684 頁〉	302.89 (F65.81) Frotteuristic Disorder
302.83 (F65.51) 性的マゾヒズム障害〈DSM-5, 687 頁〉	302.83 (F65.51) Sexual Masochism Disorder
302.84 (F65.52) 性的サディズム障害〈DSM-5, 688 頁〉	302.84 (F65.52) Sexual Sadism Disorder
302.2 (F65.4) 小児性愛障害〈DSM-5, 690 頁〉	302.2 (F65.4) Pedophilic Disorder
302.81 (F65.0) フェティシズム障害〈DSM-5, 693 頁〉	302.81 (F65.0) Fetishistic Disorder
302.3 (F65.1) 異性装障害〈DSM-5, 696 頁〉	302.3 (F65.1) Transvestic Disorder
302.89 (F65.89) 他の特定されるパラフィリア障害〈DSM-5, 698 頁〉	302.89 (F65.89) Other Specified Paraphilic Disorder
302.9 (F65.9) 特定不能のパラフィリア障害〈DSM-5, 699 頁〉	302.9 (F65.9) Unspecified Paraphilic Disorder

　DSM-5 には，性機能不全群，性別違和，およびパラフィリア障害群が別々の章で含められている．性機能不全群とは，ある人の性的に反応する能力，または性的な喜びを体験する能力の障害によって特徴づけられる．性別違和は，指定されたジェンダーに対するその人の感情的/認知的不満足を表す．パラフィリア障害群は，性器の刺激または前戯を除く，性的嗜好が含まれる．個人，臨床家，および研究者がこれらの障害にもつ関心と同様に，これらの障害に関する知識の増大を反映して，これらの障害の DSM 分類は年月の間に変化してきている．

　性機能不全群は，「情動的要因が原因としての役割を果たす月経障害，排尿障害，性交疼痛，およびインポテンス」といった問題が含まれる「精神生理学的泌尿生殖器障害」という診断の範疇に入るとして DSM-II において初めて認知された（DSM-II，原著 47 頁）．当時の考え方を反映してそれらを「情動的要因」に関連させるものとしたため，これらの障害の身体的病因の役割を最小化させた．DSM-III では性機能不全群が独立したものとなり，性同一性障害およびパラフィリアを含む，包括的な章である「性心理障害」の中に位置づけられた．

　性同一性障害が，DSM-III で最初に容認されたのに対して，パラフィリアは，DSM-I では社会病質性人格異常の下位としての分類である"性偏倚"の下に最初にまとめられた．DSM-I では次のように述べられていた，「この診断は，統合失調症的および強迫性反応といった，より広範な症候群の症状ではなく，偏倚した性的関心のために用意されている．この用語は，以前に『病理的性的関心を伴う社会病質性人格』として分類されていた大半の症例を含んでいる．この診断は，同性愛，服装倒錯，小児性愛，フェティシズム，および性的サディズム（強姦，性的暴行，傷害を含む）のような，病理的行動のタイプを特定する」（DSM-I，原著 38–39 頁）．

　DSM-II ではパラフィリア群はパーソナリティ障害および特定の他の非精神病性障害の中にまとめられていたが，現在の分類に類似した性偏倚のより完全な分類が作られて，それが米国精神医学会評議員会の投票によって，1973 年に DSM から削除された．DSM-III では，パラフィリアについ

て操作的診断基準が導入され，その他の性心理障害の下位区分に自我異質性同性愛が含まれた．これは最終的には DSM-III-R から削除されたが，患者の性的指向に関する「持続的で著しい苦痛」は，特定不能の性障害の例として，DSM-III-R，DSM-IV，および DSM-IV-TR にも継続された．この懸念は精神医学的分野と社会全体の視点の進歩を反映して，もはや DSM-5 では認められなかった．

DSM-5 に関する審議の間，過度のあるいは制御がきかない性的行動によって特徴づけられる性欲過剰障害（一般的に"セックス依存症"，または"強迫的性行為"と呼ばれる），強要的性行動（すなわち，強姦）への性的嗜好からなるパラフィリア性強要障害を含める可能性についての議論があった．熟慮を重ねた議論と米国精神医学会役員からの意見の後，これらの障害は DSM-5 には加えないことが決定された．

性機能不全群から始め，性機能不全群，性別違和，パラフィリア障害群を順次考察する．

性機能不全群
Sexual Dysfunctions

　性機能不全群には，性反応サイクルを特徴づける過程における障害，または，性交渉に伴う疼痛や不快感が含まれる (239 頁)．疫学データによって，性機能不全群はよくあり，成人の 10〜30% に起こることが示されている．特によくみられるのは，早漏，女性オルガズム障害，および勃起障害である．性反応サイクルには，性的興奮，プラトー，オルガズム，および消退の 4 つの段階がある．

　第 1 段階の性的興奮は，筋肉の緊張，呼吸および心拍数の変化，性器の膨張，および腟の潤滑から構成される．この段階は，数分から数時間持続するであろう．第 2 段階のプラトーの段階では，最初の段階の感覚が増強され，オルガズムにまで増大していく．プラトーの段階の間，生理学的反応はさらに強くなる．DSM-5 の障害のいくつかは，これらの最初の 2 つの段階に対応している．これらには，男性の性欲低下障害，女性の性的関心・興奮障害，および勃起障害が含まれる．DSM-5 に対していくつかの変更がなされている．第 1 に，DSM-IV の分類である性的欲求低下障害（女性に関連している場合），および女性の性的興奮の障害は，1 つの分類，すなわち女性の性的関心・興奮障害に統合された．第 2 に，DSM-5 では性的欲求低下障害は，現在，特に男性に焦点を合わせて，また男性の性欲低下障害と名称を変えた．第 3 に，性嫌悪障害が削除されている．

　性反応サイクルの第 3 段階であるオルガズムは，最も短い段階であり，ほんの数秒，または数分しか持続しないだろう．この段階は，性的緊張の解放，射精，および腟の収縮からなる．この段階に相当する DSM-5 の障害には，女性オルガズム障害，射精遅延，および早漏が含まれる．DSM-IV の障害である男性オルガズム障害と早漏は，それぞれ射精遅延および早漏に置き換わった．

　性反応サイクルの最終段階である消退の間，膨張と勃起の消退を伴い，身体が通常の状態にゆっくりと戻り，至福感が起こる．DSM-5 の障害で，この段階に相当するものはない．

　性反応サイクルに関連する障害に加えて，DSM-5 には，性交渉中に経験する身体的疼痛，または不快感が含まれる性器-骨盤痛・挿入障害が含まれる．疼痛または不快感に関連する単一の障害を有することは，2 つの特定の疼痛性障害，性交疼痛症と腟けいれんが含まれていた DSM-IV からの変更を反映している．DSM-5 では，以前の物質誘発性性機能不全のカテゴリーを，医薬品を含むように拡張した（物質・医薬品誘発性性機能不全）．

　性機能不全群に関する DSM-5 の基準には，いくつかの共通する要素がある．基準 A はその障害について記述したものであり，基準 B〜D は，すべての障害（追加基準をもつ物質・医薬品誘発性

性機能不全を除く）において共通であり，下位分類および特定用語は，ほとんどの障害（性器-骨盤痛・挿入障害，および物質・医薬品誘発性性機能不全には，若干の違いがある）においてまったく同一である．さらに，この性機能不全群の分類には，診断分類のどの障害の基準も完全に満たしていない症状を説明するために，他の特定されるおよび特定不能の障害が含まれている．これらは，DSM-IV の「特定不能」のカテゴリーを置き換えるものである．

重複を避けるため，射精遅延の基準は例として提示されており，読者は DSM-5 について他の性機能不全のための特定の診断基準を参照されたい．時折の性機能不全は人間の性行動の生来の一面であり，障害を示唆するものではないため，持続する症候群のみが診断の目的に考慮される．

性機能不全群
Sexual Dysfunctions

マニュアル ➡ p.415／手引 ➡ p.191

射精遅延の診断基準　　　　　　　　　　　　　　　　　　　　　302.74（F52.32）

A. 以下の症状のいずれかが，パートナーとの性行為において（特定の状況，または全般型ではあらゆる状況での），ほとんどいつも，または常に（約75～100％）経験されなければならない．かつ，本人が遅延を望んでいない．
　(1) 射精の著明な遅延
　(2) 射精がきわめてまれ，または欠如している．
B. 基準 A の症状は，少なくとも約 6 カ月間は持続している．
C. 基準 A の症状は，その人に臨床的に意味のある苦痛を引き起こしている．
D. その性機能不全は，性関連以外の精神疾患，または重篤な対人関係上の苦痛，または他の意味のあるストレス因の影響ではうまく説明されないし，物質・医薬品または他の医学的疾患の作用によるものではない．

▶いずれかを特定せよ
　生来型：その障害は，その人が性的活動を始めたときから存在していた．
　獲得型：その障害は，比較的正常な性機能の期間の後に発症した．
▶いずれかを特定せよ
　全般型：ある特定の刺激，状況，または相手に限られない．
　状況型：ある特定の刺激，状況，または相手の場合にのみ起こる．
▶現在の重症度を特定せよ
　軽度：基準 A の症状について軽度の苦痛の証拠がある．
　中等度：基準 A の症状について中等度の苦痛の証拠がある．
　重度：基準 A の症状について重度または極度の苦痛の証拠がある．

■基準 A

この項目では，性機能不全の症状を記載し，それらの症状の頻度が確立されている．ほとんどの症例において，これらの症状は，性的活動のあらゆる機会の約 75～100％ で経験されなければならない．これは，性機能不全が「持続的または反復的である」ことが必要であるとし，臨床医が症状の頻度を評価するための指針がほとんど提供されていなかった DSM-IV からの変化を反映している．この基準はまた，性機能不全の過剰診断も防いでいる．

■基準 B

この項目では，性機能不全群の診断に必要な症状の最短の期間を確立している．ほとんどの症例において，症状が存在する最短の期間として約 6 カ月間が必要である．

■基準 C

この項目では，性機能不全群の症状が「臨床的に意味のある苦痛を引き起こしている」と述べている．最初の 2 つの基準と同様に，この基準も，性機能の一時的な困難さで日常生活の一部であるものと，性機能不全群とを区別している．この臨床的に意味のある苦痛は，社会的孤立，抑うつ，および低い自尊心という形をとる場合もある．性機能不全に由来する機能の障害には，不安定な人間関係，デートしない，これに対処する助けとして薬物を乱用する，などが含まれる．基準 C は，「その障害によって著しい苦痛または対人関係上の困難が生じている」と述べた DSM-IV の基準 B からの変化を反映している．「著しい苦痛」，および「対人関係上の困難」という語句は，臨床家や研究者によりさまざまに解釈されてきており，新しい表現はずっと明瞭になった．

■基準 D

性機能不全として表現される可能性のある他の障害または行動を，除外しなければならない．DSM-IV では，物質と一般身体疾患のみが除外されていた．DSM-5 では除外基準が，人間関係や他のストレスからの苦痛も含むように拡張されている．例えば，ある男性が係争中の離婚を経験し，長引く訴訟進行期間中にのみ性欲の減退を訴える場合は，男性の性欲低下障害という診断は適切ではないだろう．

■下位分類および特定用語

DSM-5 には，性機能不全群のおのおのに対する下位分類および特定用語が用意されている．下位分類は DSM-IV から引き継がれているが，特定用語は，性機能に影響を及ぼしうるさまざまな要因をより正確に反映するように拡張されている．

生来型および獲得型という下位分類は，性機能不全の発症に適用される．生来型とは，最初の性体験から正常な性機能の発達が損なわれたことを意味するのに対して，獲得型とは，比較的正常機能であった期間の後，性障害が発症した状況を指す．

全般型および状況型という下位分類もまた引き継がれている．全般型とは，特定の状況，相手，または刺激の型に限定されない性的困難を意味する．状況型とは，特定の相手，ある状況，またはある刺激の型でのみ起こる性的な困難を指す．

現在の重症度の特定用語は，おのおのの障害を軽度（基準 A の症状について軽度の苦痛の証拠がある），中等度（基準 A の症状について中等度の苦痛の証拠がある），または重度（基準 A の症状について重度または極度の苦痛の証拠がある）と評価するよう用意されている．

射精遅延
Delayed Ejaculation

マニュアル●p.416／手引●p.191

射精遅延は，男性がオルガズムに達するのがきわめて遅い，またはオルガズムに達するのがきわめてまれ，またはオルガズムがない場合に適用される．ある刺激の型にのみオルガズムに達する男性もいる．長く強烈な性行為または刺激がなければ，オルガズムを経験しない人もいる．

射精遅延は，DSM-IV の男性オルガズム障害に対する新しい名称である．この名称の変更は，この分野における現在の専門用語を反映している．男性の性的興奮の経験は均一ではないことを考慮し，「正常な性的興奮相に続く」という語句は診断基準から削除された．

勃起障害
Erectile Disorder

マニュアル●p.418／手引●p.192

勃起障害は，男性が十分な勃起ができないまたは維持できない場合（Segraves, 2010）に適用される．これは，性行為の当初または最中に起こる．勃起障害は，生殖力を妨げ自尊心を低下させうる．

性機能不全群の全体的なカテゴリーに対する全般的な変更に加えて，DSM-5 では，勃起障害の診断にもいくつかの変更がなされた．DSM-IV では，この障害を「適切に勃起し，性行為を完了するまでそれを維持することが不能」と述べていたが，DSM-5 では，可能性のある 3 つの症状のうち 1 つが必要とされる．すなわち，性行為中に勃起することがきわめて困難である，性行為を完了するまで勃起を維持することがきわめて困難である，または勃起時の硬さの著しい減少である．

女性オルガズム障害
Female Orgasmic Disorder

マニュアル●p.421／手引●p.192

女性オルガズム障害には，オルガズムの遅延反復，著しい低頻度，欠如，またはオルガズムの感覚の著しい強度低下が含まれる．オルガズムに必要な刺激の型と強度は，女性によって多種多様である．この理由から，診断には，症状が性活動のほとんどすべての機会に起こっていることが必要となる．

DSM-5 では，女性オルガズム障害に関する 3 つの重要な変更が含まれている．オルガズムの「著しい低頻度」，および「オルガズムの感覚の著しい強度低下」が症状として追加されたが，それらのうちどちらか一方だけで診断基準を満たすことができる．「オルガズムの感覚の著しい強度低下」の追加は，オルガズムが「全か無か」の現象ではなく，オルガズムの強度低下が女性によっては問題になりうるという事実を反映している．さらに，DSM-5 では，「正常な性的興奮相に続く」という語句が削除されたが，それは女性の性的興奮の経験は均一ではなく，かなり大きい変異があるという十分証拠があり，さらに何が「正常な性的興奮相」を構成するのかを評価した有病率の研究がないためである．

女性の性的関心・興奮障害
Female Sexual Interest/Arousal Disorder

マニュアル●p.425／手引●p.193

DSM-5 では，性的欲求低下障害および女性の性的興奮の障害の両方の側面を一緒にまとめて，女性の性的関心・興奮障害が作られた．この診断は，女性が性活動への関心が欠如している場合，または興奮を得られないか維持できない場合のいずれかの場合に適用される．

この名称の変更は，欲求と（少なくとも主観的な）興奮がほとんど重複するという一般的な経験を反映している．興奮よりも欲求が先行する女性もいるが，また欲求が興奮の後にくる女性もいる．

どのように欲求が定義されているかは一致していない．つまり，欲求の指標として性行動に焦点を合わせた定義もあれば，自発的な性的思考および空想に焦点を合わせたもの，さらに女性の欲求が反応性の性質をもつことを強調する定義もある．欲求という用語には欠乏という意味合いが含まれしばしば生物学的な衝動を意味するために，DSM-IV の性的欲求低下障害における欲求という用語は関心に変更された．DSM-IV の女性の性的興奮障害における「性的興奮に対する適切な潤滑・膨張反応」という語句は，性的刺激を受けている間の腟の血流の増加は比較的"自動的な反応"であり，女性がそれに気づく場合と気づかない場合があると示した証拠があるため，削除された．さらに，性的興奮の障害をもつ女性は性器の反応が低下しているという証拠はほとんどなく，また潤滑は主観的興奮と共存することもしないこともある．最後に，女性は広範囲の非生殖器および生殖器の変化を報告する証拠があり，また"潤滑・膨張反応"がどの程度一般的であるかどうかは明らかでない．

性器-骨盤痛・挿入障害
Genito-Pelvic Pain/Penetration Disorder

マニュアル●p.429／手引●p.194

　性器-骨盤痛・挿入障害は，その人が性交時に疼痛または不快感，筋肉の緊張，または痛みについての恐怖または不安をもつ場合に適用される．この障害は，DSM-IV からの変更，すなわち2つの独立した障害――性交疼痛症と腟けいれん――が性交疼痛障害の診断に用いられてきたが，両方とも現在はこの新しいカテゴリーに組み込まれたことを反映している．性交疼痛症と腟けいれんは信頼性のない診断であって，それらを区別することは臨床家にとって困難であった．新しいカテゴリーは，そのような状況を是正するが，疼痛と挿入障害の診断も今なお可能である．これは臨床家の評価，診断，および紹介を促進する枠組みを提供するだろう．

男性の性欲低下障害
Male Hypoactive Sexual Desire Disorder

マニュアル●p.432／手引●p.195

　男性の性欲低下障害は，男性が性行動への欲求が低下し，性的思考または空想があるとしても少ししかない場合に適用される（Brotto, 2010）．DSM-5 には，女性の低い性的欲求や興奮の問題に関する新しい診断（すなわち，女性の性的関心・興奮障害）があるため，臨床家が男性の性欲低下を診断することができるように，男性の性欲低下障害が作られた．本章の前半で述べたように，DSM-5 における性機能不全群のカテゴリーに対する全般的変更とは違い，男性の性欲低下障害の基準は本質的に DSM-IV から変わっていない．

早漏
Premature（Early）Ejaculation

マニュアル●p.435／手引●p.196

　早漏は，男性が，"パートナーとの性行為の間に腟挿入から約1分以内で，その人が望む以前に"射精する疾患である．早漏は新たな性的な状況，および最後にオルガズムを経験してからかなりの間隔が空いている男性に通常多くみられる．

　早漏の定義は，射精が起こる性行為開始後の時間を"約1分"として用いることにより，操作化

されてきた．

　DSM-5 では，腟以外での性行為を行うときにも早漏は起こる場合があるが，特定の時間基準は定まっておらず，したがって時間基準は含まれていないという注釈がある．

物質・医薬品誘発性性機能不全
Substance/Medication-Induced Sexual Dysfunction

マニュアル●p.437／手引●p.197

　物質・医薬品誘発性性機能不全は，臨床的に意味のある性機能不全が薬物中毒中またはその直後，または医薬品からの離脱または曝露により発症し，その物質・医薬品がその症状を引き起こしうるときに適用される．さまざまな物質（例：アルコール，ニコチン，オピオイド，鎮静剤）の急性中毒または慢性的な乱用は，性機能不全に至るかもしれない．さらに，多くの医薬品（例：降圧薬，抗うつ薬，抗精神病薬）は，性的関心の減退の原因となり，性的行為が困難になる結果となるかもしれない．

診断基準

A．臨床的に意味のある性機能の障害が臨床像の中で優勢である．
B．病歴，身体診察，または検査所見から，次の（1）と（2）の両方の証拠がある．
　（1）基準 A の症状が，物質中毒中またはその直後，または医薬品からの離脱または曝露の後に生じている．
　（2）関連した物質・医薬品は基準 A の症状を生じる可能性がある．
C．その障害は，物質・医薬品誘発性ではない性機能不全ではうまく説明されない．そのような独立した性機能不全の証拠には，以下のものが含まれるであろう．
　　症状が物質・医薬品の使用開始に先行する；症状が，急性の離脱または重篤な中毒が終わった後，相当な期間（例：約 1 カ月間）持続している；または物質・医薬品誘発性でない性機能不全が独立して存在していることを示唆する他の証拠（例：物質・医薬品に関連しない反復エピソードの既往歴）がある．
D．その障害は，せん妄の経過中に限って起こるものではない．
E．その障害は，その人に臨床的に意味のある苦痛を引き起こしている．

注：基準 A の症状が臨床像において優勢であり，かつ臨床的関与に値するほど十分に重度であるときのみ，物質中毒または物質離脱に代わって下されるべきである．

コードするときの注：［特定の物質・医薬品］誘発性性機能不全のための ICD-9-CM と ICD-10-CM コードは下記の表に示されている．ICD-10-CM コードは，同じ分類の物質について併存する物質使用障害の有無によることに注意せよ．軽度の物質使用障害が物質誘発性性機能不全に併存している場合は，4 番目の数字は「1」であり，臨床家は，物質誘発性性機能不全の前に，「軽度［物質］使用障害」と記録すべきである（例：「軽度コカイン使用障害，コカイン誘発性性機能不全を伴う」）．中等度または重度の物質使用障害が物質誘発性性機能不全に併存している場合は，4 番目の数字は「2」であり，併存する物質使用障害の重症度に応じて，臨床家は「中等度［物質］使用障害」または「重度［物質］使用障害」と記録すべきである．物質使用障害が併存していない場合（例：物質の大量使用を 1 回した後），4 番目の数字は「9」であり，臨床家は物質誘発性性機能不全のみを記録すべきである．

	ICD-9-CM	ICD-10-CM		
		軽度の使用障害を伴う	中等度または重度の使用障害を伴う	使用障害を伴わない
アルコール	291.89	F10.181	F10.281	F10.981
オピオイド	292.89	F11.181	F11.281	F11.981
鎮静薬，睡眠薬，または抗不安薬	292.89	F13.181	F13.281	F13.981
アンフェタミン（または他の精神刺激薬）	292.89	F15.181	F15.281	F15.981
コカイン	292.89	F14.181	F14.281	F14.981
他の（または不明の）物質	292.89	F19.181	F19.281	F19.981

▶該当すれば特定せよ（物質分類に関連した診断については「物質関連障害および嗜癖性障害群」の表 16–1, 277 頁を参照）：
中毒中の発症：その物質による中毒の基準を満たし，症状が中毒中に発症した場合
離脱中の発症：その物質からの離脱の基準を満たし，症状が離脱中または直後に発症した場合
医薬品使用後の発症：医薬品の開始，または修正後や変更後に症状の生じることがある．

▶現在の重症度を特定せよ
軽度：性的活動の 25〜50% の機会で生じる．
中等度：性的活動の 50〜75% の機会で生じる．
重度：性的活動の 75% 以上の機会で生じる．

　DSM-5 の基準ではこの障害は，薬物中毒中またはその直後，または医薬品からの離脱または曝露後に発症していなければならないと述べている．これらの基準は，性機能不全の潜在的原因である投与量の増加や中断による変化を説明できなかった DSM-IV からの変更を反映している．

他の特定される性機能不全，特定不能の性機能不全
Other Specified Sexual Dysfunction, Unspecified Sexual Dysfunction

マニュアル●p.441／手引●p.200

　どの特定の性機能不全の基準も満たしていない性機能不全群は，他の特定される，または特定不能の性機能不全として分類される．「他の特定される」診断は，性機能不全は存在するが，どの障害に対する基準も完全には満たしていないと臨床家が判断した場合に適切である．この場合，臨床家は，症状が基準（例：「性的嫌悪」を特定することにより）を満たしていないことについて，特定の理由を伝えることを選択する．特定不能の性機能不全のカテゴリーは，性機能不全の症状は存在しているが，臨床家が特定の障害の基準を満たさない理由を特定しないことを選択した場合に適用される．それは，性機能不全のより特定の診断を下すのに十分な情報がない場合にも使用される．

性別違和
Gender Dysphoria

　性別違和とは，指定されたジェンダーと，その人にとっての本当のジェンダーをどのように認知するかの間の不一致に伴う苦痛を指す．この障害のDSMの基準は，この領域においてどのようにこの障害を最適に概念化するかという緊張を反映している．DSM-IIIでは，性転換症，および小児期の性同一性障害が導入され，両方とも，「性心理障害」と称された章に配置された．DSM-III-Rでは，両方の障害とも，「幼児期・小児期・青年期に発症する障害」と称された章に移動された．二重の性同一性をもつ人で，性の再指定を追求しない者に対する，青年期または成人期の性同一性障害，非性転換型という診断も含まれた．DSM-IVおよびDSM-IV-TRでは，ただ1つある特定の診断である性同一性障害は，他の特定されない性同一性障害とともに「性障害および性同一性障害」と称された章に加えられた．DSMの性同一性障害に関する用語およびカテゴリー化は時を経て変化しているが，障害の基本的な性質——その人の指定されたジェンダーについての苦痛——は，不変で統一された特徴であり続けている．239頁に，DSM-5の性別違和の診断を一覧にしている．

子どもの性別違和
Gender Dysphoria in Children

マニュアル●p.444／手引●p.203

　性別違和は，その人の指定されたジェンダーと，彼らが表出するジェンダーとの間の著しい不一致により特徴づけられる．
　性同一性障害という用語が差別的であるという批判に応えて，DSM-5では性別違和という名称に変更された．さらに，性的魅力に関する下位分類は削除され，医学的性分化疾患をもつ人を認識する新たな下位カテゴリー化が導入された．

診断基準　　　　　　　　　　　　　　　　　　　　　　　　　　　　　　302.6（F64.2）

A. その人が体験し，または表出するジェンダーと，指定されたジェンダーとの間の著しい不一致が，少なくとも6カ月，以下のうちの6つ以上によって示される（その中の1つは基準A1でなければならない）．

(1) 反対のジェンダーになりたいという強い欲求，または自分は違うジェンダー（または指定されたジェンダーとは異なる別のジェンダー）であるという主張
(2) （指定されたジェンダーが）男の子の場合，女の子の服を身につけること，または女装をまねることを強く好む．また，（指定されたジェンダーが）女の子の場合，定型的な男性の衣服のみを身につけることを強く好み，定型的な女の子の衣服を着ることへの強い抵抗を示す．
(3) ごっこ遊びや空想遊びにおいては，反対のジェンダーの役割を強く好む．
(4) 反対のジェンダーに定型的に使用されたりまたは行われたりする玩具やゲームまたは活動を強く好む．
(5) 反対のジェンダーの遊び友達を強く好む．
(6) （指定されたジェンダーが）男の子の場合，男の子に定型的な玩具やゲーム，活動を強く拒み，乱暴で荒々しい遊びを強く避ける．また，（指定されたジェンダーが）女の子の場合，女の子

　　　　に定型的な玩具やゲーム，活動を強く拒む．
　（7）自分の性器の構造を強く嫌悪する．
　（8）自分の体験するジェンダーに合う第一次および/または第二次性徴を強く望む．
B．その状態は，臨床的に意味のある苦痛，または社会，学校，または他の重要な領域における機能の障害と関連している．
▶該当すれば特定せよ
　性分化疾患を伴う（例：255.2［E25.0］先天性副腎過形成，または 259.50［E34.50］男性ホルモン不応症候群などの先天性副腎性器症候群）
　コードするときの注：性別違和とともにその性分化疾患をコードせよ．

■基準 A

　ある程度反対の性であるという同一性は病的ではないため，DSM-5 では，DSM-IV の「強く持続的な」という用語を削除し，代わりに 6 カ月という最低期間の要件を導入し，「その人が体験し，または表出するジェンダーと，指定されたジェンダーとの間の著しい不一致」の指標を 4 つから 6 つへと閾値を上げた．これらの変更は，反対の性であるという同一性の強度と期間を反映し，過剰診断の問題を避けるのに役立つ．

■基準 B

　その疾患は，臨床的に意味のある苦痛，または機能の障害を引き起こす．子どもの場合，これには学校での成績，登校拒否（そこで，侮辱され，いじめに遭っているかもしれない），社会的孤立，および抑うつといった問題が含まれるかもしれない．彼らは，誰も自分を理解してくれず，他の子ども達になじめないと感じているかもしれない．

■特定用語

　「その障害は，身体的に半陰陽を伴ってはいない」と述べられている DSM-IV の基準 C は，特定用語に置き換えられた．「性分化疾患を伴う」（例：先天性副腎過形成，または男性ホルモン不応症候群などの先天性副腎性器症候群）という特定用語が付け加えられている．性別違和は，半陰陽を伴っている人にもいない人にもよくみられ，現在では性発達障害と呼ばれている．

青年および成人の性別違和
Gender Dysphoria in Adolescents and Adults

マニュアル●p.444/手引●p.204

　性別違和の診断には，自分自身の指定されたジェンダーに対する不快感および臨床的に意味のある苦痛または機能障害が必要となる．青年および成人では，この障害は他のジェンダーになりたいという願望を述べること，頻繁に他のジェンダーとして過ごすこと，他のジェンダーとして生きることを望むこと，および他のジェンダーに対して典型的な感覚と反応をその人がもっていると確信すること，といった症状で表出される．

| 診断基準 | 302.85（F64.1） |

A．その人が体験し，または表出するジェンダーと，指定されたジェンダーとの間の著しい不一致が，少なくとも6カ月，以下のうちの2つ以上によって示される．
  (1) その人が体験し，または表出するジェンダーと，第一次および/または第二次性徴（または若年青年においては予想される第二次性徴）との間の著しい不一致
  (2) その人が体験し，または表出するジェンダーとの著しい不一致のために，第一次および/または第二次性徴から解放されたい（または若年青年においては，予想される第二次性徴の発現をくい止めたい）という強い欲求
  (3) 反対のジェンダーの第一次および/または第二次性徴を強く望む．
  (4) 反対のジェンダー（または指定されたジェンダーとは異なる別のジェンダー）になりたいという強い欲求
  (5) 反対のジェンダー（または指定されたジェンダーとは異なる別のジェンダー）として扱われたいという強い欲求
  (6) 反対のジェンダー（または指定されたジェンダーとは異なる別のジェンダー）に定型的な感情や反応をもっているという強い確信
B．その状態は，臨床的に意味のある苦痛，または社会，職業，または他の重要な領域における機能の障害と関連している．

▶該当すれば特定せよ
性分化疾患を伴う（例：255.2［E25.0］先天性副腎過形成，または259.50［E34.50］男性ホルモン不応症候群などの先天性副腎性器症候群）
コードするときの注：性別違和とともにその性分化疾患をコードせよ．

▶該当すれば特定せよ
性別移行後：その人は自分の望むジェンダーとしての恒常的生活へ移行しており（法律上の性別変更の有無を問わない），少なくとも1つの医学的性転換処置，または治療計画，すなわち自分の望むジェンダーを確立させるための定期的な性転換ホルモン治療，または性別適合手術（例：出生時が男性の場合の陰茎切除や腟形成，出生時が女性の場合の乳房切除あるいは陰茎形成）を行った（または，準備している）．

■基準A

二重性の性同一性や同性への嫌悪よりも，体験または表出しているジェンダー（男性，女性，その中間，またはその他もありうる）と指定されたジェンダー（ほとんどの社会では，男性または女性）との不一致が焦点である．成人の基準についてDSM-5では，疾患について6つの指標のうち少なくとも2つを必要としている．

■基準B

この疾患は，臨床的に意味のある苦痛，または機能障害を引き起こす．性別違和の青年および成人は社会的に孤立し，対処するためにアルコールや他の薬物を乱用し，また仕事や対人関係に関して困難をかかえている．

■特定用語

「その障害は，身体的に半陰陽を伴ってはいない」というDSM-Ⅳの基準が，2つの特定用語で置

き換えられている．第1に，「性分化疾患を伴う」（例：先天性副腎過形成，または男性ホルモン不応症候群などの先天性副腎性器症候群）という特定用語が，性別違和をより詳しく記述するために追加された．性別違和は，半陰陽を伴っている人にもいない人にもよくみられ，現在では，<u>性発達障害</u>と呼ばれている．第2に，別の特定用語として，「性別移行後」が追加されている．多くの人が性別移行後，性別違和の基準を満たさないが，慢性的なホルモン療法を継続し，さらにジェンダーを確定するための手術，または望んだジェンダーによる生活への適応および性別移行の社会的結果を容易にするための断続的な心理療法またはカウンセリングを受けているという観察により，この追加が促された．性別移行後の概念は，気分障害に使用されている「部分，または完全寛解」という概念にならったものである．

他の特定される性別違和，特定不能の性別違和
Other Specified Gender Dysphoria, Unspecified Gender Dysphoria

マニュアル●p.451／手引●p.205

　これらの診断カテゴリーは，意味のある苦痛または機能障害を引き起こす性別違和の特徴的症状が優勢であるが，性別違和の基準を完全には満たさない場合に適用される．他の特定されるカテゴリーは，臨床家が，その症状が性別違和の基準を満たさないという特定の理由を伝える選択をする場合に使用される．特定不能のカテゴリーは，臨床家が，性別違和の基準を満たさないとする理由を特定しないことを選択する場合，およびより特定の診断を下すのに十分な情報がない場合が含まれる．

パラフィリア障害群
Paraphilic Disorders

　パラフィリア障害群は，成熟し同意が成立している人間による生殖器の刺激，または前戯に対する性的関心以外についての，強烈かつ持続的な性的関心によって特徴づけられる．

　パラフィリアは数世紀にわたって認識されてきた．公式の分類についてパラフィリアは，DSM-IおよびDSM-IIでは人格障害の形態として認識されていたが，DSM-IIIでは「性心理障害」の章に配置され，診断基準が開発された．パラフィリアはその後の改訂版でも比較的変更されずに継続され，性障害（DSM-IVでは性同一性障害にも）を含む章に含められた．DSM-5にはパラフィリア障害それ自体の章がある．

　すべてのパラフィリアが精神障害とは考えられているわけではないため，DSM-5ではパラフィリア群とパラフィリア障害群とを区別をしている．パラフィリア障害の診断には，パラフィリアがその人の苦痛，または機能の障害を引き起こす，または他者に個人的危害を及ぼす，または危害を及ぼす危険があることが必要である．パラフィリアはパラフィリア障害であることにとって必要であるが，十分な状態ではない．パラフィリアであること自体が，臨床的介入を自動的に正当化するとか，必要とされるわけではない．

　表にあげられた各パラフィリア障害群のおのおのについての診断基準の組み合わせにおいて，基準Aはパラフィリアの質的特質（例：異性の服装をすること），基準Bはパラフィリアの陰性の結果（臨床的に意味のある苦痛，重要な領域における障害）を特定している．

経過の特定用語がパラフィリア障害群のおのおのに追加され，その人の状況の変化を記載できるようにしている．パラフィリア的衝動を行使する機会がない場合には，その人のパラフィリア的衝動を客観的に評価することがより難しくなることがあるため，「管理された環境下にある」が加えられた．「完全寛解」とは，その人が衝動によって同意していない人に行動していない，および/または管理されていない環境下で，少なくとも5年間，苦痛や機能上の障害がない場合を示している．

DSM-5 には，240頁に記載されたように，10のパラフィリア障害が含まれる．おのおのについて順に考察し，DSM-IV からの変更点に光を当てる．

窃視障害
Voyeuristic Disorder

マニュアル ⮕ p.678 / 手引 ⮕ p.313

窃視障害は，警戒していない人が裸になっている，衣服を脱いでいる，または性行為を行っているのを見る行為によって定義される．同意していない人に対して，これらの性的衝動を実行に移したことがある，またはその性的衝動や空想のために，臨床的に意味のある苦痛，または機能の障害を引き起こしている．

診断基準　　　　　　　　　　　　　　　　　　　　　　　　　　　　　　　　**302.82（F65.3）**

A. 少なくとも6カ月間にわたり，警戒していない人が裸になっている，衣服を脱いでいる，または性行為を行っているのを見ることから得られる反復性の強烈な性的興奮が，空想，衝動，または行動に現れる．
B. 同意していない人に対してこれらの性的衝動を実行に移したことがある，またはその性的衝動や空想のために臨床的に意味のある苦痛，または社会的，職業的，または他の重要な領域における機能の障害を引き起こしている．
C. このような興奮を経験および/または衝動を実行した人は，18歳以上である．

▶該当すれば特定せよ
　管理された環境下にある：この特定用語は，主にその人が窃視行動を実行する機会が制限されている施設またはその他の環境下で生活している場合に適用される．
　完全寛解：管理されていない環境下で少なくとも5年間，同意していない人に対してこれらの衝動を実行に移しておらず，苦痛，または社会的，職業的，または他の領域における機能の障害を引き起こしていない．

露出障害
Exhibitionistic Disorder

マニュアル ⮕ p.681 / 手引 ⮕ p.313

露出障害は，警戒していない人に自分の性器を露出することによって定義されるが，付随する必要条件として，同意していない人に対してこれらの性的衝動を実行に移したことがある，またはその性的衝動や空想のために，臨床的に意味のある苦痛，または機能の障害を引き起こしていることが必要とされる．

DSM-5 でのパラフィリア障害群に対する全体的な変更に加えて，警戒していない人の年齢を考慮して，露出障害に関して特定用語が追加された．

| 診断基準 | 302.4（F65.2） |

A．少なくとも6カ月間にわたり，警戒していない人に自分の性器を露出することから得られる反復性の強烈な性的興奮が，空想，衝動，または行動に現れる．
B．同意していない人に対してこれらの性的衝動を実行に移したことがある，またはその性的衝動や空想のために臨床的に意味のある苦痛，または社会的，職業的，または他の重要な領域における機能の障害を引き起こしている．

▶いずれかを特定せよ
　思春期前の子どもに性器を露出することで性的に興奮するもの
　身体的に成熟した人に性器を露出することで性的に興奮するもの
　思春期前の子どもおよび身体的に成熟した人に性器を露出することで性的に興奮するもの
▶該当すれば特定せよ
　管理された環境下にある：この特定用語は，主にその人が自らの性器を露出する機会が制限されている施設またはその他の環境下で生活している場合に適用される．
　完全寛解：管理されていない環境下で少なくとも5年間，同意していない人に対してこれらの衝動を実行に移しておらず，苦痛，または社会的，職業的，または他の領域における機能の障害を引き起こしていない．

窃触障害
Frotteuristic Disorder

マニュアル ●p.684／手引 ●p.314

　窃触障害は，同意していない人に触ったり，または身体をこすりつけたりすることからの性的興奮に関連する．同意していない人に対してこれらの性的衝動を実行に移したことがある，または性的衝動や空想のために，臨床的に意味のある苦痛，または機能の障害を引き起こしている．

| 診断基準 | 302.89（F65.81） |

A．少なくとも6カ月間にわたり，同意していない人に触ったり，身体をこすり付けたりすることから得られる反復性の強烈な性的興奮が，空想，衝動，または行動に現れる．
B．同意していない人に対してこれらの性的衝動を実行に移したことがある，またはその性的衝動や空想のために臨床的に意味のある苦痛，または社会的，職業的，または他の重要な領域における機能の障害を引き起こしている．

▶該当すれば特定せよ
　管理された環境下にある：この特定用語は，主にその人が同意していない人に触ったり，身体をこすり付けたりする機会が制限されている施設またはその他の環境下で生活している場合に適用される．
　完全寛解：管理されていない環境下で少なくとも5年間，同意していない人に対してこれらの衝動を実行に移しておらず，苦痛，または社会的，職業的，または他の重要な領域における機能の障害を引き起こしていない．

性的マゾヒズム障害
Sexual Masochism Disorder

マニュアル●p.687／手引●p.315

性的マゾヒズム障害は，辱められる，打たれる，縛られる，またはそれ以外の苦痛を受ける行為に関連する．その空想，衝動，または行動は，臨床的に意味のある苦痛，または機能の障害に至る必要もある．

DSM-5では，この行動に関連した死亡率の高さから，窒息性愛を考慮した独特な特定用語が追加された．

診断基準 302.83（F65.51）

A．少なくとも6カ月間にわたり，辱められる，打たれる，縛られる，またはそれ以外の苦痛を受ける行為から得られる反復性の強烈な性的興奮が，空想，衝動，または行動に現れる．
B．その空想，性的衝動，または行動は，臨床的に意味のある苦痛，または社会的，職業的，または他の重要な領域における機能の障害を引き起こしている．

▶該当すれば特定せよ
　窒息性愛を伴う：性的興奮を得るために呼吸の制限に関連した行為に及ぶもの．
▶該当すれば特定せよ
　管理された環境下にある：この特定用語は，主にその人がマゾヒズム的な性的行動にかかわる機会が制限されている施設またはその他の環境下で生活している場合に適用される．
　完全寛解：管理されていない環境下で少なくとも5年間，苦痛，または社会的，職業的，または他の領域における機能の障害を引き起こしていない．

性的サディズム障害
Sexual Sadism Disorder

マニュアル●p.688／手引●p.315

性的サディズム障害は，他者への身体的または心理的苦痛から得られる反復性の強烈な性的興奮の行為に関連する．しかし，その行動が障害と評価されるには，同意していない人に対してこれらの性的衝動を実行に移したことがなければならず，またはその性的衝動や空想は，臨床的に意味のある苦痛，または機能の障害を引き起こさなければならない．

診断基準 302.84（F65.52）

A．少なくとも6カ月間にわたり，他者への身体的または心理的苦痛から得られる反復性の強烈な性的興奮が，空想，衝動，または行動に現れる．
B．同意していない者に対してこれらの性的衝動を実行に移したことがある，またはその性的衝動や空想のために臨床的に意味のある苦痛，または社会的，職業的，または他の重要な領域における機能の障害を引き起こしている．

▶該当すれば特定せよ
　管理された環境下にある：この特定用語は，主にその人がサディズム的性的行動にかかわる機会が制限されている施設またはその他の環境下で生活している場合に適用される．
　完全寛解：管理されていない環境下で少なくとも5年間，同意していない他者に対してこれら性的

衝動を実行に移しておらず，苦痛，または社会的，職業的，または他の領域における機能の障害を引き起こしていない．

小児性愛障害
Pedophilic Disorder

マニュアル⊃p.690／手引⊃p.316

　小児性愛障害は，思春期前の子ども（通常 13 歳またはそれ以下）との性行為に関する，性的に興奮する空想，衝動，または行動によって定義される．この障害をもつ人の中には，子どもにしか魅惑されない人がいるが，他方，大人にも魅惑される人もいる．しかし，小児性愛障害の基準を満たすためには，これらの性的衝動を実行に移したことがなければならず，またはその性的衝動や空想のために，著しい苦痛，または対人関係上の困難を引き起こしていなければならない．その人は少なくとも 16 歳で，空想または行動の対象となる子どもより少なくとも 5 歳は年長でなければならない．

　DSM-5 には，その人が大人にも魅惑されるかどうか，魅惑される性別はどちらか，およびその魅惑は家族（近親姦）だけであるかを示す独特な特定用語が含められた．

診断基準　　　　　　　　　　　　　　　　　　　　　　　　　　　　　　　　　　302.2（F65.4）

A. 少なくとも 6 カ月間にわたり，思春期前の子どもまたは複数の子ども（通常 13 歳以下）との性行為に関する強烈な性的に興奮する空想，性的衝動，または行動が反復する．
B. これらの性的衝動を実行に移したことがある，またはその性的衝動や空想のために著しい苦痛，または対人関係上の困難を引き起こしている．
C. その人は少なくとも 16 歳で，基準 A に該当する子どもより少なくとも 5 歳は年長である．
注：青年期後期の人が 12〜13 歳の子どもと性的関係をもっている場合は含めないこと．

▶いずれかを特定せよ
　専従型（子どもにのみ魅惑される）
　非専従型
▶該当すれば特定せよ
　男性に魅惑されるもの
　女性に魅惑されるもの
　両性ともに魅惑されるもの
▶該当すれば特定せよ
　近親姦に限定されるもの

フェティシズム障害
Fetishistic Disorder

マニュアル⊃p.693／手引⊃p.316

　フェティシズム障害は，性的興奮のために，下着や靴のような生命のない対象物の使用，または生殖器以外の身体部位への非常に特異な集中に関連する．しかし，その行動がフェティシズム障害の診断に相当するには，空想，衝動，または行動が，臨床的に意味のある苦痛，または機能の障害

に至る必要がある．

基準 C は，フェティシズム障害を，異性装障害と鑑別する必要性を反映している．DSM-5 では，執着する対象（例：身体部位）を詳細に述べる独特な特定用語が追加されている．

> **診断基準**　　　　　　　　　　　　　　　　　　　　　　　　　　　　　　302.81（F65.0）
>
> A．少なくとも 6 カ月間にわたり，生命のない対象物の使用，または生殖器以外の身体部位への著しい特異な関心から得られる反復性の強烈な性的興奮が，空想，衝動，または行動に現れる．
> B．その空想や性的衝動，または行動が，臨床的に意味のある苦痛，または社会的，職業的，または他の重要な領域における機能の障害を引き起こしている．
> C．フェティシズムの対象物は，異性装に用いられる衣料品（異性装障害におけるように），または性器の触覚刺激目的で特別に作られた器具（例：バイブレーター）に限られるものではない．
>
> ▶特定せよ
>   身体の部位
>   生命のない対象物
>   その他
> ▶該当すれば特定せよ
>   **管理された環境下にある**：この特定用語は，主にその人がフェティシズムの行動にかかわる機会が制限されている施設またはその他の環境下で生活している場合に適用される．
>   **完全寛解**：管理されていない環境下で少なくとも 5 年間，苦痛，または社会的，職業的，または他の領域における機能の障害を引き起こしていない．

異性装障害
Transvestic Disorder

マニュアル ➡ p.696／手引 ➡ p.317

　異性装障害は，異性の服装をすることから得られる反復性の強烈な性的興奮によって特徴づけられる．さらに，この衝動，空想，または行動が，その人に臨床的に意味のある苦痛，または機能の障害を引き起こしている．

　診断名が，服装倒錯的フェティシズムから異性装障害に変更された．DSM-5 では，異性の服装をすることが性同一性障害の経過中にのみ起こりうるのではないと述べた DSM-IV 基準の基準 C は含まれていない．さらに，DSM-5 では，この障害が異性愛の男性にのみ診断されるという要件が削除されている．その対象が主な原動力か否か，あるいは彼自身を女性として空想しているか否かに関して，独特な特定用語が DSM-5 に追加された．

> **診断基準**　　　　　　　　　　　　　　　　　　　　　　　　　　　　　　302.3（F65.1）
>
> A．少なくとも 6 カ月間にわたり，異性の服装をすることから得られる反復性の強烈な性的興奮が，空想，衝動，または行動に現れる．
> B．その空想や性的衝動，または行動が，臨床的に意味のある苦痛，または社会的，職業的，または他の重要な領域における機能の障害を引き起こしている．
>
> ▶該当すれば特定せよ
>   **フェティシズムを伴う**：布地，材料，衣類によって性的興奮を覚えるもの

自己女性化愛好症を伴う：女性としての自分を考えたり心に描いたりして性的興奮を覚えるもの
▶**該当すれば特定せよ**
管理された環境下にある：この特定用語は，主にその人が異性の服装をする機会が制限されている施設またはその他の環境下で生活している場合に適用される．
完全寛解：管理されていない環境下で少なくとも5年間，苦痛，または社会的，職業的，または他の領域における機能の障害を引き起こしていない．

他の特定されるパラフィリア障害，特定不能のパラフィリア障害
Other Specified Paraphilic Disorder, Unspecified Paraphilic Disorder

マニュアル⇒p.698／手引⇒p.318

　他の特定されるおよび特定不能のパラフィリア障害は，DSM-IV の特定不能の性嗜好異常に置き換わった残遺的なカテゴリーである．前者は苦痛または機能の障害を引き起こすが，特定のパラフィリア障害群の基準のいずれも完全には満たさない，パラフィリア障害群に対するカテゴリーである．それは，臨床家が理由（例：動物性愛）を伝える選択をする場合に使用される．特定不能のパラフィリア障害は，パラフィリア障害が苦痛または機能の障害を引き起こすが，特定のパラフィリア障害の基準のいずれも完全には満たさない理由を臨床家が特定しないことを選択するときに使用され，またより特定の診断を下すのに十分な情報がない状況が含まれる．

▶他の特定されるパラフィリア障害

302.89（F65.89）

　このカテゴリーは，臨床的に意味のある苦痛，または社会的，職業的，または他の重要な領域における機能の障害を引き起こすパラフィリア障害に特徴的な症状が優勢であるが，パラフィリア障害群の診断分類のいずれも完全には満たさない場合に適用される．他の特定されるパラフィリア障害のカテゴリーは，臨床家が，その症状がどの特定のパラフィリア障害の基準も満たさないという特定の理由を伝える選択をする場合に使用される．これは「他の特定されるパラフィリア障害」の後に特定の理由（例：「動物性愛」）を記録することによって行われる．
　「他の特定される」という用語を使用して特定できる症状の例は以下である．ただしこれらに限られるものではない．**わいせつ電話**（みだらな電話をかけること），**死体性愛**（遺体），**動物性愛**（動物），**排泄物性愛**（排泄物），**浣腸性愛**（浣腸を受けること），**尿性愛**（尿）などによって，少なくとも6カ月以上にわたり，強烈かつ反復的に性的な興奮を体験し，著しい苦痛，または社会的，職業的，または他の重要な領域において機能の障害を引き起こしている場合に用いられる．他の特定されるパラフィリア障害は「寛解」および/または「管理された環境下にある」という特定用語を用いることもできる．

▶特定不能のパラフィリア障害

302.9（F65.9）

　このカテゴリーは，臨床的に意味のある苦痛，または社会的，職業的，または他の重要な領域における機能の障害を引き起こすパラフィリア障害に特徴的な症状が優勢であるが，パラフィリア障害群の分類中のいずれの基準も完全には満たさない場合に適用される．特定不能のパラフィリア障害のカテゴリーは，臨床家が，特定のパラフィリア障害の診断基準を満たさない理由を特定**しない**ことを選択した場合，およびより特定の診断を下すのに十分な情報がない状況において使用される．

Key Points

- この章で論じられた3つの障害分類，すなわち，性機能不全群，性別違和，およびパラフィリア障害群のおのおのは，DSM-IV のように一緒にグループ化されたのではなく，DSM-5 ではそれぞれの章をもっている．
- DSM-IV のカテゴリーである，性的欲求低下障害（女性に関係する場合）および女性の性的興奮障害は，現在，女性の性的関心・興奮障害という単一の障害に統合された．男性に関係した性的欲求低下障害は，現在では男性の性欲低下障害と呼称される．性嫌悪障害は削除された．
- 性同一性障害は，障害という用語に伴う偏見を避けるよう，性別違和と名前が変更された．
- パラフィリアは，病的ではない性的嗜好（パラフィリア）と区別できるようにパラフィリア障害群と改称された．

CHAPTER 15
Disruptive, Impulse-Control, and Conduct Disorders

秩序破壊的・衝動制御・素行症群

秩序破壊的・衝動制御・素行症群〈DSM-5, 453 頁〉	Disruptive, Impulse-Control, and Conduct Disorders
313.81 (F91.3) 反抗挑発症/反抗挑戦性障害〈DSM-5, 454 頁〉	313.81 (F91.3) Oppositional Defiant Disorder
312.34 (F63.81) 間欠爆発症/間欠性爆発性障害〈DSM-5, 457 頁〉	312.34 (F63.81) Intermittent Explosive Disorder
素行症/素行障害〈DSM-5, 461 頁〉	Conduct Disorder
301.7 (F60.2) 反社会性パーソナリティ障害〈DSM-5, 467 頁〉	301.7 (F60.2) Antisocial Personality Disorder
312.33 (F63.1) 放火症〈DSM-5, 467 頁〉	312.33 (F63.1) Pyromania
312.32 (F63.2) 窃盗症〈DSM-5, 469 頁〉	312.32 (F63.2) Kleptomania
312.89 (F91.8) 他の特定される秩序破壊的・衝動制御・素行症〈DSM-5, 470 頁〉	312.89 (F91.8) Other Specified Disruptive, Impulse-Control, and Conduct Disorder
312.9 (F91.9) 特定不能の秩序破壊的・衝動制御・素行症〈DSM-5, 471 頁〉	312.9 (F91.9) Unspecified Disruptive, Impulse-Control, and Conduct Disorder

　秩序破壊的・衝動制御・素行症群についてのこの新しい章は，DSM-IV の「通常，幼児期，小児期，または青年期に初めて診断される障害」（反抗挑戦性障害，行為障害），「パーソナリティ障害」（反社会性パーソナリティ障害——第 18 章の診断基準と詳細な記述を参照），および「他のどこにも分類されない衝動制御の障害」（間欠性爆発性障害，放火癖，窃盗癖）などの章を合わせたものである．この章は DSM-IV からの発展を示しているが，それは臨床的，生物学的証拠に基づいた関連疾患群に対する DSM-5 作成実行チームの取り組み方を反映している．これらの疾患群は上記にまとめられている．

　これらの障害は，気難しく，破壊的，攻撃的，または反社会的な行為に至る自己制御の障害が存在することにより統合された．これらの行為は通常多義的で，自己，他者，器物への身体的または言語的危害，または他者の権利への侵害に関連する．それらはいくつもの形となって現れ，防衛的か計画的か，または衝動的であるかもしれない．防衛的な攻撃は正常範囲だとしても，計画的で衝動的な攻撃形態は病的なものとみなされる．さらに，一部の秩序破壊的な行動は青年期の発達の間は正常範囲かもしれないが，繰り返される秩序破壊的行為は，人生の早期に始まり成人期まで続く不適応的行動傾向を表すことがある．

DSM の歴史の中で，怒り，激怒，攻撃性は，多数のパーソナリティ障害や問題行動の障害の特徴とされてきた．DSM-I では，攻撃性は受動攻撃性人格，攻撃型，の人に起こるものと明確に特定された．DSM-II では爆発性人格（てんかん病質人格障害）が追加され，次のように描写された．「この行動様式は著しい激怒の爆発，または言語的または身体的攻撃性で特徴づけられる．これらの爆発は患者の通常の行動とははっきりと異なっており，それを遺憾に思ったり，後悔するかもしれない」（DSM-II, 米国精神医学会，1968，原著 42 頁）．

成人に起こるこのほかいくつかの障害は，攻撃性を 1 つの症状として特異的に特徴づけていた．間欠爆発性障害は引き金となるストレス因からはなはだしく不釣り合いな攻撃性のエピソードをもつ人を記述するために DSM-III で導入され，爆発性人格とおおよそ同義と考えられた．この障害は DSM-IV を通してほとんど変更なく継続された．単発性爆発性障害もまた DSM-III で導入され，単一で，他とはっきり区別できる特徴のない攻撃性のエピソードをもつ人を記述するために使用された．この障害は，その限られた有用性のため次の版から削除された．攻撃的な行動は，DSM-III（基準 C5）および DSM-IV（基準 A4）では，反社会性人格障害の 1 つの基準としてあげられた．

青年の間，いくつかの診断が攻撃的または反抗的な行動の特徴をもつ．最も顕著なのは反抗挑発症で，他者に向けた否定的な，敵対的な，反抗的な，および不従順な行動の持続的な様式と記述される．もう 1 つは素行症で，他者の権利および/または主要な社会的規範への重大な侵害に関連する持続的な様式である．

秩序破壊的・衝動制御・素行症群の歴史は DSM-II にさかのぼり，「児童青年期の行動障害」のカテゴリーは，逸脱した環境因子，すなわち逃走反応，反社会的攻撃的反応，および集団的非行反応から生じるものと記述される少数の診断に限られていた（興味深いことに，反応という用語は DSM-II の成人の診断で破棄されたが，その用語は児童青年期の診断では使われ続けた）．逃走反応の診断は，家庭での険悪な状況から逃走し，自衛の手段として隠れて盗みを働くことに携わる者について記述した．反社会的攻撃的反応の診断は，敵対的な反抗不従順，攻撃性，盗み，虚言の様式をもつ孤独な者について記載し，彼らの行動は，もともと首尾一貫していないしつけと親からの拒絶への反応として生じていた．集団的非行反応の診断は，非行仲間のグループの一員としての優勢な非攻撃的行動にかかわった者を含み，彼らの行動の問題は貧困地区における不十分な監督の結果であるといわれた．

DSM-III では，このカテゴリーは，「通常，幼児期，小児期，あるいは思春期に発症する障害」と再命名され，さまざまな程度の重症度と安定性の多数の診断を含むように拡張された．新しい診断の中には反抗性障害と行為障害が含まれていた．前者は DSM-III-R で反抗挑戦性障害と再命名された．行為障害は，その人が少なくとも 18 歳でなければ診断することができなかった反社会性人格障害の小児期の前駆とみなされた．この疾患は主に権威のある人物に服従しない反抗に関連するもので，はっきりとした攻撃性がみられない反抗性障害とは区別された．反抗的な行動は，行為障害をもつほとんどの人の特徴であると考えられていたため，行為障害の存在は，反抗性障害の診断を除外していた．

DSM-5 では反抗挑発症と素行症は，現在，反社会性パーソナリティ障害と間欠爆発症と同じ一群にされており，これは発達スペクトラムに沿ってそれらの臨床的および生物学的共通性を支持する新たな証拠を反映している．反社会性パーソナリティ障害は他者の権利の侵害に関連している．間欠爆発症は，ストレス因からは不釣り合いな衝動的で攻撃的かつ暴力的な行動によって特徴づけられる．

反抗挑発症/反抗挑戦性障害
Oppositional Defiant Disorder

マニュアル ➡ p.454 / 手引 ➡ p.207

　易怒性，怒り，反抗，かんしゃくは反抗挑発症の特徴的な記述である（Burke et al, 2002）．DSM-IIIでは，この障害は反抗性障害として導入され，権威に対して否定的で不従順な反抗として特徴づけられた．DSM-5 の著者らは反抗挑発症が素行症の一部の若者の発達上の前駆体であると考え，この障害が破壊的行動のスペクトラムの中の異なる段階を反映するものであると示唆した．実際，DSM-5 では，基礎にある同じ素因の年齢依存的表出を反映するよう，反抗挑発症，素行症，反社会性パーソナリティ障害を階層的に，かつ発達的に構成している．一過性の反抗的行動は小児期と青年期に非常に広くみられるものであるが，反抗挑発症は青年期の 1～11% に生じる．この障害は思春期以前の男児でより有病率が高く，思春期以降の若い人口では性差がない．臨床家は軽度，中等度，または重度かどうかを特定できる．

診断基準　　　　　　　　　　　　　　　　　　　　　　　　　　313.81（F91.3）

A. 怒りっぽく/易怒的な気分，口論好き/挑発的な行動，または執念深さなどの情緒・行動上の様式が少なくとも 6 カ月間は持続し，以下のカテゴリーのいずれか少なくとも 4 症状以上が，同胞以外の少なくとも 1 人以上の人物とのやりとりにおいて示される．

怒りっぽく/易怒的な気分
(1) しばしばかんしゃくを起こす．
(2) しばしば神経過敏またはいらいらさせられやすい．
(3) しばしば怒り，腹を立てる．

口論好き/挑発的行動
(4) しばしば権威ある人物や，または子どもや青年の場合では大人と，口論する．
(5) しばしば権威ある人の要求，または規則に従うことに積極的に反抗または拒否する．
(6) しばしば故意に人をいらだたせる．
(7) しばしば自分の失敗，または不作法を他人のせいにする．

執念深さ
(8) 過去 6 カ月間に少なくとも 2 回，意地悪で執念深かったことがある．
注：正常範囲の行動を症状とみなされる行動と区別するためには，これらの行動の持続性と頻度が用いられるべきである．5 歳未満の子どもについては，他に特に記載がない場合は，ほとんど毎日，少なくとも 6 カ月間にわたって起こっている必要がある（基準 A8）．5 歳以上の子どもでは，他に特に記載がない場合，その行動は 1 週間に 1 回，少なくとも 6 カ月間にわたって起こっていなければならない（基準 A8）．このような頻度の基準は，症状を定義する最小限の頻度を示す指針となるが，一方，その他の要因，例えばその人の発達水準，性別，文化の基準に照らして，行動が，その頻度と強度で範囲を超えているかどうかについても考慮するべきである．

B. その行動上の障害は，その人の身近な環境（例：家族，同世代集団，仕事仲間）で本人や他者の苦痛と関連しているか，または社会的，学業的，職業的，または他の重要な領域における機能に否定的な影響を与えている．

C. その行動上の障害は，精神病性障害，物質使用障害，抑うつ障害，または双極性障害の経過中にのみ起こるものではない．同様に重篤気分調節症の基準は満たさない．

> ▶現在の重症度を特定せよ
> 　**軽度**：症状は1つの状況に限局している（例：家庭，学校，仕事，友人関係）．
> 　**中等度**：いくつかの症状が少なくとも2つの状況でみられる．
> 　**重度**：いくつかの症状が3つ以上の状況でみられる．

■基準A

　うまく適応している子ども達でさえ，反抗挑発症の症状の1つ以上に適合する行動を示すことがある．しかし，反抗挑発症の症状は，頻繁でかつ子どもの発達レベルに対して典型的でない行動様式の一部でなければならない．子どもは，6カ月の期間にわたって，8つの行動症状のうちの少なくとも4つを示していなければならず，それは3つの理論的カテゴリーにまとめられる．すなわち，怒りっぽく/易怒的な気分，口論好き/挑発的な行動，および執念深さである．DSM-IVではその基準はこれらの行動は"しばしば"示されると述べられていたが，しばしばをいかに客観的に定義するかがほとんど提供されていなかった．DSM-5は必要な行動の頻度に関して明らかにし，年齢によって区別した．すなわち「5歳未満の子どもについては，他に特に記載がない場合は，ほとんど毎日，少なくとも6カ月間にわたって起こっている必要がある（基準A8）」．「5歳以上の子どもでは，他に特に記載がない場合，その行動は1週間に1回，少なくとも6カ月間にわたって起こっていなければならない（基準A8）」．

　基本的な行動については，執念深い行動について，過去6カ月の間に少なくとも2回のエピソードが必要なこと以外はDSM-IVの基準から変更されていない．もう1つの変更点は，これらの行動が同胞との関係でのみで示されたものではないことを必要としている．

　DSM-5では，行動は，それらが本質的に感情的か行動的かによってまとめられている．研究によれば，反抗挑発症の症状は非常に相互相関しており，その症状すべてが秩序破壊的行動症の転帰の予測に役立つことが示唆されている．しかし，情動の症状は独立して，気分障害と不安障害を予測する．

■基準B

　その障害は，その人自身またはその人の身近な環境にいる他者の苦痛と関連しているか，または，社会的，学業的，職業的，または他の重要な領域における機能に否定的な影響を与えている．この基準は，うまく適応している子どもまたは青年における時折の破壊的行動を，反抗挑発症の診断をもつ人の秩序破壊的行動から鑑別する助けとなる．DSM-IVの反抗挑戦性障害の若者の研究において（Burke et al, 2002），ほとんどすべての対象者は自宅（96％），および学校（85％）での混乱であるが，友人とのもめごとをもつ者はより少ない（67％）と報告した．

■基準C

　DSM-5では，素行症の基準が満たされない場合のみ，反抗挑発症の診断が可能であるというDSM-IVの除外基準を含まない．この2つの診断は，今では併存する場合がある．この変更は，併存する反抗挑発症の有無が素行症の転帰を予測する助けになることを示唆した研究に基づいていた．

間欠爆発症/間欠性爆発性障害
Intermittent Explosive Disorder

マニュアル ➔p.457／手引 ➔p.208

　間欠爆発症は DSM-III で導入されたが，その先駆けは DSM-I の「欲求不満に対する易怒性，かんしゃく発作と破壊的な行動を伴う持続的な反応」に特徴づけられる受動攻撃性人格，攻撃型と，DSM-II の爆発性人格を含んでいた．後者は，間欠的に暴力行為をする攻撃的な人であった．DSM-III では，この行動様式は間欠性爆発性障害としてコード化され，新しい多軸システムでは，II 軸の人格障害としてよりはむしろ I 軸に割り当てられた．

　この障害の攻撃性の爆発は，急速な始まりと短い持続期間で特徴づけられ，また普通はほとんどまたはまったく前駆症状がない．エピソードは，言語面での攻撃，所有物への破壊的または非破壊的攻撃，または傷害を伴うまたは傷害を伴わない身体的攻撃を含む．攻撃性の爆発は，普通は親密な友人や仲間によるささいな挑発の原因に反応して生じ，間欠爆発症の人ではより重篤な秩序破壊的暴力的エピソードの合間に，あまり重篤ではない言葉および破壊的でない所有物への攻撃がしばしばみられる．エピソードは，かなりの主観的苦痛，社会的な機能障害，職業的困難，法的，経済的問題をもたらす．研究による証拠は，「再発性で，問題があり，衝動的な攻撃性」の有病率が一般成人人口の 5〜7％ にあり，精神科の入院および外来ではおそらくより高い割合を示唆している（Coccaro, 2012）．

診断基準　　　312.34（F63.81）

A．以下のいずれかに現れる攻撃的衝動の制御不能に示される，反復性の行動爆発
　(1) 言語面での攻撃性（例：かんしゃく発作，激しい非難，言葉での口論や喧嘩），または所有物，動物，他者に対する身体的攻撃性が 3 カ月間で平均して週 2 回起こる．身体的攻撃性は所有物の損傷または破壊にはつながらず，動物または他者を負傷させることはない．
　(2) 所有物の損傷または破壊，および/または動物または他者を負傷させることに関連した身体的攻撃と関連する行動の爆発が 12 カ月間で 3 回起きている．
B．反復する爆発中に表出される攻撃性の強さは，挑発の原因またはきっかけとなった心理社会的ストレス因とはひどく釣り合わない．
C．その反復する攻撃性の爆発は，前もって計画されたものではなく（すなわち，それらは衝動的で，および/または怒りに基づく），なんらかの現実目的（例：金銭，権力，威嚇）を手に入れるため行われたものではない．
D．その反復する攻撃性の爆発は，その人に明らかな苦痛を生じるか，職業または対人関係機能の障害を生じ，または経済的または司法的な結果と関連する．
E．暦年齢は少なくとも 6 歳である（またはそれに相当する発達水準）．
F．その反復する攻撃性の爆発は，他の精神疾患（例：うつ病，双極性障害，重篤気分調節症，精神病性障害，反社会性パーソナリティ障害，境界性パーソナリティ障害）でうまく説明されず，他の医学的疾患（例：頭部外傷，アルツハイマー病）によるものではなく，または物質の生理学的作用（例：乱用薬物，医薬品）によるものでもない．6〜18 歳の子どもでは，適応障害の一部である攻撃的行動には，この診断を考慮するべきでない．
注：この診断は，反復する衝動的・攻撃的爆発が，以下の障害において通常みられる程度を超えており，臨床的関与が必要である場合は，注意欠如・多動症，素行症，反抗挑発症，自閉スペクトラム症に追加することができる．

■基準 A

　DSM-5 の基準では必要とされる攻撃性行動の範囲，頻度，期間の枠で操作化して，高頻度と低強度（基準 A1），または，低頻度と高強度（基準 A2）の攻撃性爆発が認められる場合，間欠爆発症と診断することができるようにしている．A1 の閾値は，少なくとも 3 カ月間で平均して週 2 回起こるものに設定されたのは，このレベルの低強度の攻撃性はよく治療に反応するからである．基準 A2 の閾値は 1 年で 3 回起こると設定されたが，それはこのレベルの高強度の攻撃性によって，有意に強い攻撃的な人とより低い頻度で深刻な攻撃性の爆発を起こす人達が鑑別されるからである．

■基準 B

　その障害の本質は，その爆発がストレスの多い状況に直面したほとんどの人に起こるかもしれない爆発とはひどく不釣り合いであるということである．明らかに，攻撃性行動は，精神疾患がある人にもない人にもさまざまな理由のために起こる．この基準は，行動の反応が行き過ぎであることを確定することにより，精神疾患によるもの（または，よらないもの）を定義する助けとなる．

■基準 C

　この新しい基準は，攻撃的行動は本質的に衝動的であることを必要としているが，それは重要な区別であって，それは経験的なデータにより衝動的な攻撃性が前もって計画された攻撃性からはっきり分けられるからである．この区別は，自発的にかつ熟慮なしで起こる攻撃的行動と，計画された攻撃性の行動を区別するのに役立つ．この基準は，反社会性パーソナリティ障害の人に起こることのある，他者を脅えさせたり威嚇したりするような，目的を達成するために計算された攻撃性の爆発と，間欠爆発症における爆発を分けるのにも役立つ．

■基準 D

　他の疾患に合わせて，DSM-5 の間欠爆発症は，著しい主観的苦痛，または社会的または職業的機能障害が攻撃的な行動に関連するという要件を含んでいる．その人は自分の行動の結果に対処するので，この障害は少なからぬ主観的苦痛を引き起こすかもしれない．ほとんどの場合，その行動は自我異質性で，（どちらの情動も経験しないかもしれない反社会性パーソナリティ障害とは異なって）恥ずかしさと後悔の気持ちにつながる．爆発が不釣り合いなので，それは人間関係を壊し，職業的問題になり（例：解雇される），または被害者に傷害を与えたり所有物の損害に対処しなければならない場合は法的な問題に寄与するかもしれない．記述されていないが，診断の目的は，その攻撃的な行為が利己的，経済的，または政治的な動機をもっている人のための法的保護を提供するものではない．

■基準 E

　間欠爆発症は思春期前の小児期にさえ表れ，思春期半ばに頂点に達し，約 13〜21 歳までが平均発症年齢である．またデータによれば，障害は持続的であり，少なくとも 12 年間の慢性の経過をたどることを示唆している．少なくとも 6 歳（または同等の発達水準）と確定することによって，DSM-5 の著者らは，反復するかんしゃくの爆発をもつ子どものためには他の診断（すなわち，重篤気分調節症）を使用することを臨床家にすすめている．なぜなら幼い子どものそのような爆発の経過の重要性がはっきりしないからである．

■基準 F

除外基準が変更された．DSM-5 では，自閉スペクトラム症，他の秩序破壊的障害（素行症，反抗挑発症）または注意欠如・多動症（ADHD）をもつ人を間欠爆発症と診断することを可能にしている．これらの疾患をもつ人は時に攻撃的であるが，これらの疾患での攻撃的な行動の様式は，間欠爆発症でみられるそれと異なる傾向がある．そのため，DSM-5 の注意欠如・多動症および秩序破壊的行動障害作業部会は，これらの除外基準を削除することを勧奨した．重要なことは，反社会性パーソナリティ障害と境界性パーソナリティ障害を含む他の除外基準は残っていることである．また，適応障害をもつ 6〜18 歳の子どもに起こる攻撃的な行動は，間欠爆発症の診断に数え入れない．

素行症/素行障害
Conduct Disorder

マニュアル ●p.461／手引 ●p.209

　素行症の本質的な特徴は，他者の基本的人権または年齢相応の主要な社会的規範または規則を侵害することが反復し持続する行動様式である（Burke et al, 2002）．その行動は他者や動物を傷つける原因となるか，傷つけると脅かす攻撃的行為や，所有物の破壊，詐欺，窃盗，重大な規則違反といった非攻撃的行動を引き起こすことがある．一般人口の調査では，有病率は 2% から 10% 以上の範囲で，その割合は少年のほうが少女より多いと報告されている．

　DSM-III から行為障害（conduct disorder）は導入された．4 つの主要な下位分類は，その人が攻撃性の（例：暴行，強姦），あるいは非攻撃的な（例：嘘をつく，窃盗）行為上の問題を見せるか，およびその人が社会化されているか（例：続いている交友関係がある，罪の意識がある/後悔している），あるいは社会化されていないか（例：近しい交友関係がない，罪の意識を欠く/後悔していない）をもとに提案された．これらの下位分類はもともと DSM-II に記述された犯罪の下位分類におおむね基づいており，症状と診断閾値はそれぞれの下位分類で特定されていた．診断基準は 4 つの下位分類をもつというよりもむしろ一群の症状（例：人々に対し身体的に残酷になること，所有物を破壊すること，窃盗，怠けること）を含めるように DSM-III-R で単純化された．それぞれの症状は診断閾値に達するためには少なくとも 6 カ月存在することが必要であった．DSM-IV の実地試行では，13 歳未満で許可なく日が暮れてからもしばしば外出することのみならず，いじめ，脅迫，あるいは他者を威嚇することを診断基準に加えることが支持された．

　診断基準は本質的に DSM-IV から変わっていない．発病年齢の下位分類（小児期発症型，青年期発症型）を維持するのに加えて，作業部会は，精神病質をもつ大人と同等の子どもを記述するために「向社会的な情動が限られている」を特定用語に加えた．精神病質は反社会性スペクトラムの範囲にあり，他者の感情，欲求，幸福への共感と関心の欠如によって特徴づけられるこれらの特徴は，素行症をもつ若者の少数に認められる．研究により素行症で冷淡で感情を表さない特徴を示す人は，そういった傾向をもたない者よりも悪い転帰とより劣った治療反応性が示唆されている．

診断基準

A．他者の基本的人権または年齢相応の主要な社会的規範または規則を侵害することが反復し持続する行動様式で，以下の 15 の基準のうち，どの基準群からでも少なくとも 3 つが過去 12 カ月の間に存在し，基準の少なくとも 1 つは過去 6 カ月の間に存在したことによって明らかとなる：

人および動物に対する攻撃性
（1）しばしば他人をいじめ，脅迫し，または威嚇する．

(2) しばしば取っ組み合いの喧嘩を始める.
(3) 他人に重大な身体的危害を与えるような凶器を使用したことがある（例：バット，煉瓦，割れた瓶，ナイフ，銃）．
(4) 人に対して身体的に残酷であった．
(5) 動物に対して身体的に残酷であった．
(6) 被害者の面前での盗みをしたことがある（例：人に襲いかかる強盗，ひったくり，強奪，凶器を使っての強盗）．
(7) 性行為を強いたことがある．

所有物の破壊
(8) 重大な損害を与えるために故意に放火したことがある．
(9) 故意に他人の所有物を破壊したことがある（放火以外で）．

虚偽性や窃盗
(10) 他人の住居，建造物，または車に侵入したことがある．
(11) 物または好意を得たり，または義務を逃れるためしばしば嘘をつく（例：他人をだます）．
(12) 被害者の面前ではなく，多少価値のある物品を盗んだことがある（例：万引き，ただし破壊や侵入のないもの，文書偽造）．

重大な規則違反
(13) 親の禁止にもかかわらず，しばしば夜間に外出する行為が13歳未満から始まる．
(14) 親または親代わりの人の家に住んでいる間に，一晩中，家を空けたことが少なくとも2回，または長期にわたって家に帰らないことが1回あった．
(15) しばしば学校を怠ける行為が13歳未満から始まる．

B．その行動の障害は，臨床的に意味のある社会的，学業的，または職業的機能の障害を引き起こしている．

C．その人が18歳以上の場合，反社会性パーソナリティ障害の基準を満たさない．

▶**いずれかを特定せよ**

312.81（F91.1）小児期発症型：10歳になるまでに素行症に特徴的な基準の少なくとも1つの症状が発症

312.82（F91.2）青年期発症型：10歳になるまでに素行症に特徴的な症状はまったく認められない．

312.89（F91.9）特定不能の発症年齢：素行症の基準は満たしているが，最初の症状の出現時期が10歳より前か後か判断するのに十分な情報がない．

▶**該当すれば特定せよ**

向社会的な情動が限られている：この特定用語に適合するには，その人は過去12カ月にわたって持続的に下記の特徴の2つ以上をさまざまな対人関係や状況で示したことがなければならない．これらの特徴は，この期間を通じてその人の典型的な対人関係と情動的機能の様式を反映しており，いくつかの状況でたまたま起こるだけのものではない．このため，この特定用語の基準を評価するためには，複数の情報源が必要になる．本人の自己報告に加え，長い期間にわたって本人をよく知っていた人物の報告を考慮する必要がある（例：親，教師，仕事仲間，拡大家族，同世代の友人）．

後悔または罪責感の欠如：何か間違ったことをしたときに悪かったまたは罪責感を感じない（逮捕されたり，および/または刑罰に直面した場合だけ後悔することを除く）．自分の行為の否定的な結果に関する心配を全般的に欠いている．例えば誰かを傷つけた後で後悔しないし，規則を破った結果を気にしない．

冷淡─共感の欠如：他者の感情を無視し配慮することがない．その人は冷淡で無関心な人とされる．自分の行為が他者に相当な害を与えるようなときでも，その人は他者に対してよりも自分自身に与える効果をより心配しているようである．

自分の振る舞いを気にしない：学校，仕事，その他の重要な活動でまずい，問題のある振る舞いを心配しない．期待されていることが明らかなときでもうまくやるのに必要な努力をすることがなく，典型的には自分のまずい振る舞いについて他者を非難する．

感情の浅薄さまたは欠如：浅薄で不誠実で表面的な方法（例：示される情動とは相反する行為，情動をすばやく"入れたり""切ったり"切り替えることができる）以外では，他者に気持ちを表現したり情動を示さないか，情動の表現は利益のために用いられる（例：他者を操ったり威嚇するために情動が表現される）．

▶**現在の重症度を特定せよ**

軽度：診断を下すのに必要な素行上の問題はあっても，わずかに超える数であり，素行上の問題は他者に比較的小さな害を及ぼしている（例：嘘をつくこと，怠学，許可なく夜遅くまで外出する，その他の規則違反）．

中等度：素行上の問題の数とその他者への影響は，軽度と重度で特定されるものの中間である（例：被害者の面前ではない盗み，器物破損など）．

重度：診断を下すに必要な数を大きく超える素行上の問題が多くあり，または素行上の問題が他者にかなりの被害を引き起こす（例：強制的な性行為，身体的に残酷な行為，凶器の使用，被害者の面前での盗み，器物破損および家宅侵入）．

■基準 A

15 の問題領域の一覧は DSM-IV から変わっておらず，反復し持続する行動様式が過去 12 カ月間に 3 つまたはそれ以上存在することが必要とされている．素行症をもつほとんどの子どもは 3 つよりはるかに多くの症状をもっている．ある程度ならときたまの問題行動は子どもには正常であるが（期待すらされる），これらの行動の重症度と多様性が素行症の人を特徴づける．

■基準 B

両親，教師，仲間との間で起こる避けられない葛藤のために，素行症は子ども，家族，学校，地域にとって，臨床的に意味のある障害と苦痛を引き起こす．事故やけんかによる身体的傷害のみならず金銭的および法的な悪影響もよくある．低い欲求不満耐性，易怒性，かんしゃくの爆発，無謀さがしばしば関連する症状である．素行症の行動は停学や放校，職場適応の問題，性感染症，および望まない妊娠などの問題となることがある．これらの問題は普通の学校への出席や両親の家での生活を妨げることがある．

■基準 C

素行症と反社会性パーソナリティ障害は連続体として存在する．素行症は厳密にはいかなる年齢でも診断することができるが，反社会性パーソナリティ障害の前駆体である小児期の行動症候群を記述することがその意図である．素行症をもつ若者のおよそ 40％ において，後になって反社会性パーソナリティ障害が顕在化する．

■下位分類と特定用語

　発症年齢による下位分類は DSM-IV から変更されていない．発症年齢はその若者と養育者の両方から情報を得るべきである．小児期発症型の素行症をもつ人は注意欠如・多動症を併存したり，他者へ身体的な攻撃を示したり，反社会性パーソナリティ障害となったりする可能性がより多いので，これらの下位分類は臨床的にかつ治療上の細分化がなされている．

　DSM-5 は「向社会的な情動が限られている」という新しく記述された特徴の特定用語を含んでいる．この特徴は DSM-III で「社会化不全型」として提案された．しかし，この社会化不全型という用語は過度に社会的な愛着に焦点を合わせていたと考えられたので，この下位分類はその後の DSM の版では継続されなかった．他方，研究によれば，向社会的な情動が限られていることが存在すると，特に重度で反抗的な反社会的行動を伴う下位分類，他とはっきりと区別できる神経学的，認知的，情緒的，社会的特徴（例：他者の示す恐怖や苦痛の徴候を感じとれないこと，懲罰への感度がより低いこと，恐怖をもたず，またはスリルを追求する行動がより多い），より不良の治療の転帰を示している．さらに，向社会的な情動が限られていることは，小児期から青年期早期ないし成人期早期までは比較的変化がないので，おそらく遺伝的な影響が考えられる．

反社会性パーソナリティ障害
Antisocial Personality Disorder

マニュアル ➡ p.467 / 手引 ➡ p.212

　反社会性パーソナリティ障害は，社会適合が低いこと，ずるがしこい性質，衝動性，犯罪性，および良心の呵責の欠如の広範な様式で特徴づけられる．この障害は，この分類で議論された外在化障害スペクトラムに密接に関連しているので，この章とパーソナリティ障害の章に二重にコードされる．反社会性パーソナリティの完全な記述および DSM-5 の基準については，第 18 章「パーソナリティ障害群」（349 頁）を参照のこと．

放火症
Pyromania

マニュアル ➡ p.467 / 手引 ➡ p.212

　放火症は放火したいという衝動によって特徴づけられる．この障害が最初に正式に認められたのは DSM-III の新しいカテゴリーの「他のどこにも分類されない衝動制御の障害」であった．単一狂の初期の概念と同じく，その定義では，精神病ではなく，認知障害がなく，反社会的でない人が放火したいという衝動に抗うことに繰り返し失敗することに焦点を合わせていた．DSM-III-R では，これらの除外基準は取り除かれ，放火癖の人は火に興味をそそられたり火に対する好奇心が強い傾向があるとみなす項目が追加された．DSM-IV では，躁病と反社会性パーソナリティ障害の除外基準はもとに戻された．小さな修正は別として，DSM-5 の基準は変わっていない．

　放火症の本質的な特徴は意図的で目的をもった放火と，放火の衝動に抵抗できない複数のエピソードが存在することである．放火症をもつ人は火事を見るのが好きである．彼らはおそらく近隣の界隈では火事の現場での常連の"観客"であるとみなされていて，誤った警報を鳴らして楽しんでいることがあるかもしれない．火事に魅了されるあまり消防士として職を求めたり，ボランティアで消火をしたりする者もある．彼らは火事の結果や火事によって生命や所有物に及ぶ影響には無関心であり，その結果として生じる破壊から満足を得ていることがある．その行動は所有物の損

壊，法的結果，または，放火する者自身や他者が怪我を負ったり生命を落とす結果をまねくかもしれない．

診断基準	312.33（F63.1）

　A．2回以上の意図的で目的をもった放火
　B．放火の行為の前の緊張感または感情的興奮
　C．火災およびそれに伴う状況（例：消火設備，その使用法，結果）に魅了され，興味をもち，好奇心をもち，惹きつけられること
　D．放火したときの，または火事を目撃したり，またはそこで起こった騒ぎに参加するときの快感，満足感，または解放感
　E．その放火は，金銭的利益，社会政治的イデオロギーの表現，犯罪行為の隠蔽，怒りまたは報復の表現，生活環境の改善，幻覚または妄想への反応，または判断の障害の結果〔例：認知症，知的能力障害（知的発達症），物質中毒〕によってなされたのではない．
　F．その放火は，素行症，躁病エピソード，または反社会性パーソナリティ障害ではうまく説明されない．

■基準A

　この基準は放火が2回以上起こることを必要としている．これにより，最低で生涯に2回のエピソードと定められている．実際は，放火症の人のほとんどがはるかに多くの放火をしており，なかには定期的に放火する者もいる．

■基準B，CおよびD

　これらの基準は，この障害の本質をついたものである．興奮の感覚は，放火している最中や放火の後の快感，満足感，安堵感と同様に放火の行為の前のその人の緊張感または感情的興奮により獲得される．放火症の人のほとんどは火事に魅了されているが，それは，彼らの火事を見物することへの興味が反映されたものであるかもしれない．彼らはかなりの時間を，計画を立て，放火し，火事を見物することに費やしている．

■基準EおよびF

　これらの基準は，政治的または他の理由（金銭的利益ための放火のような）による放火する人，および躁病エピソードまたは反社会性パーソナリティ障害の行動様式の一部として放火をする人を除外している．

窃盗症
Kleptomania

マニュアル ➡ p.469／手引 ➡ p.213

　窃盗症は長い間認識されてきた疾患だが，DSM-Ⅲまでは精神疾患であると公式に指定されず，DSM-Ⅲでは「他のどこにも分類されない衝動制御の障害」のカテゴリーに配置された．DSM-5では基準は基本的には変わっていない．
　窃盗症の有病率は一般人口の0.3〜0.6％とされてきた．しかし，精神保健上の理由で入院している人々の中では，調査により8％近くの人が窃盗症の現在の診断と矛盾しない症状が是認され，

9%が窃盗症の生涯診断を支持することが示されている（Grant et al, 2005）．文献によれば窃盗症の人々の半数以上は女性であることが示唆されているが，この性差は女性のほうがより治療の場に現れやすいためであるかもしれない．この障害は典型的には青年期後期に発症し（しかし，成人期に始まることもある），しばしば気分障害，不安症，物質使用障害が併存する．

窃盗症の人は社会機能と職業機能に意味のある低下を経験する．盗みに関連する侵入的思考と衝動は，家庭や職場での彼らの集中力を妨げることがある．盗みのために午後しばしば仕事に出ないと報告する者もいる．彼らが行動を抑制できないことが主観的な恥と罪の感情につながる．この障害では盗みの行動がひどくなるにつれて，高い水準のストレスにもつながる．加えて，窃盗症の人の多くは法律的な困難に直面し，また逮捕により公的な屈辱を経験する．

> **診断基準** 312.32（F63.2）
> A．個人用に用いるためでもなく，またはその金銭的価値のためでもなく，物を盗もうとする衝動に抵抗できなくなることが繰り返される．
> B．窃盗に及ぶ直前の緊張の高まり
> C．窃盗に及ぶときの快感，満足，または解放感
> D．その盗みは，怒りまたは報復を表現するためのものではなく，妄想または幻覚への反応でもない．
> E．その盗みは，素行症，躁病エピソード，または反社会性パーソナリティ障害ではうまく説明されない．

■基準 A

この項目は必要でない品目への無意味な衝動への反応として起こる窃盗に焦点を合わせている．この項目はしばしば，窃盗症の人を通常の万引き者と区別する基準と考えられてきた．この基準の解釈には議論の余地がある．特定の品物を盗む中年女性の窃盗症患者といった固定概念は，必ずしもすべての窃盗症の人をうまく説明しないかもしれない．窃盗症の人は実際に盗んだ品物を欲しいのかもしれないし，また使うことができるかもしれないが，それらが必要なわけではない．品物をため込む窃盗症の人については特にこれが当てはまるかもしれない．これらの人々は同じ品物のさまざまな種類を盗むことがあるが，その品物自体を欲していても，それは必要なものではない．

■基準 B および C

多くの人が窃盗後の快感，満足と同様に，窃盗に及ぶ直前の緊張感を報告するだろう．時にこれらの基準は問題となってきた．というのは，窃盗をたまに行う人は行為の前の緊張や興奮する感情を否定するだろうし，窃盗の後に来る喜びの感情または解放感を否定するかもしれないからである．それでも彼らは必要ではない物を盗むことの問題を明らかにもっている．

■基準 D

この項目は盗む動機（「怒りまたは報復を表現すること」）をもっている人々と単に衝動に抵抗できない通常の窃盗症の人を区別する助けとなる．さらに，窃盗は精神病性の思考が動機になっているのではない．

■基準 E

躁病エピソードの間は，人は異常な思考と行動への反応として品物を手に取るかもしれないので，これらの除外基準が必要とされる．素行症の若者と反社会性パーソナリティ障害の成人はその品物

を欲しいから盗むかもしれない．これが通常の意味における盗みである．彼らが行う窃盗は，彼らの行為の結果や，窃盗の過程で彼らが傷つけるかもしれない人々に対する関心なしになされる．

他の特定される秩序破壊的・衝動制御・素行症，特定不能の秩序破壊的・衝動制御・素行症

Other Specified Disruptive, Impulse-Control, and Conduct Disorder,
Unspecified Disruptive, Impulse-Control, and Conduct Disorder

マニュアル ➡ p.470／手引 ➡ p.213

　これらの2つの残遺カテゴリーは，苦痛や機能の障害を引き起こすが，この分類のいずれの障害も完全には満たさない秩序破壊的・衝動制御・素行症の特徴的な症状を臨床家が診断する場合に使用することができる．他の特定される秩序破壊的・衝動制御・素行症のカテゴリーは，臨床家が，その症状が，完全な基準を満たさない特定の理由を伝えることを選択する場合にも使用される（例：「反復性の行動爆発であるが，その頻度が不十分」）．

▶他の特定される秩序破壊的・衝動制御・素行症

312.89（F91.8）

このカテゴリーは，臨床的に意味のある苦痛，または，社会的，職業的，または他の重要な領域における機能の障害を引き起こす秩序破壊的・衝動制御・素行症の症状が優勢であるが，その診断分類のいずれの基準も完全には満たさない場合に適用される．他の特定される秩序破壊的・衝動制御・素行症のカテゴリーは，臨床家が，その症状が，どの秩序破壊的・衝動制御・素行症の基準も満たさないという特定の理由を伝える選択をする場合に使用される．これは，「他の特定される秩序破壊的・衝動制御・素行症」の後に特定の理由（例：「反復性の行動爆発であるが，その頻度が不十分」）を記録することによって行われる．

　特定不能の秩序破壊的・衝動制御・素行症というカテゴリーは，臨床家が，特定の障害のための基準を満たさないとする理由を特定しないことを選択する場合，あるいはより特定の診断を下すのに十分な情報がない状況において使用される．

▶特定不能の秩序破壊的・衝動制御・素行症

312.9（F91.9）

このカテゴリーは，臨床的に意味のある苦痛，または社会的，職業的，または他の重要な領域における機能の障害を引き起こす秩序破壊的・衝動制御・素行症の症状が優勢であるが，秩序破壊的・衝動制御・素行症の診断分類のいずれの基準も完全には満たさない場合に適用される．特定不能の秩序破壊的・衝動制御・素行症のカテゴリーは，臨床家が，特定の秩序破壊的・衝動制御・素行症の基準を満たさないとする理由を特定しないことを選択する場合，およびより特定の診断を下すのに十分な情報がない状況（例：救命救急室の場面）において使用される．

Key Points

- この新しい章は，気難しく，破壊的，攻撃的，あるいは反社会的な行動の存在によって統合された障害を1つに集めたものである．障害群は反抗挑発症，素行症，間欠爆発症，反社会性パーソナリティ障害，放火症，窃盗症を含んでいる．
- DSM-5では素行症の診断基準を満たさない場合にのみ反抗挑発症の診断をつけることを可能にしているDSM-IVの除外基準を削除した．2つの診断は現在，併存することができる．
- 間欠爆発症には高頻度と低強度（3カ月間で少なくとも週2回の爆発）か低頻度と高強度（1年に3回以上の重度な爆発）のどちらかの爆発が要求される．
- 素行症には現在「向社会的な情動が限られている」という特定用語があり，それにより臨床家は良心の呵責，罪悪感の欠如，冷淡といった精神病質的特徴と同等の特徴を小児期にもつ若者を示すことができる．これらの若者は典型的には予後が悪く治療に反応しにくい．
- 反社会性パーソナリティ障害はこの分類にあげられているが，基準と本文はパーソナリティ障害の章（349頁）に残されている．

CHAPTER 16
Substance-Related and Addictive Disorders

物質関連障害および嗜癖性障害群

物質関連障害および嗜癖性障害群〈DSM-5, 473 頁〉	**Substance-Related and Addictive Disorders**
アルコール関連障害群〈DSM-5, 483 頁〉	Alcohol-Related Disorders
アルコール使用障害〈DSM-5, 483 頁〉	Alcohol Use Disorder
303.00 (F10.＿) アルコール中毒〈DSM-5, 489 頁〉	303.00 (F10.＿) Alcohol Intoxication
291.81 (F10.23_) アルコール離脱〈DSM-5, 492 頁〉	291.81 (F10.23_) Alcohol Withdrawal
他のアルコール誘発性障害群〈DSM-5, 494 頁〉	Other Alcohol-Induced Disorders
291.9　(F10.99) 特定不能のアルコール関連障害〈DSM-5, 496 頁〉	291.9　(F10.99) Unspecified Alcohol-Related Disorder
カフェイン関連障害群〈DSM-5, 496 頁〉	Caffeine-Related Disorders
305.90 (F15.929) カフェイン中毒〈DSM-5, 496 頁〉	305.90 (F15.929) Caffeine Intoxication
292.0　(F15.93) カフェイン離脱〈DSM-5, 499 頁〉	292.0　(F15.93) Caffeine Withdrawal
他のカフェイン誘発性障害群〈DSM-5, 501 頁〉	Other Caffeine-Induced Disorders
292.9　(F15.99) 特定不能のカフェイン関連障害〈DSM-5, 501 頁〉	292.9　(F15.99) Unspecified Caffeine-Related Disorder
大麻関連障害群〈DSM-5, 502 頁〉	Cannabis-Related Disorders
大麻使用障害〈DSM-5, 502 頁〉	Cannabis Use Disorder
292.89 (F12.＿) 大麻中毒〈DSM-5, 508 頁〉	292.89 (F12.＿) Cannabis Intoxication
292.0　(F12.288) 大麻離脱〈DSM-5, 510 頁〉	292.0　(F12.288) Cannabis Withdrawal
他の大麻誘発性障害群〈DSM-5, 512 頁〉	Other Cannabis-Induced Disorders
292.9　(F12.99) 特定不能の大麻関連障害〈DSM-5, 512 頁〉	292.9　(F12.99) Unspecified Cannabis-Related Disorder
幻覚薬関連障害群〈DSM-5, 512 頁〉	Hallucinogen-Related Disorders
フェンシクリジン使用障害〈DSM-5, 512 頁〉	Phencyclidine Use Disorder

他の幻覚薬使用障害〈DSM-5, 516頁〉 Other Hallucinogen Use Disorder

292.89 (F16.__) フェンシクリジン中毒〈DSM-5, 520頁〉 292.89 (F16.__) Phencyclidine Intoxication

292.89 (F16.__) 他の幻覚薬中毒〈DSM-5, 522頁〉 292.89 (F16.__) Other Hallucinogen Intoxication

292.89 (F16.983) 幻覚薬持続性知覚障害〈DSM-5, 523頁〉 292.89 (F16.983) Hallucinogen Persisting Perception Disorder

他のフェンシクリジン誘発性障害群〈DSM-5, 525頁〉 Other Phencyclidine-Induced Disorders

他の幻覚薬誘発性障害群〈DSM-5, 525頁〉 Other Hallucinogen-Induced Disorders

292.9 (F16.99) 特定不能のフェンシクリジン関連障害〈DSM-5, 525頁〉 292.9 (F16.99) Unspecified Phencyclidine-Related Disorder

292.9 (F16.99) 特定不能の幻覚薬関連障害〈DSM-5, 526頁〉 292.9 (F16.99) Unspecified Hallucinogen-Related Disorder

吸入剤関連障害群〈DSM-5, 526頁〉 **Inhalant-Related Disorders**

吸入剤使用障害〈DSM-5, 526頁〉 Inhalant Use Disorder

292.89 (F18.__) 吸入剤中毒〈DSM-5, 530頁〉 292.89 (F18.__) Inhalant Intoxication

他の吸入剤誘発性障害群〈DSM-5, 533頁〉 Other Inhalant-Induced Disorders

292.9 (F18.99) 特定不能の吸入剤関連障害〈DSM-5, 533頁〉 292.9 (F18.99) Unspecified Inhalant-Related Disorder

オピオイド関連障害群〈DSM-5, 533頁〉 **Opioid-Related Disorders**

オピオイド使用障害〈DSM-5, 533頁〉 Opioid Use Disorder

292.89 (F11.__) オピオイド中毒〈DSM-5, 539頁〉 292.89 (F11.__) Opioid Intoxication

292.0 (F11.23) オピオイド離脱〈DSM-5, 540頁〉 292.0 (F11.23) Opioid Withdrawal

他のオピオイド誘発性障害群〈DSM-5, 542頁〉 Other Opioid-Induced Disorders

292.9 (F11.99) 特定不能のオピオイド関連障害〈DSM-5, 542頁〉 292.9 (F11.99) Unspecified Opioid-Related Disorder

鎮静薬，睡眠薬，または抗不安薬関連障害群〈DSM-5, 543頁〉 **Sedative-, Hypnotic-, or Anxiolytic-Related Disorders**

鎮静薬，睡眠薬，または抗不安薬使用障害〈DSM-5, 543頁〉 Sedative, Hypnotic, or Anxiolytic Use Disorder

292.89 (F13.__) 鎮静薬，睡眠薬，または抗不安薬中毒〈DSM-5, 549頁〉 292.89 (F13.__) Sedative, Hypnotic, or Anxiolytic Intoxication

292.0 (F13.23) 鎮静薬，睡眠薬，または抗不安薬離脱〈DSM-5, 550頁〉 292.0 (F13.23) Sedative, Hypnotic, or Anxiolytic Withdrawal

他の鎮静薬，睡眠薬，または抗不安薬誘発性障害群〈DSM-5, 553頁〉 Other Sedative-, Hypnotic-, or Anxiolytic-Induced Disorders

292.9　(F13.99)　特定不能の鎮静薬，睡眠薬，または抗不安薬関連障害〈DSM-5, 553頁〉	292.9　(F13.99)　Unspecified Sedative-, Hypnotic-, or Anxiolytic-Related Disorder
精神刺激薬関連障害群〈DSM-5, 554頁〉	**Stimulant-Related Disorders**
精神刺激薬使用障害〈DSM-5, 554頁〉	Stimulant Use Disorder
精神刺激薬中毒〈DSM-5, 560頁〉	Stimulant Intoxication
精神刺激薬離脱〈DSM-5, 562頁〉	Stimulant Withdrawal
他の精神刺激薬誘発性障害群〈DSM-5, 563頁〉	Other Stimulant-Induced Disorders
特定不能の精神刺激薬関連障害〈DSM-5, 563頁〉	Unspecified Stimulant-Related Disorder
タバコ関連障害群〈DSM-5, 564頁〉	**Tobacco-Related Disorders**
タバコ使用障害〈DSM-5, 564頁〉	Tobacco Use Disorder
292.0　(F17.203)　タバコ離脱〈DSM-5, 568頁〉	292.0　(F17.203)　Tobacco Withdrawal
他のタバコ誘発性障害群〈DSM-5, 569頁〉	Other Tobacco-Induced Disorders
292.9　(F17.209)　特定不能のタバコ関連障害〈DSM-5, 570頁〉	292.9　(F17.209)　Unspecified Tobacco-Related Disorder
他の（または不明の）物質関連障害群〈DSM-5, 570頁〉	**Other (or Unknown) Substance-Related Disorders**
他の（または不明の）物質の使用障害〈DSM-5, 570頁〉	Other (or Unknown) Substance Use Disorder
292.89　(F19.__)　他の（または不明の）物質の中毒〈DSM-5, 574頁〉	292.89　(F19.__)　Other (or Unknown) Substance Intoxication
292.0　(F19.239)　他の（または不明の）物質の離脱〈DSM-5, 576頁〉	292.0　(F19.239)　Other (or Unknown) Substance Withdrawal
他の（または不明の）物質誘発性障害群〈DSM-5, 577頁〉	Other (or Unknown) Substance-Induced Disorders
292.9　(F19.99)　特定不能の他の（または不明の）物質関連障害〈DSM-5, 578頁〉	292.9　(F19.99)　Unspecified Other (or Unknown) Substance-Related Disorder
非物質関連障害群〈DSM-5, 578頁〉	**Non-Substance-Related Disorders**
312.31　(F63.0)　ギャンブル障害〈DSM-5, 578頁〉	312.31　(F63.0)　Gambling Disorder

　物質関連障害群は10種類の物質すなわち，アルコール；カフェイン；大麻；幻覚薬；吸入剤；オピオイド；鎮静薬，睡眠薬または抗不安薬；精神刺激薬；タバコ；および他の（または不明の）物質に従って分類される．これらは別々の項で示されているが，すべての薬物は過剰に摂取されると脳の報酬系を活性化し，同時に使用されることはよくみられるので，それらはまったく異なっているのではない．適応的行動を通じて報酬系が活性化するのではなく，乱用薬物が正常な過程を短絡して直接的にこれらの構造を活性化する．おのおのの薬剤は，それらの使用を助長する"ハイ"という感情を含む，ある範囲の行動上の効果を引き起こす．幻覚薬は，幸福感というよりもむしろ好奇心がそれらを摂取する主な動機という点において例外である．

この章に記述されている多くの物質は，いくつかの処方薬や店頭販売薬とともに，その物質誘発性障害が通常は一時的であることを除いて，独立した気分障害または不安症，精神病性障害，または他の障害に類似した物質誘発性障害も引き起こしうる．これらの障害のカテゴリーは症状に基づいた関連する章の中で論じられている（例：不安症群，抑うつ障害群）．

　DSM-IVからの重要な新展開は，この章の中に以前は「他のどこにも分類されない衝動制御の障害」の章の中で病的賭博としてあげられていたギャンブル障害が含まれていることである．賭博は，乱用薬物によって引き起こされるのとよく似た効果があり，同じ脳の報酬系を活性化するという証拠から，この障害がここへ移動された (Potenza, 2006)．他の行動（インターネット使用および強迫的な買い物のような，いわゆる行動嗜癖）も，報酬系に対してよく似た効果を与えるようだが，物質関連障害作業部会はこれらの行動についての研究はその障害をこの章の中に含めるには不十分であると結論づけた．にもかかわらず，インターネットゲーム障害は，研究を促進するため，第III部の中の「今後の研究のための病態」の章に位置づけられた．

　物質使用障害群はDSMのすべての版で認知されている．DSM-Iでは，嗜癖（アルコール症，薬物嗜癖）は「社会および一般的文化環境との一致」に関して，これらの問題をもつ個人が当時は病気であると考えられたことを反映して，「社会病質人格障害」のカテゴリーの傘下におかれた (DSM-I, 原著38頁)．DSM-IIでは，アルコール症および名称変更して薬物依存となったものは「人格障害および特定のその他の非精神病性障害群」の区分の中におかれている．アルコール症はさらに挿間性の過度の飲酒，習慣性の過度の飲酒，およびアルコール嗜癖に分けられた．後者の診断はアルコールに依存しているとみなされる人のために残された．さまざまな薬物依存のために10の下位分類カテゴリーがつくられた（例：「阿片，阿片アルカロイド，およびそれらの誘導体」）．DSM-IIIで，物質常用障害はようやくそれ自体の章を与えられ，一般に誤用される多くの薬物を認定するためにその区分が大きく拡大された．乱用や依存の主要な区分だけでなく，基準もDSM-IIIのために開発され，診断区分の改良がDSM-5まで続いている．

　この章では各障害（すなわち，使用障害，中毒，および離脱）は物質に従って構成されている．おのおのの特定の物質グループと関連する広範な診断カテゴリーは表16-1に示されている．精神刺激薬関連障害の診断はアンフェタミンとコカイン使用障害のカテゴリーに取って代わった．大麻使用障害と大麻離脱は新しいものである．カフェイン離脱はDSM-IVの付録Bの「今後の研究のための基準案と軸」から，独立した障害に地位が上がっている．ニコチン使用障害は現在タバコ関連障害群と呼ばれている．

　最も重要な変化は，おそらくアルコールまたはその他の薬剤の「乱用」と「依存」の間にはもはや区別のないことと，その2つの診断が1つになっていることである．事実，DSM-5の章では薬理学的耐性と離脱を記述する用語の使用での重複を避けるために，依存という用語は使用していない．また，一般的な「物質乱用」および「物質依存」の基準を定めるよりもむしろ，薬物の各分類は「使用障害」についてそれぞれ独自の基準を定めている．歴史的な区別は，依存症候群とは持続的大量飲酒または薬物使用によって制御障害に至る精神生物学的な過程であると信じられていたことに基づいていた．依存症候群は過度のアルコールまたは薬物使用とは異なった原因をもっており，社会的または個人的な問題のみを生じるものと考えられ，依存という1つの軸と他方で結果（すなわち，乱用）を示し，物質誤用の"2つの軸"概念が発生するに至った．これらの概念はDSM-III，DSM-III-R，およびDSM-IVの物質使用障害の章の中に組み入れられた．さらに，DSM-III-RおよびDSM-IVでは，依存は乱用よりも階層的には上位を占めた．DSM-IVでは，依存は7つの基準のうち3つ，乱用は4つの基準のうち1つを満たすことが必要であった．

　乱用と依存を組み合わせるにはいくつかの理由があった．第1に，臨床家はこれら症候群を区別

表 16-1 物質の分類に関連する診断

	精神病性障害	双極性障害群	抑うつ障害群	不安症群	強迫症および関連症群	睡眠障害	性機能不全群	せん妄	神経認知障害群	物質使用障害	物質中毒	物質離脱
アルコール	I/W	I/W	I/W	I/W		I/W	I/W	I/W	I/W/P	X	X	X
カフェイン	I	—	—	I		I/W	—	—	—		X	X
大麻	I	—	—	I/W		I/W	—	—	—	X	X	X
幻覚薬												
フェンシクリジン	I	I	I	I		—	—	I	—	X	X	
他の幻覚薬	I*	—	I	I		—	—	I	I/P	X	X	
吸入剤	I	—	I	I		—	—	I	I/P	X	X	
オピオイド	I/W		I/W	W		I/W	I/W	I/W		X	X	X
鎮静薬, 睡眠薬, または抗不安薬	I/W	I/W	I/W	W		I/W	I/W	I/W	I/W/P	X	X	X
精神刺激薬**	I	I/W	I/W	I/W	I/W	W	I	—		X	X	X
タバコ	—	—	—	—		W	—	—	—	X		X
その他（または不明）	I/W	I/W	I/W	I/W	I/W	I/W	I/W	I/W	I/W/P	X	X	X

注：X＝DSM-5 の中で認められている分類
I＝そのカテゴリーには「中毒中の発症」という特定用語が注記される場合があることを示している.
W＝そのカテゴリーには「離脱中の発症」という特定用語が注記される場合があることを示している.
I/W＝そのカテゴリーには「中毒中の発症」または「離脱中の発症」のどちらかが注記される場合があることを示している.
P＝その障害が持続性であることを示している.
* 幻覚薬持続性知覚障害（フラッシュバック）を含む.
** アンフェタミン型物質，コカイン，および他のまたは特定不能の精神刺激薬を含む.

することに問題があった．研究では DSM-IV の依存の試験–再試験信頼性はすべて「非常によい」から「優秀である」と示されていたが，DSM-IV の乱用の信頼性はより低く，またばらつきがあることが示された．多くの人は，乱用がしばしば依存の前駆期であるとみなしていたが，いくつかの前方視的研究によって，そうではないことが示された．第 2 に，疫学研究によって DSM-IV のアルコール乱用の診断が最もよくなされる方法は，ただ 1 つの基準（基準 A2）――危険な使用（一般的に飲酒後の運転）であったことが示された．この行動は確かに愚かで危険であるが，ただ 1 つの症状に基づく精神医学的診断には疑問の余地がある．第 3 に，乱用と依存の区別は "診断の孤児" につながり，それによってその人が依存の 2 つの基準を満たすことはできるが，乱用の基準をいずれも満たすことができないことになる．このような人々には，診断のついた人々と同程度の重症の物質使用の問題をもっていたかもしれないのに，診断されないままに放置されたのである．乱用と依存の構造に関する臨床および疫学的資料のその後の分析により，DSM-IV の乱用および依存の基準が 1 次元構造を形成するとみなすことができ，乱用および依存の基準が重症度スペクトラムの中に点在することが示唆された．この証拠から考えて，作業部会は，乱用と依存は，階級別の臨床的重症度の異なる，診断のために 2 つの基準を必要とする 1 つの障害に統合されるべきであると推奨した（Helzer et al, 2006）．追加の推奨は，嗜癖障害の基準から法的な問題を排除することであった（DSM-IV の物質乱用のための基準 A3）．アルコールおよび関連疾患に関する全米疫学調査のデータおよび他の研究は，その項目が他の基準と比較して頻度が低く，その削除は物質使用障害の有病率にほとんど影響がない一方，全体として診断群にほとんど情報を追加しないことが示された．こうした理由から，この基準はすべての嗜癖障害の基準組み合わせから削除された．

　中毒はそれぞれの物質について独立した障害となっている．中毒は，最近の物質使用の結果として生じる，可逆性の物質特異的な症候群と考えられる．中毒という障害は，この症候群が臨床的に意味のある障害または問題行動または心理学的変化に至ることが必要である．同様に，離脱はほとんどの物質において別個の障害としてまとめられている．薬物離脱症候群は，1）妥当で確実に観察され，2）薬物中止後の直後に発症し，基準のレベルへの回復に明確な時間経過がある，という症状の集まりから構成されている．さらに，その症候群は薬物またはその成分の 1 つの遮断に対しての薬理学的特異性があり，臨床的に重要な結果に関連していなければならない（例：再発に影響し，重大な身体的または心理学的問題を引き起こす）．

　最後に，渇望とは，物質，通常は特定の物質への強い欲求として定義されている．それはよくみられる症状であり，重症度スペクトラム中の最重度に至るあたりで発現する傾向がある．それは時間的構成要素（現在または最近の過去）に伴う特徴としてまたは生涯時間の構成要素を伴う特徴として，多様に定義づけられてきた（その人が人生で経験したかどうか）．時間が限定された状況では，渇望はしばしば転帰の尺度として頻繁に使用されており，脳画像研究により，自覚的な依存が薬物に関連した刺激によって引き起こされ，脳の報酬系における活動性の亢進および特定の部位でのドパミン放出と関連することが示された．これらのデータに基づいて，依存は物質使用障害群の症状として追加されている．

　ギャンブル障害と同様に，おのおのの物質使用障害には「寛解早期」および「寛解持続」の特定用語がある．「寛解早期」は少なくとも 3 カ月以上 12 カ月未満の間，渇望に関連する基準以外は基準 A の項目のいずれにも当てはまらないことが必要である．「寛解持続」は 12 カ月またはそれ以上の期間，渇望に関連する基準以外は基準 A の項目のいずれにも当てはまらないことが必要である．ギャンブル障害でも寛解早期および寛解持続について同様の定義があるが，それらはギャンブル障害のための基準ではないために，渇望の例外は含まない．オピオイドやタバコ使用障害の場合には，「維持療法中」の特定用語も用いることができる．もしその人がメサドンまたはブプレノル

フィンのような処方された作動薬またはニコチン置換薬を服用している，および，オピオイドまたはタバコ使用障害の基準に当てはまらなければ，この追加の特定用語が用いられる（作動薬または置換薬に対する耐性，またはそれらからの離脱を除く）．

「管理された環境下にある」の追加の特定用語は，その人が刑務所，治療共同体，および閉鎖病棟のようなアルコールおよび薬物への接触を制限された環境にあることを示している．「管理された環境」の特定用語はギャンブル障害には適用されない．最後に，おのおのの障害にはその障害を満たす基準の数に基づいた重症度の特定用語（軽度，中等度，重度）がある．物質使用障害群と異なり，ギャンブル障害には障害が挿話性であるか（すなわち，複数の時点で診断基準を満たしたことがあり，ギャンブル障害の期間の間には少なくとも数カ月平常に戻る）または持続的であるか（すなわち，診断基準を満たす症状が何年間か連続）という追加の特定用語がある（273–275 頁）．

アルコール関連障害群
Alcohol-Related Disorders

アルコールは世界中で一般に乱用される物質であり，重大な罹患率および死亡率に関連している．生涯のある時点で，少なくとも 80％ の米国の成人がアルコールの経験をしており，かつ相当な割合で 1 つまたはそれ以上のアルコール関連有害事象がある．

この項はそれらの独特の特徴を伝えるためにアルコール関連障害に特有の考察を含んでいる．アルコール誘発性障害はその症状を共有する障害群の DSM-5 の項にも記述されている．

アルコール使用障害
Alcohol Use Disorder

マニュアル ●p.483／手引 ●p.220

アルコール使用障害は臨床的に意味のある障害または苦痛を生じるアルコール使用の問題となる様式を記述している．診断を下すためには 11 の問題行動のうち 2 つまたはそれ以上が 12 カ月以内に起こらなければならない．この診断は DSM-IV の臨床家の選択であった「乱用」または「依存」に取って代わり，DSM-5 の 11 の症状はこの 2 つの DSM-IV の障害にまとめられた症状を合併したことを表している．（DSM-IV の）乱用の診断には 4 つの症状のうち 1 つが必要であり，一方で依存は 7 つの症状のうち 3 つが必要であった．

その基準に異なった重みづけがされていたわけではないが，臨床家は生理的な構成要素の症状として，歴史的にしばしば耐性および離脱（とりわけ後者）に特別な注意を向けてきた．アルコール離脱は長期，大量摂取に引き続く減量後の 4～12 時間で離脱症状が現れるという特徴がある．離脱は不快で強烈なので，この疾患を経験する人はその有害な結果があるにもかかわらず，アルコールの摂取を続けることがある．睡眠の問題のようないくつかの離脱症状は低い重症度で数カ月持続しうるし，再発につながるように思われる．アルコール使用障害の患者の半数以下は臨床的関連性のあるレベルのアルコール離脱を一度も経験せず，せん妄またはけいれんのような重度の合併症を経験するのは 10％ 以下である．

渇望は飲酒以外のことを考えることを困難にする飲酒への強い欲求のことを指す．学業および仕事の成績は飲酒の影響によってまたは実際仕事中や学校での中毒によって妨げられることがある．

子どもの養育や家庭的責任を怠ることもある．アルコールに関連した欠勤もみられることがある．その人は身体的に危険が及ぶ場面でアルコールを使用することがある．最後に，アルコール使用障害の人は，飲酒の継続が彼らにとって重大な社会的または対人関係の問題を引き起こすことを知っているにもかかわらず，アルコール消費を続けることがある．

診断基準

A．アルコールの問題となる使用様式で，臨床的に意味のある障害や苦痛が生じ，以下のうち少なくとも2つが，12カ月以内に起こることにより示される．
（1）アルコールを意図していたよりもしばしば大量に，または長期間にわたって使用する．
（2）アルコールの使用を減量または制限することに対する，持続的な欲求または努力の不成功がある．
（3）アルコールを得るために必要な活動，その使用，またはその作用から回復するのに多くの時間が費やされる．
（4）渇望，つまりアルコール使用への強い欲求，または衝動
（5）アルコールの反復的な使用の結果，職場，学校，または家庭における重要な役割の責任を果たすことができなくなる．
（6）アルコールの作用により，持続的，または反復的に社会的，対人的問題が起こり，悪化しているにもかかわらず，その使用を続ける．
（7）アルコールの使用のために，重要な社会的，職業的，または娯楽的活動を放棄，または縮小している．
（8）身体的に危険な状況においてもアルコールの使用を反復する．
（9）身体的または精神的問題が，持続的または反復的に起こり，悪化しているらしいと知っているにもかかわらず，アルコールの使用を続ける．
（10）耐性，以下のいずれかによって定義されるもの：
　（a）中毒または期待する効果に達するために，著しく増大した量のアルコールが必要
　（b）同じ量のアルコールの持続使用で効果が著しく減弱
（11）離脱，以下のいずれかによって明らかとなるもの：
　（a）特徴的なアルコール離脱症候群がある（DSM-5, 492頁，アルコール離脱の基準AおよびBを参照）．
　（b）離脱症状を軽減または回避するために，アルコール（またはベンゾジアゼピンのような密接に関連した物質）を摂取する．

▶該当すれば特定せよ
寛解早期：アルコール使用障害の基準を過去に完全に満たした後に，少なくとも3カ月以上12カ月未満の間，アルコール使用障害の基準のいずれも満たしたことがない（例外として，基準A4の「渇望，つまりアルコール使用への強い欲求，または衝動」は満たしてもよい）．
寛解持続：アルコール使用障害の基準を過去に完全に満たした後に，12カ月以上の間，アルコール使用障害の基準のいずれも満たしたことがない（例外として，基準A4の「渇望，つまりアルコール使用への強い欲求，または衝動」は満たしてもよい）．

▶該当すれば特定せよ
管理された環境下にある：この追加の特定用語は，その人がアルコールの入手を制限された環境下にある場合に用いられる．
現在の重症度に基づいてコードせよ：ICD-10-CMコードについての注：アルコール中毒，アルコール

離脱,または他のアルコール誘発性精神疾患も存在する場合,アルコール使用障害に対して以下のコードは使用しない.その代わり,併存するアルコール使用障害は,アルコール誘発性障害コードの4番目の数字によって示される(アルコール中毒,アルコール離脱,または他のアルコール誘発性精神疾患のための「コードするときの注」を参照).例えば,アルコール中毒とアルコール使用障害が併存する場合,アルコール中毒のみをコードとし,併存するアルコール使用障害が軽度か中等度か重度のいずれかは4番目の数字によって示される:すなわち,アルコール中毒を伴う軽度のアルコール使用障害に対してはF10.129,またはアルコール中毒を伴う中等度または重度のアルコール使用障害に対してはF10.229.

▶現在の重症度を特定せよ
　305.00（F10.10）**軽度**：2〜3項目の症状が存在する.
　303.90（F10.20）**中等度**：4〜5項目の症状が存在する.
　303.90（F10.20）**重度**：6項目以上の症状が存在する.

アルコール中毒
Alcohol Intoxication

マニュアル➡p.489／手引➡p.222

　アルコール中毒の基本的特徴は,アルコール摂取という文脈で発現する臨床的に意味のある不適応性の行動的または心理学的変化の存在である.これらの変化は機能や判断の障害の証拠を伴い,中毒が強烈である場合には,生命を危うくするような状況を生じうる.症状は他の医学的疾患によってうまく説明されるものであってはならず,またせん妄のような疾患の反映ではなく,鎮静薬および睡眠薬のような他の中枢抑制薬の中毒との関連はない.協調運動障害の程度によっては,運転能力や日常の活動性を損ない,事故を引き起こすに至ることもある.

　アルコール中毒は中毒の経過中に起きた出来事についての健忘("ブラックアウト")と関連することが時々ある.その現象は高いアルコール血中濃度と,おそらくその濃度に達するまでの速さと関係しているかもしれない.軽度のアルコール中毒の最中でも,異なった時点では異なった症状が観察される傾向にある.軽度のアルコール中毒の証拠は大部分の人で約2ドリンクの飲酒後にみられる.飲酒早期には血中アルコール濃度が上昇するにつれて,症状としては,多弁になり幸福で明朗かつ高揚した気分になることがしばしばである.後期,特に血中アルコール濃度が下がっているときには,その人はだんだんとより抑うつ的,内向的になり,認知が障害されがちとなる.非常に高い血中アルコール濃度では,耐性のない人は入眠し,麻酔の第1段階に入ってしまう.血中アルコール濃度がそれ以上になると呼吸と心拍の抑制を生じ,死亡することさえある.

診断基準

A. 最近のアルコール摂取
B. 臨床的に意味のある不適応性の行動的または心理学的変化(例:不適切な性的または攻撃的行動,気分の不安定,判断能力の低下)が,アルコール摂取中または摂取後すぐに発現する.
C. 以下の徴候または症状のうち1つ(またはそれ以上)が,アルコール使用中または使用後すぐに発現する.
　(1) ろれつの回らない会話
　(2) 協調運動障害
　(3) 不安定歩行
　(4) 眼振

(5) 注意または記憶の低下
　(6) 昏迷または昏睡
D. その徴候または症状は，他の医学的疾患によるものではなく，他の物質による中毒を含む他の精神疾患ではうまく説明されない．

コードするときの注：ICD-9-CM コードは **303.00**．ICD-10-CM コードはアルコール使用障害の併存の有無による．軽度のアルコール使用障害が併存する場合 ICD-10-CM コードは **F10.129**，中等度または重度のアルコール使用障害が併存する場合 ICD-10-CM コードは **F10.229**．アルコール使用障害の併存がない場合には ICD-10-CM コードは **F10.929** となる．

アルコール離脱
Alcohol Withdrawal

マニュアル ● p.492 / 手引 ● p.222

　アルコール離脱の基本的特徴は，大量かつ長期間にわたっていたアルコール使用の中止または減量後に発現する特徴的な離脱症候群の存在である．離脱症候群は基準 B にあげられた症状を 2 つまたはそれ以上を含む．症状は臨床的に意味のある苦痛または機能の障害を生じる．症状は他の医学的疾患または精神疾患または他の物質関連障害によるものであってはならない．症状はアルコールの使用またはベンゾジアゼピン系薬剤の投与によって緩和される．典型的には，離脱症状はアルコール使用の中止または減量の後でアルコール血中濃度が急激に減少したとき，一般には 4〜12 時間以内に出現する．アルコールの比較的速い代謝のために，症状は通常，断酒後 2 日目に最も強く出現し，最後のアルコール使用から 4〜5 日目までには一般に改善する．程度は弱いものの，6 カ月にわたって不安，不眠，および自律神経機能異常などの症状が持続することがある．

診断基準

A. 大量かつ長期間にわたっていたアルコール使用の中止（または減量）
B. 以下のうち 2 つ（またはそれ以上）が，基準 A で記載されたアルコール使用の中止（または減量）の後，数時間〜数日以内に発現する．
　(1) 自律神経系過活動（例：発汗または 100/分以上の脈拍数）
　(2) 手指振戦の増加
　(3) 不眠
　(4) 嘔気または嘔吐
　(5) 一過性の視覚性，触覚性，または聴覚性の幻覚または錯覚
　(6) 精神運動興奮
　(7) 不安
　(8) 全般性強直間代発作
C. 基準 B の徴候または症状は，臨床的に意味のある苦痛，または社会的，職業的，または他の重要な領域における機能の障害を引き起こしている．
D. その徴候または症状は，他の医学的疾患によるものではなく，他の物質による中毒または離脱を含む他の精神疾患ではうまく説明されない．

▶該当すれば特定せよ
　知覚障害を伴う：この特定用語は，現実検討が保たれた状態での幻覚（通常，視覚性または触覚性），または聴覚，視覚または触覚性の錯覚がせん妄の存在なしに生じるという，まれな場合に適用される．

> コードするときの注：ICD-9-CM コードは 291.81．ICD-10-CM コードは，知覚障害を伴わないアルコール離脱では F10.239 であり，知覚障害を伴うアルコール離脱は F10.232 となる．ICD-10-CM コードでは，アルコール離脱は中等度または重度のアルコール使用障害の存在下でのみ発生しうるという事実を反映して，中等度または重度のアルコール使用障害の併存を必要とすることに注意せよ．アルコール離脱を併存する軽度のアルコール使用障害をコードすることは許されない．

他のアルコール誘発性障害群，特定不能のアルコール関連障害
Other Alcohol-Induced Disorders, Unspecified Alcohol-Related Disorder

マニュアル●p.494／手引●p.223

　症状が中毒または離脱とは特別な臨床的関与が妥当なほど十分に重篤である場合に，アルコール誘発性不安症またはアルコール誘発性睡眠障害のような他のアルコール誘発性障害群と診断される．

　臨床的に意味のある苦痛または機能の障害を引き起こし，この診断分類内のいかなる障害の基準も完全には満たさない場合に，特定不能のアルコール関連障害と診断される．

カフェイン関連障害群
Caffeine-Related Disorders

　カフェインは世界で最も一般に使用される精神作用物質の1つである．コーヒーはカフェインの最も有力な供給源の1つだが，ある種の"エネルギー"飲料はオンス〔訳注：液量（米国）1オンス＝29.6 mL〕あたりのカフェインがコーヒーより多いかもしれない．紅茶，ソフトドリンク，およびチョコレートのカフェインはより少ない．カフェインは頭痛などに対する市販薬にも入っている．

　入手できる科学的証拠により，カフェイン中毒およびカフェイン離脱の診断がともに支持されている．しかし，カフェイン使用者の中には問題使用と一致した症状を示す者もいる．現時点ではカフェイン使用障害の臨床的意義または科学的基礎を規定するデータは入手できないので，研究を促進するため，カフェイン使用障害のために提案された基準はDSM-5の第Ⅲ部に含まれている〔第22章「今後の研究のための病態」（本書414頁，DSM-5日本語翻訳版785頁）を参照〕．

カフェイン中毒
Caffeine Intoxication

マニュアル●p.496／手引●p.224

　カフェイン中毒の基本的特徴は，最近のカフェイン消費とカフェイン使用中または使用後まもなく発現する5つ以上の症状である．症状は1日あたり200 mgという低用量のカフェイン摂取（すなわち，1〜2杯のコーヒー）でも現れることがあり，落ち着きのなさ，神経過敏，興奮，不眠，顔面紅潮，利尿，および胃腸の愁訴を含む．筋れん縮，散漫な思考および会話，頻脈，疲れ知らずの期間，および精神運動興奮のようなより重度の症状は，1日1 g以上の量で一般的に現れる．しかし，ある人ではカフェイン中毒は耐性が形成されることによって，高用量のカフェイン摂取にもかかわらず起こらないことがある．この診断をするためには，症状は臨床的に意味のある苦痛，また

は社会的,職業的,または他の重要な領域における機能の障害を引き起こしていなければならない.

障害の有病率は不明であるが,研究では一般人口の約7％が5項目以上の症状を経験しカフェイン中毒の診断に合致する機能障害を伴うことが示唆されている.症状は通常1日程度以内に寛解し,長期間続く影響は残らない.

診断基準 305.90（F15.929）

A. 最近のカフェインの消費（典型的には250 mgを十分に超える高用量）
B. 以下の徴候または症状のうち5つ（またはそれ以上）が,カフェインの使用中または使用後すぐに発現する.
　(1) 落ち着きのなさ
　(2) 神経過敏
　(3) 興奮
　(4) 不眠
　(5) 顔面紅潮
　(6) 利尿
　(7) 胃腸系の障害
　(8) 筋れん縮
　(9) 散漫な思考および発語
　(10) 頻脈または心拍不整
　(11) 疲れ知らずの期間
　(12) 精神運動興奮
C. 基準Bの徴候または症状は,臨床的に意味のある苦痛,または社会的,職業的,または他の重要な領域における機能の障害を引き起こしている.
D. その徴候または症状は,他の医学的疾患によるものではなく,他の物質中毒を含む他の精神疾患ではうまく説明されない.

カフェイン離脱
Caffeine Withdrawal

マニュアル●p.499/手引●p.225

　カフェイン離脱はDSM-5で新たに記載された.この診断は今後の研究を促進するためにDSM-IVの付録B「今後の研究のための基準案と軸」に含まれていた.以前は確立した障害として含まれていなかった主な理由は,その症候群が臨床的関与が妥当なほど十分に重篤であるとみなされなかったためである.その後,カフェイン離脱が苦痛および機能の障害を生じうることを示す研究が蓄積された.症状の重症度は軽度から重度までさまざまである.概して,機能の障害の割合は約10％から高くて55％までとさまざまである.いくつもの系列の証拠によって,カフェイン使用の繰り返しは,使用者のカフェイン使用を制御する能力を損なう身体的依存の状態を生じうることが示されている.

　カフェインはしばしば社会的習慣および日常的儀式に組み込まれているので,カフェインの消費者はカフェインの身体的依存に対して無自覚なことがある.このため離脱症状は予期されず,また他の原因によるものであるとされることがある.さらに,離脱症状は医学的処置の前に食事および飲料を控えるように要求されるときや,日課の変化のためカフェイン量を摂取し損ねた際に起こる

こともある．離脱症状を起こす確率と重症度は一般に，1日のカフェイン使用量と関連しているが，離脱の発生率，重症度，および時間経過には個人間（および個人内）でも大きな差異がある．

診断基準　292.0（F15.93）

A．長期にわたる毎日のカフェイン使用
B．カフェイン使用の突然の中断または使用していたカフェインの減量後24時間以内に，以下の徴候または症状のうち3つ（またはそれ以上）が発現する．
　(1) 頭痛
　(2) 著しい疲労感または眠気
　(3) 不快気分，抑うつ気分，または易怒性
　(4) 集中困難
　(5) インフルエンザ様症状（嘔気，嘔吐，または筋肉の痛みか硬直）
C．基準Bの症状は，臨床的に意味のある苦痛，または社会的，職業的，または他の重要な領域における機能の障害を引き起こしている．
D．その徴候または症状は，他の医学的疾患（例：片頭痛，ウイルス性疾患）の生理学的作用に関連するものではなく，他の物質による中毒や離脱を含む他の精神疾患ではうまく説明されない．

他のカフェイン誘発性障害群，特定不能のカフェイン関連障害
Other Caffeine-Induced Disorders, Unspecified Caffeine-Related Disorder

マニュアル ➡ p.501／手引 ➡ p.226

　症状が臨床的関与が妥当なほど十分に重篤である場合にのみ，カフェイン中毒またはカフェイン離脱に代わってカフェイン誘発性不安症およびカフェイン誘発性睡眠障害のような他のカフェイン誘発性障害群と診断される．もしカフェイン中毒，カフェイン離脱，またはカフェイン誘発性障害に分類されないカフェイン誘発性障害に特徴的な症状があれば，特定不能のカフェイン関連障害と診断される．

大麻関連障害群
Cannabis-Related Disorders

　大麻関連障害群は，一般にマリファナ，ウィード，ポット，ハーブ，グラス，リーファーなどと呼ばれるCannabis sativa（大麻）使用に起因する．大麻草の濃縮抽出物（ハシシ）も広く使われている．大麻は総称的な用語であり，合成大麻類化合物を含む他の表現でも呼ばれる．合成した内服薬はいくつかの領域で医療適応を目的とした処方薬として入手可能である．大麻の主な精神作用物質はデルタ-9-テトラヒドロカンナビノール（デルタ-9-THC）である．大麻類は脳に対して多彩な作用があり，中枢神経系全般に分布しているCB1，CB2大麻類受容体を介した作用が主体である．一般に入手可能な大麻の活性には大きな幅がある．大麻摂取方法で最も一般的なのは喫煙であるが，時には食物に混ぜ込まれて経口で摂取される．さらに最近では，大麻を"気化"する器具が考案された．DSM-5に記載された新しい障害は大麻離脱である．

大麻使用障害
Cannabis Use Disorder

マニュアル●p.502／手引●p.226

　大麻を常用する人には，物質使用障害の一般的な診断的特徴のすべてが出現する可能性がある．大麻使用障害は大麻それ自体で起こることもあるが，アルコール，コカイン，およびオピオイドのような別の使用とともに起こることが多い．複数の種類の物質を乱用している人は大麻に関連する症状の影響を過小評価するかもしれない．大麻を慢性的に使用する人では，大麻のほとんどの作用について，薬理学的および行動学的耐性が生じることが報告されている．長期間大麻の使用を中止すると耐性は消失する．毎日またはほぼ毎日の大麻使用を急激に中止すると，易怒性，怒り，不安，抑うつ気分，そわそわ感，および睡眠困難のような離脱症状を生じることがある．

　大麻使用障害の人は，数カ月間または数年間にわたって終日大麻を使用し，そのため1日何時間も大麻の影響下で過ごすことがある．そのような人より使用頻度が低い人でも，それでも繰り返し大麻使用に関連した問題を経験する．家庭での大麻使用は配偶者または両親との口論となるかもしれず，子どものいる場面での使用は，家族機能に悪影響を及ぼしうる．薬物検査が必要な職場で，または仕事している間の大麻使用が，大麻使用障害の証拠になることがある．身体的な問題や心理学的な問題と関連していることを知りながら使用を続ける人は障害の証拠を示している．

> **診断基準**
>
> A．大麻の問題となる使用様式で，臨床的に意味のある障害や苦痛が生じ，以下のうち少なくとも2つが，12カ月以内に起こることにより示される．
> (1) 大麻を意図していたよりもしばしば大量に，または長期間にわたって使用する．
> (2) 大麻の使用を減量または制限することに対する，持続的な欲求または努力の不成功がある．
> (3) 大麻を得るために必要な活動，その使用，またはその作用から回復するのに多くの時間が費やされる．
> (4) 渇望，つまり大麻使用への強い欲求，または衝動
> (5) 大麻の反復的な使用の結果，職場，学校，または家庭における重要な役割の責任を果たすことができなくなる．
> (6) 大麻の作用により，持続的，または反復的に社会的，対人的問題が起こり，悪化しているにもかかわらず，その使用を続ける．
> (7) 大麻の使用のために，重要な社会的，職業的，または娯楽的活動を放棄，または縮小している．
> (8) 身体的に危険な状況においても大麻の使用を反復する．
> (9) 身体的または精神的問題が，持続的または反復的に起こり，悪化しているらしいと知っているにもかかわらず，大麻の使用を続ける．
> (10) 耐性，以下のいずれかによって定義されるもの：
> 　　（a）中毒または期待する効果に達するために，著しく増大した量の大麻が必要
> 　　（b）同じ量の大麻の持続使用で効果が著しく減弱
> (11) 離脱，以下のいずれかによって明らかとなるもの：
> 　　（a）特徴的な大麻離脱症候群がある（DSM-5, 510頁，大麻離脱の基準AおよびBを参照）．
> 　　（b）離脱症状を軽減または回避するために，大麻（または密接に関連した物質）を摂取する．
>
> ▶該当すれば特定せよ
> 　**寛解早期**：大麻使用障害の基準を過去に完全に満たした後に，少なくとも3カ月以上12カ月未満の

間，大麻使用障害の基準のいずれも満たしたことがない（例外として，基準 A4 の「渇望，つまり大麻使用への強い欲求，または衝動」は満たしてもよい）．

寛解持続：大麻使用障害の基準を過去に完全に満たした後に，12 カ月以上の間，大麻使用障害の基準のいずれも満たしたことがない（例外として，基準 A4 の「渇望，つまり大麻使用への強い欲求，または衝動」は満たしてもよい）．

▶**該当すれば特定せよ**

管理された環境下にある：この追加の特定用語は，その人が大麻の入手を制限された環境下にある場合に用いられる．

現在の重症度に基づいてコードせよ：ICD-10-CM コードについての注：大麻中毒，大麻離脱，または他の大麻誘発性精神疾患も存在する場合，大麻使用障害に対して以下のコードは使用しない．その代わり，併存する大麻使用障害は，大麻誘発性障害コードの 4 番目の数字によって示される（大麻中毒，大麻離脱，または特定の大麻誘発性精神疾患のための「コードするときの注」を参照）．例えば，大麻誘発性不安症と大麻使用障害が併存する場合，大麻誘発性不安症のみをコードし，併存する大麻使用障害が軽度か中等度か重度のいずれかは 4 番目の数字によって示される：すなわち，大麻誘発性不安症を伴う軽度の大麻使用障害に対しては F12.180，または大麻誘発性不安症を伴う中等度または重度の大麻使用障害に対しては F12.280．

▶**現在の重症度を特定せよ**

305.20（F12.10）**軽度**：2～3 項目の症状が存在する．
304.30（F12.20）**中等度**：4～5 項目の症状が存在する．
304.30（F12.20）**重度**：6 項目以上の症状が存在する．

大麻中毒
Cannabis Intoxication

マニュアル●p.508／手引●p.228

　大麻中毒の基本的な特徴は，大麻使用中または使用後まもなく引き起こされる臨床的に意味のある不適応的な行動的または心理学的変化である．中毒は通常"ハイ"の気分で始まり，これに続いて不適切な笑いと誇大性を伴った多幸症，鎮静，嗜眠，短期記憶の障害，複雑な思考をすることの困難，判断の障害が起こる．時々，不安，不快気分，または社会的引きこもりが生じることがある．これらの影響は，次の 2 つまたはそれ以上の身体的徴候を伴い，これらは大麻使用後 2 時間以内に発現する．すなわち，結膜充血，食欲亢進，口腔乾燥，頻脈である．

　中毒は大麻が喫煙されてから数分以内に生じるが，経口的に摂取された場合は発現に数時間かかることがある．効果は通常 3～4 時間持続するが，経口的に摂取された場合のほうがいくぶん長くなる．

診断基準

A．大麻の最近の使用

B．臨床的に意味のある不適応性の行動的または心理学的変化（例：協調運動障害，多幸症，不安，時間延長の感覚，判断低下，社会的引きこもり）が，大麻の使用中または使用後すぐに発現する．

C．以下の徴候または症状のうち 2 つ（またはそれ以上）が，大麻使用後 2 時間以内に発現する．
　（1）結膜充血
　（2）食欲亢進

(3) 口腔乾燥
(4) 頻脈

D. その徴候または症状は，他の医学的疾患によるものではなく，他の精神疾患（他の物質中毒を含む）ではうまく説明されない．

▶該当すれば特定せよ

知覚障害を伴う：現実検討が保たれた状態での幻覚，または聴覚，視覚，触覚性の錯覚がせん妄の存在なしに生じる．

コードするときの注：ICD-9-CM コードは 292.89．ICD-10-CM コードは大麻使用障害の併存の有無，知覚障害の有無による．

大麻中毒，知覚障害を伴わない：軽度の大麻使用障害が併存する場合 ICD-10-CM コードは **F12.129**，中等度または重度の大麻使用障害が併存する場合 ICD-10-CM コードは **F12.229** である．大麻使用障害の併存がない場合には ICD-10-CM コードは **F12.929** である．

大麻中毒，知覚障害を伴う：軽度の大麻使用障害が併存する場合 ICD-10-CM コードは **F12.122**，中等度または重度の大麻使用障害が併存する場合 ICD-10-CM コードは **F12.222** である．大麻使用障害の併存がない場合には ICD-10-CM コードは **F12.922** である．

大麻離脱
Cannabis Withdrawal

マニュアル●p.510／手引●p.229

DSM-IV の出版以来行われている大麻離脱に関する研究によって，それを DSM-5 に含めることは明確に支持されている．研究によって，症候群を確実に同定できること，および他の物質離脱症候群の典型的な時間経過があることが示されている．ヒトおよびヒト以外の実験的研究は，離脱症候群の薬理学的な特性の明らかな証拠を提供している．さらに，研究によって症候群がまれではないことが示唆されている．

証拠は，症候群が臨床的に重要であることも示している．大麻使用者は離脱症状から解放されるために大麻を使用することを報告しており，離脱は継続中の乱用の一因となりうることを示唆している．大麻使用の治療中の成人や青年期の人々のかなりの割合に，中等度から重度の離脱症状が認められ，これらの症状が大麻使用の中止をさらに困難にしていると報告している．大麻使用者と生活をともにしている人々は重大な離脱の影響を目撃しており，そのことは，そのような症状が日常生活にとって破壊的となることを示唆している．

診断基準　　　　　　　　　　　　　　　　　　　　　　　　　　　　　　292.0（F12.288）

A. 大量かつ長期にわたっていた大麻使用（すなわち，通常の場合，少なくとも数カ月間にわたる毎日またはほぼ毎日の使用）の中止
B. 以下の徴候と症状のうち 3 つ（またはそれ以上）が，基準 A を満たしてから約 1 週間以内に発現する．
(1) 易怒性，怒り，または攻撃性
(2) 神経質，または不安
(3) 睡眠困難（例：不眠，睡眠を妨げる夢）
(4) 食欲低下，または体重減少
(5) 落ち着きのなさ

(6) 抑うつ気分
　　　(7) 有意の不快感を引き起こす以下の身体症状のうち少なくとも 1 つ以上：腹痛，震え/振戦，発汗，発熱，悪寒，または頭痛
　C．基準 B の徴候または症状は，臨床的に意味のある苦痛，または社会的，職業的，または他の重要な領域における機能の障害を引き起こしている．
　D．その徴候または症状は，他の医学的疾患によるものではなく，他の物質中毒または離脱を含む他の精神疾患ではうまく説明されない．
コードするときの注：ICD-9-CM コードは 292.0．大麻離脱の ICD-10-CM コードは F12.288．ICD-10-CM コードでは，大麻離脱は中等度または重度の大麻使用障害の存在下でのみ発生しうるという事実を反映して，中等度または重度の大麻使用障害の併存を必要とすることに注意せよ．大麻離脱を併存する軽度の大麻使用障害をコードすることは許されない．

他の大麻誘発性障害群，特定不能の大麻関連障害
Other Cannabis-Induced Disorders, Unspecified Cannabis-Related Disorder

マニュアル●p.512／手引●p.230

　症状が特別な臨床的関与が妥当なほど十分に重度である場合に，大麻中毒または大麻離脱に代わって大麻誘発性精神病性障害，大麻誘発性不安症，大麻誘発性睡眠障害，または大麻誘発性せん妄のような他の大麻誘発性障害群と診断される．大麻誘発性障害に特徴的な症状があるが，それらが大麻使用障害，大麻中毒，大麻離脱または大麻誘発性障害に分類されない場合，特定不能の大麻関連障害と診断される．

幻覚薬関連障害群
Hallucinogen-Related Disorders

フェンシクリジン使用障害，他の幻覚薬使用障害
Phencyclidine Use Disorder, Other Hallucinogen Use Disorder

マニュアル●p.512／手引●p.230

　幻覚薬は数千年もの間多様な文化で使用されてきた．それらには LSD（リゼルグ酸ジエチルアミド），メスカリン，MDMA（3,4-メチレンジオキシメタンフェタミン），およびプシロシビンが含まれる．DSM-IV ではフェンシクリジンと幻覚を惹起する薬物とはそれぞれ独立した分類となっていた．しかし，臨床および薬理学の両方からの視点では，フェンシクリジンは幻覚を惹起する特性をもった乱用薬物である．その理由から，DSM-5 はフェンシクリジンを，臨床的には類似しているが薬理学的には異質のもの，として幻覚薬のカテゴリーに包含した．このカテゴリーにあるすべての薬物は幻覚を生じるが，その発生機序は異なる．

▶フェンシクリジン使用障害

診断基準

A．フェンシクリジン（または薬理学的に同様の物質）の使用様式で，臨床的に意味のある障害や苦痛が生じ，以下のうち少なくとも2つが，12カ月以内に起こることにより示される．
  (1) フェンシクリジンを意図していたよりもしばしば大量に，または長期間にわたって使用する．
  (2) フェンシクリジンの使用を減量または制限することに対する，持続的な欲求または努力の不成功がある．
  (3) フェンシクリジンを得るために必要な活動，その使用，またはその作用から回復するのに多くの時間が費やされる．
  (4) 渇望，つまりフェンシクリジン使用への強い欲求，または衝動
  (5) フェンシクリジンの反復的な使用の結果，職場，学校，または家庭における重要な役割の責任を果たすことができなくなる（例：フェンシクリジン使用に関連して仕事をたびたび休む，または仕事の能率が不良；フェンシクリジンに関連した学校の欠席，停学，または退学；育児または家事のネグレクト）．
  (6) フェンシクリジンの作用により，持続的，または反復的に社会的，対人的問題が起こり，悪化しているにもかかわらず，その使用を続ける（例：中毒の結果についての配偶者との口論，身体的喧嘩）．
  (7) フェンシクリジンの使用のために，重要な社会的，職業的，または娯楽的活動を放棄，または縮小している．
  (8) 身体的に危険な状況においてもフェンシクリジンの使用を反復する（例：フェンシクリジンによる機能不全中の自動車運転や機械の操作）．
  (9) 身体的または精神的問題が，持続的または反復的に起こり，悪化しているらしいと知っているにもかかわらず，フェンシクリジンの使用を続ける．
  (10) 耐性，以下のいずれかによって定義されるもの：
    （a）中毒または期待する効果に達するために，著しく増大した量のフェンシクリジンが必要
    （b）同じ量のフェンシクリジンの持続使用で効果が著しく減弱

注：離脱症状や徴候についてはフェンシクリジンでは確立されていないため，この基準は適用されない（フェンシクリジン離脱は動物では報告されているが，人間の使用者には報告されていない）．

▶該当すれば特定せよ

寛解早期：フェンシクリジン使用障害の基準を過去に完全に満たした後に，少なくとも3カ月以上12カ月未満の間，フェンシクリジン使用障害の基準のいずれも満たしたことがない（例外として，基準A4の「渇望，つまりフェンシクリジン使用への強い欲求，または衝動」は満たしてもよい）．

寛解持続：フェンシクリジン使用障害の基準を過去に完全に満たした後に，12カ月以上の間，フェンシクリジン使用障害の基準のいずれも満たしたことがない（例外として，基準A4の「渇望，つまりフェンシクリジン使用への強い欲求，または衝動」は満たしてもよい）．

▶該当すれば特定せよ

管理された環境下にある：この追加の特定用語は，その人がフェンシクリジンの入手を制限された環境下にある場合に用いられる．

現在の重症度に基づいてコードせよ：ICD-10-CMコードについての注：フェンシクリジン中毒または他のフェンシクリジン誘発性精神疾患も存在する場合，フェンシクリジン使用障害に対して以下のコードは使用しない．その代わり，併存するフェンシクリジン使用障害は，フェンシクリジン誘発性障害コードの4番目の数字によって示される（フェンシクリジン中毒または特定のフェンシクリジン誘発

性精神疾患のための「コードするときの注」を参照).例えば,フェンシクリジン誘発性精神病性障害が併存する場合,フェンシクリジン誘発性精神病性障害のみをコードとし,併存するフェンシクリジン使用障害が軽度か中等度か重度のいずれかは4番目の数字によって示される:すなわち,フェンシクリジン誘発性精神病性障害を伴う軽度フェンシクリジン使用障害に対しては F16.159,またはフェンシクリジン誘発性精神病性障害を伴う中等度または重度フェンシクリジン使用障害に対しては F16.259.

▶現在の重症度を特定せよ
　305.90（F16.10）軽度：2〜3項目の症状が存在する.
　304.60（F16.20）中等度：4〜5項目の症状が存在する.
　304.60（F16.20）重度：6項目以上の症状が存在する.

▶他の幻覚薬使用障害

診断基準

A. 幻覚薬（フェンシクリジン以外）の問題となる使用様式で,臨床的に意味のある障害や苦痛が生じ,以下のうち少なくとも2つが,12カ月以内に起こることにより示される.
　(1) 幻覚薬を意図していたよりもしばしば大量に,または長期間にわたって使用する.
　(2) 幻覚薬の使用を減量または制限することに対する,持続的な欲求または努力の不成功がある.
　(3) 幻覚薬を得るために必要な活動,その使用,またはその作用から回復するのに多くの時間が費やされる.
　(4) 渇望,つまり幻覚薬使用への強い欲求,または衝動
　(5) 幻覚薬の反復的な使用の結果,職場,学校,または家庭における重要な役割の責任を果たすことができなくなる（例：幻覚薬使用に関連して仕事をたびたび休む,または仕事の能率が不良；幻覚薬に関連した学校の欠席,停学,または退学；育児または家事のネグレクト）.
　(6) 幻覚薬の作用により,持続的,または反復的に社会的,対人的問題が起こり,悪化しているにもかかわらず,その使用を続ける（例：中毒の結果についての配偶者との口論,身体的喧嘩）.
　(7) 幻覚薬の使用のために,重要な社会的,職業的,または娯楽的活動を放棄,または縮小している.
　(8) 身体的に危険な状況においても幻覚薬の使用を反復する（例：幻覚薬による機能不全中の自動車運転や機械の操作）.
　(9) 身体的または精神的問題が,持続的または反復的に起こり,悪化しているらしいと知っているにもかかわらず,幻覚薬の使用を続ける.
　(10) 耐性,以下のいずれかによって定義されるもの：
　　(a) 中毒または期待する効果を得るために,著しく増大した量の幻覚薬が必要
　　(b) 同じ量の幻覚薬の持続使用で効果が著しく減弱
注：離脱症状や徴候については幻覚薬では確立されていないため,この基準は適用されない.

▶幻覚薬の詳細を特定せよ
▶該当すれば特定せよ
　寛解早期：他の幻覚薬使用障害の基準を過去に完全に満たした後に,少なくとも3カ月以上12カ月未満の間,他の幻覚薬使用障害の基準のいずれも満たしたことがない（例外として,基準 A4 の「渇望,つまり幻覚薬使用への強い欲求,または衝動」は満たしてもよい).
　寛解持続：他の幻覚薬使用障害の基準を過去に完全に満たした後に,12カ月以上の間,他の幻覚薬使用障害の基準のいずれも満たしたことがない（例外として,基準 A4 の「渇望,つまり幻覚薬使用への強い欲求,または衝動」は満たしてもよい).

▶該当すれば特定せよ
　管理された環境下にある：この追加の特定用語は，その人が幻覚薬の入手を制限された環境下にある場合に用いられる．
　現在の重症度に基づいてコードせよ：ICD-10-CM コードについての注：幻覚薬中毒または他の幻覚薬誘発性精神疾患も認められる場合，幻覚薬使用障害に対して以下のコードは使用しない．その代わり，併存する幻覚薬使用障害は，幻覚薬誘発性障害コードの 4 番目の数字によって示される（幻覚薬中毒または特定の幻覚薬誘発性精神疾患のための「コードするときの注」を参照）．例えば，幻覚薬誘発性精神病性障害と幻覚薬使用障害が併存する場合，幻覚薬誘発性精神病性障害のみをコードとし，併存する幻覚薬使用障害が軽度か中等度か重度のいずれかは 4 番目の数字によって示される：すなわち，幻覚薬誘発性精神病性障害を伴う軽度幻覚薬使用障害に対しては F16.159，または幻覚薬誘発性精神病性障害を伴う中等度または重度幻覚薬使用障害に対しては F16.259．
▶現在の重症度を特定せよ
　305.30（F16.10）**軽度**：2〜3 項目の症状が存在する．
　304.50（F16.20）**中等度**：4〜5 項目の症状が存在する．
　304.50（F16.20）**重度**：6 項目以上の症状が存在する．

フェンシクリジン中毒，他の幻覚薬中毒
Phencyclidine Intoxication, Other Hallucinogen Intoxication

マニュアル●p.520／手引●p.234

　フェンシクリジン中毒および他の幻覚薬中毒は，物質の摂取のすぐ後に発現する臨床的に意味のある行動または心理学的変化を反映している．個々の薬剤によるが，中毒は数分から数時間続く．フェンシクリジン中毒は他の幻覚薬中毒とは異なる．フェンシクリジン中毒では眼振，てんかん発作，運動失調，構音障害，高血圧，および聴覚過敏を経験するかもしれない．対照的に，他の幻覚薬中毒の人は他の症状とともに，頻脈，霧視，振戦，および発汗を経験する．反抗性，攻撃性，予測困難性，および精神運動興奮といった行動変化はフェンシクリジン中毒で起こるが，一方で他の幻覚薬中毒では顕著な不安または抑うつ，関係念慮，"正気を失う"という恐怖，および妄想様観念を引き起こすかもしれない．さらに，他の幻覚薬中毒は，幻覚薬使用中または使用直後に離人症，現実感消失，幻覚，および共感覚といった知覚の変化に至るかもしれない．

　フェンシクリジンまたは他の幻覚薬の中毒はどちらも精神刺激薬，抗コリン性薬，吸入剤，または他の乱用薬物の中毒と鑑別されなければならない．この鑑別において，毒物学的検査は有用なことがある．考慮すべき他の疾患には，気分障害，精神病性障害，および他の物質離脱が含まれる．幻覚薬中毒と関連する知覚の障害と判断力低下は，自動車事故による傷害または死亡，身体的なけんか，または意図しない自傷を生じうる．

▶**フェンシクリジン中毒**

診断基準
A．フェンシクリジン（または薬理学的に同様の物質）の最近の使用
B．臨床的に意味のある問題となる行動変化（例：反抗性，攻撃性，衝動性，予測困難性，精神運動興奮，判断力低下）が，フェンシクリジン使用中または使用後すぐに発現する．
C．以下の徴候または症状のうち 2 つ（またはそれ以上）が，1 時間以内に発現する．

注：その薬物が喫煙，"鼻腔吸引"または静脈注射で使用された場合には，発現は特に急速であるかもしれない．
- (1) 垂直の，または水平の眼振
- (2) 高血圧または頻脈
- (3) 知覚麻痺または痛みへの反応の低下
- (4) 運動失調
- (5) 構音障害
- (6) 筋強剛
- (7) てんかん発作または昏睡
- (8) 聴覚過敏

D．その徴候または症状は，他の医学的疾患に起因するものではなく，他の物質による中毒を含む他の精神疾患ではうまく説明されない．

コードするときの注：ICD-9-CM コードは 292.89．ICD-10-CM コードは併存するフェンシクリジン使用障害の有無による．軽度のフェンシクリジン使用障害が併存する場合，ICD-10-CM コードは **F16.129** となり，中等度または重度のフェンシクリジン使用障害が併存する場合，ICD-10-CM コードは **F16.229** となる．フェンシクリジン使用障害の併存がない場合には，ICD-10-CM コードは **F16.929** となる．

▶他の幻覚薬中毒

診断基準

A．幻覚薬（フェンシクリジン以外）の最近の使用

B．臨床的に意味のある問題となる行動変化または心理学的変化（例：顕著な不安または抑うつ，関係念慮，"正気を失う"という恐怖，妄想様観念，判断力低下）が，幻覚薬使用中または使用後すぐに発現する．

C．覚醒および注意が十分保たれる状態で出現する知覚の変化（例：知覚の主観的な増強，離人症，現実感消失，錯覚，幻覚，共感覚）が，幻覚薬使用中または使用後すぐに発現する．

D．以下の徴候のうち2つ（またはそれ以上）が，幻覚薬使用中または使用後すぐに発現する．
- (1) 瞳孔散大
- (2) 頻脈
- (3) 発汗
- (4) 動悸
- (5) 霧視
- (6) 振戦
- (7) 協調運動障害

E．その徴候や症状は，他の医学的疾患によるものではなく，別の物質による中毒を含む他の精神疾患ではうまく説明されない．

コードするときの注：ICD-9-CM コードは 292.89．ICD-10-CM コードは併存する幻覚薬使用障害の有無による．軽度の幻覚薬使用障害が併存する場合，ICD-10-CM コードは **F16.129**，中等度または重度の幻覚薬使用障害が併存する場合，ICD-10-CM コードは **F16.229** である．幻覚薬使用障害の併存がない場合には，ICD-10-CM コードは **F16.929** である．

幻覚薬持続性知覚障害
Hallucinogen Persisting Perception Disorder

マニュアル ➡ p.523 / 手引 ➡ p.236

　幻覚薬持続性知覚障害は，その幻覚薬中毒中に体験した知覚症状の1つ以上を追体験することである．

> **診断基準**　292.89（F16.983）
> A．幻覚薬中毒中に体験した知覚症状の1つ以上を，幻覚薬使用中止後に追体験すること（例：幾何学的幻覚，視野周辺部での動きの知覚の誤り，色彩の閃光，色彩の増強，動いている物体の像の軌跡，強い残像，物体周囲の光輪，巨視症，微視症）
> B．基準Aの症状が，臨床的に意味のある苦痛，または社会的，職業的，または他の重要な領域における機能の障害を引き起こしている．
> C．その症状は他の医学的疾患（例：脳の解剖学的損傷および感染症，視覚性てんかん）によるものではなく，他の精神疾患（例：せん妄，認知症，統合失調症）または出眠時幻覚ではうまく説明されない．

他のフェンシクリジン誘発性障害群，他の幻覚薬誘発性障害群
Other Phencyclidine-Induced Disorders, Other Hallucinogen-Induced Disorders

マニュアル ➡ p.525 / 手引 ➡ p.236

　症状が特別な臨床的関与が妥当なほど十分に重篤である場合に，フェンシクリジン誘発性精神病性障害といった，他のフェンシクリジンまたは他の幻覚薬誘発性障害と診断される．

特定不能のフェンシクリジン関連障害，特定不能の幻覚薬関連障害
Unspecified Phencyclidine-Related Disorder, Unspecified Hallucinogen-Related Disorder

マニュアル ➡ p.525 / 手引 ➡ p.237

　フェンシクリジンまたは他の幻覚薬関連障害に特徴的な症状があるが，フェンシクリジンまたは他の幻覚薬使用障害，中毒，離脱，または誘発性障害と分類されない場合に，その人は特定不能のフェンシクリジンおよび特定不能の幻覚薬関連障害と診断される．

吸入剤関連障害群
Inhalant-Related Disorders

吸入剤使用障害
Inhalant Use Disorder

マニュアル ➡ p.526 / 手引 ➡ p.238

　塗料シンナー，飛行機の接着剤，およびガソリンはありふれた吸入剤のうちのほんのいくつかである．それらの吸入剤はすぐに血流に入り，作用の発現が早く，かつ中枢神経系，腎臓，および肝

臓を障害することがある．

　定期的に炭化水素を基にした吸入剤を使用する人は，物質使用障害のほとんどの診断的特徴を発現させるかもしれない．1つの例外は離脱である．入手可能の科学的証拠は，吸入剤離脱を1つの疾患として診断することを支持していない．

診断基準

A．炭化水素を基にした吸入性の物質の問題となる使用様式で，臨床的に意味のある障害や苦痛が生じ，以下のうち少なくとも2つが，12ヵ月以内に起こることにより示される．
　(1) 吸入性の物質を意図していたよりもしばしば大量に，または長期間にわたって使用する．
　(2) 吸入性の物質を減量または制限することに対する，持続的な欲求または努力の不成功がある．
　(3) 吸入性の物質を得るために必要な活動，その使用，またはその作用から回復するのに多くの時間が費やされる．
　(4) 渇望，つまり吸入性の物質の使用への強い欲求，または衝動
　(5) 吸入性の物質の反復的な使用の結果，職場，学校，または家庭における重要な役割の責任を果たすことができなくなる．
　(6) 吸入性の物質の作用により，持続的，または反復的に社会的，対人的問題が起こり，悪化しているにもかかわらず，その使用を続ける．
　(7) 吸入性の物質の使用のために，重要な社会的，職業的，または娯楽的活動を放棄，または縮小している．
　(8) 身体的に危険な状況においても吸入性の物質の使用を反復する．
　(9) 身体的または精神的問題が，持続的または反復的に起こり，悪化しているらしいと知っているにもかかわらず，吸入性の物質の使用を続ける．
　(10) 耐性，以下のいずれかによって定義されるもの：
　　　(a) 中毒または期待する効果に達するために，著しく増大した量の吸入性の物質が必要
　　　(b) 同じ量の吸入性の物質の持続使用で効果が著しく減弱

▶**吸入剤の詳細を特定せよ**：可能ならば，特定の吸入剤の名称を記しておくべきである（例：「溶剤使用障害」）．

▶**該当すれば特定せよ**
　寛解早期：吸入剤使用障害の基準を過去に完全に満たした後に，少なくとも3ヵ月以上12ヵ月未満の間，吸入剤使用障害の基準のいずれも満たしたことがない（例外として，基準A4の「渇望，つまり吸入性の物質の使用への強い欲求，または衝動」は満たしてもよい）
　寛解持続：吸入剤使用障害の基準を過去に完全に満たした後に，12ヵ月以上の間，吸入剤使用障害の基準のいずれも満たしたことがない（例外として，基準A4の「渇望，つまり吸入性の物質の使用への強い欲求，または衝動」は満たしてもよい）

▶**該当すれば特定せよ**
　管理された環境下にある：この追加の特定用語は，吸入性の物質の入手を制限された環境下にある場合に用いられる．

現在の重症度に基づいてコードせよ：ICD-10-CMによるコードについての注：吸入剤中毒または吸入剤誘発性の他の精神疾患が存在する場合，吸入剤使用障害に対して以下のコードは使用しない．その代わり，併存する吸入剤使用障害は，吸入剤誘発性障害コードの4番目の数字によって示される（吸入剤中毒や特定の吸入剤誘発性精神疾患のための「コードするときの注」を参照）．例えば，吸入剤誘発性抑うつ障害と吸入剤使用障害が併存する場合，吸入剤誘発性抑うつ障害のみをコードとし，併存する

吸入剤使用障害が軽度か中等度か重度のいずれかは 4 番目の数字によって示される：すなわち，吸入剤誘発性抑うつ障害に伴う軽度の吸入剤使用障害に対しては F18.14，吸入剤誘発性抑うつ障害に伴う中等度または重度の吸入剤使用障害に対しては F18.24.

▶**現在の重症度を特定せよ**
　305.90（F18.10）**軽度**：2〜3 項目の症状が存在する．
　304.60（F18.20）**中等度**：4〜5 項目の症状が存在する．
　304.60（F18.20）**重度**：6 項目以上の症状が存在する．

吸入剤中毒
Inhalant Intoxication

マニュアル●p.530／手引●p.240

　吸入剤中毒は，吸入剤を意図する意図しないにかかわらず，吸入中または吸入後すぐに発現する臨床的に意味のある障害である．中毒は曝露が終わった後，数分〜数時間以内に消退する．中毒による障害は，職業または社会的機能に関して重大な結果をきたすかもしれない．中毒はまた，自動車事故または意図しない自傷を引き起こすかもしれない．ビニール袋のように密閉された容器の中で吸入剤を使用すれば，意識障害，無酸素状態が引き起こされ，死に至るかもしれない．

診断基準

A．最近の意図した，または意図しない短時間の大量の吸入剤への曝露で，トルエンまたはガソリンなど揮発性の炭化水素を含む．
B．臨床的に意味のある問題となる行動的または心理学的変化（例：好争性，暴力性，無気力，判断力低下）が，吸入剤の曝露中または曝露後すぐに発現する．
C．以下の徴候または症状のうち 2 つ（またはそれ以上）が，吸入剤の使用中または曝露中，または直後に発現する．
　（1）めまい
　（2）眼振
　（3）協調運動障害
　（4）ろれつの回らない会話
　（5）不安定歩行
　（6）嗜眠
　（7）反射の低下
　（8）精神運動制止
　（9）振戦
　（10）全身性の筋力低下
　（11）目のかすみまたは複視
　（12）昏迷または昏睡
　（13）多幸症
D．その徴候または症状は，他の医学的疾患によるものではなく，他の物質の中毒を含む他の精神疾患ではうまく説明されない．

コードするときの注：ICD-9-CM でのコードは **292.89**．ICD-10-CM のコードは，吸入剤使用障害が併存しているかどうかによる．軽度の吸入剤使用障害が併存する場合，ICD-10-CM のコードは **F18.129**

になる．中等度または重度の吸入剤使用障害が併存する場合，ICD-10-CM のコードは **F18.229** になる．重度の吸入剤使用障害の併存がない場合には，ICD-10-CM のコードは **F18.929** になる．

他の吸入剤誘発性障害群，特定不能の吸入剤関連障害
Other Inhalant-Induced Disorders, Unspecified Inhalant-Related Disorder

マニュアル ➔ p.533／手引 ➔ p.241

　症状が特別な臨床的関与が妥当なほど十分に重篤である場合に，吸入剤誘発性精神病性障害といった，他の吸入剤誘発性障害をもつものと診断される．

　吸入剤関連障害に特徴的な症状があるが，吸入剤使用障害，中毒，または誘発性障害に分類されない場合に，特定不能の吸入剤誘発性障害をもつものと診断される．

オピオイド関連障害群
Opioid-Related Disorders

　オピオイドは μ オピオイド受容体の完全作動薬であるモルヒネ様作用をもつ天然および合成物質を含む．作動薬および拮抗薬の両方の効果をもつブプレノルフィンのような薬物もこの分類に含まれる．オピオイドは鎮痛薬，麻酔薬，下痢止め，および鎮咳薬として処方される．ヘロインの次に，アヘンは世界で最も広く消費される違法オピオイドである．米国では，処方されたオピオイドの医学的目的外の使用が重大な問題となっている．オピオイド使用者はオピオイド使用障害を発現する可能性が高く，B 型，C 型ウイルス肝炎だけでなく，HIV 感染のリスクが高く，また非常に高い致死率を伴う．

オピオイド使用障害
Opioid Use Disorder

マニュアル ➔ p.533／手引 ➔ p.241

　オピオイド使用障害は，正当な医学的目的外に，オピオイド物質の強迫的で長期間の自己投与，またはオピオイドによる治療が必要である他の医学的疾患に必要な用量を過剰に上回る用量が使用された場合，それらを反映した徴候や症状を含んでいる．オピオイド使用障害をもつ人は，強迫的な薬物使用という型どおりの様式をもつようになるので，毎日の活動はオピオイドを入手し投与することをめぐって計画されるようになる．オピオイドは，通常違法な市場で購入されるが，医学的な問題があると偽ったり誇張したりして医師から入手する，または何人もの医師から同時に処方を受けて入手することもある〔ドクターショッピング（医療機関を渡り歩くこと）〕．この障害をもつ人のほとんどは強い耐性を有しており，オピオイド性物質を突然中断すると離脱症状を経験する．

　オピオイド使用障害は，薬物と関連した犯罪歴につながる可能性があり，通常，薬物を入手する試みに関連している．管理薬物を容易に入手できる医療関係者の場合は，しばしば州の免許部局との問題にからんだ異なる形の違法な行動をとる．婚姻の問題および失業，または他の就業の問題もまたこの障害と関係している．

　オピオイド障害をもつ多数の人は，メサドン，ブプレノルフィン，またはナルトレキソンといっ

た作動薬，部分作動薬，または作動薬・拮抗薬で治療される．これらの人々の症状はどのオピオイド使用障害の基準も満たさないかもしれない（おそらく耐性または離脱を除いて）．これらの人々は，「維持療法中」の付加的な特定用語に値するだろう．

診断基準

A．オピオイドの問題となる使用様式で，臨床的に意味のある障害や苦痛が生じ，以下のうち少なくとも 2 つが，12 カ月以内に起こることにより示される．
  (1) オピオイドを意図していたよりもしばしば大量に，または長期間にわたって使用する．
  (2) オピオイドの使用を減量または制限することに対する，持続的な欲求または努力の不成功がある．
  (3) オピオイドを得るために必要な活動，その使用，またはその作用から回復するのに多くの時間が費やされる．
  (4) 渇望，つまりオピオイド使用への強い欲求，または衝動
  (5) オピオイドの反復的な使用の結果，職場，学校，または家庭における重要な役割の責任を果たすことができなくなる．
  (6) オピオイドの作用により，持続的，または反復的に社会的，対人的問題が起こり，悪化しているにもかかわらず，その使用を続ける．
  (7) オピオイドの使用のために，重要な社会的，職業的，または娯楽的活動を放棄，または縮小している．
  (8) 身体的に危険な状況においてもオピオイドの使用を反復する．
  (9) 身体的または精神的問題が，持続的または反復的に起こり，悪化しているらしいと知っているにもかかわらず，オピオイドの使用を続ける．
  (10) 耐性，以下のいずれかによって定義されるもの：
    (a) 中毒または期待する効果に達するために，著しく増大した量のオピオイドが必要
    (b) 同じ量のオピオイドの持続使用で効果が著しく減弱
    注：この基準は，適切な医学的管理下でのみオピオイドが使用されている人を満たすことは考慮されていない．
  (11) 離脱，以下のいずれかによって明らかとなるもの：
    (a) 特徴的なオピオイド離脱症候群がある（DSM-5，540 頁，オピオイド離脱の基準 A および B を参照）．
    (b) 離脱症状を軽減または回避するために，オピオイド（または密接に関連した物質）を摂取する．
    注：この基準は，適切な医学的管理下でのみオピオイドが使用されている人を満たすことは考慮されていない．

▶該当すれば特定せよ
寛解早期：オピオイド使用障害の基準を過去に完全に満たした後に，少なくとも 3 カ月以上 12 カ月未満の間，オピオイド使用障害の基準のいずれも満たしたことがない（例外として，基準 A4 の「渇望，つまりオピオイド使用への強い欲求，または衝動」は満たしてもよい）
寛解持続：オピオイド使用障害の基準を過去に完全に満たした後に，12 カ月以上の間，オピオイド使用障害の基準のいずれも満たしたことがない（例外として，基準 A4 の「渇望，つまりオピオイド使用への強い欲求，または衝動」は満たしてもよい）

▶該当すれば特定せよ

維持療法中：この付加的な特定用語は，メサドンまたはブプレノルフィンなどの処方された作動薬を服用している場合で，その種類の医薬品に対してオピオイド使用障害の基準を満たさない場合に用いられる（ただし作動薬の耐性または離脱の場合は除く）．このカテゴリーは，部分作動薬や作動薬・拮抗薬，経口のナルトレキソンまたはナルトレキソンのデポ剤のような拮抗薬で維持されている場合にも適用される．

管理された環境下にある：この追加の特定用語は，その人がオピオイドの入手を制限された環境下にある場合に用いられる．

現在の重症度に基づいてコードせよ：ICD-10-CM コードについての注：オピオイド中毒，オピオイド離脱，または他のオピオイドによって誘発された他の精神疾患が存在する場合，以下のオピオイド使用障害のコードは使用しない．その代わり，併存するオピオイド使用障害は，オピオイド誘発性障害コードの 4 番目の数字によって示される（オピオイド中毒，オピオイド離脱，または特定のオピオイド誘発性精神疾患のための「コードするときの注」を参照）．例えば，オピオイド誘発性抑うつ障害とオピオイド使用障害が併存する場合，オピオイド誘発性抑うつ障害のみをコードとし，併存するオピオイド使用障害が軽度か中等度か重度のいずれかは 4 番目の数字によって示される：すなわち，オピオイド誘発性抑うつ障害に伴う軽度のオピオイド使用障害に対しては F11.14，オピオイド誘発性抑うつ障害に伴う中等度または重度のオピオイド使用障害に対しては F11.24．

▶現在の重症度を特定せよ

305.50（F11.10）**軽度**：2〜3 項目の症状が存在する．
304.00（F11.20）**中等度**：4〜5 項目の症状が存在する．
304.00（F11.20）**重度**：6 項目以上の症状が存在する．

オピオイド中毒

Opioid Intoxication

マニュアル⊃p.539／手引⊃p.244

　オピオイド中毒の基本的特徴は，オピオイド使用中または使用後すぐに発現する，臨床的に意味のある異常行動または心理学的変化の存在である．中毒は，縮瞳と以下の徴候の少なくとも 1 つを伴う：すなわち，眠気，ろれつの回らない会話，または注意または記憶の障害．眠気は昏睡に至るかもしれない．オピオイド中毒者はまわりの状況に対して注意を払うことができず，有害な可能性のある出来事を無視するほどになる場合もある．症状は他の医学的疾患または他の精神疾患ではうまく説明されない．

診断基準

A．オピオイドの最近の使用
B．臨床的に意味のある問題となる行動または心理学的変化（例：初期の多幸症に続くアパシー，不快気分，精神運動興奮または制止，判断の低下）が，オピオイド使用中または使用後すぐに発現する．
C．オピオイド使用中または使用後すぐに発現する縮瞳（または著しい過量使用による無酸素症に起因する瞳孔散大）および以下の徴候または症状のうち 1 つ（またはそれ以上）：
　（1）眠気または昏睡
　（2）ろれつの回らない会話

(3) 注意または記憶の障害
D．その徴候または症状は，他の医学的疾患によるものではなく，他の物質中毒を含む他の精神疾患ではうまく説明されない．

▶該当すれば特定せよ
知覚障害を伴う：この特定用語は，完全な現実検討が保たれた状態での幻覚，または聴覚，視覚，または触覚の錯覚がせん妄の存在なしに起こる，まれな例で記されるかもしれない．
コードするときの注：ICD-9-CM コードは 292.89．ICD-10-CM コードは，オピオイド使用障害の併存の有無，および知覚障害の有無による．
知覚障害を伴わないオピオイド中毒：軽度のオピオイド使用障害が併存する場合，ICD-10-CM コードは F11.129，中等度または重度のオピオイド使用障害が併存する場合，ICD-10-CM コードは F11.229 である．オピオイド使用障害が併存しない場合，ICD-10-CM コードは F11.929 である．
知覚障害を伴うオピオイド中毒：軽度のオピオイド使用障害が併存する場合，ICD-10-CM コードは F11.122，中等度または重度のオピオイド使用障害が併存する場合，ICD-10-CM コードは F11.222 である．オピオイド使用障害が併存しない場合，ICD-10-CM コードは F11.922 である．

オピオイド離脱
Opioid Withdrawal

マニュアル●p.540／手引●p.245

　オピオイド離脱の基本的特徴は，大量で長期のオピオイド使用の中止後または減量後に発現する特徴的な離脱症候群の存在である．離脱症候群は，オピオイド使用の期間後にナルトレキソンのようなオピオイドの拮抗薬の投与によっても起こる．症状は易怒性や痛みに対する感度の増加に加えて，不安，落ち着きのなさ，および筋肉痛を含む．認知症状（不快気分）から身体症状（例：嘔気および嘔吐，流涙または鼻漏，起毛，発汗）に及ぶ他の症状はすぐに発現する．ヘロインのような短時間作用薬の離脱症状は，最後に服薬してから 6～12 時間以内に出現するが，メサドンのような長時間作用薬の場合には，2～4 日かかるかもしれない．

診断基準 292.0（F11.23）

A．以下のいずれかが存在：
　(1) 多量かつ長期間にわたっていた（すなわち，数週間またはそれ以上）オピオイド使用の中止（または減量）
　(2) オピオイド使用の期間後のオピオイド拮抗薬の投与
B．以下のうち 3 つ（またはそれ以上）が，基準 A の後，数分～数日の間に発現する．
　(1) 不快気分
　(2) 嘔気または嘔吐
　(3) 筋肉痛
　(4) 流涙または鼻漏
　(5) 瞳孔散大，起毛，または発汗
　(6) 下痢
　(7) あくび
　(8) 発熱
　(9) 不眠

C．基準Bの徴候または症状は，臨床的に意味のある苦痛，または社会的，職業的，または他の重要な領域における機能の障害を引き起こしている．
　D．その徴候または症状は，他の医学的疾患によるものではなく，他の物質中毒または離脱を含む他の精神疾患ではうまく説明されない．
　コードするときの注：ICD-9-CM コードは 292.0．オピオイド離脱の ICD-10-CM コードは F11.23．ICD-10-CM コードでは，オピオイド離脱は中等度または重度のオピオイド使用障害の存在下でのみ発生しうるという事実を反映し，中等度または重度のオピオイド使用障害の併存を必要とすることに注意せよ．オピオイド離脱を併存する軽度のオピオイド使用障害をコードすることは許されない．

他のオピオイド誘発性障害群，特定不能のオピオイド関連障害
Other Opioid-Induced Disorders, Unspecified Opioid-Related Disorder

マニュアル ● p.542／手引 ● p.245

　症状が特別な臨床的関与が妥当と判断されるほど十分に重篤である場合に，オピオイド誘発性精神病性障害のような他のオピオイド誘発性障害群と診断される．
　オピオイド関連障害に特徴的な症状もあるが，オピオイド使用障害，中毒，離脱，または誘発性障害に分類されない場合に，特定不能のオピオイド関連障害をもつものと診断される．

鎮静薬，睡眠薬，または抗不安薬関連障害群
Sedative-, Hypnotic-, or Anxiolytic-Related Disorders

鎮静薬，睡眠薬，または抗不安薬使用障害
Sedative, Hypnotic, or Anxiolytic Use Disorder

マニュアル ● p.543／手引 ● p.246

　鎮静薬，睡眠薬，または抗不安薬には，ベンゾジアゼピン，ベンゾジアゼピン様薬剤，カルバミン酸塩，バルビツール酸，およびバルビツール酸様睡眠薬が含まれる．この分類には，処方されるすべての睡眠用医薬品，およびほとんどすべての処方される抗不安用医薬品が含まれる．非ベンゾジアゼピン系の抗不安薬（例：ブスピロン）は重大な誤用と関連しないようであり，この分類には含まれない．高用量，とりわけアルコールとともに摂取された場合，これらの薬物は致死的になる可能性があるが，個々の薬物によって致死量にはかなりばらつきがある．鎮静薬，睡眠薬，または抗不安薬は，処方および闇市場の両方で入手できる．これらの薬物に対し，きわめて重大な耐性や離脱が生じうる．鎮静薬，睡眠薬，または抗不安薬使用障害の社会的および対人関係での結果は，脱抑制行動の可能性があるという点においてアルコールのそれとよく似ている．事故，対人関係の困難，および仕事や学業成績の障害のすべてがよくみられる．

診断基準
　A．鎮静薬，睡眠薬，または抗不安薬の問題となる使用様式で，臨床的に意味のある障害や苦痛が生じ，以下のうち少なくとも 2 つが，12 カ月以内に起こることにより示される．
　（1）鎮静薬，睡眠薬，または抗不安薬を，はじめ意図していたよりもしばしば大量に，または長期

間にわたって使用する．
(2) 鎮静薬，睡眠薬，または抗不安薬を減量または制限することに対する，持続的な欲求または努力の不成功がある．
(3) 鎮静薬，睡眠薬，または抗不安薬を得るために必要な活動，その使用，またはその作用から回復するのに多くの時間が費やされる．
(4) 渇望，つまり鎮静薬，睡眠薬，または抗不安薬の使用への強い欲求，または衝動
(5) 鎮静薬，睡眠薬，または抗不安薬の反復的な使用の結果，職場，学校，または家庭における重要な役割の責任を果たすことができなくなる（例：鎮静薬，睡眠薬，または抗不安薬の使用と関連して，仕事をたびたび休む，または仕事の能率が不良；鎮静薬，睡眠薬，または抗不安薬に関連した学校の欠席，停学，または退学；育児または家事のネグレクト）．
(6) 鎮静薬，睡眠薬，または抗不安薬の作用により，持続的，または反復的に社会的，対人的問題が起こり，悪化しているにもかかわらず，その使用を続ける（例：中毒の結果についての配偶者との口論，身体的喧嘩）．
(7) 鎮静薬，睡眠薬，または抗不安薬の使用のために，重要な社会的，職業的，または娯楽的活動を放棄，または縮小している．
(8) 身体的に危険な状況においても鎮静薬，睡眠薬，または抗不安薬の使用を反復する（例：鎮静薬，睡眠薬，または抗不安薬による機能不全中の自動車運転や機械の操作）．
(9) 鎮静薬，睡眠薬，または抗不安薬により，身体的または精神的問題が，持続的または反復的に起こり，悪化しているらしいと知っているにもかかわらず，その使用を続ける．
(10) 耐性，以下のいずれかによって定義されるもの：
　（a）中毒または期待する効果に達するために，著しく増大した量の鎮静薬，睡眠薬，または抗不安薬が必要
　（b）同じ量の鎮静薬，睡眠薬，または抗不安薬の持続使用で効果が著しく減弱
　注：この基準は，医学的管理下で鎮静薬，睡眠薬，または抗不安薬を服用している人を満たすことは考慮されていない．
(11) 離脱，以下のいずれかによって明らかとなるもの：
　（a）特徴的な鎮静薬，睡眠薬，または抗不安薬離脱症候群がある（DSM-5, 550頁，鎮静薬，睡眠薬，または抗不安薬離脱の基準AおよびBを参照）．
　（b）離脱症状を軽減または回避するために，鎮静薬，睡眠薬，または抗不安薬（または，アルコールのような密接に関連した物質）を摂取する．
　注：この基準は，医学的管理下で鎮静薬，睡眠薬，または抗不安薬を服用している人を満たすことは考慮されていない．

▶**該当すれば特定せよ**
寛解早期：鎮静薬，睡眠薬，または抗不安薬使用障害の基準を過去に完全に満たした後に，少なくとも3カ月以上12カ月未満の間，鎮静薬，睡眠薬，または抗不安薬使用障害の基準のいずれも満たしたことがない（例外として，基準A4の「渇望，つまり鎮静薬，睡眠薬，または抗不安薬の使用への強い欲求，または衝動」は満たしてもよい）．
寛解持続：鎮静薬，睡眠薬，または抗不安薬使用障害の基準を過去に完全に満たした後に，12カ月以上の間，鎮静薬，睡眠薬，または抗不安薬使用障害の基準のいずれも満たしたことがない（例外として，基準A4の「渇望，つまり鎮静薬，睡眠薬，または抗不安薬の使用への強い欲求，または衝動」は満たしてもよい）．

▶該当すれば特定せよ

管理された環境下にある：この追加の特定用語は，その人が鎮静薬，睡眠薬，または抗不安薬の入手を制限された環境下にある場合に用いられる．

現在の重症度に基づいてコードせよ：ICD-10-CM コードについての注：鎮静薬，睡眠薬，または抗不安薬中毒；鎮静薬，睡眠薬，または抗不安薬離脱；または他の鎮静薬，睡眠薬，または抗不安薬誘発性精神疾患が同時に存在する場合，鎮静薬，睡眠薬，または抗不安薬使用障害に対して以下のコードは使用しない．その代わり，併存する鎮静薬，睡眠薬，または抗不安薬使用障害は，鎮静薬，睡眠薬，または抗不安薬誘発性障害コードの 4 番目の数字によって示される（鎮静薬，睡眠薬，または抗不安薬中毒；鎮静薬，睡眠薬，または抗不安薬離脱；または鎮静薬，睡眠薬，または抗不安薬誘発性精神疾患のための「コードするときの注」を参照）．例えば，鎮静薬，睡眠薬，または抗不安薬誘発性抑うつ障害と鎮静薬，睡眠薬，または抗不安薬使用障害が併存する場合，鎮静薬，睡眠薬，または抗不安薬誘発性抑うつ障害のみをコードとし，鎮静薬，睡眠薬，または抗不安薬使用障害の重症度が軽度か中等度か重度のいずれかは 4 番目の数字によって示される：すなわち，軽度の鎮静薬，睡眠薬，または抗不安薬使用障害と鎮静薬，睡眠薬，または抗不安薬誘発性抑うつ障害が併存する場合は F13.14，中等度または重度の鎮静薬，睡眠薬，または抗不安薬使用障害と鎮静薬，睡眠薬，または抗不安薬誘発性抑うつ障害が併存する場合は F13.24．

▶現在の重症度を特定せよ

305.40（F13.10）**軽度**：2～3 項目の症状が存在する．
304.10（F13.20）**中等度**：4～5 項目の症状が存在する．
304.10（F13.20）**重度**：6 項目以上の症状が存在する．

鎮静薬，睡眠薬，または抗不安薬中毒
Sedative, Hypnotic, or Anxiolytic Intoxication

マニュアル ●p.549 / 手引 ●p.249

　鎮静薬，睡眠薬，または抗不安薬中毒の基本的特徴は，鎮静薬，睡眠薬，または抗不安薬の使用中または使用後すぐに発現する臨床的に意味のある不適応性の行動または心理学的変化である．他の脳の抑制薬のように，これらの行動は，ろれつの回らない会話，不安定歩行，眼振，記憶または注意の障害，運転を妨げる協調運動障害，昏迷または昏睡を伴うことがある．記憶の障害は顕著な特徴であり，"アルコールのブラックアウト"に類似した前向健忘によって特徴づけられることが最も多い．

診断基準

A．鎮静薬，睡眠薬，または抗不安薬の最近の使用
B．臨床的に意味のある不適応性の行動的または心理学的変化（例：不適切な性的または攻撃的行動，気分の不安定，判断の低下）が，鎮静薬，睡眠薬，または抗不安薬使用中または使用後すぐに発現する．
C．以下の症状または徴候のうち 1 つ（またはそれ以上）が，鎮静薬，睡眠薬，または抗不安薬使用中または使用後すぐに発現する．
　（1）ろれつの回らない会話
　（2）協調運動障害
　（3）不安定歩行

(4) 眼振
(5) 認知の障害（例：注意，記憶）
(6) 昏迷または昏睡
D．その徴候または症状は，他の医学的疾患によるものではなく，他の物質による中毒を含む他の精神疾患ではうまく説明されない．

コードするときの注：ICD-9-CM のコードは 292.89．ICD-10-CM コードは併存する鎮静薬，睡眠薬，または抗不安薬使用障害の有無によって決まる．軽度の鎮静薬，睡眠薬，または抗不安薬使用障害が併存すれば，ICD-10-CM コードは **F13.129** に，中等度または重度の鎮静薬，睡眠薬，または抗不安薬使用障害が併存すれば，ICD-10-CM コードは **F13.229** となる．併存する鎮静薬，睡眠薬，または抗不安薬使用障害がなければ，ICD-10-CM コードは **F13.929** となる．

鎮静薬，睡眠薬，または抗不安薬離脱
Sedative, Hypnotic, or Anxiolytic Withdrawal

マニュアル ● p.550／手引 ● p.250

　鎮静薬，睡眠薬，または抗不安薬離脱の基本的特徴は，数週間またはそれ以上の規則的な使用の後，または摂取を著しく中止（または減量）した後に発現する特徴的な症候群の存在である．この症候群は，自律神経の過活動，振戦，不眠，不安，時々嘔吐を伴う嘔気，そして精神運動焦燥のうち，2つまたはそれ以上の症状によって特徴づけられる．けいれん大発作は，治療なしでこれらの物質から離脱する人のおそらく 20～30％ で起こる．重度の離脱では，幻視，体感幻覚，または幻聴または錯覚が起こりうるが，それらは通常せん妄という状況で起こる．離脱症候群の起こる時期や重症度は，その特定の物質により，またその薬物動態や薬力学により異なるだろう．

　この症候群の時間経過は，一般的にその物質の半減期から予測される．作用が，通常約 10 時間またはより持続の短い薬物は，血中濃度が減り始める 6～8 時間以内に離脱症状を生じる．その強さは 2 日目に頂点に達し，症状は 4 日目または 5 日目までには著明に改善する．より長い半減期をもつ薬物の場合，症状は 1 週間以上の間は発現せず，その強さは第 2 週に頂点があり，第 3 週または第 4 週の間に著明に減少するかもしれない．さらに長期症状が，症状の程度がずっと弱く，数カ月も続く可能性がある．残存する離脱症状（例：不安，不機嫌，睡眠障害）は非物質誘発性不安症または抑うつ障害群と誤られるかもしれない．

診断基準

A．長期間にわたっていた鎮静薬，睡眠薬，または抗不安薬使用の中止（または減量）
B．以下のうち2つ（またはそれ以上）が，基準 A での鎮静薬，睡眠薬，または抗不安薬使用の中止（または減量）の後，数時間～数日の間に発現する．
(1) 自律神経の過活動（例：発汗または 1 分間に 100 以上の心拍数）
(2) 手指振戦
(3) 不眠
(4) 嘔気または嘔吐
(5) 一過性の幻視，体感幻覚，または幻聴，または錯覚
(6) 精神運動焦燥
(7) 不安
(8) てんかん大発作

C. 基準Bの徴候または症状は，臨床的に意味のある苦痛，または社会的，職業的，または他の重要な領域における機能の障害を引き起こしている．

D. その徴候または症状は，他の医学的疾患によるものではなく，他の物質の中毒または離脱を含む他の精神疾患ではうまく説明されない．

▶該当すれば特定せよ

知覚障害を伴う：この特定用語は，現実検討が保たれた状態での幻覚，または聴覚，視覚，触覚性の錯覚がせん妄の存在なしに生じる場合に記されるかもしれない．

コードするときの注：ICD-9-CMのコードは292.0である．鎮静薬，睡眠薬，または抗不安薬離脱のICD-10-CMコードは中等度または重度の鎮静薬，睡眠薬，または抗不安薬使用障害の併存の有無そして知覚障害の有無によって決まる．知覚障害を伴わない鎮静薬，睡眠薬，または抗不安薬離脱では，ICD-10-CMコードはF13.239である．知覚障害を伴う鎮静薬，睡眠薬，または抗不安薬離脱では，ICD-10-CMコードはF13.232である．ICD-10-CMコードは，中等度または重度の鎮静薬，睡眠薬，または抗不安薬使用障害の併存を示し，鎮静薬，睡眠薬，または抗不安薬離脱は中等度または重度の鎮静薬，睡眠薬，または抗不安薬使用障害が存在しているときにのみ起こりうることを反映していることに注意せよ．鎮静薬，睡眠薬，または抗不安薬離脱を伴う軽度の鎮静薬，睡眠薬，または抗不安薬使用障害をコードすることは許されない．

他の鎮静薬，睡眠薬，または抗不安薬誘発性障害群，特定不能の鎮静薬，睡眠薬，または抗不安薬関連障害
Other Sedative-, Hypnotic-, or Anxiolytic-Induced Disorders,
Unspecified Sedative-, Hypnotic-, or Anxiolytic-Related Disorder

マニュアル ⊃ p.553／手引 ⊃ p.251

症状が特別な臨床的関与が妥当なほど十分に重篤である場合に，鎮静薬，睡眠薬，または抗不安薬誘発性精神病性障害のような，鎮静薬，睡眠薬，または抗不安薬誘発性障害をもつものと診断される．

鎮静薬，睡眠薬，または抗不安薬関連障害に特徴的な症状があるが，鎮静薬，睡眠薬，または抗不安薬中毒，離脱または誘発性障害として分類されない場合に，特定不能の鎮静薬，睡眠薬，または抗不安薬関連障害をもつものと診断される．

精神刺激薬関連障害群
Stimulant-Related Disorders

精神刺激薬関連障害群はコカインのような植物由来の精神刺激薬，アンフェタミンおよびアンフェタミン型薬物，およびアンフェタミンとは構造的に異なるが，アンフェタミン型精神刺激薬と同様の作用をもつメチルフェニデートのような他の精神刺激薬の使用による．コカインとアンフェタミン型精神刺激薬には，それらの作用機序のようにいくつかの特徴に違いがあるが，これらの化合物に関連する臨床症状は概して類似している．アンフェタミン型精神刺激薬の作用のほとんどはコカインの作用と類似しているが，いくつかの違いもある．例えば，コカインと違って，アンフェタミン型精神刺激薬は局所麻酔作用がなく，また不整脈やけいれんのような医学的疾患を誘発する

危険はより低いかもしれない．アンフェタミン型物質のほとんどによる精神活性作用はコカインの1回使用の作用より長く持続し，また交感神経系への末梢作用はより強力かもしれない．コカインとメタンフェタミンはそのほとんどが不法購入されるが，アンフェタミン型精神刺激薬は注意欠如・多動症，ナルコレプシー，および他の医学的疾患の治療に処方されることで合法的に入手されるかもしれない．

アンフェタミンおよびコカインの部類に属する薬物は，共通して強烈な刺激を使用者に生じる．この刺激は中枢神経系の生体アミンの増加の結果として生じている．正確な分子機序は異なるが，おのおのの薬物の臨床的嗜癖症候群同様，結果は類似している．したがって，DSM-5 ではすべての精神刺激薬は，今や別々にではなく 1 つの精神刺激薬の部類に記述されている．

精神刺激薬使用障害
Stimulant Use Disorder

マニュアル◆p.554／手引◆p.252

精神刺激薬には強力な多幸症作用があり，コカインまたはアンフェタミン型精神刺激薬に曝露された人は，短期間の薬物使用後に使用障害へと発展することがある．投与経路にかかわらず，反復的な使用によって耐性が生じる．離脱症状，とりわけ睡眠過剰，食欲亢進，および不快気分がみられることがあり，それが渇望および再発の可能性を高める傾向がある．人々はコカインおよびアンフェタミン型精神刺激薬に，短期間に多くの金銭を費やすかもしれず，また精神刺激薬のための金銭を得るために犯罪行為にもかかわるかもしれない．

> **診断基準**
>
> A．アンフェタミン型物質，コカイン，またはその他の精神刺激薬の使用様式で，臨床的に意味のある障害や苦痛が生じ，以下のうち少なくとも 2 つが，12 カ月以内に起こることにより示される．
> （1）精神刺激薬を意図していたよりもしばしば大量に，または長期間にわたって使用する．
> （2）精神刺激薬を減量または制限することに対する，持続的な欲求または努力の不成功がある．
> （3）精神刺激薬を得るために必要な活動，その使用，またはその作用から回復するのに多くの時間が費やされる．
> （4）渇望，つまり精神刺激薬使用への強い欲求，または衝動
> （5）精神刺激薬の反復的な使用の結果，職場，学校，または家庭における重要な役割の責任を果たすことができなくなる．
> （6）精神刺激薬の作用により，持続的，または反復的に社会的，対人的問題が起こり，悪化しているにもかかわらず，その使用を続ける．
> （7）精神刺激薬使用のために，重要な社会的，職業的，または娯楽的活動を放棄，または縮小している．
> （8）身体的に危険な状況においても精神刺激薬の使用を反復する．
> （9）身体的または精神的問題が，持続的または反復的に起こり，悪化しているらしいと知っているにもかかわらず，精神刺激薬の使用を続ける．
> （10）耐性，以下のいずれかによって定義されるもの：
> 　　（a）中毒または期待する効果に達するために，著しく増大した量の精神刺激薬が必要
> 　　（b）同じ量の精神刺激薬の継続的使用で効果が著しく減弱
> 　　注：この基準は注意欠如・多動症またはナルコレプシーのための投薬のような適切な医学的指

導のもとにおいてのみ精神刺激薬が摂取される際には考慮されない．
  (11) 離脱，以下のいずれかによって明らかとなるもの：
    （a）特徴的な精神刺激薬離脱症候群がある（DSM-5，562 頁，精神刺激薬離脱の基準 A および B を参照）．
    （b）離脱症状を軽減または回避するために，同じ精神刺激薬（または，密接に関連した物質）を摂取する．
    注：この基準は注意欠如・多動症またはナルコレプシーのための投薬のような適切な医学的指導のもとにおいてのみ精神刺激薬が摂取される際には考慮されない．

▶該当すれば特定せよ

  寛解早期：精神刺激薬使用障害の基準を過去に完全に満たした後に，少なくとも 3 カ月以上 12 カ月未満の間，精神刺激薬使用障害の基準のいずれも満たしたことがない（例外として，基準 A4 の「渇望，つまり精神刺激薬使用への強い欲求，または衝動」は満たしてもよい）．
  寛解持続：精神刺激薬使用障害の基準を過去に完全に満たした後に，12 カ月以上の間，精神刺激薬使用障害の基準のいずれも満たしたことがない（例外として，基準 A4 の「渇望，つまり精神刺激薬使用への強い欲求，または衝動」は満たしてもよい）．

▶該当すれば特定せよ

  管理された環境下にある：この追加の特定用語は，その人が精神刺激薬の入手を制限された環境下にある場合に用いられる．

現在の重症度に基づいてコードせよ：ICD-10-CM コードについての注：アンフェタミン中毒，アンフェタミン離脱，または他のアンフェタミン誘発性精神疾患も存在する場合，アンフェタミン使用障害に対して以下のコードは使用しない．その代わり，併存するアンフェタミン使用障害は，アンフェタミン誘発性障害コードの 4 番目の数字によって示される（アンフェタミン中毒，アンフェタミン離脱，または特定のアンフェタミン誘発性精神疾患のための「コードするときの注」を参照）．例えば，アンフェタミン型または他の精神刺激薬誘発性抑うつ障害とアンフェタミン型または他の精神刺激薬使用障害が併存する場合，アンフェタミン型または他の精神刺激薬誘発性抑うつ障害のみをコードとし，併存するアンフェタミン型または他の精神刺激薬使用障害が軽度か中等度か重度のいずれかは 4 番目の数字によって示される：すなわち，アンフェタミン型または他の精神刺激薬誘発性抑うつ障害を伴った軽度アンフェタミン型または他の精神刺激薬使用障害に対しては F15.14，またはアンフェタミン型または他の精神刺激薬誘発性抑うつ障害を伴った中等度または重度アンフェタミン型または他の精神刺激薬使用障害に対しては F15.24．同様に，コカイン誘発性抑うつ障害とコカイン使用障害が併存する場合，コカイン誘発性抑うつ障害のみをコードとし，併存するコカイン使用障害が軽度か中等度か重度のいずれかは 4 番目の数字によって示される：すなわち，コカイン誘発性抑うつ障害を伴った軽度コカイン使用障害に対しては F14.14，またはコカイン誘発性抑うつ障害を伴った中等度または重度コカイン使用障害に対しては F14.24．

▶**現在の重症度を特定せよ**

  軽度：2～3 項目の症状が存在する．
    305.70（F15.10） アンフェタミン型物質
    305.60（F14.10） コカイン
    305.70（F15.10） 他のまたは特定不能の精神刺激薬
  中等度：4～5 項目の症状が存在する．
    304.40（F15.20） アンフェタミン型物質
    304.20（F14.20） コカイン

304.40（F15.20） 他のまたは特定不能の精神刺激薬
重度：6 項目以上の症状が存在する．
304.40（F15.20） アンフェタミン型物質
304.20（F14.20） コカイン
304.40（F15.20） 他のまたは特定不能の精神刺激薬

精神刺激薬中毒
Stimulant Intoxication

マニュアル⇒p.560/手引⇒p.255

　高用量の精神刺激薬による急性中毒は，自律神経系の亢進，知覚障害，行動変化（例：皮膚むしりのような常同性の行動），および心理学的変化（例：興奮，易怒性）に関連している．

診断基準

A．アンフェタミン型物質，コカインまたは他の精神刺激薬の最近の使用
B．臨床的に意味のある問題となる行動，または心理学的変化（例：多幸症，または感情鈍麻，社交性の変化，過覚醒，対人関係過敏，不安，緊張，易怒性，常同性の行動，判断力の低下）が，精神刺激薬を使用中，または使用後すぐに発現する．
C．以下のうち 2 つ（またはそれ以上）の徴候または症状が，精神刺激薬を使用中，または使用後すぐに発現する．
　（1）頻脈または徐脈
　（2）瞳孔散大
　（3）血圧の上昇または下降
　（4）発汗または悪寒
　（5）嘔気または嘔吐
　（6）体重減少の証拠
　（7）精神運動焦燥または抑制
　（8）筋無力，呼吸抑制，胸痛または不整脈
　（9）混乱，てんかん発作，ジスキネジア，ジストニア，または昏睡
D．その徴候または症状は，他の医学的疾患によるものでなく，他の物質の中毒を含む他の精神疾患ではうまく説明されない．

▶**中毒物質の詳細を特定せよ**（すなわち，アンフェタミン型物質，コカイン，または他の精神刺激薬）
▶**該当すれば特定せよ**
　知覚障害を伴う：この特定用語は，現実検討が保たれた状態での幻覚，または聴覚，視覚，触覚性の錯覚が，せん妄の存在なしに起こる場合に記されるかもしれない．
コードするときの注：ICD-9-CM におけるコードは 292.89 である．ICD-10-CM のコードは精神刺激薬が，アンフェタミン，コカイン，または他の精神刺激薬か，併存するアンフェタミン，コカイン，または他の精神刺激薬使用障害の有無，および知覚障害の有無による．
　アンフェタミン，コカイン，または他の精神刺激薬中毒，知覚障害を伴わない：もし軽度のアンフェタミンまたは他の精神刺激薬使用障害が併存している場合，ICD-10-CM のコードは **F15.129** であり，中等度から重度のアンフェタミンまたは他の精神刺激薬使用障害が併存している場合 ICD-10-CM のコードは **F15.229** である．アンフェタミンまたは他の精神刺激薬使用障害が併存していない場

合 ICD-10-CM のコードは F15.929 である．同様に，軽度のコカイン使用障害が併存している場合 ICD-10-CM のコードは F14.129 であり，中等度から重度のコカイン使用障害が併存している場合 ICD-10-CM のコードは F14.229 となる．コカイン使用障害が併存していない場合 ICD-10-CM のコードは F14.929 となる．
アンフェタミン，コカイン，または他の精神刺激薬中毒，知覚障害を伴う：軽度のアンフェタミンまたは他の精神刺激薬使用障害が併存している場合，ICD-10-CM のコードは F15.122 であり，中等度から重度のアンフェタミンまたは他の精神刺激薬使用障害が併存する場合 ICD-10-CM のコードは F15.222 となる．アンフェタミンまたは他の精神刺激薬使用障害が併存する場合 ICD-10-CM のコードは F15.922 である．同様に，軽度のコカイン使用障害が併存する場合 ICD-10-CM のコードは F14.122 であり，中等度または重度のコカイン使用障害が併存する場合 ICD-10-CM のコードは F14.222 である．コカイン使用障害の併存がない場合には ICD-10-CM のコードは F14.922 となる．

精神刺激薬離脱
Stimulant Withdrawal

マニュアル ● p.562／手引 ● p.256

　精神刺激薬離脱の基本的特徴は，高用量の精神刺激薬の中止または減量後，数時間以内に起こる特徴的な離脱症候群の存在である．使用は長期間でなければならない．離脱症候群は以下の生理学的変化のうち 2 つまたはそれ以上を伴った不快気分の出現で特徴づけられる，すなわち疲労感，鮮明で不快な夢，不眠または睡眠過剰，食欲の亢進，精神運動制止または興奮である．急性の離脱症状（"クラッシュ"）は反復的に高用量使用した後にみられる．自殺念慮または自殺行為を伴う抑うつ症状が起こりうる．

> **診断基準**
>
> A．長期間にわたっていたアンフェタミン型物質，コカイン，他の精神刺激薬の使用を中止（または減量）
> B．不快気分および以下の生理学的変化のうち 2 つ（またはそれ以上）が，基準 A を満たしてから数時間～数日以内に発現する．
> 　（1）疲労感
> 　（2）鮮明で不快な夢
> 　（3）不眠または睡眠過剰
> 　（4）食欲の亢進
> 　（5）精神運動制止または焦燥
> C．基準 B の徴候または症状は，臨床的に意味のある苦痛，または社会的，職業的，または他の重要な領域における機能の障害を引き起こしている．
> D．その徴候または症状は，他の医学的疾患によるものでなく，他の物質の中毒や離脱を含む他の精神疾患ではうまく説明されない．
> ▶**離脱症候群を生じている物質の詳細を特定せよ**（すなわち，アンフェタミン型物質，コカインまたは他の精神刺激薬）
> **コードするときの注**：ICD-9-CM のコードは 292.0．ICD-10-CM のコードは精神刺激薬がアンフェタミン，コカイン，他の精神刺激薬かによる．アンフェタミンや他の精神刺激薬離脱の ICD-10-CM の

コードは F15.23 で，コカインの離脱への ICD-10-CM は F14.23 である．ICD-10-CM のコードでは，アンフェタミン，コカイン，または他の精神刺激薬離脱は中等度または重度のアンフェタミン，コカイン，または他の精神刺激薬使用障害の存在下でのみ発生しうるという事実を反映して，中等度または重度のアンフェタミン，コカイン，または他の精神刺激薬使用障害の併存を必要とすることに注意せよ．アンフェタミン，コカイン，または他の精神刺激薬離脱を併存する軽度のアンフェタミン，コカイン，または他の精神刺激薬使用障害をコードすることは許されない．

他の精神刺激薬誘発性障害群，特定不能の精神刺激薬関連障害
Other Stimulant-Induced Disorders, Unspecified Stimulant-Related Disorder

マニュアル ● p.563 / 手引 ● p.257

　その症状が特別な臨床的関与が必要なほど十分に重篤である場合に，精神刺激薬誘発性精神病性障害のような他の精神刺激薬誘発性障害群と診断される．

　精神刺激薬使用障害，精神刺激薬中毒，精神刺激薬離脱または精神刺激薬誘発性障害に分類されない精神刺激薬関連障害の特徴的な症状がある場合に，特定不能の精神刺激薬関連障害と診断される．

タバコ関連障害群
Tobacco-Related Disorders

タバコ使用障害
Tobacco Use Disorder

マニュアル ● p.564 / 手引 ● p.258

　タバコ製品がタバコ使用障害を生じる相対的な可能性は，ニコチン含有量，吸収速度，および関連する状況の特徴（例：口腔の満足感）と相関している．タバコ使用障害は紙巻きタバコや無煙タバコを毎日吸っている人には一般的で，タバコを毎日吸っていない，あるいは，ニコチン薬を使っている人にはまれである．タバコの耐性は，その使用を再開した後に嘔気やめまいが消失することで示される．喫煙の中断は，明確に定義された離脱症状を生じうる．タバコ使用障害の人の多くは離脱症状を軽減しまた回避する目的でタバコを使用する．数時間吸わないと大多数が渇望を報告する．タバコ使用に過度の時間を費やすことは連続喫煙の例でみられる．起床後 30 分以内の喫煙，毎日の喫煙，および喫煙のために夜間に起きることは，タバコ使用障害と関連している．科学的証拠によってタバコ中毒障害を DSM-5 に含めることを支持することはできなかった．

診断基準

A. タバコの問題となる使用様式で，臨床的に意味のある障害や苦痛が生じ，以下のうち少なくとも 2 つが，12 カ月以内に起こることにより示される．
　(1) タバコを意図していたよりもしばしば大量に，または長期間にわたって使用する．
　(2) タバコを減量または制限することに対する，持続的な欲求または努力の不成功がある．
　(3) タバコを得るために必要な活動，またはその使用に多くの時間が費やされる．

(4) 渇望，つまりタバコ使用への強い欲求，または衝動．
(5) タバコの反復的な使用の結果，職場，学校，または家庭における重要な役割の責任を果たすことができなくなる（例：仕事への障害）．
(6) タバコの作用により，持続的，または反復的に社会的，対人的問題が起こり，悪化しているにもかかわらず，その使用を続ける．
(7) タバコの使用のために，重要な社会的，職業的，または娯楽的活動を放棄，または縮小している．
(8) 身体的に危険な状況においてもタバコの使用を反復する（例：臥床中の喫煙）．
(9) 身体的または精神的問題が，持続的または反復的に起こり，悪化していることを知っているにもかかわらず，タバコの使用を続ける．
(10) 耐性，以下のいずれかによって定義されるもの：
  (a) 期待する効果に達するために，著しく増大した量のタバコが必要．
  (b) 同じ量のタバコの持続使用で著しく効果が減弱．
(11) 離脱，以下のいずれかによって明らかとなるもの：
  (a) 特徴的なタバコ離脱症候群がある（タバコ離脱の基準 A および B を参照）．
  (b) 離脱症状を軽減したり回避したりするために，タバコ（またはニコチンのような密接に関連した物質）を摂取する．

▶該当すれば特定せよ

寛解早期：タバコ使用障害の基準を過去に完全に満たした後に，少なくとも 3 カ月以上 12 カ月未満の間，タバコ使用障害の基準のいずれも満たしたことがない（例外として，基準 A4 の「渇望，つまりタバコ使用への強い欲求，または衝動」は満たしてもよい）．

寛解持続：タバコ使用障害の基準を過去に完全に満たした後に，12 カ月以上の間，タバコ使用障害の基準のいずれも満たしたことがない（例外として，基準 A4 の「渇望，つまりタバコ使用への強い欲求，または衝動」は満たしてもよい）．

▶該当すれば特定せよ

維持療法中：その人が，ニコチン置換療法などの長期維持薬物療法を受けていて，その型の医薬品に対するタバコ使用障害（ニコチン置換療法に対する耐性または離脱は除く）の基準を満たしたことがない場合に用いられる．

管理された環境下にある：この追加の特定用語は，その人がタバコの入手を制限された環境下にある場合に用いられる．

現在の重症度に基づいてコードせよ：ICD-10-CM コードについての注：タバコ離脱またはタバコ誘発性睡眠障害も存在する場合，タバコ使用障害に対して以下のコードは使用しない．その代わり，併存するタバコ使用障害は，タバコ誘発性障害コードの 4 番目の数字によって示される（タバコ離脱またはタバコ誘発性睡眠障害のための「コードするときの注」を参照）．例えば，タバコ誘発性睡眠障害とタバコ使用障害が併存する場合，タバコ誘発性睡眠障害のみをコードとし，併存するタバコ使用障害が中等度か重度のいずれかは 4 番目の数字によって示される：F17.208 はタバコ誘発性睡眠障害を伴う中等度または重度のタバコ使用障害．タバコ誘発性睡眠障害を併存する軽度のタバコ使用障害をコードすることは許されない．

▶現在の重症度を特定せよ

305.1（Z72.0）**軽度**：2〜3 項目の症状が存在する．
305.1（F17.200）**中等度**：4〜5 項目の症状が存在する．
305.1（F17.200）**重度**：6 項目以上の症状が存在する．

タバコ離脱
Tobacco Withdrawal

マニュアル●p.568／手引●p.260

　タバコ離脱はタバコ使用をやめる能力を妨げる．症状はタバコ使用中止後24時間で発現し，紙巻きタバコを喫煙する人のほうがはるかに激しい．症状の強さの増加は，症状のより速い立ち上がりと紙巻きタバコのニコチン含有量がより高いことによるものであろう．

診断基準　　　　　　　　　　　　　　　　　　　　　　　　　　292.0（F17.203）

A．少なくとも数週間のタバコの日常的使用
B．以下の徴候または症状のうち4つ（またはそれ以上）が，タバコを急に中止，または減量した後，24時間以内に発現する．
　（1）易怒性，欲求不満，または怒り
　（2）不安
　（3）集中困難
　（4）食欲増進
　（5）落ち着きのなさ
　（6）抑うつ気分
　（7）不眠
C．基準Bの徴候または症状は，臨床的に意味のある苦痛，または社会的，職業的，または他の重要な領域における機能の障害を引き起こしている．
D．その徴候または症状は，他の医学的疾患によるものではなく，他の物質による中毒や離脱も含む他の精神疾患ではうまく説明されない．

コードするときの注：ICD-9-CMコードは292.0．タバコ離脱のICD-10-CMコードはF17.203．ICD-10-CMコードでは，タバコ離脱は中等度または重度のタバコ使用障害の存在下でのみ発生しうるという事実を反映して，中等度または重度のタバコ使用障害の併存を必要とすることに注意せよ．軽度のタバコ使用障害を併存するタバコ離脱をコードすることは許されない．

他のタバコ誘発性障害群，特定不能のタバコ関連障害
Other Tobacco-Induced Disorders, Unspecified Tobacco-Related Disorder

マニュアル●p.569／手引●p.261

　その症状が特別な臨床的関与が必要なほど十分に重篤である場合に，タバコ誘発性睡眠障害のような他のタバコ誘発性障害群と診断される．
　タバコ使用障害，タバコ離脱，またはタバコ誘発性障害に分類されないタバコ関連障害の特徴的症状がある場合に，特定不能のタバコ関連障害と診断される．

他の（または不明の）物質関連障害群
Other (or Unknown) Substance-Related Disorders

物質または使用された物質が不明である場合，その人は他の（または不明の）物質関連障害の1つと診断される．使用障害，中毒および離脱に加えて残り2つのカテゴリーが他の状況に利用できる．すなわち，他の（または不明の）物質誘発性障害群と特定不能の他の（または不明の）物質関連障害である．

非物質関連障害群
Non-Substance-Related Disorders

ギャンブル障害
Gambling Disorder

マニュアル ➡ p.578 / 手引 ➡ p.266

賭博は歴史に記録されて以来ずっと，ほとんどすべての文化圏で存在する．大多数の人は責任をもって賭博をするが，一部は賭博に心を奪われ，多数の負の結果を経験する．これらの人々において，賭博行動はその個人，その家族，および社会に大きな影響を与える破滅的結果を有している．

障害のある賭博行動はDSM-IIIで病的賭博として最初に公式に認められた．窃盗癖，放火癖，および抜毛癖といった障害と同様，「他のどこにも分類されない衝動制御の障害」の1つとして分類された．DSM-5では，併存症率がずっと高いこと，いくつかの症状の表出が類似していること，遺伝的および生理学的な重なりから，その障害は物質使用障害の章に移った．加えて，ギャンブル障害の現在の章への配置は，障害の認識，特に賭博の問題の危険が高い物質乱用者に対する認識を改善するであろう．

基準はDSM-IVからごく小さな変更しか行われなかった．重要なことは，病的という用語に付随するスティグマを主に避けるために名称を病的賭博からギャンブル障害へ変更したことである．さらに，診断のために必要な中核症状の数が削減されている．

診断基準　　　　　　　　　　　　　　　　　　　　　　　　　　　312.31（F63.0）

A．臨床的に意味のある機能障害または苦痛を引き起こすに至る持続的かつ反復性の問題賭博行動で，その人が過去12カ月間に以下のうち4つ（またはそれ以上）を示している．
(1) 興奮を得たいがために，掛け金の額を増やして賭博を要求する．
(2) 賭博をするのを中断したり，または中止したりすると落ち着かなくなる，またはいらだつ
(3) 賭博をするのを制限する，減らす，または中止するなどの努力を繰り返し成功しなかったことがある．
(4) しばしば賭博に心を奪われている（例：過去の賭博体験を再体験すること，ハンディをつけること，または次の賭けの計画を立てること，賭博をするための金銭を得る方法を考えること，を絶えず考えている）．

(5) 苦痛の気分（例：無気力，罪悪感，不安，抑うつ）のときに，賭博をすることが多い．
(6) 賭博で金をすった後，別の日にそれを取り戻しに帰ってくることが多い（失った金を"深追いする"）．
(7) 賭博へののめり込みを隠すために，嘘をつく．
(8) 賭博のために，重要な人間関係，仕事，教育，または職業上の機会を危険にさらし，または失ったことがある．
(9) 賭博によって引き起こされた絶望的な経済状況を免れるために，他人に金を出してくれるよう頼む．

B．その賭博行動は，躁病エピソードではうまく説明されない．

▶該当すれば特定せよ
挿話性：2時点以上で診断基準に当てはまるが，ギャンブル障害の期間と期間の間に少なくとも数カ月間は症状の軽快がある．
持続性：持続する症状を経験し，何年もの間診断基準に当てはまる．

▶該当すれば特定せよ
寛解早期：過去にギャンブル障害のすべての基準を満たした後，少なくとも3カ月間以上12カ月未満の間はギャンブル障害のいずれの基準も満たしたことがない．
寛解持続：過去にギャンブル障害のすべての基準を満たした後，12カ月以上の間，ギャンブル障害のいずれの基準も満たしたことがない．

▶現在の重症度を特定せよ
軽度：4～5項目の基準に当てはまる．
中等度：6～7項目の基準に当てはまる．
重度：8～9項目の基準に当てはまる．

■基準A

症状は物質嗜癖の症状をそのまま用いている．耐性（掛け金の額を増やして賭博を要求する），離脱（賭博を中止すると落ち着かなくなる，またはいらだつ），強迫的使用（賭博に心を奪われている，失った金を"深追いする"，賭博を制限する努力が繰り返し成功しない，問題から逃避する方法として賭博する）はギャンブル障害の中心的な特徴である．嗜癖の不快な結果は残りの症状（嘘をつく，重要な人間関係を危険にさらす，および経済的に他人をあてにする）にも反映される．

DSM-5診断にはギャンブル障害の診断を満たすために9つの症状のうち4つが確認されることを必要とする．これは10個の症状のうち5つを必要としたDSM-IVからの変更である．「賭博の資金を得るために…非合法的行為に手を染めたことがある」の症状は頻度が低いことが示されたため，DSM-IVの診断基準A8は削除され，また削除による有病率への影響はほとんどないか，またはまったくない．さらに，4つの症状の閾値が病的賭博と非病的賭博を区別することが判明した．

■基準B

双極性障害をもつ人は，躁状態または軽躁状態の際に賭博を含むいろいろな型の衝動的行動に没頭するかもしれない．ギャンブル障害の診断は，賭博行動が躁病エピソードの間のみに起こるのではないことが必要である．しかし，気分の不安定な間に賭博することが悪化する場合は両方の診断をすることが可能だが，これには賭博行動が躁病エピソードから独立していることが必要である．

■ 特定用語

　ギャンブル障害は挿話性または持続性となりうるし，この障害の経過は生活環境だけでなく賭博の種類により変わりうる．例えば，フットボールの試合にのみ問題のある賭け方をする人は，フットボールの期間中にのみギャンブル障害をもち，年間の残りの期間には賭博をせず，または問題のある賭け方をしないかもしれない．ギャンブル障害はさらに個人の生涯の 1 つまたはいくつかの時点で起こることがあるが，その他の期間には障害が起こらないかもしれない．これと比べて，生涯のすべて，または生涯のほとんどで慢性のギャンブル障害を経験する人もいる．

　他の物質使用障害に使用される他の特定用語には，「寛解早期」および「寛解持続」が含まれる．最後に，個人が満たす基準の数に基づく軽度，中等度，および重度のギャンブル障害を区別するために重症度の特定用語が追加されている．

Key Points

- 診断分類の名称は，嗜癖に関する概念の登場を反映して，「物質関連障害」から「物質関連および嗜癖性障害群」に変更されている．10 の型の物質使用障害があげられており，さらにギャンブル障害があって，これは非物質関連障害に分類される．
- 主要な変更は，乱用および依存のカテゴリーが統合され，「使用」障害という 1 つのカテゴリーが創設されたことである．
- DSM-IV の幻覚薬関連障害群およびフェンシクリジン（またはフェンシクリジン様）関連障害群は 1 つのカテゴリーに統合されている．
- 精神刺激薬関連障害群のカテゴリーが，アンフェタミンおよびコカイン使用障害群のカテゴリーに置き換わった．大麻使用障害，大麻離脱，およびカフェイン離脱は新設である．ニコチン関連障害は，今回，タバコ関連障害と呼ばれる．
- ギャンブル障害（以前の DSM-IV の病的賭博）は嗜癖に関する概念の登場を反映してこの章に移動された．

CHAPTER 17
Neurocognitive Disorders

神経認知障害群

神経認知障害群〈DSM-5, 583 頁〉	Neurocognitive Disorders
せん妄〈DSM-5, 588 頁〉	**Delirium**
せん妄	Delirium
物質中毒せん妄	Substance Intoxication Delirium
物質離脱せん妄	Substance Withdrawal Delirium
医薬品誘発性せん妄	Medication-Induced Delirium
他の医学的疾患によるせん妄	Delirium Due to Another Medical Condition
複数の病因によるせん妄	Delirium Due to Multiple Etiologies
他の特定されるせん妄〈DSM-5, 593 頁〉	Other Specified Delirium
特定不能のせん妄〈DSM-5, 593 頁〉	Unspecified Delirium
認知症（DSM-5）および軽度認知障害（DSM-5）〈DSM-5, 594 頁〉	**Major and Mild Neurocognitive Disorders**
認知症（DSM-5）〈DSM-5, 594 頁〉	Major Neurocognitive Disorder
軽度認知障害（DSM-5）〈DSM-5, 596 頁〉	Mild Neurocognitive Disorder
アルツハイマー病による認知症（DSM-5）またはアルツハイマー病による軽度認知障害（DSM-5）〈DSM-5, 602 頁〉	Major or Mild Neurocognitive Disorder Due to Alzheimer's Disease
前頭側頭型認知症（DSM-5）または前頭側頭型軽度認知障害（DSM-5）〈DSM-5, 606 頁〉	Major or Mild Frontotemporal Neurocognitive Disorder
レビー小体病を伴う認知症（DSM-5）（レビー小体型認知症）またはレビー小体病を伴う軽度認知障害（DSM-5）〈DSM-5, 609 頁〉	Major or Mild Neurocognitive Disorder With Lewy Bodies
血管性認知症（DSM-5）または血管性軽度認知障害（DSM-5）〈DSM-5, 612 頁〉	Major or Mild Vascular Neurocognitive Disorder
外傷性脳損傷による認知症（DSM-5）または外傷性脳損傷による軽度認知障害（DSM-5）〈DSM-5, 615 頁〉	Major or Mild Neurocognitive Disorder Due to Traumatic Brain Injury

物質・医薬品誘発性認知症（DSM-5）または物質・医薬品誘発性軽度認知障害（DSM-5）〈DSM-5, 619頁〉	Substance/Medication-Induced Major or Mild Neurocognitive Disorder
HIV感染による認知症（DSM-5）またはHIV感染による軽度認知障害（DSM-5）〈DSM-5, 623頁〉	Major or Mild Neurocognitive Disorder Due to HIV Infection
プリオン病による認知症（DSM-5）またはプリオン病による軽度認知障害（DSM-5）〈DSM-5, 626頁〉	Major or Mild Neurocognitive Disorder Due to Prion Disease
パーキンソン病による認知症（DSM-5）またはパーキンソン病による軽度認知障害（DSM-5）〈DSM-5, 627頁〉	Major or Mild Neurocognitive Disorder Due to Parkinson's Disease
ハンチントン病による認知症（DSM-5）またはハンチントン病による軽度認知障害（DSM-5）〈DSM-5, 630頁〉	Major or Mild Neurocognitive Disorder Due to Huntington's Disease
他の医学的疾患による認知症（DSM-5）または他の医学的疾患による軽度認知障害（DSM-5）〈DSM-5, 632頁〉	Major or Mild Neurocognitive Disorder Due to Another Medical Condition
複数の病因による認知症（DSM-5）または複数の病因による軽度認知障害（DSM-5）〈DSM-5, 633頁〉	Major or Mild Neurocognitive Disorder Due to Multiple Etiologies
特定不能の神経認知障害〈DSM-5, 634頁〉	Unspecified Neurocognitive Disorder

　神経認知障害群に関するDSM-5の章では，それらが示す問題として認知の障害のある疾患を包含している．DSM-IVでは，この章は「せん妄，認知症，健忘障害，および他の認知障害」と呼ばれていた．新しい表題は，先天的または小児期の障害群よりも，むしろ後天的（すなわち，医学的疾患や乱用薬物や医薬品の作用による障害群），または変性（すなわち，以前に獲得した認知機能水準からの低下を反映する障害群）である障害群を指している．この表題は，HIV感染または外傷性脳損傷に関連するような進行性の認知機能の低下をもつ若年の人々の間での欠陥をカテゴリー化する際に，痴呆（dementia）という用語に関連する偏見をある程度避けるために選択された．神経認知障害群は，3つの大きな症候群，すなわち，せん妄，認知症，軽度認知障害に分類される．この章の障害群は，脳の構造変化，機能の変化，または化学的変化に関連している．

　神経認知障害群は何世紀にもわたって認識されており，DSMにおける重要なカテゴリーであり続けている．DSM-Iにおいて，"急性"および"慢性"脳障害は，推定される病因（例：脳動脈硬化症，けいれん性疾患）によってそれぞれ下位カテゴリー化された2つの主要な部門で構成されていた．DSM-IIにおいて，これらの障害群はそれぞれ「器質性脳症候群を伴う精神病」か「非精神病性器質的脳症候群」のどちらかとしてあげられた．精神病という用語は，幻覚または妄想の存在というよりはむしろ，重症度（すなわち，精神機能が十分に障害されて，通常生活の要求を満たす能力をひどく妨げる結果になる疾患であるということ）を示すために用いられた．今日の診療医が血管性認知症としているものは，DSM-IIにおいて，脳動脈硬化症または他の脳血管障害を伴う器質性脳症候群に関連する精神病として分類されていただろう．器質性精神障害群という用語は，DSM-IIIにおいて継続して用いられたが，精神病という用語はもはや重症度を特徴づけるためには用いられ

ていなかった．器質性という用語は，最終的には DSM-IV において削除され，それはマニュアルのその他の障害群が器質的な要素を含まないことを示唆しているため時代遅れと考えられた．

DSM-5 に関するこの診断部類の主要な変更は，「認知症」および「軽度認知障害」の概念の導入である．後者はより軽度な形の認知障害であり，治療の対象となりうる．DSM-5 の神経認知障害群は 317–318 頁にあげられている．

せん妄
Delirium

せん妄
Delirium

マニュアル ●p.588／手引 ●p.276

せん妄は意識または注意の水準の障害で，一般の医学的疾患に起因する急性または亜急性の認知の変化の発症により特徴づけられ，急性発症，比較的短期間持続し，変動する経過をたどる傾向がある．せん妄は，意識水準の障害と注意の方向づけ，集中，維持，転換する能力の低下といった中核的特徴に基づき認知症および軽度認知障害と鑑別される．ある水準での意識と注意の障害はすべての神経認知障害群で観察されうるが，これらの障害は認知症および軽度認知障害に顕著なものではない（この障害が比較的みられないことは，以前は"意識清明"といわれていた）．せん妄は認知症または軽度認知障害と（頻繁に）併存する可能性がある．

その基礎にある原因がしばしば治療可能である一方で，治療されていないせん妄は，高い致死率，深刻な医学的合併症，および不可逆的な認知障害と関連しているため，せん妄を診断することは重要である．

診断基準

A．注意の障害（すなわち，注意の方向づけ，集中，維持，転換する能力の低下）および意識の障害（環境に対する見当識の低下）
B．その障害は短期間の間に出現し（通常数時間〜数日），もととなる注意および意識水準からの変化を示し，さらに 1 日の経過中で重症度が変動する傾向がある．
C．さらに認知の障害を伴う（例：記憶欠損，失見当識，言語，視空間認知，知覚）．
D．基準 A および C に示す障害は，他の既存の，確定した，または進行中の神経認知障害ではうまく説明されないし，昏睡のような覚醒水準の著しい低下という状況下で起こるものではない．
E．病歴，身体診察，臨床検査所見から，その障害が他の医学的疾患，物質中毒または離脱（すなわち，乱用薬物や医療品によるもの），または毒物への曝露，または複数の病因による直接的な生理学的結果により引き起こされたという証拠がある．

▶いずれかを特定せよ

物質中毒せん妄：この診断は，基準 A および C の症状が臨床像で優勢であり，臨床的関与に値するほど症状が重篤である場合にのみ，物質中毒の診断に代わって下されるべきである．

コードするときの注：[特定の物質] 中毒せん妄のための ICD-9-CM と ICD-10-CM コードは，下記の表に示されている．ICD-10-CM コードは，同じ分類の物質について併存する物質使用障

害の有無によることに注意せよ．軽度の物質使用障害が物質中毒せん妄に併存している場合は，4番目の数字は「1」であり，臨床家は，物質中毒せん妄の前に，「軽度［物質］使用障害」と記録すべきである（例：「軽度コカイン使用障害，コカイン中毒せん妄を伴う」）．中等度または重度の物質使用障害が物質中毒せん妄に併存している場合は，4番目の数字は「2」であり，併存する物質使用障害の重症度に応じて，臨床家は「中等度［物質］使用障害」または「重度［物質］使用障害」と記録すべきである．物質使用障害が併存していない場合（例：物質の大量使用を1回した後），4番目の数字は「9」であり，臨床家は物質中毒せん妄のみを記録すべきである．

	ICD-9-CM	ICD-10-CM		
		軽度の使用障害を伴う	中等度または重度の使用障害を伴う	使用障害を伴わない
アルコール	291.0	F10.121	F10.221	F10.921
大麻	292.81	F12.121	F12.221	F12.921
フェンシクリジン	292.81	F16.121	F16.221	F16.921
他の幻覚薬	292.81	F16.121	F16.221	F16.921
吸入剤	292.81	F18.121	F18.221	F18.921
オピオイド	292.81	F11.121	F11.221	F11.921
鎮静薬，睡眠薬，または抗不安薬	292.81	F13.121	F13.221	F13.921
アンフェタミン（または他の精神刺激薬）	292.81	F15.121	F15.221	F15.921
コカイン	292.81	F14.121	F14.221	F14.921
他の（または不明の）物質	292.81	F19.121	F19.221	F19.921

物質離脱せん妄：この診断は，基準AおよびCの症状が臨床像で優勢であり，臨床的関与に値するほど症状が重篤である場合にのみ，物質離脱に代わって下されるべきである．

［特定物質］離脱性せん妄**をコードせよ**：「291.0（F10.231）アルコール」，「292.0（F11.23）オピオイド」，「292.0（F13.231）鎮静薬，睡眠薬，または抗不安薬」，「292.0（F19.231）他の（または不明の）物質・医薬品」

医薬品誘発性せん妄：この診断は，以下に記載されているように，基準AおよびCの症状が医薬品の副作用から起こる際に適用される．

コードするときの注：「［特定の医薬品］誘発性せん妄」のICD-9-CMのコードは292.81である．ICD-10-CMは医薬品の種類によってコードが異なる．医薬品が処方どおりにオピオイドであるなら，コードはF11.921である．もし医薬品が処方どおりに鎮静薬，睡眠薬，または抗不安薬であるなら，F13.921である．もし医薬品が処方どおりにアンフェタミン類や他の精神刺激薬なら，F15.921である．どの分類にも属さない医薬品（例：デキサメタゾン），その物質が病因と判断されるが物質の特定の分類が不明の場合，コードはF19.921となる．

293.0（F05）他の医学的疾患によるせん妄：病歴，身体診察，臨床検査所見から，その障害が他の医学的疾患の生理学的結果により引き起こされたという証拠がある．

コードするときの注：せん妄の名称に他の医学的疾患の名称を含めること（例：「293.0［F05］肝性脳症によるせん妄」）．他の医学的疾患はコードをつけられ，「他の医学的疾患によるせん妄」の直前に独立してあげておくべきである（例：「572.2［K72.90］肝性脳症，293.0［F05］肝性脳症によるせん妄」）．

293.0（F05）複数の病因によるせん妄：病歴，身体診察，臨床検査所見から，そのせん妄には2つ

以上の病因があるという証拠がある（例：病因となる2つ以上の医学的疾患；他の医学的疾患と物質中毒または医薬品の副作用）．

コードするときの注：せん妄の特定の病因を反映する複数のコードを別々に使用すること（例：「572.2［K72.90］肝性脳症，293.0［F05］肝不全によるせん妄；291.0［F10.231］アルコール離脱せん妄」）．病因となる医学的疾患は，「せん妄」のコードに先行して独立したコードがつけられ，「他の医学的疾患によるせん妄」というカテゴリーに代入されることに注意せよ．

▶ **該当すれば特定せよ**
急性：数時間または数日続く．
持続性：数週または数カ月続く．

▶ **該当すれば特定せよ**
過活動型：その人の精神運動活動の水準は過活動であり，気分の不安定性，焦燥，および/または医療に対する協力の拒否を伴うかもしれない．
低活動型：その人の精神運動活動の水準は低活動であり，昏迷に近いような不活発や嗜眠を伴うかもしれない．
活動水準混合型：その人の注意および意識は障害されているが，精神運動活動の水準は正常である．また，活動水準が急速に変動する例も含む．

■ 基準 A

せん妄は意識または注意の水準の障害で，急性または亜急性の認知の変化の発症によって特徴づけられる．環境に対して適切に認識したり応答したりするその人の能力の欠如は，注意の集中や維持，慣れた状況における明らかな見当識障害，および応答の保続という問題によって証明されるだろう．DSM-IV ではこれらの症状を"意識の障害"としていた．しかしながら，意識はせん妄の症状を記述するには不正確な用語と考えられていた．

■ 基準 B

せん妄の経過は，通常，短期間で，数時間または数日間で形成される．せん妄は，通常，その基礎にある原因が同定されうまく治療されれば軽快する．

■ 基準 C

記憶の問題，失見当識，言語の困難が通常存在する．視空間障害と実行機能障害もまた，せん妄の症状である．

■ 基準 D

DSM-5 はまた，既存の神経認知障害は認知の変化を説明できないことを明確にした．昏睡のような著しく減弱した覚醒水準は，見当識，注意，および認知機能を評価するための十分な状況を提供しないだろう．

■ 基準 E

この基準は，注意および意識の障害が他の医学的疾患，物質中毒または離脱，または毒物への曝露，または複数の病因による直接的な生理学的結果により引き起こされていることを必要とする．

■下位分類と特定用語

　せん妄の診断には病因の問題を記述する複数の下位分類がある．2つの下位分類は，せん妄が物質中毒または物質離脱によるものかどうかを示している．これらの診断は，基準AおよびCの症状が臨床像において優勢であり，臨床的関与に値するほど症状が十分に重篤である場合に物質中毒または物質離脱に代わって下されるべきである．物質中毒または離脱せん妄は，せん妄に対する標準的な基準に加えて，せん妄が物質中毒または離脱の間またはその後に始まり，物質がせん妄を生じることが可能であるということを必要とする．

　以下の物質の種類が物質中毒せん妄を生じる可能性がある．すなわち，大麻，フェンシクリジンと他の幻覚薬，精神刺激薬，吸入剤，オピオイド，および鎮静薬，睡眠薬，および抗不安薬である．離脱の間に，アルコール，オピオイド，および鎮静薬，睡眠薬，および抗不安薬はせん妄を引き起こす可能性がある．他の（または不明の）物質もまた特定することができる．

　他の可能性のある下位分類は医薬品誘発性せん妄である．中毒または離脱のない状態であっても，いくつかの医薬品や毒素（例：ベンズトロピン，デキサメタゾン）もせん妄を誘発する可能性がある．

　他の下位分類は，せん妄が他の医学的疾患（例：肝性脳症）または複数の病因（例：肝性脳症に加えてアルコール離脱）によるかどうかを示す．

　最後に，せん妄が急性（数時間から数日続く）または持続性（数週から数カ月続く）か，およびせん妄が過活動型精神運動活動（しばしば気分の不安定性，焦燥，および/または医療に対する協力の拒否を伴う），または低活動型精神運動活動（しばしば昏迷に近いような不活発や嗜眠を伴う），または活動水準混合型（その人の注意および意識は障害されているが，精神運動活動の水準は正常，また活動水準が急速に変動する例を含む）かどうかを特定する．せん妄がある人は過活動状態と低活動状態の間で急速に変動するかもしれない．過活動状態はより一般的で頻度が高く，しばしば医薬品の副作用や薬物の離脱と関連している．低活動状態は高齢者により多くみられるかもしれない．

他の特定されるせん妄，特定不能のせん妄
Other Specified Delirium, Unspecified Delirium

マニュアル●p.593／手引●p.281

　他の特定されるまたは特定不能のせん妄は，病因による下位分類を立証できない場合，またはその障害が亜症候群性である場合（すなわち，弱いせん妄症候群の場合のようにせん妄の基準を完全には満たさない）にコードされる．一般の医学的疾患または物質使用によるものと推測されるが，特定の病因を立証するための根拠が不十分であるようなせん妄の臨床像が例として含まれる．そのような診断は，せん妄がこの節にあげられていないような原因によるものである場合にも適切であるかもしれない（例：感覚遮断）．

▶他の特定されるせん妄

診断基準　　　　　　　　　　　　　　　　　　　　　　　　　　　780.09（R41.0）

このカテゴリーは，臨床的に意味のある苦痛，または社会的，職業的，または他の重要な領域における機能の障害を引き起こすせん妄状に特徴的な症状が優勢であるが，せん妄または神経認知障害の診断分類のどの障害の基準も完全には満たさない場合に適用される．他の特定されるせん妄のカテゴリーは，臨床家が，その症状がせん妄やどの特定の神経認知障害の基準も満たさないという特定の理由を伝える

選択をする場合に使用される．これは，「他の特定されるせん妄」の後に特定の理由を記録することによって行われる（例：「弱いせん妄症候群」）．

「他の特定される」という用語を使用して特定できる症状の例は以下である．

弱いせん妄症候群：この症候群は，認知機能障害の重症度がその診断に要求されるものに足りない症例，またはせん妄の診断基準のうちいくつかを満たしているが，すべてではない症例に用いられる．

▶特定不能のせん妄

診断基準　　　　　　　　　　　　　　　　　　　　　　　　　　　　780.09（R41.0）

このカテゴリーは，臨床的に意味のある苦痛，または社会的，職業的，または他の重要な領域における機能の障害を引き起こすせん妄症状に特徴的な症状が優勢であるが，せん妄または神経認知障害の診断分類中のどの障害の基準も完全には満たさない場合に適用される．特定不能のせん妄のカテゴリーは，臨床家が，せん妄の基準を満たさないとする理由を特定しないことを選択する場合，およびより特定の診断を下すのに十分な情報がない状況（例：救命救急室の場面）において使用される．

認知症（DSM-5）および軽度認知障害（DSM-5）
Major and Mild Neurocognitive Disorders

認知症（DSM-5）
Major Neurocognitive Disorder

マニュアル●p.594／手引●p.282

　認知症〔以前は，DSM-IV における認知症（dementia）として知られているものを含む〕は，以下の領域の1つ以上（典型的には少なくとも2つ）の有意な認知の低下を認める後天性疾患である．

- <u>複雑性注意</u>（持続性注意，分配性注意，選択性注意，処理速度）
- <u>実行機能</u>（計画性，意思決定，ワーキングメモリー，フィードバック／エラーの訂正応答，習慣無視，心的柔軟性）
- <u>学習および記憶</u>〔即時記憶，近時記憶（自由再生，手がかり再生，再認記憶を含む）〕
- <u>言語</u>〔表出性言語（呼称，流暢性，文法，および構文を含む）と受容性言語〕
- <u>知覚-運動能力</u>（構成と視知覚）
- <u>社会的認知</u>（情動認知，心の理論，行動制御）

　認知の低下は，機能的自立を障害するのに十分でなければならない．DSM-IV における認知症（dementia）の診断基準とは異なり，認知症（DSM-5）の診断基準は，記憶が障害される領域の1つであることを必要とせず，認知の低下が1つの領域に限定されていることを認めている．

　<u>認知症</u>（dementia）という用語は，病因による下位分類の使用から排除されていないが，新たに名づけられた<u>認知症</u>（DSM-5）という疾患単位に包括されている．認知症（dementia）という用語は人によっては，とりわけ HIV 感染，頭部外傷，またはその他の原因に関連した認知の低下をもった若年の成人について，軽蔑や偏見をいだかれるものであった．

診断基準

A. 1つ以上の認知領域（複雑性注意，実行機能，学習および記憶，言語，知覚-運動，社会的認知）において，以前の行為水準から有意認知の低下があるという証拠が以下に基づいている：
   (1) 本人，本人をよく知る情報提供者，または臨床家による，有意な認知機能の低下があったという懸念，および
   (2) 標準化された神経心理学的検査によって，それがなければ他の定量化された臨床的評価によって記録された，実質的な認知行為の障害
B. 毎日の活動において，認知欠損が自立を阻害する（すなわち，最低限，請求書を支払う，内服薬を管理するなどの，複雑な手段的日常生活活動作に援助を必要とする）．
C. その認知欠損は，せん妄の状況でのみ起こるものではない．
D. その認知欠損は，他の精神疾患によってうまく説明されない（例：うつ病，統合失調症）．

▶以下によるものか特定せよ
　アルツハイマー病（DSM-5, 602頁）
　前頭側頭葉変性症（DSM-5, 606頁）
　レビー小体病（DSM-5, 609頁）
　血管性疾患（DSM-5, 612頁）
　外傷性脳損傷（DSM-5, 615頁）
　物質・医薬品の使用（DSM-5, 619頁）
　HIV感染（DSM-5, 623頁）
　プリオン病（DSM-5, 626頁）
　パーキンソン病（DSM-5, 627頁）
　ハンチントン病（DSM-5, 630頁）
　他の医学的疾患（DSM-5, 632頁）
　複数の病因（DSM-5, 633頁）
　特定不能（DSM-5, 634頁）

コードするときの注：医学的疾患または物質的病因に基づいてコードすること．いくつかの症例では，病因となる医学的疾患に追加のコードが必要になる．そしてそれは次のように，認知症の診断コードのすぐ前になければならない．

病因による下位分類	認知症に関連する病因の医学的疾患コード[a]	認知症のコード[b]	軽度認知障害のコード[c]
アルツハイマー病	331.0（G30.9）	294.1x（F02.8x）	331.83（G31.84）（アルツハイマー病に追加のコードを使用しないこと）
前頭側頭葉変性症	331.19（G31.09）	294.1x（F02.8x）	331.83（G31.84）（前頭側頭葉変性症に追加のコードを使用しないこと）
レビー小体病	331.82（G31.83）	294.1x（F02.8x）	331.83（G31.84）（レビー小体病に追加のコードを使用しないこと）
血管性疾患	医学的疾患の追加コードなし	290.40（F01.5x）	331.83（G31.84）（血管性疾患に追加のコードを使用しないこと）

（つづく）

（つづき）

外傷性脳損傷	907.0（S06.2X9S）	294.1x（F02.8x）	331.83（G31.84） （外傷性脳損傷に追加のコードを使用しないこと）
物質・医薬品誘発性	処方薬の追加コードなし	認知症の原因となる物質の型に基づいてコードをつけること[c, d]	軽度認知障害の原因となる物質の型に基づいてコードをつけること[d]
HIV感染	042（B20）	294.1x（F02.8x）	331.83（G31.84） （HIV感染に追加のコードを使用しないこと）
プリオン病	046.79（A81.9）	294.1x（F02.8x）	331.83（G31.84） （プリオン病に追加のコードを使用しないこと）
パーキンソン病	332.0（G20）	294.1x（F02.8x）	331.83（G31.84） （パーキンソン病に追加のコードを使用しないこと）
ハンチントン病	333.4（G10）	294.1x（F02.8x）	331.83（G31.84） （ハンチントン病に追加のコードを使用しないこと）
他の医学的疾患による	最初に他の医学的疾患にコードをつけること （例：340［G35］多発性硬化症）	294.1x（F02.8x）	331.83（G31.84） （病因として推測される医学的疾患に追加のコードを使用しないこと）
複数の病因による	原因となるすべての医学的疾患に最初にコードをつけること（血管性疾患を除いて）	294.1x（F02.8x） （物質または医薬品に病因の役割があれば，関連する物質・医薬品誘発性認知症のコードを追加せよ）	331.83（G31.84） （物質または医薬品に病因の役割があれば，関連する物質・医薬品誘発性軽度認知障害のコードを追加せよ．病因として推測される医学的疾患に追加のコードを使用しないこと）
特定不能の神経認知障害	医学的疾患の追加コードなし	799.59（R41.9）	799.59（R41.9）

[a] 認知症にコードをつける前に，最初にコードをつけよ．
[b] 症状の特定用語に基づいて5番目の文字のコードをつけよ；x0 行動障害はみられない；x1 行動障害（例：精神病症状，気分の障害，焦燥，アパシー，または他の行動症状）
[c] **注**：行動障害の特定用語はコードがつけられないが，記述して示しておくべきである．
[d] 「物質・医薬品誘発性認知症または物質・医薬品誘発性軽度認知障害」をみよ

▶**特定せよ**
　行動障害を伴わない：認知の障害が臨床上意味のある行動障害を伴っていない場合
　行動障害を伴う（障害を特定せよ）：認知の障害が臨床上意味のある行動障害を伴っている場合（例：精神病症状，気分の障害，焦燥，アパシー，または他の行動症状）

▶**現在の重症度を特定せよ**
　軽度：手段的日常生活動作の困難（例：家事，金銭管理）
　中等度：基本的な日常生活動作の困難（例：食事，更衣）
　重度：完全依存

■基準A
　DSM-5 の用語では，DSM-IV におけるような「欠損」というよりはむしろ，以前の行為水準からの「低下」に焦点を合わせている．DSM-IV での認知症（dementia）の基準は，原型としてアルツハイマー病を使用したので，それゆえ，すべての認知症（dementia）に記憶障害があることが必要とされた．神経認知障害の多数（例：HIV 感染，脳血管性疾患，前頭側頭葉変性症，外傷性脳損傷に関連する神経認知障害）において，影響を受けた脳の部分，およびその疾患の自然経過に依存して，言語または実行機能のような他の領域が最初に，またはその領域のみが障害されるという認識が広まってきている．新しい定義はまた障害というよりもむしろ，まずは行為に焦点を合わせている．基準は，実施できる場合は正式な神経心理学的検査を含んだ客観的な尺度の使用を推奨しており，個別的判断に頼ることも除外することはない．低下の観察および客観的な評価は，ともに特異性を保証するために含まれている．この証拠は軽度認知障害を診断することに関してより重要であるが，認知症（DSM-5）に関する基準 A の並列構造に，類似した記述が含まれている．

■基準B
　DSM-5 の用語は，伝統的な認知症（dementia）の機能に基づく閾値を引き継いでいるが，自立の低下として，より明確に操作的に用いるように試みている．

■基準C および D
　認知症にみられる認知低下は，せん妄にみられるのと同様の認知領域のいくつかに影響を与えている．認知症とせん妄を鑑別することは臨床的に重要であるが，2つは同時に生じることがある．
　認知症における認知の欠損は，他の精神疾患（例：うつ病，統合失調症）によってうまく説明されない．

■下位分類と特定用語
　認知症における下位分類と特定用語は下記の「軽度認知障害」において論じられている．

軽度認知障害（DSM-5）
Mild Neurocognitive Disorder

マニュアル●p.596／手引●p.283

　「軽度認知障害」（DSM-5）の診断は新しいものであり，認知症（DSM-5）と同様の領域の 1 つ以上に軽度の認知欠損があるが，自立して機能を果たすことができる（すなわち，手段的日常生活動作が損なわれていない）ような人の重要な臨床的必要性を認めるものである（Petersen & O'Brien, 2006）．多くの状況での軽度の認知障害（mild cognitive impairment）として知られているように，その障害は早期介入の対象となりうる．このことは，より重度の障害および／または神経障害の水準では無効である治療の利用を可能にするかもしれない．DSM-IV において，「軽度認知障害」は特定不能の認知障害のカテゴリーに包括されていた．
　軽度認知障害の例は，外傷性脳損傷，HIV 感染，物質使用関連脳障害，および脳血管障害またはアルツハイマー病のような神経変性疾患の早期または軽度の段階のような疾患に関連してよくみられる神経認知障害である．これらの疾患は臨床診療においてますます多くみられているため，患者を評価し，サービスを供給するための――すなわち関連した気分症状の治療，さらに脳機能検査，治療可能な原因の同定，および，進行性の障害に対し適切な早期介入を選択することを含む仕事の

ための——信頼できる診断基準を臨床家は必要とする．

> **診断基準**
>
> A．1つ以上の認知領域（複雑性注意，実行機能，学習および記憶，言語，知覚–運動，社会的認知）において，以前の行為水準から軽度の認知の低下があるという証拠が以下に基づいている．
>   (1) 本人，本人をよく知る情報提供者，または臨床家による，軽度の認知機能の低下があったという懸念，および
>   (2) 標準化された神経心理学的検査によって，それがなければ他の定量化された臨床的評価によって記録された，実質的な認知行為の軽度の障害
> B．毎日の活動において，認知欠損が自立を阻害しない（すなわち，請求書を支払う，内服薬を管理するなどの複雑な手段的日常生活動作は保たれるが，以前より大きな努力，代償的方略，または工夫が必要であるかもしれない）．
> C．その認知欠損は，せん妄の状況でのみ起こるものではない．
> D．その認知欠損は，他の精神疾患によってうまく説明されない（例：うつ病，統合失調症）．
>
> ▶以下によるものか特定せよ
>   アルツハイマー病（DSM-5, 602 頁）
>   前頭側頭葉変性症（DSM-5, 606 頁）
>   レビー小体病（DSM-5, 609 頁）
>   血管性疾患（DSM-5, 612 頁）
>   外傷性脳損傷（DSM-5, 615 頁）
>   物質・医薬品の使用（DSM-5, 619 頁）
>   HIV 感染（DSM-5, 623 頁）
>   プリオン病（DSM-5, 626 頁）
>   パーキンソン病（DSM-5, 627 頁）
>   ハンチントン病（DSM-5, 630 頁）
>   他の医学的疾患（DSM-5, 632 頁）
>   複数の病因（DSM-5, 633 頁）
>   特定不能（DSM-5, 634 頁）
>
> **コードするときの注**：上にあげた身体的病因のいずれかによる軽度認知障害には 331.83（G31.84）とコードをつけること．想定される病因としての医学的疾患には追加のコードを使用しないこと．物質・医薬品誘発性軽度認知障害には，物質の型に基づいてコードをつけること；「物質・医薬品誘発性認知症または物質・医薬品誘発性軽度認知障害」を見よ．特定されない軽度認知障害には，799.59（R41.9）とコードをつけること．
>
> ▶特定せよ
>   **行動障害を伴わない**：認知の障害が臨床上意味のある行動障害を伴っていない場合
>   **行動障害を伴う**（障害を特定せよ）：認知の障害が臨床上意味のある行動障害を伴っている場合（例：精神病症状，気分の障害，焦燥，アパシー，または他の行動症状）

■基準 A

症状と客観的評価の組み合わせは特異度を維持するために軽度認知障害において重要である．その人の能力において変化があるという報告は，生涯にわたって遂行能力の低い人の障害を過剰診断することから防ぎ，一方で客観的評価は，"心配しすぎる"人達の過剰診断を防ぐ．

■ 基準B
　軽度認知障害は，まだ自立しているが課題を実行するのにより大きな努力を払うか代償的方略を用いなければならない人々に対する診断である．

■ 基準CおよびD
　軽度認知障害においてみられる認知低下は，せん妄でみられる同様の認知領域のいくつかに影響を与える．軽度認知障害とせん妄を鑑別することは臨床的に重要であるが，2つは同時に生じることがある．
　軽度認知障害の認知欠損は，他の精神疾患（例：うつ病，統合失調症）によってうまく説明されない．

■ 認知症および軽度認知障害の下位分類と特定用語
　認知症および軽度認知障害はともに，臨床家がその障害の病因として考えられるものをコードすることができるよう下位分類を列挙している．下記の下位分類のすべてで，軽度認知障害または認知症のいずれかの診断基準が満たされることを必要としている．そのうえで，それぞれの障害が病因に基づいて鑑別される．病因となる下位分類（詳細は下記）に加えて，認知症または軽度認知障害は「行動障害を伴う」または「行動障害を伴わない」（例：精神病症状，気分の障害，焦燥，アパシー，または他の行動症状）という特定用語によって記述される．認知症に関して，神経認知障害による機能的影響を詳細に記述するために付け加えられた重症度の特定用語がある．すなわち，「軽度」は手段的日常生活動作（例：家事，金銭管理）の困難さを反映し，「中等度」は基本的な日常生活動作（例：食事，更衣）の困難を反映し，「重度」はその人が完全に依存していることを意味している．

アルツハイマー病による認知症（DSM-5）または
アルツハイマー病による軽度認知障害（DSM-5）
Major or Mild Neurocognitive Disorder Due to Alzheimer's Disease

マニュアル ▶ p.602／手引 ▶ p.287

　アルツハイマー病は，典型的には高齢で発症するが，若年の人にも発症しうる神経変性疾患である．それは潜行性に発症し，緩徐な低下，および典型的には早期の顕著な記憶障害によって特徴づけられる．アルツハイマー病はまた最もありふれた神経認知障害の原因でもある．アルツハイマー病の臨床像のみでは予測価値があまりよくないことと，重大な社会的影響のため，アルツハイマー病の軽症型の下位分類は一般的に診断されない．"健忘クリニック"に来院する人で，症状が軽度認知障害の診断基準を満たしていると，1年に12～15％の割合で「アルツハイマー型認知症」に進行するが，一方で，一般人口の研究では，進行の割合がずっと低いことを示している．どの特定の特徴がアルツハイマー病の前駆症状の存在を確実に示すのかについての研究は進行中である．アルツハイマーという特定用語の診断は，脳生検を行わず，臨床的場面でなされなければならない．アルツハイマー病では認知障害の発症と進行に特徴的な型が認められる．

診断基準

A. 認知症または軽度認知障害の基準を満たす．
B. 1つまたはそれ以上の認知領域で，障害は潜行性に発症し緩徐に進行する（認知症では，少なくとも2つの領域が障害されなければならない）．
C. 以下の確実なまたは疑いのあるアルツハイマー病の基準を満たす：

認知症について：
確実なアルツハイマー病は，以下のどちらかを満たしたときに診断されるべきである．そうでなければ**疑いのあるアルツハイマー病**と診断されるべきである．
(1) 家族歴または遺伝子検査から，アルツハイマー病の原因となる遺伝子変異の証拠がある．
(2) 以下の3つすべてが存在している：
 (a) 記憶，学習，および少なくとも1つの他の認知領域の低下の証拠が明らかである（詳細な病歴または連続的な神経心理学的検査に基づいた）．
 (b) 着実に進行性で緩徐な認知機能低下があって，安定状態が続くことはない．
 (c) 混合性の病因の証拠がない（すなわち，他の神経変性または脳血管疾患がない，または認知の低下をもたらす可能性のある他の神経疾患，精神疾患，または全身性疾患がない）．

軽度認知障害について：
確実なアルツハイマー病は，遺伝子検査または家族歴のいずれかで，アルツハイマー病の原因となる遺伝子変異の証拠があれば診断される．
疑いのあるアルツハイマー病は，遺伝子検査または家族歴のいずれにもアルツハイマー病の原因となる遺伝子変異の証拠がなく，以下の3つすべてが存在している場合に診断される．
(1) 記憶および学習が低下している明らかな証拠がある．
(2) 着実に進行性で緩徐な認知機能低下があって，安定状態が続くことはない．
(3) 混合性の病因の証拠がない（すなわち，他の神経変性または脳血管疾患がない，または認知の低下をもたらす可能性のある別の神経疾患，全身性疾患または病態がない）．

D. 障害は脳血管疾患，他の神経変性疾患，物質の影響，その他の精神疾患，神経疾患，または全身性疾患ではうまく説明されない．

コードするときの注：「確実なアルツハイマー病による認知症，行動障害を伴う」には，最初に「331.0（G30.9）アルツハイマー病」とコードをつけ，続いて294.11（F02.81）とする．「確実なアルツハイマー病による認知症，行動障害を伴わない」には，最初に「331.0（G30.9）アルツハイマー病」とコードをつけ，続いて294.10（F02.80）とする．

「疑いのあるアルツハイマー病による認知症，行動障害を伴う」には，最初に「331.0（G30.9）アルツハイマー病」とコードをつけ，続いて294.11（F02.81）とする．「疑いのあるアルツハイマー病による認知症，行動障害を伴わない」には，最初に「331.0（G30.9）アルツハイマー病」とコードをつけ，続いて294.10（F02.80）とする．

「アルツハイマー病による軽度認知障害」には，331.83（G31.84）とコードをつける．（**注**：アルツハイマー病に対する付加的なコードは使用しないこと．行動障害はコードがつけられないが，記述で示すべきである．）

前頭側頭型認知症（DSM-5）
または前頭側頭型軽度認知障害（DSM-5）
Major or Mild Frontotemporal Neurocognitive Disorder

マニュアル➡p.606／手引➡p.288

　前頭側頭葉変性症は神経認知障害の1つの重要な原因であると認識されてきている．前頭側頭型認知症は行動とパーソナリティの変化および言語障害によって特徴づけられる．実際，DSM-5では，行動（例：アパシー，常同的行動）障害型，および言語（例：喚語）障害型が認められている．前頭側頭型認知症は主要精神障害（例：統合失調症，双極性障害）との鑑別が困難な可能性があり，鑑別診断にそれらを含めておくことは役立つだろう．神経画像（例：前頭側頭部領域における萎縮）や遺伝（例：微小管関連タウ蛋白の遺伝子コード化の変異）は，前頭部および側頭部領域における異常を記述することに，特に役立つだろう．

診断基準

A. 認知症または軽度認知障害の基準を満たす．
B. その障害は潜行性に発症し緩徐に進行する．
C. (1) または (2)：
　(1) 行動障害型：
　　(a) 以下の行動症状のうち3つ，またはそれ以上：
　　　i. 行動の脱抑制
　　　ii. アパシーまたは無気力
　　　iii. 思いやりの欠如または共感の欠如
　　　iv. 保続的，常同的または強迫的/儀式的行動
　　　v. 口唇傾向および食行動の変化
　　(b) 社会的認知および/または実行能力の顕著な低下
　(2) 言語障害型：
　　(a) 発語量，喚語，呼称，文法，または語理解の形における，言語能力の顕著な低下
D. 学習および記憶および知覚運動機能が比較的保たれている．
E. その障害は脳血管疾患，他の神経変性疾患，物質の影響，その他の精神疾患，神経疾患，または全身性疾患ではうまく説明されない．

確実な前頭側頭型神経認知障害は，以下のどちらかを満たしたときに診断される．それ以外は**疑いのある前頭側頭型神経認知障害**と診断されるべきである：
(1) 家族歴または遺伝子検査から，前頭側頭型神経認知障害の原因となる遺伝子変異の証拠がある．
(2) 神経画像による前頭葉および/または側頭葉が突出して関与しているという証拠がある．
疑いのある前頭側頭型神経認知障害は，遺伝子変異の証拠がなく，神経画像が実施されなかった場合に診断される．

コードするときの注：「確実な前頭側頭葉変性症による認知症，行動障害を伴う」には，最初に「331.19 (G31.09) 前頭側頭疾患」とコードをつけ，続いて 294.11 (F02.81) とする．「確実な前頭側頭葉変性症による認知症，行動障害を伴わない」には，最初に「331.19 (G31.09) 前頭側頭疾患」とコードをつけ，続いて 294.10 (F02.80) とする．
「疑いのある前頭側頭葉変性症による認知症，行動障害を伴う」には，最初に「331.19 (G31.09) 前頭側頭疾患」とコードをつけ，続いて 294.11 (F02.81) とする．「疑いのある前頭側頭葉変性症によ

る認知症，行動障害を伴わない」には，最初に「331.19（G31.09）前頭側頭疾患」とコードをつけ，続いて 294.10（F02.80）とする.
「前頭側頭葉変性症による軽度認知障害」には，331.83（G31.84）とコードをつける．（注：前頭側頭疾患に対する付加的なコードは使用しないこと．行動障害はコードがつけられないが，記述で示すべきである．）

レビー小体病を伴う認知症（DSM-5）（レビー小体型認知症）またはレビー小体病を伴う軽度認知障害（DSM-5）
Major or Mild Neurocognitive Disorder with Lewy Bodies

マニュアル ● p.609／手引 ● p.290

　レビー小体病は，現在，高齢成人において2番目に多い変性認知症として認識されている．第1回レビー小体病を伴う認知症国際学会が，臨床的および病理学的基準の統一見解を出版した（McKeith et al, 1996）．DSM-5 の診断基準は，第3回の最も新しい基準に基づいている（McKeith, 2006）．顕著な幻視とパーキンソン病様の症状は病初期に生じる傾向がある．その進行はしばしばアルツハイマー病の進行よりも少し速い．この型の神経認知障害をもつ人は，従来型の抗精神病薬の錐体外路性副作用に非常に過敏である．

診断基準

A．認知症または軽度認知障害の基準を満たす．
B．その障害は潜行性に発症し緩徐に進行する．
C．その障害は確実なまたは疑いのあるレビー小体病を伴う神経認知障害の中核的特徴および示唆的特徴の両方を満たす．
　確実なレビー小体病を伴う認知症または軽度認知障害では，2つの中核的特徴，または1つ以上の中核的特徴と1つの示唆的特徴をもつ．
　疑いのあるレビー小体病を伴う認知症または軽度認知障害では，1つだけの中核的特徴，または1つ以上の示唆的特徴をもつ．
　（1）中核的な診断的特徴：
　　　（a）認知の動揺性とともに著しく変動する注意および覚醒度
　　　（b）よく形作られ詳細な，繰り返し出現する幻視
　　　（c）認知機能低下の進展に続いて起こる自然発生的なパーキンソニズム
　（2）示唆的な診断的特徴：
　　　（a）レム睡眠行動障害の基準を満たす．
　　　（b）神経遮断薬に対する重篤な過敏性
D．その障害は脳血管疾患，他の神経変性疾患，物質の作用，または他の精神疾患，神経疾患，全身性疾患ではうまく説明されない．

コードするときの注：「確実なレビー小体病を伴う認知症，行動障害を伴う」には，最初に「331.82（G31.83）レビー小体病」とコードをつけ，続いて 294.11（F02.81）とする．「確実なレビー小体病を伴う認知症，行動障害を伴わない」には，最初に「331.82（G31.83）レビー小体病」とコードをつけ，続いて 294.10（F02.80）とする.
「疑いのあるレビー小体病を伴う認知症，行動障害を伴う」には，最初に「331.82（G31.83）レビー小体病」とコードをつけ，続いて 294.11（F02.81）とする．「疑いのあるレビー小体病を伴う認知症，行

動障害を伴わない」には，最初に「331.82（G31.83）レビー小体病」とコードをつけ，続いて294.10（F02.80）とする．

「レビー小体病を伴う軽度認知障害」には，331.83（G31.84）とコードをつける．（注：レビー小体病に対する付加的なコードは使用しないこと．行動障害はコードがつけられないが，記述で示すべきである．）

血管性認知症（DSM-5）または血管性軽度認知障害（DSM-5）
Major or Mild Vascular Neurocognitive Disorder

マニュアル●p.612／手引●p.291

　血管性認知症の概念はDSM-IVの出版以来変化してきている．これまでの多発梗塞性認知症（すなわち，DSM-IVでの血管性認知症）の概念は，小血管病変と大血管病変の両方に由来する認知症のより広範な概念に置き換えられてきている．脳血管疾患の評価は病歴や身体診察，神経画像検査による．新しい診断基準は，血管病変によって起こる認知障害が1つの連続体の中にあるというこの分野の専門家達の間で支配的な見解と一致しているのみならず，その他の神経認知障害の診断基準と一致している．

診断基準

A．認知症または軽度認知障害の基準を満たす．
B．臨床的特徴が以下のどちらかによって示唆されるような血管性の病因に合致している：
　（1）認知欠損の発症が1回以上の脳血管性発作と時間的に関係している．
　（2）認知機能低下が複雑性注意（処理速度も含む）および前頭葉性実行機能で顕著である証拠がある．
C．病歴，身体診察，および/または神経認知欠損を十分に説明できると考えられる神経画像所見から，脳血管障害の存在を示す証拠がある．
D．その症状は，他の脳疾患や全身性疾患ではうまく説明されない．

確実な血管性神経認知障害は以下の1つがもしあれば診断される．そうでなければ**疑いのある血管性神経認知障害**と診断すべきである：
（1）臨床的基準が脳血管性疾患によるはっきりとした脳実質の損傷を示す神経画像的証拠によって支持される（神経画像による支持）．
（2）神経認知症候群が1回以上の記録のある脳血管性発作と時間的に関係がある．
（3）臨床的にも遺伝的にも〔例：皮質下梗塞と白質脳症を伴う常染色体優性遺伝性脳動脈症（CADASIL）〕脳血管性疾患の証拠がある．

疑いのある血管性神経認知障害は，臨床的基準には合致するが神経画像が得られず，神経認知症候群と1回以上の脳血管性発作との時間的な関連が確証できない場合に診断される．

コードするときの注：「確実な血管性疾患による認知症，行動障害を伴う」には，290.40（F01.51）とコードをつける．「確実な血管性疾患による認知症，行動障害を伴わない」には，290.40（F01.50）とコードをつける．血管性疾患に対する付加的な医学的コードは必要ない．

「疑いのある血管性疾患による認知症，行動障害を伴う」には，290.40（F01.51）とコードをつける．「疑いのある血管性疾患による認知症，行動障害を伴わない」には，290.40（F01.50）とコードをつける．血管性疾患に対する付加的な医学的コードは必要ない．

「血管性疾患による軽度認知障害」には，331.83（G31.84）とコードをつける．（注：血管性疾患に対する付加的なコードは使用しないこと．行動障害はコードがつけられないが，記述で示すべきである．）

外傷性脳損傷による認知症（DSM-5）または
外傷性脳損傷による軽度認知障害（DSM-5）
Major or Mild Neurocognitive Disorder Due to Traumatic Brain Injury

マニュアル ➡ p.615／手引 ➡ p.292

　外傷性脳損傷による神経認知障害は頭部への衝撃，あるいは頭蓋内で脳が速く動くか移動することで引き起こされる．その疾患の臨床的特徴は，外傷の部位，重症度，および期間による．この診断はアルコール使用障害をもつ人においては難しいかもしれない．というのは，このような人では繰り返す頭部外傷および物質誘発性神経認知障害の両方の危険が増大するからである．心的外傷後ストレスはこの疾患に併発するかもしれない．

診断基準

A．認知症または軽度認知障害の基準を満たす．
B．外傷性脳損傷の証拠がある．つまり頭部への衝撃や，頭蓋内で脳が速く動くか移動するような機序に関する証拠があり，以下のうち 1 つ以上を伴う：
　（1）意識喪失
　（2）外傷後健忘
　（3）失見当識および錯乱
　（4）神経学的徴候（例：損傷を示す神経画像，てんかん発作の新たな出現，既存のてんかん性障害の顕著な増悪，視野欠損，嗅覚脱失，片麻痺など）
C．神経認知障害が外傷性脳損傷の発生後すぐ，または意識の回復後すぐに認められ，急性の受傷後過程が終わっても残存する．

コードするときの注：「外傷性脳損傷による認知症，行動障害を伴う」には，ICD-9-CM では，最初に「**907.0** 頭蓋骨骨折を伴わない頭蓋内損傷の遅発効果」とコードをつけ，続いて「**294.11** 外傷性脳損傷による認知症，行動障害を伴う」とする．ICD-10-CM では，最初に「**S06.2X9S** 特定されない期間の意識消失を伴うびまん性脳損傷，続発症」とコードをつけ，続いて「**F02.81** 外傷性脳損傷による認知症，行動障害を伴う」とする．

「外傷性脳損傷による認知症，行動障害を伴わない」には，ICD-9-CM では，最初に「**907.0** 頭蓋骨骨折を伴わない頭蓋内損傷の遅発効果」とコードをつけ，続いて「**294.10** 外傷性脳損傷による認知症，行動障害を伴わない」とする．ICD-10-CM では，最初に「**S06.2X9S** 特定されない期間の意識消失を伴うびまん性脳損傷，続発症」とコードをつけ，続いて「**F02.80** 外傷性脳損傷による認知症，行動障害を伴わない」とする．

「外傷性脳損傷による軽度認知障害」には，**331.83（G31.84）**とコードをつける．（注：外傷性脳損傷に対する付加的なコードは使用しないこと．行動障害はコードがつけられないが，記述で示すべきである．）

物質・医薬品誘発性認知症（DSM-5）または
物質・医薬品誘発性軽度認知障害（DSM-5）
Substance/Medication-Induced Major or Mild Neurocognitive Disorder

マニュアル ➡ p.619／手引 ➡ p.293

　物質・医薬品誘発性認知症または物質・医薬品誘発性軽度認知障害は，物質中毒または離脱に伴

い一般的にみられる認知機能障害とは区別される必要がある．中毒または離脱時にみられる機能障害はたいてい可逆的であるが，物質・医薬品誘発性神経認知障害は持続する疾患である．この疾患は，物質または医薬品による神経毒性作用の結果として生じ，その欠損は通常永続的である．この疾患は，高齢，薬物またはアルコールの長期使用，栄養欠乏のような他の危険要因を伴う人により一般的にみられる．

診断基準

A．認知症または軽度認知障害の基準を満たす．
B．その神経認知機能の障害はせん妄の経過中にのみ現れるものではなく，また物質中毒または急性離脱の通常の期間を超えて持続する．
C．関与する物質または医薬品とその使用期間および使用の程度がその神経認知機能の障害を引き起こす可能性がある．
D．その神経認知欠損の時間的経過が，物質や医薬品の使用開始・中止時期と一致する（例：その欠損が中止後には安定したり，改善したりする）．
E．その神経認知障害は他の医学的疾患によるものではなく，他の精神疾患ではうまく説明されない．

コードするときの注：［特定の物質・医薬品］誘発性神経認知障害のための ICD-9-CM と ICD-10-CM コードは下記の表に示されている．ICD-10-CM コードは，同じ分類の物質について併存する物質使用障害の有無によることに注意せよ．軽度の物質使用障害が物質誘発性神経認知障害に併存している場合は，4番目の数字は「1」であり，臨床家は，物質誘発性神経認知障害の前に，「軽度［物質］使用障害」と記録すべきである（例：「軽度吸入剤使用障害，吸入剤誘発性認知症を伴う」）．中等度または重度の物質使用障害が物質誘発性神経認知障害に併存している場合は，4番目の数字は「2」であり，併存する物質使用障害の重症度に応じて，臨床家は「中等度［物質］使用障害」または「重度［物質］使用障害」と記録すべきである．物質使用障害が併存していない場合は，4番目の数字は「9」であり，臨床家は物質誘発性神経認知障害のみを記録すべきである．いくつかの物質（すなわち，アルコール，鎮静薬，睡眠薬，抗不安薬）に関しては，物質誘発性神経認知障害に併存する軽度の物質使用障害にコードをつけることは認められていない．つまり中等度または重度の物質使用障害，または「物質使用障害はない」とだけ診断することができる．行動障害はコードがつけられないが，記述で示すべきである．

	ICD-9-CM	ICD-10-CM		
		軽度の使用障害を伴う	中等度または重度の使用障害を伴う	使用障害を伴わない
アルコール（認知症），非健忘-作話型	291.2	NA	F10.27	F10.97
アルコール（認知症），健忘-作話型	291.1	NA	F10.26	F10.96
アルコール（軽度認知障害）	291.89	NA	F10.288	F10.988
吸入剤（認知症）	291.82	F18.17	F18.27	F18.97
吸入剤（軽度認知障害）	292.89	F18.188	F18.288	F18.988
鎮静薬，睡眠薬，または抗不安薬（認知症）	292.82	NA	F13.27	F13.97
鎮静薬，睡眠薬，または抗不安薬（軽度認知障害）	292.89	NA	F13.288	F13.988
他の（または不明の）物質（認知症）	292.82	F19.17	F19.27	F19.97
他の（または不明の）物質（軽度認知障害）	292.89	F19.188	F19.288	F19.988

▶該当すれば特定せよ
　持続性：神経認知機能の障害が物質の中断後も長期にわたって著明に持続する場合

HIV 感染による認知症（DSM-5）または HIV 感染による軽度認知障害（DSM-5）
Major or Mild Neurocognitive Disorder Due to HIV Infection

マニュアル ➡ p.623／手引 ➡ p.296

　HIV 感染した人は神経認知障害に進行する危険性が高い．その疾患はトキソプラズマ症，サイトメガロウイルス症，クリプトコッカス症，中枢神経系リンパ腫，または結核のような多くの関連した疾患によって生じる可能性がある．この診断は認知機能障害が HIV の中枢神経系への直接的な影響によるものと判断された場合にのみ，与えられるべきである．この疾患は重度の免疫抑制症状の既往エピソードをもつ人，脳脊髄液中にウイルス量の多い人，HIV に関連した貧血や低アルブミン血症をもつ人に，より一般的に認められる．

> **診断基準**
> A．認知症または軽度認知障害の基準を満たす．
> B．ヒト免疫不全ウイルス（HIV）による感染の記録がある．
> C．その神経認知障害は，進行性多巣性白質脳症またはクリプトコッカス髄膜炎などの二次的脳疾患を含む，HIV 以外の疾患ではうまく説明できない．
> D．その神経認知障害の症状は他の医学的疾患によるものではなく，他の精神疾患ではうまく説明されない．
>
> **コードするときの注**：「HIV 感染による認知症，行動障害を伴う」には，最初に「042（B20）HIV 感染」とコードをつけ，続いて「294.11（F02.81）HIV 感染による認知症，行動障害を伴う」とする．「HIV 感染による認知症，行動障害を伴わない」には，最初に「042（B20）HIV 感染」とコードをつけ，続いて「294.10（F02.80）HIV 感染による認知症，行動障害を伴わない」とする．「HIV 感染による軽度認知障害」には，331.83（G31.84）とコードをつける．（注：HIV 感染に対する追加的なコードは使用しないこと．行動障害はコードをつけられないが，記述で示すべきである．）

プリオン病による認知症（DSM-5）または プリオン病による軽度認知障害（DSM-5）
Major or Mild Neurocognitive Disorder Due to Prion Disease

マニュアル ➡ p.626／手引 ➡ p.296

　プリオン病による神経認知障害はまれであり，最も一般的にみられる型がクロイツフェルト・ヤコブ病である．この疾患は，失調，ミオクローヌス，舞踏病，およびジストニアを併発する．その経過は典型的にはわずか 6 カ月で急速に進行する．その診断は脳生検または剖検によって確定される．

> **診断基準**
> A．認知症または軽度認知障害の基準を満たす．
> B．潜行性に発症し，障害の急速な進行が多い．
> C．ミオクローヌスまたは失調などのプリオン病に特徴的な運動症状が存在する，または生物学的マーカーが存在する．
> D．その神経認知障害の症状は他の医学的疾患によるものではなく，他の精神疾患ではうまく説明され

ない．

コードするときの注：「プリオン病による認知症，行動障害を伴う」には，最初に「046.79（A81.9）プリオン病」とコードをつけ，続いて「294.11（F02.81）プリオン病による認知症，行動障害を伴う」とする．「プリオン病による認知症，行動障害を伴わない」には，最初に「046.79（A81.9）プリオン病」とコードをつけ，続いて「294.10（F02.80）プリオン病による認知症，行動障害を伴わない」とする．

「プリオン病による軽度認知障害」には，331.83（G31.84）とコードをつける．（**注**：プリオン病に対する追加的なコードは使用しないこと．行動障害はコードがつけられないが，記述で示すべきである．）

パーキンソン病による認知症（DSM-5）または パーキンソン病による軽度認知障害（DSM-5）

Major or Mild Neurocognitive Disorder Due to Parkinson's Disease

マニュアル⊃p.627／手引⊃p.297

　この疾患の本質的な特徴は，パーキンソン病の発症後の認知機能の低下である．パーキンソン病をもつ人のうち75％が認知症に進行し，27％が軽度認知障害となるだろう．発症時の年齢がより高い人や罹病期間が長い人はより神経認知障害に進行しやすいようである．

診断基準

A．認知症または軽度認知障害の基準を満たす．
B．その障害は，パーキンソン病の診断が確定された状況で起こる．
C．その障害は潜行性に発症し緩徐に進行する．
D．神経認知障害は他の医学的疾患によるものではなく，他の精神疾患ではうまく説明されない．

確実なパーキンソン病による認知症または軽度認知障害は，（1）および（2）をともに満たしたときに診断されるべきである．

疑いのあるパーキンソン病による認知症または軽度認知障害は，（1）または（2）のどちらかを満たしたときに診断されるべきである．

（1）混合性の病因の証拠がない（すなわち，他の神経変性疾患または脳血管疾患，または他の神経学的疾患，精神疾患，または全身性疾患または認知機能の低下に関与する可能性がある病態がない）．
（2）パーキンソン病が，神経認知障害の発症に対して明らかに先行している．

コードするときの注：「確実なパーキンソン病による認知症，行動障害を伴う」には，最初に「332.0（G20）パーキンソン病」とコードをつけ，続いて294.11（F02.81）とする．「確実なパーキンソン病による認知症，行動障害を伴わない」には，最初に「332.0（G20）パーキンソン病」とコードをつけ，続いて294.10（F02.80）とする．

「疑いのあるパーキンソン病による認知症，行動障害を伴う」には，最初に「332.0（G20）パーキンソン病」とコードをつけ，続いて294.11（F02.81）とする．「疑いのあるパーキンソン病による認知症，行動障害を伴わない」には，最初に「332.0（G20）パーキンソン病」とコードをつけ，続いて294.10（F02.80）とする．

「パーキンソン病による軽度認知障害」には，331.83（G31.84）とコードをつける．（**注**：パーキンソン病に対する付加的なコードは使用しないこと．行動障害はコードがつけられないが，記述で示すべきである．）

ハンチントン病による認知症（DSM-5）または
ハンチントン病による軽度認知障害（DSM-5）
Major or Mild Neurocognitive Disorder Due to Huntington's Disease

マニュアル⇒p.630／手引⇒p.298

　認知と行動の変化がしばしば運動緩慢や舞踏病といった運動異常に先行する．ハンチントン病の診断は，ハンチントン病の家族歴をもつか，遺伝学的検査（第4染色体に位置する *HTT* 遺伝子における CAG トリヌクレオチドリピート数の伸長）を示す人に錐体外路運動異常が存在することに基づく．

> **診断基準**
> A．認知症または軽度認知障害の診断基準を満たす．
> B．その障害は潜行性に発症し緩徐に進行する．
> C．ハンチントン病の診断が臨床的に確定されているか，または家族歴または遺伝学的検査に基づいたハンチントン病の危険がある．
> D．その神経認知障害は他の医学的疾患によるものではなく，他の精神疾患ではうまく説明されない．
> **コードするときの注**：「ハンチントン病による認知症，行動障害を伴う」には，最初に「333.4（G10）ハンチントン病」とコードをつけ，続いて「294.11（F02.81）ハンチントン病による認知症，行動障害を伴う」とする．「ハンチントン病による認知症，行動障害を伴わない」には，最初に「333.4（G10）ハンチントン病」とコードをつけ，続いて「294.10（F02.80）ハンチントン病による認知症，行動障害を伴わない」とする．
> 「ハンチントン病による軽度認知障害」には，331.83（G31.84）とコードをつける．（**注**：ハンチントン病に対する付加的なコードは使用しないこと．行動障害はコードがつけられないが，記述で示すべきである．）

他の医学的疾患による認知症（DSM-5）または
他の医学的疾患による軽度認知障害（DSM-5）
Major or Mild Neurocognitive Disorder Due to Another Medical Condition

マニュアル⇒p.632／手引⇒p.299

　他の医学的疾患による神経認知障害の診断は，その人の疾患がDSM-5において明確に列挙されているもの以外の原因をもっている場合に用いられる．可能性のある原因として，脳腫瘍，硬膜下出血，多発性硬化症，神経梅毒，低血糖症，腎不全または肝不全，小児期および成人期の蓄積性疾患，およびビタミン欠乏症が含まれる．

> **診断基準**
> A．認知症または軽度認知障害の診断基準を満たす．
> B．病歴，身体診察，臨床検査所見から，神経認知障害が他の医学的疾患の病態生理学的結果であるという証拠がある．
> C．その認知欠損は，他の精神疾患や他の特定の神経認知障害（例：アルツハイマー病，HIV感染）ではうまく説明されない．
> **コードするときの注**：「他の医学的疾患による認知症，行動障害を伴う」には，最初にその［医学的疾患］

にコードをつけ，続いて「他の医学的疾患による認知症，行動障害を伴う」とする（例：「340［G35］多発性硬化症，294.11（F02.81）多発性硬化症による認知症，行動障害を伴う」）．「他の医学的疾患による認知症，行動障害を伴わない」には，最初にその「医学的疾患」にコードをつけ，続いて「他の医学的疾患による認知症，行動障害を伴わない」とする（例：「340［G35］多発性硬化症，294.10（F02.80）多発性硬化症による認知症，行動障害を伴わない」）．

「他の医学的疾患による軽度認知障害」には，331.83（G31.84）とコードをつける．（注：他の医学的疾患に対する付加的なコードは使用しないこと．行動障害はコードをつけられないが，記述で示すべきである．）

複数の病因による認知症（DSM-5）または複数の病因による軽度認知障害（DSM-5）

Major or Mild Neurocognitive Disorder Due to Multiple Etiologies

マニュアル ● p.633／手引 ● p.299

　認知症または軽度認知障害が混合した病因によるものの場合（例：アルツハイマー病および脳血管疾患），および複数の基礎疾患が知られている場合，複数の病因別下位分類のすべてが診断されるべきである．

診断基準

A．認知症または軽度認知障害の基準を満たす．
B．病歴，身体診察，臨床検査所見から，神経認知障害が物質を除く2つ以上の病因過程の病態生理学的結果であるという証拠がある（例：アルツハイマー病による神経認知障害に引き続いて発現した血管性神経認知障害）．
　注：特定の病因を確立する手がかりについては，特定の医学的疾患によるさまざまな神経認知障害の診断基準を参照のこと．
C．その認知欠損は他の精神疾患ではうまく説明されず，せん妄の経過中にのみ現れるものではない．

コードするときの注：「複数の病因による認知症，行動障害を伴う」には，294.11（F02.81）とコードをつける．「複数の病因による認知症，行動障害を伴わない」には，294.10（F02.80）とコードをつける．（血管性疾患を除いて）病因となる医学的疾患のすべてはコードをつけられ，「複数の病因による認知症」の記載の直前にそのおのおのがあげられるべきである（例：「331.0［G30.9］アルツハイマー病，331.82［G31.83］レビー小体病，294.11［F02.81］複数の病因による認知症，行動障害を伴う」）．

脳血管性の病因がこの神経認知障害に寄与しているときには，血管性神経認知障害の診断が「複数の病因による認知症」に加えられるべきである．例として，「アルツハイマー病と血管性疾患の両方による認知症，行動障害を伴う」の場合は以下のようにコードをつけて記録すること：「331.0［G30.9］アルツハイマー病，294.11［F02.81］複数の病因による認知症，行動障害を伴う，290.40［F01.51］血管性認知症，行動障害を伴う」．

「複数の病因による軽度認知障害」には，331.83（G31.84）とコードをつける．（**注**：病因に対する付加的なコードは使用しないこと．行動障害はコードがつけられないが，記述で示すべきである．）

特定不能の神経認知障害
Unspecified Neurocognitive Disorder

マニュアル ➲ p.634／手引 ➲ p.300

　苦痛や機能障害を引き起こす神経認知障害の症状が存在するが，診断分類のどの障害の基準も完全に満たさないような場合に，神経認知障害は特定不能として診断される．この診断は，正確な病因が決定されない場合に使用される．

799.59（R41.9）

このカテゴリーは，臨床的に意味のある苦痛，社会的，職業的，または他の重要な領域における機能の障害を引き起こす神経認知障害に特徴的な症状が優勢であるが，神経認知障害の診断分類のどの障害の基準も完全に満たさないような場合に適用される．特定不能の神経認知障害のカテゴリーは，明確な病因が十分な確実さで病因として寄与していると決定されない状況で使用される．
コードするときの注：「特定不能の認知症または軽度認知障害」には，799.59（R41.9）とコードをつける．（**注**：病因として推定されるいかなる医学的疾患に対する付加的なコードも使用しないこと．行動障害はコードがつけられないが，記述で示すべきである．）

Key Points

- DSM-IV で「せん妄，認知症（dementia），健忘障害および他の認知障害」と呼ばれていた診断分類は，「神経認知障害」と新たに命名されている．
- DSM-5 では，認知症と軽度認知障害と呼ばれる認知障害のより軽度のレベルのものを認めている．後者の用語は能力障害のより軽い症候群に使用され，関心の焦点となることがある．
- さまざまな神経認知領域（例：複雑性注意，実行機能）の症状や評価の例は，認知症と軽度認知障害の両者に与えられている．
- 認知症あるいは軽度認知障害のいずれかを診断する臨床家は，病因となる下位分類（例：アルツハイマー病）を特定することができる．

CHAPTER 18
Personality Disorders

パーソナリティ障害群

パーソナリティ障害群〈DSM-5, 635 頁〉

A 群パーソナリティ障害
301.0　(F60.0)　猜疑性パーソナリティ障害/
　　　　　　　　妄想性パーソナリティ障害
　　　　　　　　〈DSM-5, 639 頁〉

301.20 (F60.1)　シゾイドパーソナリティ障害/
　　　　　　　　スキゾイドパーソナリティ障害
　　　　　　　　〈DSM-5, 643 頁〉

301.22 (F21)　　統合失調型パーソナリティ障害
　　　　　　　　〈DSM-5, 646 頁〉

B 群パーソナリティ障害
301.7　(F60.2)　反社会性パーソナリティ障害
　　　　　　　　〈DSM-5, 650 頁〉

301.83 (F60.3)　境界性パーソナリティ障害
　　　　　　　　〈DSM-5, 654 頁〉

301.50 (F60.4)　演技性パーソナリティ障害
　　　　　　　　〈DSM-5, 658 頁〉

301.81 (F60.81) 自己愛性パーソナリティ障害
　　　　　　　　〈DSM-5, 661 頁〉

C 群パーソナリティ障害
301.82 (F60.6)　回避性パーソナリティ障害
　　　　　　　　〈DSM-5, 664 頁〉

301.6　(F60.7)　依存性パーソナリティ障害
　　　　　　　　〈DSM-5, 667 頁〉

301.4　(F60.5)　強迫性パーソナリティ障害
　　　　　　　　〈DSM-5, 670 頁〉

他のパーソナリティ障害群
310.1　(F07.0)　他の医学的疾患によるパーソナ
　　　　　　　　リティ変化〈DSM-5, 674 頁〉

Personality Disorders

Cluster A Personality Disorders
301.0　(F60.0)　Paranoid Personality Disorder

301.20 (F60.1)　Schizoid Personality Disorder

301.22 (F21)　　Schizotypal Personality Disorder

Cluster B Personality Disorders
301.7　(F60.2)　Antisocial Personality Disorder

301.83 (F60.3)　Borderline Personality Disorder

301.50 (F60.4)　Histrionic Personality Disorder

301.81 (F60.81) Narcissistic Personality Disorder

Cluster C Personality Disorders
301.82 (F60.6)　Avoidant Personality Disorder

301.6　(F60.7)　Dependent Personality Disorder

301.4　(F60.5)　Obsessive-Compulsive Personality Disorder

Other Personality Disorders
310.1　(F07.0)　Personality Change Due to Another Medical Condition

301.89	(F60.89)	他の特定されるパーソナリティ障害〈DSM-5, 676 頁〉	301.89 (F60.89)	Other Specified Personality Disorder
301.9	(F60.9)	特定不能のパーソナリティ障害〈DSM-5, 676 頁〉	301.9 (F60.9)	Unspecified Personality Disorder

　不適応的性格特性は，数千年来認識されてきた．パーソナリティ類型の多様さを表にまとめる試みは DSM-I に起源をもち，そこでは 8 種の異なるパーソナリティ障害の類型が列挙されていた．DSM-II では，一覧表の類型は 10 にまで拡大した．これらの初期のマニュアルにおいては，障害群は簡潔に記述されていたが，基準はなかった——例えば，DSM-II における不適切なパーソナリティ（inadequate personality）は，以下のように記されている．「行動の様式は，情緒的，社会的，知的，および身体的要求に対する非効果的な諸反応によって特徴づけられる．患者は身体的にも精神的にも能力不足のようには見えないのに，順応力の低さ，的外れな行動，低い判断力，社交上の不安定性，身体的・情緒的な耐久力の不足といった諸特徴を確かに示す」(DSM-II，米国精神医学会，1968，原著 44 頁)．

　DSM-III では，パーソナリティ障害は，新しい多軸診断体系の中で独立した別の軸（II 軸）にコードされることにより，新しい目立つ位置で調整された．それは 11 の異なるパーソナリティ障害の基準を含み，いくつかは DSM-II の基準を継承し，また他のものは臨床および研究観察に対応して新たに作られた（例：分裂病型人格障害，境界性人格障害）．また，DSM-III は，パーソナリティ障害 "群"（cluster）という概念をも導入し，優位な症状の様式によって障害の類型をグループ分けした．すなわち A 群は，奇妙または風変わりとみなされる人の群であり，また B 群は演技的，情動的，または移り気とみなされる人の群であり，また C 群は不安または依存的とみなされる人の群である．

　DSM-III-R および DSM-IV では，パーソナリティ障害の診断基準はわかりやすく編集され，場合によっては単純化されている．DSM-IV では障害数は 10 に削減されて，受動攻撃性人格障害については，はっきり他と異なる障害とするには不十分とみなされ削除されている．

　DSM-5 開発の間に，パーソナリティとパーソナリティ障害作業部会は，カテゴリー診断に加えて，選択可能なディメンション評価を組み合わせる方式を開発した．作業部会の構成員は，症状と症候群を評価し，個人の障害と機能水準に関するより完全な評価を提供するのに使用できるようなディメンション尺度を導入するという DSM-5 作成実行チームの呼びかけに応えた（Widiger et al, 2006）（第 1 章「DSM-5 への歩み」を参照）．

　作業部会は，パーソナリティ障害の数を，依存性，演技性，妄想性，およびシゾイドの分類を削除して，6 つに減らすことを推奨した．またパーソナリティ機能と不適応的パーソナリティ特性とを強調するために，残りのパーソナリティ障害の診断基準を再構成すること，および，ディメンション的に評価可能な 5 つの広範なパーソナリティ領域と 25 の特定の特性側面を記述することを推奨した．この提案は多くの批判を受けたが，その理由の一部はそれがあまりにも複雑であることと，臨床家にはあまりに時間がかかるように思われたからであった（Gunderson, 2010）．2012 年 12 月，米国精神医学会評議員会は投票を行い，この新しい形式を DSM-5 の第 III 部に移動し，第 II 部に 10 の特定の DSM-IV のパーソナリティ障害を含めた．このようにして，どちらの版も，臨床診療および研究の起案に利用可能である（第 21 章「パーソナリティ障害群の代替 DSM-5 モデル」を参照）．

　分類の中で注目すべきいくつかの変更がある．おそらく最も重要な変更は，多軸評定システムをやめたことであり，その理由からパーソナリティ障害はもはや II 軸にはコードされない．多軸評定システムをやめることを決めたのは，主として，それが医学の他の分野における診断システムと両

立しないからだが，他の動機もあった．この形式はDSM-IIIが，パーソナリティ障害と知的障害がさらに大きな認識を受けることを促進するのに役立つよう開発された．しかし，パーソナリティ障害を主要な精神疾患から別の軸においたことの意図せぬ結果は，パーソナリティ障害をさらに周辺に追いやることになった．今ではパーソナリティ障害は他の精神疾患と同じレベルにコードされる．

次に，特定不能のパーソナリティ障害の診断は，他の特定されるパーソナリティ障害および特定不能のパーソナリティ障害に置き換えられた．これらの2つの診断カテゴリーを使う場合は，その人のパーソナリティの様式がパーソナリティ障害の全般的基準に合致し，かついくつかの異なるパーソナリティ障害の傾向が存在するが，どの特定のパーソナリティ障害の基準も満たさない場合である（例：その人が不適切パーソナリティ障害のようなDSM-5に含まれていないパーソナリティ障害をもつとみなされる場合）．特定不能のパーソナリティ障害のカテゴリーは，臨床家が特定のパーソナリティ障害の基準を満たさないとする理由を特定しないということを選択する場合，およびより特定の診断を下すのに十分な情報がない状況において使用される．

他の医学的疾患によるパーソナリティ変化については，DSM-IVの「一般身体疾患による精神疾患」から，この章に移動された．変更の目的は，優勢な症状の様式に関連する分類の中にこの診断を配置するためであった．

この分類に対する変更の追加は，各障害間の病因論的関係に関する議論によって促された．統合失調型パーソナリティ障害は統合失調症スペクトラム障害および他の精神病性障害群にまとめられ，反社会性パーソナリティ障害は秩序破壊的・衝動制御・素行症群にまとめられた．これら2つのパーソナリティ障害の記述と基準はパーソナリティ障害の章に残っている．

パーソナリティ障害全般
General Personality Disorder

DSM-IVはパーソナリティ障害診断の全般的基準を導入したが，DSM-5では細部の編集を除いては変更していない．それらは，その人がパーソナリティ障害をもつか否かという疑問に答えるものである．もし，パーソナリティ障害であれば，その場合，臨床家は10種の特定のパーソナリティ障害のどれかに決定すべきである（その人の症状が2つ以上のパーソナリティ障害の基準を満たすことがあるかもしれない）．その人が，パーソナリティ障害の全般的診断基準を満たすが，どの特定のパーソナリティ障害の基準も満たさない場合，そのときは，他の特定されるパーソナリティ障害または特定不能のパーソナリティ障害の診断が使用されるべきである．

パーソナリティ障害は引き続き記述的類似性に基づいて3群に分けられている．A群には，猜疑性，シゾイド，および統合失調型パーソナリティ障害が含まれる．これらの障害をもつ人は，奇妙で風変わりに見えるかもしれない．B群には，反社会性，境界性，演技性，および自己愛性パーソナリティ障害が含まれる．これらの障害をもつ人は，演技的で，情動的で，移り気と見えるかもしれない．C群には，回避性，依存性，および強迫性パーソナリティ障害が含まれる．これらの障害をもつ人は，不安または恐怖を感じているように見えるかもしれない．10種のパーソナリティ障害は本章の後半で記述されている．

> **診断基準**
>
> A．その人の属する文化から期待されるものより著しく偏った，内的体験および行動の持続的様式．この様式は以下のうち2つ（またはそれ以上）の領域に現れる．
> 　(1) 認知（すなわち，自己，他者，および出来事を知覚し解釈する仕方）
> 　(2) 感情性（すなわち，情動反応の範囲，強さ，不安定さ，および適切さ）
> 　(3) 対人関係機能
> 　(4) 衝動の制御
> B．その持続的様式は，柔軟性がなく，個人的および社会的状況の幅広い範囲に広がっている．
> C．その持続的様式は，臨床的に意味のある苦痛，または社会的，職業的，または他の重要な領域における機能の障害を引き起こしている．
> D．その様式は，安定し，長時間続いており，その始まりは少なくとも青年期または成人期早期にまでさかのぼることができる．
> E．その持続的様式は，他の精神疾患の表れ，またはその結果ではうまく説明されない．
> F．その持続的様式は，物質（例：乱用薬物，医薬品）または他の医学的疾患（例：頭部外傷）の直接的な生理学的作用によるものではない．

■基準A

　この項目は「内的体験の様式」がいくつかの疾患に合うことを確認している．第1に，この様式は持続的であり一過性なものではない．もし，それが最近始まったか，あるいは一時的ならば，それは他の精神疾患あるいは医学的疾患によるものであろう．次に，この様式はその人の属する文化において期待されるものから"著しく"偏っている．ある文化においては，推奨され，容認される表現が，他の文化では容認されないという場合もあるので，この点は必要かつ重要な区別である．例えば，非西洋社会の中では，憑依や魔術的体験の概念は賞賛されるが，西洋社会では，これらの症状はA群パーソナリティ障害（例：統合失調型パーソナリティ障害）を示すために使用されるかもしれない．

　この様式は4つの領域のうちの2つ以上の領域，すなわち，認知，感情性，対人関係機能，および衝動の制御において顕在化していなければならない．この要件は，その人の症状または行動が，単一の領域のみに限定していないことを意味している．典型的には，1つのパーソナリティ障害の診断を満たす人の大部分は，複数の症状領域に関連している．例えば，境界性パーソナリティ障害をもつ人は，安定した対人関係を維持することの問題，情動を制御することの極端な困難さをもち，衝動の制御が低く，また自傷行為をすることがあるだろう．

■基準B, CおよびD

　これらの基準は，その様式が「個人的および社会的状況の幅広い範囲に広がって」障害されており，安定し，かつ持続的であることを確認している．要するに，パーソナリティ上の困難さは，機能の単一の領域に限定されるものではなく，ほとんどの生活の領域（家庭，学校，職場）に影響を及ぼしている．例えば，その人は，身近な家族のみならず，同僚，友人，および知人，さらには，見知らぬ人との相互関係にも問題があるかもしれない．予想されることかもしれないが，たとえ彼らが，彼ら自身に困難をもたらすうえで彼ら自身の役割に気づいていないとしても，これらの問題はその人を悩ませ，また苦痛にさせている．彼らのパーソナリティ障害は，安定した対人関係を構築し，あるいは維持していくことを妨げることもあるし，仕事を失うことにつながるかもしれないし，

また全般的な不幸をもたらすかもしれない．ほとんどの精神疾患がそうであるように，障害は連続体に沿って起こる．最も先端の極では，ほとんど絶え間なく続く自傷行為（境界性パーソナリティ障害），または収監に至る制御できない犯罪行為（反社会性パーソナリティ障害）のために，その人は援助なしには機能できないであろう．より軽症の極では，その人は職場ではよく機能するが，融通がきかず頑固なため，恋愛関係を維持することは難しいであろう（強迫性パーソナリティ障害）．

基準Dは，その様式が安定し，長時間続いていることを必要としている．パーソナリティ障害は，期間限定でもなければ一時的なものでもないと考えられている．この必要条件は，その人のパーソナリティ障害が思春期後期または成人期早期までに明らかになるほとんどの人に当てはまるように思われる．反社会性パーソナリティ障害をもつ人はさらに発症が早く，問題行動は15歳以前に始まっている（若者においては素行症と診断される）．通例，パーソナリティ障害は，加齢に伴ってその重症度を減じる（または"燃え尽きる"）傾向にある．例えば，縦断的研究によれば，反社会性パーソナリティ障害と境界性パーソナリティ障害をもつ人は，時間とともに進行性に症状の減少が認められる．経過を追えば，多くはもはや診断基準のすべてを満たすことはないかもしれないが，それにもかかわらず障害されているような症状は残存する．強迫性パーソナリティ障害および統合失調症型パーソナリティ障害のような他のパーソナリティ障害では，このことはあまり当てはまらないかもしれない．さらに，パーソナリティ障害と関係する問題は，その最重度が，その人の人生の形成期——ほとんどの人が教育を修了し，結婚し，また家族をもち，および職歴を築いていく時期——にある傾向があるので，たとえその後改善したとしても，パーソナリティ障害をもつ多くの人は，教育的に，社会的に，経済的に，パーソナリティ障害をもたない同僚には，決して"追いつき"はしない．

■基準EおよびF

これらは，臨床家がパーソナリティの混乱に対して可能性のある他の原因を除外していることを確認する意味での"除外"基準である．他の精神疾患は，パーソナリティ変化を惹起しうる．例えば，統合失調症の初期病相においては，社会的引きこもり，魔術的思考，衝動行為，または軽度の疑い深さなどのような，しばしばパーソナリティ障害によるものと似ている症状を発展させる場合があり，これらは明らかな幻覚や妄想を伴うことなく起こる．うつ病をもつ人は，社会的引きこもり，低い自尊心，自信の欠如，および簡単な決断においてさえ他の人に頼るようになることがある．これらの特性は，うつ病の発症時期よりもはるか以前に生じていたり，体験と行動の持続的様式の一部でなければ，うつ病によるものとされるべきである．

対照的に，他の医学的疾患もまた，パーソナリティの様式の原因としては除外されなければならない．アルコールやその他の薬物を過度に使用している人は，パーソナリティ障害を示唆する症状を発症することがある——例えば，薬物の探索行動により無責任で，嘘をつき，犯罪を犯し，あるいは無気力になり，移り気で，または衝動的になってしまう．腫瘍や脳卒中に起因する脳病変が，情緒不安定，衝動的行動，疑い深さないし無気力といった諸症状を生じさせることがある．

A群パーソナリティ障害
Cluster A Personality Disorders

猜疑性パーソナリティ障害/妄想性パーソナリティ障害
Paranoid Personality Disorder

マニュアル ➡ p.639 / 手引 ➡ p.302

　猜疑性パーソナリティ障害とは，慢性的に疑い深く，他の人を信用しない人を表している．妄想的な信念に反応し，彼らはいらだち，敵意をいだき，また回避的となることがある．彼らは，周囲に対し過覚醒になり，どこにでも彼らを陥れる陰謀を見いだす．

　猜疑性パーソナリティ障害は，DSM-I において導入され，すべての以後の DSM の版に引き続き含まれている．猜疑性パーソナリティ障害の概念の導入に関しては，しばしば Adolf Meyer に帰せられるが，20 世紀への転換期には，Kraepelin，Bleuler，および Freud を含む著述活動を行っていた他の精神科医らが，初期の記述を示していた．研究が示唆するところによれば，猜疑性パーソナリティ障害は統合失調症スペクトラム障害の中に位置し，共通の遺伝素因に由来するとされる．

診断基準　　　　　　　　　　　　　　　　　　　　　　　　　　301.0（F60.0）

A. 他人の動機を悪意あるものと解釈するといった，広範な不信と疑い深さが成人期早期までに始まり，種々の状況で明らかになる．以下のうち4つ（またはそれ以上）によって示される．
  (1) 十分な根拠もないのに，他人が自分を利用する，危害を与える，またはだますという疑いをもつ．
  (2) 友人または仲間の誠実さや信頼を不当に疑い，それに心を奪われている．
  (3) 情報が自分に不利に用いられるという根拠のない恐れのために，他人に秘密を打ち明けたがらない．
  (4) 悪意のない言葉や出来事の中に，自分をけなす，または脅す意味が隠されていると読む．
  (5) 恨みをいだき続ける（つまり，侮辱されたこと，傷つけられたこと，または軽蔑されたことを許さない）．
  (6) 自分の性格または評判に対して他人にはわからないような攻撃を感じ取り，すぐに怒って反応する，または逆襲する．
  (7) 配偶者または性的伴侶の貞節に対して，繰り返し道理に合わない疑念をもつ．
B. 統合失調症，「双極性障害または抑うつ障害，精神病性の特徴を伴う」，または他の精神病性障害の経過中にのみ起こるものではなく，他の医学的疾患の生理学的作用によるものでもない．
注：統合失調症の発症前に基準が満たされている場合には，「病前」とつけ加える．すなわち，「猜疑性パーソナリティ障害（病前）」．

シゾイドパーソナリティ障害/スキゾイドパーソナリティ障害
Schizoid Personality Disorder

マニュアル ➡ p.643 / 手引 ➡ p.302

　シゾイドパーソナリティ障害は，親密な関係を作ること，または情動的に有意義な関係を発展さ

せることが困難な人を表している．シゾイドパーソナリティ障害をもつ人は，孤立した行動を選び，家族を含めてなんらの親密な関係をもたない傾向にある．この人達は，強い情動を体験することがほとんどなく，他の人との性的な親密さに対する欲望をほとんど示さず，賞賛や批判にも無関心になりがちで，限られた感情しか示さない．シゾイドパーソナリティ障害をもつ人は，他の人からは，鈍く，情動的に制限されていて，またよそよそしく見られるかもしれない．

　シゾイドパーソナリティ障害はDSM-Iにおいて導入され，すべての以後のDSMの版にも引き続き含まれている．DSM-IとDSM-IIは自閉的な魔術的思考を強調していたが，それは現在では統合失調型パーソナリティ障害の症状とみなされている．統合失調症やその他の精神病性障害をもつ人にはシゾイドパーソナリティ障害が診断されることはない．なぜなら，これらの疾患は引きこもりの生活様式を典型的に伴っているからである．

　シゾイドパーソナリティ障害をもつ人はめったに医療を求めないので，この障害は精神科の場ではあまり多くない．シゾイドパーソナリティ障害と回避性パーソナリティ障害の区別は，時に困難なことがあるが，その区別はその人の対人関係を回避する傾向の基礎にある動機に基づいている．

診断基準　　　　　　　　　　　　　　　　　　　　　　　　　　　　　　　　301.20（F60.1）

A．社会的関係からの離脱，対人関係場面での情動表現の範囲の限定などの広範な様式で，成人期早期までに始まり，種々の状況で明らかになる．以下のうち4つ（またはそれ以上）によって示される．
　(1) 家族の一員であることを含めて，親密な関係をもちたいと思わない，またはそれを楽しいと感じない．
　(2) ほとんどいつも孤立した行動を選択する．
　(3) 他人と性体験をもつことに対する興味が，もしあったとしても，少ししかない．
　(4) 喜びを感じられるような活動が，もしあったとしても，少ししかない．
　(5) 第一度親族以外には，親しい友人または信頼できる友人がいない．
　(6) 他人の賞賛や批判に対して無関心に見える．
　(7) 情動的冷淡さ，離脱，または平板な感情状態を示す．

B．統合失調症，「双極性障害または抑うつ障害，精神病性の特徴を伴う」，他の精神病性障害，または自閉スペクトラム症の経過中にのみ起こるものではなく，他の医学的疾患の生理学的作用によるものでもない．

注：統合失調症の発症前に基準が満たされている場合には，「病前」とつけ加える．すなわち，「シゾイドパーソナリティ障害（病前）」．

統合失調型パーソナリティ障害
Schizotypal Personality Disorder

マニュアル●p.646／手引●p.303

　統合失調型パーソナリティ障害は，特異な行動，奇異な話し方と考え方，および普通でない知覚体験によって特徴づけられる．これらの症状をもつ人は，見たところ風変わりで普通でないが，精神病的ではない．この障害はDSM-IIIで新しく登場したもので，統合失調症をもつ人の親族がしばしば統合失調症様傾向の集積を示し，それはKraepelinやBleulerによって早くから注目された観察であり，この根拠により含めることになった．遺伝学および神経生理学的証拠により，この障害が統合失調症スペクトラム内の一員であると後に確認された．

　統合失調型パーソナリティ障害と診断される人の中から相当の割合で統合失調症を発症すること

から，彼らの統合失調型の特性を早期の（または前駆期の）統合失調症の表れとして理解するほうが，より適切なのかもしれない．統合失調症を発症した人には，その診断の後ろに「（病前）」とつけ加えることにより，この障害をコードできる．第22章「今後の研究のための病態」に記載されている減弱精神病症候群（準精神病症候群）および，第3章「神経発達症群」に記載されている自閉スペクトラム症が，他の診断の考慮となるかもしれない．

統合失調型パーソナリティ障害を精神病性障害と並べて位置づけることは，DSM-IV 開発の間に議論された．当時の決定は，慣例に従うこと，および他のパーソナリティ障害もスペクトラム関係をもっている（例：回避性パーソナリティ障害と不安症群，境界性パーソナリティ障害と気分障害）ということを認めて，統合失調型パーソナリティ障害もパーソナリティ障害の章にとどめることであった．これらの議論は DSM-5 の検討中にも再び取り上げられ，精神病性障害作業部会は，全体の再構成の一部として，この障害を「統合失調症スペクトラム障害および他の精神病性障害」の章に移すべきだと推奨した．すでに述べたとおり，本文も基準も本章にとどまり，DSM-IV から変更されなかった．

統合失調型パーソナリティ障害は頻度が高く，また比較的安定した経過をたどり，発症は小児期にさかのぼる．しばしば統合失調症をもつ人の子孫にみられる．青年期にこの記述を満たす人のなかには，その後，統合失調症の発症へ進行する者がいる．統合失調症の発病危険年齢を過ぎると，統合失調型パーソナリティ障害をもつ典型的な人達は，めったに統合失調症を発症することはないし，症状も年齢が進むにつれて消退していくことがある．

診断基準 301.22（F21）

A. 親密な関係では急に気楽でいられなくなること，そうした関係を形成する能力が足りないこと，および認知的または知覚的歪曲と風変わりな行動で特徴づけられる，社会的および対人関係的な欠陥の広範な様式で，成人期早期までに始まり，種々の状況で明らかになる．以下のうち5つ（またはそれ以上）によって示される．
  (1) 関係念慮（関係妄想は含まない）
  (2) 行動に影響し，下位文化的規範に合わない奇異な信念，または魔術的思考（例：迷信深いこと，千里眼，テレパシー，または"第六感"を信じること；子どもおよび青年では，奇異な空想または思い込み）
  (3) 普通でない知覚体験，身体的錯覚も含む．
  (4) 奇異な考え方と話し方（例：あいまい，まわりくどい，抽象的，細部にこだわりすぎ，紋切り型）
  (5) 疑い深さ，または妄想様観念
  (6) 不適切な，または収縮した感情
  (7) 奇妙な，風変わりな，または特異な行動または外見
  (8) 第一度親族以外には，親しい友人または信頼できる人がいない．
  (9) 過剰な社交不安があり，それは慣れによって軽減せず，また自己卑下的な判断よりも妄想的恐怖を伴う傾向がある．
B. 統合失調症，「双極性障害または抑うつ障害，精神病性の特徴を伴う」，他の精神病性障害，または自閉スペクトラム症の経過中にのみ起こるものではない．

注：統合失調症の発症前に基準が満たされている場合には，「病前」と付け加える．すなわち，「統合失調型パーソナリティ障害（病前）」．

B群パーソナリティ障害
Cluster B Personality Disorders

反社会性パーソナリティ障害
Antisocial Personality Disorder

マニュアル ➡ p.650 / 手引 ➡ p.304

　反社会性パーソナリティ障害は，低い社会適合性，虚偽性，衝動性，犯罪性，および良心の呵責の欠如の広汎な様式によって特徴づけられる．この障害は頻度が高く，一般人口における12カ月有病率は 3.3% と推定される．この障害は，女性よりも男性に多く，精神科的場面および矯正場面において高頻度にみられる．

　反社会性パーソナリティ障害の記述は 19 世紀前半にさかのぼるが，正式な記述は DSM-I に始まり，それは，その人を社会との葛藤に置く多様な"反応"（反社会的な反応を含む）を記述するためのカテゴリーである「社会病理的人格障害」を含んでいた．反社会性パーソナリティ障害は，DSM-II においてパーソナリティ障害の特定の分類として地位を与えられたが，その基準が開発されたのはようやく DSM-III になってからである．基準に強い影響を与えたのはワシントン大学の Lee Robins と彼女の同僚らの業績であった（Black, 2013）．この障害は，職業を続けることができない，違法で攻撃的な行動，および性的な乱交のような，無責任な行動と反社会的行為の際立った組み合わせからなるとして記述されている．行動特性に関する焦点は，この障害の基礎にある心理特性が基準では無視されていると信じる臨床家および研究者の間で，ずっと激しい論争のもととなっている．部分的にはこれらの懸念に応え，DSM-III-R においては"良心の呵責の欠如"が症状の1つとして付け加えられた．その基準はデータの再分析と実地調査の結果に一部基づいて，DSM-IV では単純化され，DSM-5 では変更されていない．

　この障害をもつ人は，責任感というものがほとんどなく，判断力を欠き，他の人を非難し，また自分の行動を合理化することがある．反社会性パーソナリティ障害をもつ人の多くは，犯罪行為に参加し，刑事司法制度に巻き込まれる．家庭内暴力はよくみられ，また離婚も頻繁である．最も重度な症例では，その人は度の過ぎた無慈悲と道徳観欠如を示すことがある．

診断基準　　　　　　　　　　　　　　　　　　　　　　　　　　301.7（F60.2）

A．他人の権利を無視し侵害する広範な様式で，15 歳以降起こっており，以下のうち 3 つ（またはそれ以上）によって示される．
　(1) 法にかなった行動という点で社会的規範に適合しないこと．これは逮捕の原因になる行為を繰り返し行うことで示される．
　(2) 虚偽性．これは繰り返し嘘をつくこと，偽名を使うこと，または自分の利益や快楽のために人をだますことによって示される．
　(3) 衝動性，または将来の計画を立てられないこと
　(4) いらだたしさおよび攻撃性．これは身体的な喧嘩または暴力を繰り返すことによって示される．
　(5) 自分または他人の安全を考えない無謀さ
　(6) 一貫して無責任であること．これは仕事を安定して続けられない，または経済的な義務を果たさない，ということを繰り返すことによって示される．

(7) 良心の呵責の欠如．これは他人を傷つけたり，いじめたり，または他人のものを盗んだりしたことに無関心であったり，それを正当化したりすることによって示される．
B．その人は少なくとも 18 歳以上である．
C．15 歳以前に発症した素行症の証拠がある．
D．反社会的な行為が起こるのは，統合失調症や双極性障害の経過中のみではない．

境界性パーソナリティ障害
Borderline Personality Disorder

マニュアル ➔ p.654／手引 ➔ p.305

　この用語には非常に長い歴史があるが，境界性パーソナリティ障害は，深刻な同一性の混乱，不安定な気分，および困難な対人関係の症候群として DSM-III で初めて含まれた．その前身は，DSM-I における情緒不安定性人格および DSM-II における爆発性人格であった．基準は，DSM-III-R と DSM-IV では少し修正されたが，DSM-5 では変更されていない．核となる症状は，怒りを抑制できないこと，感情の不安定性，衝動的行動，および不安定で過度に激しい対人関係の広汎な様式を含んでいる．

　境界性パーソナリティ障害は比較的頻度の高いパーソナリティ障害の 1 つであり，一般人口においては 1.6～5.9％ の有病率で，女性に多い．境界性パーソナリティをもつ人は，しばしば自傷——例えば，自傷したり，火傷したりなどし，しばしば自殺を企てる．境界性パーソナリティ障害をもつ人の推定 8～10％ が，最終的には自殺する．

診断基準　　　　　　　　　　　　　　　　　　　　　　　　　　301.83（F60.3）

対人関係，自己像，感情などの不安定性および著しい衝動性の広範な様式で，成人期早期までに始まり，種々の状況で明らかになる．以下のうち 5 つ（またはそれ以上）によって示される．
(1) 現実に，または想像の中で，見捨てられることを避けようとするなりふりかまわない努力（注：基準 5 で取り上げられる自殺行為または自傷行為は含めないこと）
(2) 理想化とこき下ろしとの両極端を揺れ動くことによって特徴づけられる，不安定で激しい対人関係の様式
(3) 同一性の混乱：著明で持続的に不安定な自己像または自己意識
(4) 自己を傷つける可能性のある衝動性で，少なくとも 2 つの領域にわたるもの（例：浪費，性行為，物質乱用，無謀な運転，過食）（注：基準 5 で取り上げられる自殺行為または自傷行為は含めないこと）
(5) 自殺の行動，そぶり，脅し，または自傷行為の繰り返し
(6) 顕著な気分反応性による感情の不安定性（例：通常は 2～3 時間持続し，2～3 日以上持続することはまれな，エピソード的に起こる強い不快気分，いらだたしさ，または不安）
(7) 慢性的な空虚感
(8) 不適切で激しい怒り，または怒りの制御の困難（例：しばしばかんしゃくを起こす，いつも怒っている，取っ組み合いの喧嘩を繰り返す）
(9) 一過性のストレス関連性の妄想様観念または重篤な解離症状

演技性パーソナリティ障害
Histrionic Personality Disorder

マニュアル ➡p.658／手引 ➡p.306

　演技性パーソナリティ障害は，過度な情動性と注意を引こうとする行動の様式によって特徴づけられ，外見に関する過度の関心や，注目の中心にいたがるという症状を含む．演技性パーソナリティ障害の人は，社交的で魅力的だが，同時に操作的で，虚栄心が強く，そして要求が多い．

　この障害はヒステリーからその名をとっていて，それは19世紀に最初に記述された疾患で，変換症状，身体化症状，解離症状と関連している．自己演劇的および注意を引こうとする行動は，ヒステリーと関連していると考えられた．DSM-Ⅱにはヒステリー性人格が含まれていたが，DSM-Ⅲではヒステリー（身体化障害と改名された）と混同されないように，演技性パーソナリティ障害と改名された．この障害は一般人口の2％近い有病率があり，また女性においてより高頻度に診断される．

診断基準　　　　　　　　　　　　　　　　　　　　　　　　　　　　　　301.50（F60.4）

過度な情動性と人の注意を引こうとする広範な様式で，成人期早期までに始まり，種々の状況で明らかになる．以下のうち5つ（またはそれ以上）によって示される．
(1) 自分が注目の的になっていない状況では楽しくない．
(2) 他者との交流は，しばしば不適切なほど性的に誘惑的な，または挑発的な行動によって特徴づけられる．
(3) 浅薄ですばやく変化する情動表出を示す．
(4) 自分への関心を引くために身体的外見を一貫して用いる．
(5) 過度に印象的だが内容がない話し方をする．
(6) 自己演劇化，芝居がかった態度，誇張した情動表現を示す．
(7) 被暗示的（すなわち，他人または環境の影響を受けやすい）．
(8) 対人関係を実際以上に親密なものと思っている．

自己愛性パーソナリティ障害
Narcissistic Personality Disorder

マニュアル ➡p.661／手引 ➡p.306

　自己愛性（narcissistic）パーソナリティ障害は，泉に映った自分の姿に恋したギリシャ神話のナルキッソス（Narcissus）にちなんで名づけられている．Freudはこの用語を自分自身に夢中の人物を記述するために用い，また精神分析家達は，誇大的な幻想，誇張された野心，顕示性，特権意識の心性などを通じてその人の自己評価を強化する自己愛的な要求に焦点を合わせてきた．この障害はDSM-Ⅲにおいて初めて含まれ，DSM-Ⅲ-R，DSM-Ⅳにおいて基準は修正された．自己愛性パーソナリティ障害の基準はDSM-5では変更されていない．この障害の有病率は一般人口において6.2％に達するかもしれず，この診断をされる多くの人は男性である．

> **診断基準** 301.81（F60.81）
>
> 誇大性（空想または行動における），賛美されたい欲求，共感の欠如の広範な様式で，成人期早期までに始まり，種々の状況で明らかになる．以下のうち5つ（またはそれ以上）によって示される．
> (1) 自分が重要であるという誇大な感覚（例：業績や才能を誇張する，十分な業績がないにもかかわらず優れていると認められることを期待する）
> (2) 限りない成功，権力，才気，美しさ，あるいは理想的な愛の空想にとらわれている．
> (3) 自分が"特別"であり，独特であり，他の特別なまたは地位の高い人達（または団体）だけが理解しうる，または関係があるべきだ，と信じている．
> (4) 過剰な賛美を求める．
> (5) 特権意識（つまり，特別有利な取り計らい，または自分が期待すれば相手が自動的に従うことを理由もなく期待する）
> (6) 対人関係で相手を不当に利用する（すなわち，自分自身の目的を達成するために他人を利用する）．
> (7) 共感の欠如：他人の気持ちおよび欲求を認識しようとしない，またはそれに気づこうとしない．
> (8) しばしば他人に嫉妬する，または他人が自分に嫉妬していると思い込む．
> (9) 尊大で傲慢な行動，または態度

C群パーソナリティ障害
Cluster C Personality Disorders

回避性パーソナリティ障害
Avoidant Personality Disorder

マニュアル ➡ p.664／手引 ➡ p.307

　回避性パーソナリティ障害はDSM-Ⅲにおいて導入され，拒絶に対する恐怖のために社会的交流を回避する人を，社会的関係性に対する能力の障害をもつシゾイドパーソナリティ障害または統合失調型パーソナリティ障害の人から区別するために作られた．前身は，DSM-Ⅰ，DSM-Ⅱにおける分裂病質人格およびDSM-Ⅱにおける不適切人格がある．後者は，対人関係や職業のような，いくつかの重要な生活領域において失敗を経験した人を記述するために用いられた．回避性パーソナリティ障害の基準は，DSM-5において変更されていない．

　回避性パーソナリティ障害は，低い自己評価，新しい活動にとりかかることへの躊躇，社交的活動や対人関係の回避，社会的評価に関する不安なとらわれ，および積極的にかかわることへの全般的な欠如によって特徴づけられる．これらの特性の多くは小児期早期からみられ，典型的には成人期になっても持続するが，年齢とともに目立たなくなっていく．社交不安症，広場恐怖症のようないくつかの不安症群との少なからぬ重畳がある．この障害は男女で同等の有病率であり，一般人口における全体の有病率は2.4％である．

| 診断基準 | 301.82（F60.6） |

社会的抑制，不全感，および否定的評価に対する過敏性の広範な様式で，成人期早期までに始まり，種々の状況で明らかになる．以下のうち4つ（またはそれ以上）によって示される．
(1) 批判，非難，または拒絶に対する恐怖のために，重要な対人接触のある職業的活動を避ける．
(2) 好かれていると確信できなければ，人と関係をもちたがらない．
(3) 恥をかかされる，または嘲笑されることを恐れるために，親密な関係の中でも遠慮を示す．
(4) 社会的な状況では，批判される，または拒絶されることに心がとらわれている．
(5) 不全感のために，新しい対人関係状況で抑制が起こる．
(6) 自分は社会的に不適切である，人間として長所がない，または他の人より劣っていると思っている．
(7) 恥ずかしいことになるかもしれないという理由で，個人的な危険をおかすこと，または何か新しい活動にとりかかることに，異常なほど引っ込み思案である．

依存性パーソナリティ障害
Dependent Personality Disorder

マニュアル●p.667／手引●p.307

　依存性パーソナリティ障害は，情動的な支持や日々の意思決定に対して過度に他人に依存する様式によって特徴づけられる．この障害は，DSM-Iの受動攻撃性人格の下位分類としてあげられたが，DSM-IIでは削除され，その後DSM-IIIにおいて再導入された．精神分析的立場の臨床家らは，依存性を哺乳に起因する生物学的満足に焦点を合わせて，口唇期の発達段階への固着に結び付けてきた．他の専門家は依存性パーソナリティを，人生早期のアタッチメントの破綻，または小児期に経験した過保護や親の権威主義に結び付けた．依存性パーソナリティ障害は一般人口においては0.5％程度の有病率であり，また女性においてより多く診断される．

　依存性パーソナリティ障害の実証的研究はほとんどない．ある専門家は，この障害は独立したものとするには十分に他と区別できるほどではないと考えており，また他人への依存性は，他のパーソナリティ障害の下位分類をもつ人に，また慢性の医学的あるいは精神疾患をもつ人においても共通に生じるという事実を指摘している者もいる．

| 診断基準 | 301.6（F60.7） |

面倒をみてもらいたいという広範で過剰な欲求があり，そのために従属的でしがみつく行動をとり，分離に対する不安を感じる．成人期早期までに始まり，種々の状況で明らかになる．以下のうち5つ（またはそれ以上）によって示される．
(1) 日常のことを決めるにも，他の人達からのありあまるほどの助言と保証がなければできない．
(2) 自分の生活のほとんどの主要な領域で，他人に責任をとってもらうことを必要とする．
(3) 支持または是認を失うことを恐れるために，他人の意見に反対を表明することが困難である（注：懲罰に対する現実的な恐怖は含めないこと）．
(4) 自分自身の考えで計画を始めたり，または物事を行うことが困難である（動機または気力が欠如しているというより，むしろ判断または能力に自信がないためである）．
(5) 他人からの世話および支えを得るために，不快なことまで自分から進んでするほどやりすぎてしまう．
(6) 自分自身の面倒をみることができないという誇張された恐怖のために，1人になると不安，または

無力感を感じる．
(7) 1つの親密な関係が終わったときに，自分を世話し支えてくれるもとになる別の関係を必死で求める．
(8) 1人残されて自分で自分の面倒をみることになるという恐怖に，非現実的なまでにとらわれている．

強迫性パーソナリティ障害
Obsessive-Compulsive Personality Disorder

マニュアル⊃p.670／手引⊃p.308

　強迫性パーソナリティ障害は，古くからあるパーソナリティ障害の1つであり，秩序，極度の倹約，および頑固さというFreudの肛門性格の定式化に由来をもつ．強迫性（compulsive）パーソナリティはDSM-Iに含まれていたが，DSM-IIでは呼称を変更し，強迫性（obsessive compulsive）パーソナリティとした．この記述は，規範への画一性と固執，柔軟性のなさ，過剰な誠実さ，およびくつろぐことができないことを強調しており，これらは「強迫性神経症（obsessive compulsive neurosis）」〔すなわち強迫性障害（obsessive-compulsive disorder）〕の素因であると考えられていた．DSM-IIでは，この障害はカッコ付きで「制縛的パーソナリティ（anankastic personality）」と呼ばれていた．DSM-III-RとDSM-IVでは基準に小さな修正が加えられたが，DSM-5では変更はなかった．強迫性パーソナリティ障害は，過度の完璧主義，秩序や細部へのとらわれ，およびその人の情動や環境の制御に対する要求の慢性的に不適応的な様式として概念化されており，それらはとりわけ対人機能領域において意味のある苦痛または障害をもたらす．この障害は比較的よくみられ，一般人口における有病率は7.9％に達するであろう．通常，女性よりも男性により多く起こる．

診断基準　　　　　　　　　　　　　　　　　　　　　　　　　　　301.4（F60.5）

秩序，完璧主義，精神および対人関係の統制にとらわれ，柔軟性，開放性，効率性が犠牲にされる広範な様式で，成人期早期までに始まり，種々の状況で明らかになる．以下のうち4つ（またはそれ以上）によって示される．
(1) 活動の主要点が見失われるまでに，細目，規則，一覧表，順序，構成，または予定表にとらわれる．
(2) 課題の達成を妨げるような完璧主義を示す（例：自分自身の過度に厳密な基準が満たされないという理由で，1つの計画を完成させることができない）．
(3) 娯楽や友人関係を犠牲にしてまで仕事と生産性に過剰にのめり込む（明白な経済的必要性では説明されない）．
(4) 道徳，倫理，または価値観についての事柄に，過度に誠実で良心的かつ融通がきかない（文化的または宗教的立場では説明されない）．
(5) 感傷的な意味をもたなくなってでも，使い古した，または価値のない物を捨てることができない．
(6) 自分のやるやり方どおりに従わなければ，他人に仕事を任せることができない，または一緒に仕事をすることができない．
(7) 自分のためにも他人のためにもけちなお金の使い方をする．お金は将来の破局に備えて貯めこんでおくべきものと思っている．
(8) 堅苦しさと頑固さを示す．

他のパーソナリティ障害
Other Personality Disorders

他の医学的疾患によるパーソナリティ変化
Personality Change Due to Another Medical Condition

マニュアル ➡ p.674／手引 ➡ p.309

　このカテゴリーはDSM-IVの「一般身体疾患による精神疾患」から移動された．前頭葉損傷のような他の医学的疾患による持続的なパーソナリティの障害，または変化が優勢な問題である．この疾患によって，その人の通常のパーソナリティ様式からの変化を表している（子どもの場合，変化の期間は少なくとも1年以上持続する）．医学的評価は，パーソナリティ変化が医学的疾患により引き起こされていて，また，それはせん妄の経過中のみに起こるものではないことを確立している．最後に，その変化は，苦痛，または社会的，職業的，または他の重要な領域における機能の障害を引き起こしている．

　パーソナリティ変化と一致してよくみられる症状は，気分不安定性，衝動制御不良，攻撃的な怒りの爆発，無気力，疑い深さ，または妄想様観念を含む．他の人は，その人を本来のその人自身ではないとみるであろう．症状の性質は，脳の障害部位や障害の基礎となる病態生理学的過程により人によって著しく異なることがある．臨床家は優勢な様式または症状を特定してもよい（例：不安定型）．

診断基準　　　　　　　　　　　　　　　　310.1（F07.0）

A．その人の以前の特徴的なパーソナリティ様式からの変化を示している，持続的パーソナリティ障害
　注：子どもの場合，この障害は，少なくとも1年以上持続する，正常発達からの明らかな偏倚，またはその子どもの通常の行動様式からの意味のある変化，に関するものである．
B．病歴，身体診察，臨床検査所見から，この障害が他の医学的疾患の直接的な病態生理学的結果であるという証拠がある．
C．その障害は，他の精神疾患（他の医学的疾患による他の精神疾患も含む）ではうまく説明されない．
D．その障害は，せん妄の経過中にのみ起こるものではない．
E．その障害は，臨床的に意味のある苦痛，または社会的，職業的，または他の重要な領域における機能の障害を引き起こしている．

▶いずれかを特定せよ
　不安定型：主要な特徴が感情の不安定性である場合
　脱抑制型：主要な特徴が衝動制御の不良で性的逸脱などに現れる場合
　攻撃型：主要な特徴が攻撃的行動である場合
　無欲型：主要な特徴が著しい無気力と無関心である場合
　妄想型：主要な特徴が疑い深さと妄想様観念である場合
　その他の型：表出症状が上記の型のいずれでも特徴づけられない場合
　混合型：2つ以上の特徴が臨床像において優勢である場合
　特定不能の型
　コードするときの注：他の医学的疾患の病名を入れておくこと〔例：「310.1（F07.0）側頭葉てんか

んによるパーソナリティ変化」〕．その医学的疾患は，「他の医学的疾患によるパーソナリティ変化」のすぐ前に，コードして別々に記載しておくべきである〔例：「345.40（G40.209）側頭葉てんかん」，「310.1（F07.0）側頭葉てんかんによるパーソナリティ変化」〕．

他の特定されるパーソナリティ障害，特定不能のパーソナリティ障害
Other Specified Personality Disorder, Unspecified Personality Disorder

マニュアル●p.676／手引●p.310

　これらのカテゴリーは，その人に苦痛や機能の障害を引き起こすパーソナリティ障害の症状はあるが，パーソナリティ障害群の分類のどの特定の障害に対する基準も完全には満たしていない場合に適用される．これらの場合，臨床家はパーソナリティ障害全般の基準を満たしていると判断している．

　他の特定されるパーソナリティ障害のカテゴリーは，臨床家がその症状の現れ方がどの特定のパーソナリティ障害の基準も満たさないという特定の理由を伝える選択をする場合に使用される．臨床家は特定の理由を記録することが推奨されている（例：混合性のパーソナリティの特徴）．

▶他の特定されるパーソナリティ障害

301.89（F60.89）

このカテゴリーは，臨床的に意味のある苦痛，または社会的，職業的，または他の重要な領域における機能の障害を引き起こすパーソナリティ障害に特徴的な症状が優勢であるが，パーソナリティ障害群の診断分類のどの障害の基準も完全には満たさない場合に適用される．他の特定されるパーソナリティ障害のカテゴリーは，臨床家が，その症状の現れ方がどの特定のパーソナリティ障害の基準も満たさないという特定の理由を伝える選択をする場合に使用される．これは，「他の特定されるパーソナリティ障害」の後に特定の理由（例：「混合性のパーソナリティの特徴」）を記録することによって行われる．

　特定不能のパーソナリティ障害は，臨床家が，基準がなぜ特定のパーソナリティ障害の基準を満たさないかの理由を特定しないことを選択する場合，およびより特定の診断を下すのに十分な情報がない状況において使用される．

▶特定不能のパーソナリティ障害

301.9（F60.9）

このカテゴリーは，臨床的に意味のある苦痛，または社会的，職業的，または他の重要な領域における機能の障害を引き起こすパーソナリティ障害の特徴的な症状が優勢であるが，パーソナリティ障害群の診断分類のどの障害の基準も完全には満たさない場合に適用される．特定不能のパーソナリティ障害のカテゴリーは，臨床家が，特定のパーソナリティ障害の基準を満たさないとする理由を特定しないことを選択する場合，およびより特定の診断を下すのに十分な情報がない状況において使用される．

Key Points

- DSM-IV のパーソナリティ障害全般および 10 の特定のパーソナリティ障害分類に対する基準は、DSM-5 において変更されていない．DSM-5 パーソナリティとパーソナリティ障害作業部会が開発した，カテゴリー診断と，パーソナリティ領域および特性のディメンション的評価を組み合わせる代替診断方式は，DSM-5 の第 III 部に含まれている（「パーソナリティ障害の代替 DSM-5 モデル」）．
- DSM-III で導入された多軸診断システムは継続されなかった．パーソナリティ障害は現在，他の精神疾患と同じレベルでコードされる．3 つのパーソナリティ障害群（すなわち A，B，C 群）は変更されていない．
- 他の医学的疾患によるパーソナリティ変化は，DSM-IV の「一般身体疾患による精神疾患」からこの分類に移動された．DSM-5 では他の医学的疾患によると判断される疾患は，優勢な症状様式を共有する分類の中におかれている．
- 特定不能のパーソナリティ障害の診断は，他の特定されるパーソナリティ障害および特定不能のパーソナリティ障害に置き換えられた．これらの残遺的な診断は，その人がパーソナリティ障害全般の基準を満たす以外には，10 の特定の診断のどの 1 つの基準も満たさない場合に使用され，また特定不能のパーソナリティ障害の場合は，より特定の診断を下すのに十分な情報のない場合に使用される．

CHAPTER 19
Medication-Induced Movement Disorders and Other Conditions That May Be a Focus of Clinical Attention

医薬品誘発性運動症群および臨床的関与の対象となることのある他の状態

医薬品誘発性運動症群および他の医薬品有害作用〈DSM-5, 703 頁〉

- 332.1 (G21.11) 神経遮断薬誘発性パーキンソニズム〈DSM-5, 703 頁〉
- 332.1 (G21.19) 他の医薬品誘発性パーキンソニズム〈DSM-5, 703 頁〉
- 333.92 (G21.0) 神経遮断薬悪性症候群〈DSM-5, 704 頁〉
- 333.72 (G24.02) 医薬品誘発性急性ジストニア〈DSM-5, 705 頁〉
- 333.99 (G25.71) 医薬品誘発性急性アカシジア〈DSM-5, 706 頁〉
- 333.85 (G24.01) 遅発性ジスキネジア〈DSM-5, 706 頁〉
- 333.72 (G24.09) 遅発性ジストニア〈DSM-5, 706 頁〉
- 333.99 (G25.71) 遅発性アカシジア〈DSM-5, 706 頁〉
- 333.1 (G25.1) 医薬品誘発性姿勢振戦〈DSM-5, 706 頁〉
- 333.99 (G25.79) 他の医薬品誘発性運動症〈DSM-5, 707 頁〉
- 995.29 (T43.205_) 抗うつ薬中断症候群〈DSM-5, 707 頁〉
- 995.20 (T50.905_) 医薬品による他の有害作用〈DSM-5, 708 頁〉

Medication-Induced Movement Disorders and Other Adverse Effects of Medications

- 332.1 (G21.11) Neuroleptic-Induced Parkinsonism
- 332.1 (G21.19) Other Medication-Induced Parkinsonism
- 333.92 (G21.0) Neuroleptic Malignant Syndrome
- 333.72 (G24.02) Medication-Induced Acute Dystonia
- 333.99 (G25.71) Medication-Induced Acute Akathisia
- 333.85 (G24.01) Tardive Dyskinesia
- 333.72 (G24.09) Tardive Dystonia
- 333.99 (G25.71) Tardive Akathisia
- 333.1 (G25.1) Medication-Induced Postural Tremor
- 333.99 (G25.79) Other Medication-Induced Movement Disorder
- 995.29 (T43.205_) Antidepressant Discontinuation Syndrome
- 995.20 (T50.905_) Other Adverse Effect of Medication

臨床的関与の対象となることのある他の状態〈DSM-5, 709 頁〉	Other Conditions That May Be a Focus of Clinical Attention
対人関係の問題〈DSM-5, 709 頁〉	Relational Problems
虐待とネグレクト〈DSM-5, 711 頁〉	Abuse and Neglect
教育と職業の問題〈DSM-5, 717 頁〉	Educational and Occupational Problems
住居と経済の問題〈DSM-5, 718 頁〉	Housing and Economic Problems
社会的環境に関連する他の問題〈DSM-5, 719 頁〉	Other Problems Related to the Social Environment
犯罪または法制度との関係に関連する問題〈DSM-5, 720 頁〉	Problems Related to Crime or Interaction With the Legal System
相談や医学的助言など他の保健サービスの対応〈DSM-5, 720 頁〉	Other Health Service Encounters for Counseling and Medical Advice
他の心理社会的，個人的，環境的状況に関連する問題〈DSM-5, 720 頁〉	Problems Related to Other Psychosocial, Personal, and Environmental Circumstances
個人歴における他の状況〈DSM-5, 721 頁〉	Other Circumstances of Personal History

　この章は，診断と治療の焦点となりうるが，精神疾患とみなされない臨床的に重要な状態を含んでいる．これらは，1) 医薬品誘発性運動症群および他の医薬品有害作用と，2) 臨床的関与の対象となることがある他の状態（V/Z コード）を含んでいる．これらの疾患のすべては，患者や患者の家族に多大な苦痛を引き起こす可能性がある．これらの疾患は一般的によくみられるが，それらのコードは臨床家によって十分活用されていない．

　これらのコードを使用することは，患者自身の権利として重要であるか，または精神疾患の経過に有害な影響を及ぼす可能性がある疾患を表しているため，重要である．例えば，統合失調症の患者が病識の欠如や否認のため薬物治療を拒絶したり，あるいは断続的に内服していたとき，その状態（V15.81/Z91.19 医学的治療へのアドヒアランス欠如）はその人の治療を複雑にしてしまうので，その状態を統合失調症の診断に加えてコードするべきである．精神疾患と考えられない状態に関するコードを記録することは，その人が精神保健システムに接触するための理由について臨床家が容易に気づけるよう役に立つ可能性もある．

医薬品誘発性運動症群および他の医薬品有害作用
Medication-Induced Movement Disorders and Other Adverse Effects of Medication

　DSM-IV は，投薬誘発性運動障害を治療や鑑別診断に重要であるため，それを下位カテゴリーとして導入した．DSM-5 では独自の章が与えられ，表題は拡充された．これらの診断は，患者が時に薬物療法で発症する問題を記述するのに用いることができる．抗精神病薬による薬物療法は，最もよくみられる原因であり，またそれらはある患者において運動症を引き起こすことは広く知られている．運動症は，わずらわしいが可逆的であるもの（アカシジア）から，障害が残り，不可逆的なもの（遅発性ジスキネジア）や，ある例では致死的にすらなるもの（神経遮断薬悪性症候群）に

まで及ぶ．DSM-5 にこれらが含まれることは，それらの理解や治療を高めたり鑑別診断に役立つことがある．例えば，医薬品誘発性急性アカシジアは不安症群と鑑別される必要がある一方，神経遮断薬悪性症候群は緊張病と鑑別される必要がある．アカシジアの患者に報告される症状（例：不安感，いらいら感）の多くは，不安症の症状と鑑別しにくい．したがって，臨床家は薬物療法と症状の発症との間の時間的な関係を決定するために十分な病歴を聴取し，他に可能性のある原因を考慮しなければならない．

<u>神経遮断薬</u>という用語は，クロルプロマジンの抗精神病作用と錐体外路系の副作用を強調するために 1950 年代に導入され，まもなくすべての抗精神病薬治療を記述するために用いられた．錐体外路系の副作用を引き起こす傾向がより低い"非定型"または第 2 世代抗精神病薬（例：クロザピン，リスペリドン，クエチアピン）の導入によって，その用語は時代遅れになってきているにもかかわらず，医薬品誘発性の異常な運動症群を記述する際には，今なお適切なものである．神経遮断薬には従来型（例：クロルプロマジン，ハロペリドール，フルフェナジン）と非定型抗精神病薬の両方，および嘔気や胃不全麻痺の治療に用いられるある種のドパミン受容体遮断薬（例：プロクロルペラジン，プロメタジン，トリメトベンザミド，チエチルペラジン，メトクロプラミド），および抗うつ薬として販売されているアモキサピンが含まれる．

DSM-5 の医薬品誘発性運動症群および他の医薬品有害作用の一覧は ICD-9-CM/ICD-10-CM のコードとともに 359 頁に示されている．

神経遮断薬誘発性パーキンソニズム，他の医薬品誘発性パーキンソニズム
Neuroleptic-Induced Parkinsonism, Other Medication-Induced Parkinsonism

マニュアル●p.703 / 手引●p.326

医薬品（例：神経遮断薬）の投与開始後または増量後，または錐体外路症状に対する医薬品を減量後 2〜3 週以内に発現するパーキンソン振戦，筋強剛，アキネジア（すなわち，運動の減少もしくは運動開始の困難さ），あるいは寡動（すなわち，運動が遅くなること）．

神経遮断薬悪性症候群
Neuroleptic Malignant Syndrome

マニュアル●p.704 / 手引●p.326

神経遮断薬悪性症候群は，古典的症状が出揃った場合は容易に認識されるが，発症，顕在化，進展，そして転帰においてしばしば不均一である．以下に述べる臨床上の特徴は，合意による推奨に基づき，神経遮断薬悪性症候群を診断するにあたって最も重要とみなされる．

一般に患者は発症に先立つ 72 時間以内にドパミン拮抗薬に曝露されている．大量の発汗を伴う高体温（少なくとも 2 回の経口測定で，華氏 100.4 度もしくは摂氏 38.0 度を超える）が，抗精神病薬による他の神経学的副作用と神経遮断薬悪性症候群を区別する特徴である．極度の体温上昇は中枢による体温調節の破綻を反映し，神経遮断薬悪性症候群の診断をより支持するであろう．最も重度な状態で"鉛管"と表現され，通常抗パーキンソン病薬に反応しない全身の筋強剛はこの障害の主要な特徴であり，他の神経学的症状（例：振戦，流涎，アキネジア，ジストニア，開口障害，ミオクローヌス，構音障害，嚥下障害，横紋筋融解症）と関連するかもしれない．正常上限の少なくとも 4 倍のクレアチンキナーゼ上昇が一般に認められる．せん妄，または昏迷から昏睡までの意識

変容を特徴とする精神状態の変化がしばしば初期徴候である．この状態の人は一見意識清明だが，茫然としており無反応で，緊張性昏迷と一致する．頻脈（心拍数が基準値より25%以上高い），発汗，血圧上昇（収縮期または拡張期血圧が基準値より25%以上高い）または血圧変動（24時間以内に拡張期血圧が20 mmHg以上，もしくは収縮期血圧より25 mmHg以上変動），尿失禁および顔面蒼白などの自律神経系の活性化と不安定さはいつ認められてもよいが，早期診断の手がかりとなる．頻呼吸（基準値の50%を超える）が一般的で，代謝性アシドーシス，代謝亢進，胸壁運動の制限，誤嚥性肺炎，肺塞栓などの呼吸障害が起こり，突然の呼吸停止につながることもある．

臨床検査も含む全身の診察が他の感染性，毒性，代謝性，精神神経性の原因や合併症を除外するのに不可欠である．いくつかの検査値異常が神経遮断薬悪性症候群に関連するが，どの1つの検査異常も診断に特異的に認められるわけではない．神経遮断薬悪性症候群をもつ人は白血球増加，代謝性アシドーシス，低酸素症，血清鉄濃度の減少，そして血清中の筋酵素とカテコラミンの増加を認める．脳波検査では全般性徐波化を示す一方で，脳脊髄液および神経画像所見は一般に正常である．死亡例の剖検の結果は非特異的でさまざまであり，合併症に依存した所見であった．

医薬品誘発性急性ジストニア
Medication-Induced Acute Dystonia

マニュアル⇒p.705／手引⇒p.329

（神経遮断薬などの）医薬品投与を開始後または増量後，または錐体外路症状を治療する医薬品の減量後2～3日以内に発現する，眼（眼球運動異常），頭部，頸部（斜頸，頸部後屈），四肢または体幹の異常かつ持続する筋収縮．

医薬品誘発性急性アカシジア
Medication-Induced Acute Akathisia

マニュアル⇒p.706／手引⇒p.329

主観的な落ち着きのなさが（神経遮断薬などの）医薬品投与を開始後または増量後，または錐体外路症状を治療する医薬品の減量後2～3週以内に発現する．しばしば他覚的に観察される過剰な運動（例：そわそわした足の動き，片足ずつ体重をかけて体を揺らす，足踏み，じっと座っていたり立っていたりすることができない）を伴う．

遅発性ジスキネジア
Tardive Dyskinesia

マニュアル⇒p.706／手引⇒p.330

神経遮断薬の少なくとも2～3カ月以上の使用に関連して発現するアテトーゼ様，または舞踏病様の不随意運動（少なくとも2～3週持続する）．一般的には舌，顔面下部や顎，そして四肢に認める（時には咽頭，横隔膜や体幹の筋肉にも発現する）．

その症状は高齢者ではより短い医薬品投与期間で発現するかもしれない．患者により，神経遮断薬の医薬品中止，変更，減量後にこのような不随意運動が現れることがあり，その場合には**神経遮断薬離脱性ジスキネジア**と呼ばれる．離脱性ジスキネジアの症状は通常4～8週以内と限られており，この期間を超えてジスキネジアが持続する場合，遅発性ジスキネジアとみなされる．

遅発性ジストニア，遅発性アカシジア
Tardive Dystonia, Tardive Akathisia

マニュアル ➡p.706／手引 ➡p.330

　ジストニアやアカシジアのような他の運動症を含む遅発性の症候群は，治療経過における遅発性の発現や，神経遮断薬の中止または減量に際して発現する，数カ月～数年間の潜在的な症状の持続により鑑別される．

医薬品誘発性姿勢振戦
Medication-Induced Postural Tremor

マニュアル ➡p.706／手引 ➡p.331

　医薬品（例：リチウム，抗うつ薬，バルプロ酸）の使用に関連して発現する，姿勢を維持しようとする際に起こる細かな振戦（通常8～12Hz）．この振戦は，不安やカフェイン，他の精神刺激薬を使用している際にみられる振戦と非常に似ている．

他の医薬品誘発性運動症
Other Medication-Induced Movement Disorder

マニュアル ➡p.707／手引 ➡p.331

　このカテゴリーは，上にあげた特定の障害のいずれにも分類されない医薬品誘発性運動症のためのものである．その例としては，1）神経遮断薬以外の医薬品に関連した神経遮断薬悪性症候群類似の症状，2）他の医薬品により誘発される遅発性の症状，があげられる．

抗うつ薬中断症候群
Antidepressant Discontinuation Syndrome

マニュアル ➡p.707／手引 ➡p.331

開始時の症状
続発性の症状
後遺症

　抗うつ薬中断症候群は，投与を少なくとも1カ月以上継続されていた抗うつ薬を突然中止（または著しい減量）した後に発現する一連の症状である．一般に症状は2～4日以内に現れ，典型的には特定の感覚，身体そして認知情動の徴候を認める．頻繁に報告される感覚的，身体的症状としては，光の点滅，"電気ショック"感覚，嘔気，音や光に対しての反応性亢進である．非特異的不安および恐怖の感情も報告されるかもしれない．これらの症状は，同じ抗うつ薬や，同様の作用機序をもつ別の抗うつ薬を再開することで軽減する．例えば，セロトニン・ノルエピネフリン再取り込み阻害薬の離脱による中断症候群が，三環系抗うつ薬の開始により軽減するかもしれない．抗うつ薬中断症候群と診断するためには，抗うつ薬の減量以前に症状が発現しておらず，また他の精神疾患（例：躁病または軽躁病エピソード，物質中毒，物質離脱，身体症状症）ではうまく説明されない．
　中断症状は，三環系抗うつ薬（例：イミプラミン，アミトリプチリン，デシプラミン），セロトニン再取り込み阻害薬（例：フルオキセチン，パロキセチン，セルトラリン），モノアミン酸化酵素阻

害薬（例：フェネルジン，セレギリン，パルギリン）の治療に引き続き起こるかもしれない．この症候群の発生は，使われている医薬品の減量の速度だけでなく，医薬品の量や半減期による．短時間作用型の医薬品が，徐々に漸減されるよりも急に中止される際に，発症の危険性が高まるかもしれない．短時間作用型の選択的セロトニン再取り込み阻害薬（SSRI）であるパロキセチンは，最も中断症状と関連する抗うつ薬であるが，中断症状はあらゆる種類の抗うつ薬で発現する．

　オピオイド，アルコール，他の乱用物質の離脱症状とは異なり，抗うつ薬中断症候群には疾患特異的な症状はない．その代わり，症状はあいまいで，さまざまに異なる傾向があり，典型的には抗うつ薬の最終投与後2〜4日で発現する．SSRI（例：パロキセチン）では，その症状としてめまい，耳鳴り，"頭の中の電気ショック"，不眠，急激な不安が記載されている．中断前の抗うつ薬使用時において，軽躁状態や多幸症をまねいてはならない（すなわち，中断症候群は，過去の治療に関連した気分変動の結果ではないことが確かでなければならない）．抗うつ薬中断症候群はもっぱら薬理学的要因に基づいており，抗うつ薬の強化効果には関係がない．また，増強療法として用いられている精神刺激薬の突然の中止による症状は，ここで述べた抗うつ薬中断症候群ではなく，精神刺激薬の離脱症状になるかもしれない〔第16章「物質関連障害および嗜癖性障害群」にある「精神刺激薬離脱」の項（309頁）を参照〕．

医薬品による他の有害作用
Other Adverse Effect of Medication

マニュアル ● p.708 / 手引 ● p.334

開始時の症状
続発性の症状
後遺症

　このカテゴリーは，医薬品の有害作用（運動症を除く）が臨床上の注意の主な対象となる場合に，この副作用を臨床家がコードするために選択できる．例としては，重篤な高血圧，不整脈，持続勃起症があげられる．

臨床的関与の対象となることのある他の状態
Other Conditions That May Be a Focus of Clinical Attention

　DSMの著者らは，ある問題が精神医学的介入を求める人々の動機づけになることがあるものの，それらの疾患は精神疾患ではないということを長らく認識していた．DSM-Ⅱにおいて，精神科医の受診は当然であるほど十分に重症ではあるが，精神医学的には健常であると考えられる人々に経験された問題は，「明らかな精神疾患のない状態および特異的でない状態」というカテゴリーに割り当てられた．このカテゴリーは，例えば，結婚生活の不適応，職業上の不適応，および非社会的行動（例：反社会性パーソナリティ障害ではないプロの犯罪者）を含んでいた．DSM-Ⅲにおいて，著者らは精神疾患によるとは考えられないさまざまな問題に対して，その一覧を拡大し，特異性を増すようにした．これらは「Ｖコード」診断であり，「健康状態と保健サービスとの接触に影響を与える要因の補足分類」と呼ばれた項目に列挙されたコードを含むICD-9-CMからの用語を用いている（Ｖという文字はこの文脈で使用されるときには特別な意味はもたなくなっている）．

DSM-IVにおいて，Vコード診断は，1）対人関係の問題，2）虐待または無視に関連した問題（小児や成人への身体的および性的虐待と小児への無視を含む），および3）治療遵守不良，詐病，成人の反社会的行動，小児または青年の反社会的行動，境界知能，年齢に関連した認知能力の低下，死別反応，学業上の問題，職業上の問題，同一性の問題，宗教または神の問題，異文化受容に関する問題，および人生の局面の問題を含む疾患に分類された．死別反応と大うつ病性障害を区別するための境界が作られた．

対人関係の問題，虐待とネグレクトという下位分類に加えて，DSM-5における新しい下位分類は，教育と職業の問題，住居と経済の問題，社会的環境に関連する他の問題，犯罪または法制度との関係に関連する問題，相談や医学的助言など他の保健サービスの対応，他の心理社会的，個人的，環境的状況に関連する問題，および個人歴における他の状況である．DSM-5において，単純な死別という用語が復活している（V62.82/Z63.4）が，愛する人の死に反応して抑うつエピソードに発展する死別はうつ病の診断を受けるべきである（詳細な議論については第5章「気分障害」を参照）．

DSM-5に伴って，いくつかの追加の変化が行われた．最初に，おのおのの疾患には，これらの疾患に対しICD-10-CMでコード化されるときに用いられる文字が，2014年10月に運用されることを期待され，二重の「Zコード」診断が与えられている．Vという文字と同様に，Zという文字には，この文脈では特別な意味はない．したがって，この章，あるいは本書全体を通して，われわれは，これらの疾患を「V/Zコード」診断と呼んでいる．子ども，配偶者/パートナー，または成人のネグレクト，または心理的，身体的，または性的暴力が確実あるいは疑わしい例において，995コードが使用される（ICD-10-CMにおけるTコード）．

多軸診断システムの廃止によって，以前ならIV軸に記録されたであろうストレス因子は，現在は，V/Zコードを使用することによって認識されるであろう．DSM-5におけるリストの拡大によって，ホームレス，極度の貧困，または犯罪の被害者であるというようなケアを求めることに関連しているが，精神疾患に起因していない状況をより完璧に記述することが可能になる．

対人関係の問題
Relational Problem

マニュアル●p.709／手引●p.335

これらの診断の使用を臨床家に奨励するために，この項は，DSM-5で再構成され，拡充された．対人関係の問題はさらにより多くの特異性が与えられ，DSM-IVにあるような5つの診断ではなく，現在は8つの診断がある．このカテゴリーは，対人関係単位の構成員間の相互作用の様式を扱っている．その様式は，1人以上の構成員個人の症状または意味のある機能障害，または，対人関係単位それ自体の意味のある障害と関連がある．このカテゴリーについて，家族療法およびカップル療法に取り組んでいる臨床家は特別に興味をもつべきである．

鍵となる対人関係，特に成人で親密なパートナーとの関係や親/養育者と子の関係は，これらの対人関係を結んでいる各個人の健康に重大な影響を与えている．これらの対人関係は，健康を増進させ守ったり，中立的であったり，または健康の転帰に有害でありうる．極端な場合，これら親密な対人関係がいじめまたはネグレクトと関係がありうるし，その影響を受けた人には重大な医学的，心理学的結果をもたらす．対人関係の問題は，その人が健康面での対応を求める理由として，またはその人の精神疾患または他の医学的疾患の経過，予後，治療に影響する問題として，臨床的関与の対象となる．

家庭の養育に関連する問題

V61.20（Z62.820）親子関係の問題
　　　　　　　　Parent-Child Relational Problem
V61.8（Z62.891）同胞関係の問題
　　　　　　　　Sibling Relational Problem
V61.8（Z62.29）親から離れた養育
　　　　　　　　Upbringing Away From Parents
V61.29（Z62.898）両親の不和に影響されている児童
　　　　　　　　Child Affected by Parental Relationship Distress

主支援グループに関連する他の問題

V61.10（Z63.0）配偶者または親密なパートナーとの関係による苦痛
　　　　　　　　Relationship Distress With Spouse or Intimate Partner
V61.03（Z63.5）離別または離婚による家族の崩壊
　　　　　　　　Disruption of Family by Separation or Divorce
V61.8（Z63.8）家族内での高い情動表出
　　　　　　　　High Expressed Emotion Level Within Family
V62.82（Z63.4）単純な死別
　　　　　　　　Uncomplicated Bereavement

虐待とネグレクト
Abuse and Neglect

マニュアル●p.711／手引●p.339

　虐待またはネグレクトに関連する問題における項は，部分的には，その疾患の臨床的および公衆衛生的な重要性のためにDSM-IVに加えられた．DSM-5では，この項はさらに拡充された．読者は異なった診断コードが臨床的関与の焦点に基づいて与えられることを注意するべきである．もし，問題が家族または対人関係単位の文脈で対処されるならば，V/Zコードが用いられる．もし，焦点が被害者にあるなら，995コード（またはICD-10-CMにおけるTコード）が用いられる．

　家族（例：養育者，親密な成人のパートナー），または親族以外の者による冷遇虐待が，現在の臨床的関与の対象となりうる，または，このような冷遇虐待が精神疾患や他の医学的疾患をもつ患者の評価と治療において重要な要因となりうる．虐待とネグレクトには法的な措置がかかわってくるので，これらの状態を評価しコードを割り当てるには注意が必要である．虐待やネグレクトの既往があることは，多くの精神疾患の診断と治療に影響することがあり，診断とともにそのことにも注意するのがよい．

児童への冷遇虐待とネグレクトの問題

児童への身体的虐待
Child Physical Abuse

　児童への身体的虐待とは，児童に対する偶発的でない身体的外傷——小さな打撲傷から重篤な骨折や死に至るまで——である．親，養育者，その子どもに責任をもつその他の人により，拳で打つ，殴打する，蹴る，噛む，揺さぶる，投げる，刺す，窒息させる，叩く（手，棒，ひも，その他のものを用いて），火をつける，その他のあらゆる方法の結果として起こる．このような外傷は，養育者が子を傷つける意図があったか否かにかかわらず，虐待とみなされる．尻を叩いたり，物で叩くといった身体的なしつけは，それが合理的であり，かつ，その子どもに身体的外傷を負わせない場合に限り，虐待とみなされない．

「児童への身体的虐待」確認
　　995.54（T74.12XA）初回の対応
　　995.54（T74.12XD）その後の対応

「児童への身体的虐待」疑い
　　995.54（T76.12XA）初回の対応
　　995.54（T76.12XD）その後の対応

「児童への身体的虐待」に関連する他の状況
　　V61.21（Z69.010）親による児童虐待の被害者に対する精神保健サービスでの対応
　　V61.21（Z69.020）親以外による児童虐待の被害者に対する精神保健サービスでの対応
　　V15.41（Z62.810）小児期における身体的虐待の個人史（既往）
　　V61.22（Z69.011）親による児童虐待の加害者に対する精神保健サービスでの対応
　　V62.83（Z69.021）親以外による児童虐待の加害者に対する精神保健サービスでの対応

児童への性的虐待
Child Sexual Abuse

　児童への性的虐待は，親，養育者，その子どもに責任をもつ他の人が，性的満足を得る目的でその子どもが関与して行われるあらゆる性的行動を含む．性的虐待には，児童の性器を愛撫すること，物を性器に挿入すること，姦淫すること，強姦すること，肛門性交，性器の露出などの行為を含む．性的虐待には，親または養育者による児童の間接的な搾取，例えば，児童と虐待者の間に直接的な肉体的関係はないが，児童が他者に性的満足をもたらす行為にかかわるよう強制したり，だましたり，誘惑したり，脅迫したり，または圧力をかけたりすることも含む．

「児童への性的虐待」確認
　　995.53（T74.22XA）初回の対応
　　995.53（T74.22XD）その後の対応

「児童への性的虐待」疑い
　　995.53（T76.22XA）初回の対応
　　995.53（T76.22XD）その後の対応

「児童への性的虐待」に関連する他の状況
　　V61.21（Z69.010）親による児童への性的虐待の被害者に対する精神保健サービスでの対応

V61.21（Z69.020）親以外による児童への性的虐待の被害者に対する精神保健サービスでの対応
V15.41（Z62.810）小児期における性的虐待の個人史（既往）
V61.22（Z69.011）親による児童への性的虐待の加害者に対する精神保健サービスでの対応
V62.83（Z69.021）親以外による児童への性的虐待の加害者に対する精神保健サービスでの対応

児童へのネグレクト
Child Neglect

　児童へのネグレクトは，子どもの親または他の養育者がひどい行為や怠慢を働いているという確証または疑いがあり，そのために年齢にふさわしい基本的要求が剥奪され，そのためにその子どもに身体的または心理的な傷害を負わせることになる，または，そのような結果をもたらす合理的可能性がある場合，と定義される．児童へのネグレクトは，育児放棄，適切な監督を行わないこと，必要な情動的，心理学的要求に応じないこと，および必要な教育，医療，栄養，住居，衣服を与えないこと，である．

「児童へのネグレクト」確認
　995.52（T74.02XA）初回の対応
　995.52（T74.02XD）その後の対応

「児童へのネグレクト」疑い
　995.52（T76.02XA）初回の対応
　995.52（T76.02XD）その後の対応

「児童へのネグレクト」に関連する他の状況
　V61.21（Z69.010）親による児童へのネグレクトの被害者に対する精神保健サービスでの対応
　V61.21（Z69.020）親以外による児童へのネグレクトの被害者に対する精神保健サービスでの対応
　V15.42（Z62.812）小児期におけるネグレクトの個人史（既往）
　V61.22（Z69.011）親による児童へのネグレクトの加害者に対する精神保健サービスでの対応
　V62.83（Z69.021）親以外による児童へのネグレクトの加害者に対する精神保健サービスでの対応

児童への心理的虐待
Child Psychological Abuse

　児童への心理的虐待は，児童の親または養育者による，偶発的ではない言語によるまたは象徴的な行為であり，それが児童に顕著な心理的傷害をもたらす，または，もたらす合理的可能性がある場合である（身体的ならびに性的な虐待行為は，このカテゴリーには含めない）．児童への心理的虐待の例として，子どもを強く叱責する，責め立てる，または恥をかかせる；脅す；児童が大切にしている人や物を傷つけたり，捨てる，あるいは傷つけたり捨てたりすると言う；児童の行動を制限する〔例：児童の手や腕をひもで縛る，児童を家具やその他のものに縛り付ける，児童を小さな出口のない場所（例：押し入れ）に閉じ込める〕，あるいは，児童に罪を着せるひどい仕打ち；児童に自分自身を痛めつけるよう強要する；そして，身体的あるいは非身体的な方法で行う児童への過度なしつけ（すなわち，身体的虐待のレベルには達しないものの，頻度や期間において通常の程度を上回る）を含む．

「児童への心理的虐待」確認
　995.51（T74.32XA）初回の対応

995.51（T74.32XD）その後の対応
「児童への心理的虐待」疑い
　995.51（T76.32XA）初回の対応
　995.51（T76.32XD）その後の対応
「児童への心理的虐待」に関連する他の状況
　V61.21（Z69.010）親による児童への心理的虐待の被害者に対する精神保健サービスでの対応
　V61.21（Z69.020）親以外による児童への心理的虐待の被害者に対する精神保健サービスでの対応
　V15.42（Z62.811）小児期に心理的虐待を受けた個人史（既往）
　V61.22（Z69.011）親による児童への心理的虐待の加害者に対する精神保健サービスでの対応
　V62.83（Z69.021）親以外による児童への心理的虐待の加害者に対する精神保健サービスでの対応

成人への冷遇虐待とネグレクトの問題

配偶者またはパートナーへの暴力，身体的なもの
Spouse or Partner Violence, Physical

　このカテゴリーは，偶発的ではない身体的暴力行為が親密なパートナーに身体的な傷害を負わせる，または，傷害を負わせる合理的可能性があり，その結果，パートナーに著しい恐怖を感じさせることが，過去1年の間に起こった場合に用いられるべきである．偶発的ではない身体的暴力行為には，強く押す，平手打ちをする，髪を引っ張る，つねる，縛り付ける，揺さぶる，投げる，噛む，蹴る，拳や物で殴る，火をつける，毒を盛る，喉を圧迫する，息ができないようにする，頭を水の中に沈める，武器を用いる，が含まれる．自分自身やパートナーを身体的に守る目的で行われる行為は除外する．

「配偶者またはパートナーへの暴力，身体的」確認
　995.81（T74.11XA）初回の対応
　995.81（T74.11XD）その後の対応
「配偶者またはパートナーへの暴力，身体的」疑い
　995.81（T76.11XA）初回の対応
　995.81（T76.11XD）その後の対応
「配偶者またはパートナーへの暴力，身体的」に関連する他の状況
　V61.11（Z69.11）配偶者またはパートナーへの暴力，身体的，の被害者に対する精神保健サービスでの対応
　V15.41（Z91.410）配偶者またはパートナーへの暴力，身体的，の個人史（既往）
　V61.12（Z69.12）配偶者またはパートナーへの暴力，身体的，の加害者に対する精神保健サービスでの対応

配偶者またはパートナーへの暴力，性的なもの
Spouse or Partner Violence, Sexual

　このカテゴリーは，親密なパートナーとの性的行為を，暴力的にまたは強要することが，過去1

年の間に起こった場合に用いられるべきである．性的暴力は，身体的な暴力や心理的な強制により
パートナーの意思に反して性的行為を強いることを含み，その行為が完遂されたか否かにはかか
わらない．このカテゴリーには，同意を得ることができない親密なパートナーに対する性的行為も
含む．

「配偶者またはパートナーへの暴力，性的」確認
　　995.83（T74.21XA）初回の対応
　　995.83（T74.21XD）その後の対応

「配偶者またはパートナーへの暴力，性的」疑い
　　995.83（T76.21XA）初回の対応
　　995.83（T76.21XD）その後の対応

「配偶者またはパートナーへの暴力，性的」に関連する他の状況
　　V61.11（Z69.81）配偶者またはパートナーへの暴力，性的，の被害者に対する
　　　　　　　　　　精神保健サービスでの対応
　　V15.41（Z91.410）配偶者またはパートナーへの暴力，性的，の個人史（既往）
　　V61.12（Z69.12）配偶者またはパートナーへの暴力，性的，の加害者に対する
　　　　　　　　　　精神保健サービスでの対応

配偶者またはパートナーへのネグレクト
Spouse or Partner Neglect

　　パートナーへのネグレクトは，一方のパートナーによるひどい行為や怠慢によって，そのパート
ナーに依存する他方のパートナーの基本的要求を剝奪し，その結果，依存しているパートナーに，
身体的または心理的な傷害を負わせることになる，または，そのような結果をもたらす合理的可能
性がある行為が，過去1年の間に認められた場合に用いられる．このカテゴリーは，一方のパート
ナーがもう一方のパートナーに極端に依存している関係があり，世話を受けたり，日々の活動を行
う際にはいつも指示を受け援助してもらうという状況で用いられる．例えば，相当な身体的，心理
的・知的，または文化的な制約（例：外国文化の中で生活していて他者と意思疎通したり日々の活
動をすることができない）のため自立できないようなパートナーの場合である．

「配偶者またはパートナーへのネグレクト」確認
　　995.85（T74.01XA）初回の対応
　　995.85（T74.01XD）その後の対応

「配偶者またはパートナーへのネグレクト」疑い
　　995.85（T76.01XA）初回の対応
　　995.85（T76.01XD）その後の対応

「配偶者またはパートナーへのネグレクト」に関連する他の状況
　　V61.11（Z69.11）配偶者またはパートナーへのネグレクトの被害者に対する
　　　　　　　　　　精神保健サービスでの対応
　　V15.42（Z91.412）配偶者またはパートナーへのネグレクトの個人史（既往）
　　V61.12（Z69.12）配偶者またはパートナーへのネグレクトの加害者に対する
　　　　　　　　　　精神保健サービスでの対応

配偶者またはパートナーへの虐待，心理的なもの
Spouse or Partner Abuse, Psychological

　パートナーへの心理的虐待は，一方のパートナーによる，偶発的ではない言語上の，または象徴的な行為であり，かつ，それがもう一方のパートナーに顕著な心理的傷害をもたらす，または，もたらす合理的可能性がある場合を包括している．このカテゴリーは，このような心理的虐待が過去1年の間に起こっている場合に用いられるべきである．心理的虐待には，被害者をひどく叱るまたは恥をかかせる；被害者を詰問する；被害者の自由な往来を制約する；被害者が援助（例：法の執行，法的，保護的，医療的な資源）を求めることを妨害する；身体的傷害あるいは性的暴行で被害者を脅す；被害者が大切にしている人や物を傷つける，または傷つけると脅す；被害者の経済的資源への接近あるいは利用を不当に制限する；被害者を家族，友人，社会的支援機関から隔離する；被害者につきまとう；被害者に「自分は気が狂った」と思わせようとする，が含まれる．

「配偶者またはパートナーへの虐待，心理的」確認
　　995.82（T74.31XA）初回の対応
　　995.82（T74.31XD）その後の対応

「配偶者またはパートナーへの虐待，心理的」疑い
　　995.82（T76.31XA）初回の対応
　　995.82（T76.31XD）その後の対応

「配偶者またはパートナーへの虐待，心理的」に関連する他の状況
　　V61.11（Z69.11）配偶者またはパートナーへの虐待，心理的，の被害者に対する
　　　　　　　　　　精神保健サービスでの対応
　　V15.42（Z91.411）配偶者またはパートナーへの虐待，心理的，の個人史（既往）
　　V61.12（Z69.12）配偶者またはパートナーへの虐待，心理的，の加害者に対する
　　　　　　　　　　精神保健サービスでの対応

配偶者またはパートナー以外による成人への虐待
Adult Abuse by Nonspouse or Nonpartner

　これらのカテゴリーは，親密なパートナーではない別の成人から，成人が虐待される場合に用いられるべきである．このような冷遇虐待には，身体的，性的，または情動的な虐待も含まれるかもしれない．成人への虐待の例には，身体的傷害をもたらすことがあるか，身体的傷害をもたらす合理的可能性があるか，または著しい恐怖を引き起こしたことのある身体的暴力による偶発的ではない行為（例：押す・突き飛ばす，引っ掻く，平手打ちをする，怪我をする可能性のあるものを投げつける，殴る，噛む），暴力的または強要された性的行為，心理的傷害を引き起こす可能性のある言語的ないし象徴的行為（例：その人をひどく叱るまたは恥をかかせる；その人に詰問する；その人の自由な往来を制約する；その人が援助を受けることを妨害する；その人を脅迫する；その人が大事にしている人や物を傷つける，または傷つけると脅す；その人の経済的資源への接近または利用を制限する；その人を家族，友人，または社会援助機関から隔離する；その人につきまとう；その人に「自分は気が狂った」と思わせようとする）が含まれる．自分自身や他者を身体的に守る目的で行われる行為は除外する．

「配偶者またはパートナー以外による成人への身体的虐待」確認
　　995.81（T74.11XA）初回の対応
　　995.81（T74.11XD）その後の対応

「配偶者またはパートナー以外による成人への身体的虐待」疑い
　　995.81（T76.11XA）初回の対応
　　995.81（T76.11XD）その後の対応
「配偶者またはパートナー以外による成人への性的虐待」確認
　　995.83（T74.21XA）初回の対応
　　995.83（T74.21XD）その後の対応
「配偶者またはパートナー以外による成人への性的虐待」疑い
　　995.83（T76.21XA）初回の対応
　　995.83（T76.21XD）その後の対応
「配偶者またはパートナー以外による成人への心理的虐待」確認
　　995.82（T74.31XA）初回の対応
　　995.82（T74.31XD）その後の対応
「配偶者またはパートナー以外による成人への心理的虐待」疑い
　　995.82（T76.31XA）初回の対応
　　995.82（T76.31XD）その後の対応
「配偶者またはパートナー以外による成人への虐待」に関連する他の状況
　　V65.49（Z69.81）配偶者またはパートナー以外による成人への虐待の被害者に対する精神保健サービスでの対応
　　V62.83（Z69.82）配偶者またはパートナー以外による成人への虐待の加害者に対する精神保健サービスでの対応

教育と職業の問題
Educational and Occupational Problems

マニュアル●p.717／手引●p.347

　これはその人が，学業または教育の問題，現在の軍の配属に関連する問題，または雇用に関連する問題があるかどうかを臨床家が記録することを可能にした新しいカテゴリーである．

教育の問題

V62.3（Z55.9）学業または教育の問題
　　　　　　　Academic or Educational Problem

職業の問題

V62.21（Z56.82）現在の軍の配属に関連する問題
　　　　　　　　Problem Related to Current Military Deployment Status
V62.29（Z56.9）雇用に関連する他の問題
　　　　　　　Other Problem Related to Employment

住居と経済の問題
Housing and Economic Problems

マニュアル●p.718／手引●p.348

　これは多くの人が経験する住居と経済の問題を認めるために作成された新しいカテゴリーである．その人の問題を記述するのに役立つよう利用できる9つのコードがある．すなわち，ホームレス，不適切な住居，近隣者，間借り人，または家主との不和，入所施設での生活に関連する問題，適切な食糧または安全な飲料水の欠如，極度の貧困，低い収入，不十分な社会保障または福祉的支援，および特定不能の住居または経済的問題である．

住居の問題

V60.0（Z59.0）ホームレス
　　　　　　　Homelessness
V60.1（Z59.1）不適切な住居
　　　　　　　Inadequate Housing
V60.89（Z59.2）近隣者，間借り人，または家主との不和
　　　　　　　　Discord With Neighbor, Lodger, or Landlord
V60.6（Z59.3）入所施設での生活に関連する問題
　　　　　　　Problem Related to Living in a Residential Institution

経済的問題

V60.2（Z59.4）適切な食糧または安全な飲料水の欠如
　　　　　　　Lack of Adequate Food or Safe Drinking Water
V60.2（Z59.5）極度の貧困
　　　　　　　Extreme Poverty
V60.2（Z59.6）低い収入
　　　　　　　Low Income
V60.2（Z59.7）不十分な社会保障または福祉的支援
　　　　　　　Insufficient Social Insurance or Welfare Support
V60.9（Z59.9）特定不能の住居または経済的問題
　　　　　　　Unspecified Housing or Economic Problem

社会的環境に関連する他の問題
Other Problems Related to the Social Environment

マニュアル●p.719／手引●p.350

　このカテゴリーにおいて，その人の生活変化や社会的および生活の問題をうまく記述するために利用できる6つのコードがある．すなわち，人生の段階に関する問題，単身生活に関連する問題，文化への順応の困難，社会的疎外または拒絶，（自覚された）悪質な差別または迫害の標的，および社会的環境に関連する特定不能の問題である．

V62.89（Z60.0）人生の段階に関する問題
　　　　　　　　Phase of Life Problem

V60.3（Z60.2）単身生活に関連する問題
　　　　　　　Problem Related to Living Alone
V62.4（Z60.3）文化への順応の困難
　　　　　　　Acculturation Difficulty
V62.4（Z60.4）社会的疎外または拒絶
　　　　　　　Social Exclusion or Rejection
V62.4（Z60.5）（自覚された）悪質な差別または迫害の標的
　　　　　　　Target of（Perceived）Adverse Discrimination or Persecution
V62.9（Z60.9）社会的環境に関連する特定不能の問題
　　　　　　　Unspecified Problem Related to Social Environment

犯罪または法制度との関係に関連する問題
Problems Related to Crime or Interaction With the Legal System

マニュアル●p.720／手引●p.352

　このカテゴリーは新しく，法制度に関連する人の問題を記述するために用いることができる．すなわち，犯罪の被害者，拘置のない民事または刑事訴訟の有罪判決，拘置または他の収監，刑務所からの出所に関連する問題，および他の法的状況に関連する問題である．

V62.89（Z65.4）犯罪の被害者
　　　　　　　　Victim of Crime
V62.5（Z65.0）拘置のない民事または刑事訴訟の有罪判決
　　　　　　　Conviction in Civil or Criminal Proceedings Without Imprisonment
V62.5（Z65.1）拘置または他の収監
　　　　　　　Imprisonment or Other Incarceration
V62.5（Z65.2）刑務所からの出所に関連する問題
　　　　　　　Problems Related to Release From Prison
V62.5（Z65.3）他の法的状況に関連する問題
　　　　　　　Problems Related to Other Legal Circumstances

相談や医学的助言など他の保健サービスの対応
Other Health Service Encounters for Counseling and Medical Advice

マニュアル●p.720／手引●p.352

　性相談，他の相談やコンサルテーションを求める人に利用できる2つのコードがある．この人達は精神疾患が存在しないかもしれないが，性教育を受けたり，彼らの性指向（あるいは彼らのパートナーの性指向）に関連した問題，および他の問題を話し合うための相談を求める人があるだろう．多くの人々は霊的な，または食事に関する相談のような，精神保健と関連のないさまざまな理由で相談を求めることもあるだろう．

V65.49（Z70.9）性相談
　　　　　　　　Sex Counseling
V65.40（Z71.9）他の相談やコンサルテーション
　　　　　　　　Other Counseling or Consultation

他の心理社会的，個人的，環境的状況に関連する問題
Problems Related to Other Psychosocial, Personal, and Environmental Circumstances

マニュアル ➔ p.720 / 手引 ➔ p.353

　このカテゴリーでは，心理社会的，個人的，そして環境的状況に関連する問題を含む8つのコードが利用できる．すなわち，宗教的または霊的問題，望まない妊娠に関連する問題，経産婦に関連する問題，保護観察官，ケースマネージャー，ソーシャルワーカーを含む，社会的サービスの提供者との不和，テロまたは拷問の被害者，災害，戦争，または他の戦闘への曝露，心理社会的状況に関連する他の問題，および特定不能の心理社会的状況に関連する特定不能の問題である．

V62.89（Z65.8）宗教的または霊的問題
　　　　　　　　Religious or Spiritual Problem
V61.7（Z64.0）望まない妊娠に関連する問題
　　　　　　　　Problems Related to Unwanted Pregnancy
V61.5（Z64.1）経産婦に関連する問題
　　　　　　　　Problems Related to Multiparity
V62.89（Z64.4）保護観察官，ケースマネジャー，ソーシャルワーカーを含む，社会的サービスの提供者との不和
　　　　　　　　Discord With Social Service Provider, Including Probation Officer, Case Manager, or Social Services Worker
V62.89（Z65.4）テロまたは拷問の被害者
　　　　　　　　Victim of Terrorism or Torture
V62.22（Z65.5）災害，戦争，または他の戦闘への曝露
　　　　　　　　Exposure to Disaster, War, or Other Hostilities
V62.89（Z65.8）心理社会的状況に関連する他の問題
　　　　　　　　Other Problem Related to Psychosocial Circumstances
V62.9（Z65.9）特定不能の心理社会的状況に関連する特定不能の問題
　　　　　　　　Unspecified Problem Related to Unspecified Psychosocial Circumstances

個人歴における他の状況
Other Circumstances of Personal History

マニュアル ➔ p.721 / 手引 ➔ p.353

　このカテゴリーは，個人歴に関連する問題をより詳細に記述するための14のコードを含んでいる．すなわち，心理的外傷についての他の個人歴，自傷の個人歴，軍の配属の個人歴，他の個人的な危険要因，生活様式に関連する問題，成人の反社会的行動，児童または青年の反社会的行動，保健施設の利用が不可能または接近不能，他の援助機関の利用が不可能または接近不能，医学的治療へのアドヒアランス欠如，体重過多または肥満，詐病，精神疾患に関連する徘徊，および境界線の知的機能である．

　以下に列挙されている7つの状況のうち，成人の反社会的行動は最も長い病歴がある．このような行動は個人や地域にとって厄介な問題ではあるけれども，精神疾患とはみなされない．ある人は反社会的な活動に携わるが，彼らの行動は反社会性パーソナリティ障害または素行症の診断基準を満たさない．例として，犯罪経歴を追求する人，売春婦，およびプロの窃盗犯が含まれる．鑑別診

断の過程において，臨床家は，成人の反社会的行動と反社会性パーソナリティ障害を区別する必要があるだろう．反社会性パーソナリティ障害の人は，素行症の既往をもつこともあるだろう．

V15.49（Z91.49）心理的外傷についての他の個人歴
　　　　　　　　Other Personal History of Psychological Trauma
V15.59（Z91.5）自傷の個人歴
　　　　　　　　Personal History of Self-Harm
V62.2（Z91.82）軍の配属の個人歴
　　　　　　　　Personal History of Military Deployment
V15.89（Z91.89）他の個人的な危険要因
　　　　　　　　Other Personal Risk Factors
V69.9（Z72.9）生活様式に関連する問題
　　　　　　　　Problem Related to Lifestyle
V71.01（Z72.811）成人の反社会的行動
　　　　　　　　Adult Antisocial Behavior
V71.02（Z72.810）児童または青年の反社会的行動
　　　　　　　　Child or Adolescent Antisocial Behavior

医学的および他の保健手段の取得に関連する問題

　保健施設の利用が不可能または接近不能，あるいは他の援助機関の利用が不可能または接近不能を記述するための2つのコードが用いられる．これらの問題は保健施設が不十分であるか，まったく不足している田舎や遠方の地域において特に問題となることがある．

V63.9（Z75.3）保健施設の利用が不可能または接近不能
　　　　　　　　Unavailability or Inaccessibility of Health Care Facilities
V68.3（Z75.4）他の援助機関の利用が不可能または接近不能
　　　　　　　　Unavailability or Inaccessibility of Other Helping Agencies

医学的治療へのアドヒアランス欠如

　医学的治療へのアドヒアランス欠如は，一般的によくみられ，患者を助ける臨床家の能力を妨げる．アドヒアランス欠如は本来，精神疾患とは考えられないが，臨床家は一般に治療アドヒアランスを理解する必要がある．また個々の患者において，より特異的に彼らの動機，心配，および，その人の病気の否認，または病識の欠如，または治療の副作用についての心配の可能性といったアドヒアランスに影響を与えるその他の問題について理解する必要がある．

　<u>体重過多または肥満</u>はDSM-5では新しく，また精神保健を求める多くの人にとって重要な問題である．研究により長期間，体重過多/肥満と精神障害との関係が示され，そして，この疾患が一般人口においてより頻繁なため，その問題が重要性を増してきている．多くの向精神薬治療が肥満，および糖尿病や脂質異常症のような代謝系の問題に関連した肥満の原因となるということが知られている．このカテゴリーを含むことは，体重過多および肥満へのよりよい理解や報告となるかもしれない．この問題は，V/Zコードを用いるよりも，278.00（E66.9）とコードされる．

　<u>詐病</u>は臨床家の遭遇するもう1つの問題であり，また外的な動機づけ（例：徴兵や兵役を逃れる，仕事を避ける，犯罪の訴追を免れる）がある虚偽のまたは著しく強調された身体的あるいは心理的な症状を意図的に作り出すこと含む．詐病は鑑別診断の過程において熟考することが重要であり，下記の手がかりの複数が認められたときに疑われるべきである．すなわち，症状の出現に司法医学

的な背景がある（例：その人が法律家から依頼された場合），その人が訴える能力低下と客観的な所見との間に顕著な乖離がある，診断のための評価への協力の欠如，治療薬の不遵守，および反社会性パーソナリティ障害の存在，ということである．

　精神疾患に関連する徘徊は，DSM-5 では新しく，そして，人々が徘徊しようとする結果，重大な臨床的管理や安全上の問題となる場合に用いられるカテゴリーである．例えば，認知症や神経発達症をもつ人は，徘徊したいという絶え間ない渇望に駆られ，そのために転倒の危険性を生じさせ，付き添いがなければ管理された状況におかざるをえない状況を生み出す．このカテゴリーには，望まない居住状況から逃げ出そうと意図する場合（例：家から走って逃げだす子ども，病院にこれ以上いることを望まない患者），または，医薬品誘発性アカシジアのために歩いたり足踏みする人には用いられない．このカテゴリーはまた，反社会性パーソナリティ障害の人がおそらく過去の罪や身元をごまかすためというよりも，その人の放浪癖のため，特別な目標や行くあてもなく，場所から場所へ移動してしまうことを記述するために用いるべきではない．

　境界線の知的機能というカテゴリーは，その人の正常以下の認知能力が臨床的関与の対象となっている，またはその人の治療と予後に影響を及ぼしている場合に用いることができる．境界線の知的機能と知的能力障害を鑑別するためには，知的機能と適応機能を考慮したうえで，注意深く評価することが必要である．DSM-IV とは異なり，境界線の知的機能の同定に役立つのを特定する IQ の範囲はなくなった．その人が学問的達成を最大限に活用したり，社会や仕事上の関係でも，学校でも困難に取り組んだり，また職業訓練において機能的技能や助言を発展させる努力から恩恵を受けることがあるので，この状態を認知することは重要である．

V15.81（Z91.19）医学的治療へのアドヒアランス欠如
　　　　　　　　Nonadherence to Medical Treatment
278.00（E66.9）体重過多または肥満
　　　　　　　　Overweight or Obesity
V65.2（Z76.5）詐病
　　　　　　　　Malingering
V40.31（Z91.83）精神疾患に関連する徘徊
　　　　　　　　Wandering Associated With a Mental Disorder
V62.89（R41.83）境界線の知的機能
　　　　　　　　Borderline Intellectual Functioning

Key Points

- DSM-IV の「臨床的関与の対象となることのある他の状態」の章では，V/Z/T コード診断を包括しており，DSM-5 で拡充され，医薬品誘発性運動症群および他の医薬品有害作用はそれらの独自の章へ移動された．
- この章に含まれているコードは，臨床的興味や関心があるが，精神疾患とはみなされない状態を記述，または表示するために利用できる．
- これらの疾患の多くは，かつて DSM-IV における多軸システムの IV 軸にその人のケアに関連のある"ストレス因"として列挙されていただろう．
- 単純な死別は，死別された人の症状がうつ病の診断基準を満たしていないときに用いられる．
- 体重過多または肥満は，この疾患をよりよく理解し，報告することに役立つかもしれない新しいカテゴリーである．

CHAPTER 20
Assessment Measures

評価尺度

レベル1とレベル2横断的症状尺度〈DSM-5, 730頁〉	Level 1 and Level 2 Cross-Cutting Symptom Measures
臨床家評価による精神病症状の重症度ディメンション〈DSM-5, 736頁〉	Clinician-Rated Dimensions of Psychosis Symptom Severity
世界保健機関能力低下評価尺度第2版（WHO-DAS 2.0）〈DSM-5, 738頁〉	World Health Organization Disability Assessment Schedule 2.0
文化的定式化面接〈DSM-5, 744頁〉	Cultural Formulation Interview

　DSM-5の第Ⅲ部「新しい尺度とモデル」は，新しい評価法やモデルを含んでおり，患者のより徹底した評価を提供するために，臨床家および研究者はこれを用いることができる．これらの尺度とモデルは，いずれも任意のものではあるが，レベル1横断的症状尺度（Level 1 Cross-Cutting Symptom Measure），レベル2横断的症状尺度のリスト（a list of Level 2 Cross-Cutting Symptom Measures），臨床家評価による精神病症状の重症度ディメンション（Clinician-Rated Dimensions of Psychosis Symptom Severity scale），および世界保健機関能力低下評価尺度第2版（World Health Organization Disability Assessment Schedule 2.0; WHODAS 2.0）が含まれる．レベル2重症度尺度はオンラインで入手可能であり，レベル1でのスクリーニングへの有意な応答結果をさらに精査するために用いることができる．文化的定式化面接（Cultural Formulation Interview），すなわち精神疾患の文化的状況に関する包括的レビューもまた，提供されている．

　DSM-5の著者らが目指したのは，マニュアルにディメンション尺度を組み込むことであった．その目標は，症状の多様性と重症度に関する評価を強化し，臨床家に治療に関する意思決定と結果のモニタリングを助けるため，患者のより完全な評価を提供することを可能にすることであった．この目標は，いくつかの主要なカテゴリーに関しては，おおむね達成された．例えば，知的能力障害（知的発達症）は，もはや特定のIQの範囲に関連づけられておらず，むしろ，その診断は概念的，社会的，および実用的な諸領域に根ざした適応機能をディメンション的に評価することに依存している（第3章「神経発達症群/神経発達障害群」を参照）．もう1つの例は，物質乱用と物質依存を単一"使用"障害へと合併させた決定であり，それは軽度（2つないし3つの症状）から重度（6つ以上の症状）の範囲の重症度に応じて評価される．ディメンションを組み入れようとする最も野心的な計画は，パーソナリティおよびパーソナリティ障害作業部会により展開された．彼らのカテゴリーとディメンションとのハイブリッド診断システムを第Ⅱ部に組み入れることは受け入れられなかったが，第Ⅲ部（および，本書の第21章「パーソナリティ障害群の代替DSM-5モデル」に記述されている）にその概要は含まれている．このように，DSM-5は，以前の版に比べれば，ディメンション尺度にいっそう強い力点をおいているといえるが，それでもなお依然としてカテゴリー診断がその基

本的な目標のままである．

レベル1とレベル2横断的症状尺度
Level 1 and Level 2 Cross-Cutting Symptom Measures

マニュアル●p.730

　横断的症状尺度は，重要な精神病理学領域を見直すための1つの方法として役立つことができるし，また，それらは一般身体医学臓器別の系統的レビューと等価のものとしても機能する（横断的とは，その尺度が多様な精神病理学的領域を"横断的にみる"ことを意味する）．同様にさまざまな精神機能を見直すことによって，その人の今ある症状によっては示唆されないかもしれないが，その人の治療には重要である諸症状へ注意を喚起することで，より完全な精神現象の評価を提供することができる．DSM-5では，横断的症状尺度には2つのレベルがある．すなわち，レベル1の質問は，成人患者用に対する13の，小児・青年期患者に対しては12の症状領域に関する簡潔な質問である．レベル2の質問では，特定の領域に関してより深い評価が行われる．これらの評価尺度は，最初にまず施行し，次いで，患者の症状と治療反応とを経時的に追跡するために開発された．

　DSM-5において新たに導入されたものが，レベル1の横断的症状尺度である．この患者または情報提供者が評価するための尺度は，さまざまな精神医学的診断において重要な精神保健領域を評価するために使用されうる．成人用の版は，13の領域を評価する23の質問からなる．すなわち，抑うつ，怒り，躁状態，不安，身体症状，自殺念慮，精神病症状，睡眠の問題，記憶，反復思考と行動，解離，パーソナリティ機能，物質使用の13領域である．各領域は1～3個の質問で構成されている．各項目について，その人が過去2週間に特定の症状にどの程度（またはどのくらいの頻度）悩まされていたかについて尋ねるものである．この評価尺度はDSM-5実地試行において，臨床的に有用で高い信頼性があることがわかった．6～17歳の子ども用の同様な尺度は，12の精神医学的領域を評価する25の質問から構成されており，試されて臨床的に有用で高い信頼性があることがわかった．成人用の評価尺度は次のページに記されており，子ども用の尺度ともに，www.psychiatry.org/dsm5で入手可能である．

　レベル1横断的症状尺度における閾値を設定することで，より詳細な聴取の必要性が示されうる．レベル2横断的症状尺度は，診断と治療計画を検討するうえで役立つ潜在的に重要な症状についてより深い情報を入手する方法を示しうる．これらの尺度はオンラインで入手可能である（www.psychiatry.org/dsm5）．患者用健康質問票15身体症状重症度尺度（Patient Health Questionnaire 15-Item Somatic Symptom Severity Scale）およびフロリダ強迫症状調査重症度尺度（Florida Obsessive-Compulsive Inventory Severity Scale）のように，十分に妥当性の確認された尺度が含まれている．

DSM-5 レベル1横断的症状尺度—成人用・自己記入版

名前：＿＿＿＿＿＿　年齢：＿＿＿＿　性別：[ ] 男性　[ ] 女性　日付：＿＿＿＿

（本票がすべて本人以外の人によって記入される場合）あなたとご本人との関係は何ですか？：＿＿＿＿＿
典型的な週において，あなたはご本人と一緒におおよそどのくらいの時間過ごしますか？　＿＿＿＿＿時間/週

指示事項：以下の各項目は，あなたが悩まされたかもしれない問題を質問するものです．以下の質問について，あなたがこの2週間の間，どの程度（また，どのくらいの頻度）各項目の問題で悩まされましたか？　最も当てはまる数字に○をつけてください．

		以下の問題について，この2週間，あなたはどの程度（またはどのくらいの頻度で）悩まされましたか？	なしまったくない	わずかにまれ，1日または2日以内	軽度数日程度	中等度半分以上の日数	重度ほとんど毎日	領域内最高得点（評定者用）
I	1	物事を行うことへの関心や楽しみが，ほとんどありませんか？	0	1	2	3	4	
	2	気持ちが沈む，憂うつまたは絶望感がありますか？	0	1	2	3	4	
II	3	普段よりいらいらする，不機嫌で，怒りっぽいですか？	0	1	2	3	4	
III	4	普段に比べ，睡眠時間が短くなっているものの，まだ十分元気ですか？	0	1	2	3	4	
	5	普段に比べ，いろいろなことを始めたり，危険なことを行ったりしていますか？	0	1	2	3	4	
IV	6	くよくよする，不安に感じる，怯える，心配する，ピリピリしますか？	0	1	2	3	4	
	7	パニックになったり怯えている感じがありますか？	0	1	2	3	4	
	8	自分を不安にさせる状況を回避しますか？	0	1	2	3	4	
V	9	説明がつかない全身のさまざまな痛み（例：頭痛，腰痛，関節痛，腹痛，下肢の痛みなど）がありますか？	0	1	2	3	4	
	10	自分の病状が十分，真剣に受け取られていないと感じますか？	0	1	2	3	4	
VI	11	自分自身を実際に傷つけたいという考えが浮かびますか？	0	1	2	3	4	
VII	12	誰もいないのに声が聞こえるなど，他人に聞こえないものが聞こえますか？	0	1	2	3	4	
	13	自分の考えを誰かが聞くことができるという感覚，または他人の考えを自分が聞くことができる感覚がありますか？	0	1	2	3	4	
VIII	14	睡眠全体の質を低下させる睡眠に関する問題がありますか？	0	1	2	3	4	
IX	15	記憶（例：新しいことを覚えること）や場所探し（例：家までの順路を探す）に関する問題がありますか？	0	1	2	3	4	
X	16	繰り返して頭に浮かぶ不快な思考，強い衝動，またはイメージがありますか？	0	1	2	3	4	
	17	ある特定の行動や精神活動を何回も何回も繰り返して行わなければならないと追い込まれる感覚がありますか？	0	1	2	3	4	
XI	18	自分自身，自分の身体，自分の身体のまわりの環境，自分の記憶が分離または離れている感覚がありますか？	0	1	2	3	4	
XII	19	自分自身が実際は誰であるか，人生から何を得たいかがわからないことがありますか？	0	1	2	3	4	
	20	他人と親しみを感じない，もしくはその人達との関係を楽しめないことがありますか？	0	1	2	3	4	
	21	1日に種類を問わず少なくとも4杯のアルコールを摂取しますか？	0	1	2	3	4	
	22	紙巻タバコ，葉巻，パイプ，噛みタバコ，嗅ぎタバコなどを喫煙しますか？	0	1	2	3	4	
	23	以下の薬を自らの判断で使用しますか？（処方箋薬の場合，医師の処方箋なく，または処方用量より多く，または長く使用）〔鎮痛薬（アセトアミノフェンなど），精神刺激薬（メチルフェニデートなど），鎮静薬・安定薬（睡眠薬やジアゼパムなど）；大麻，クラック・コカイン，クラブ薬物（エクスタシーなど），幻覚薬（LSDなど），ヘロイン，有機溶剤（接着剤など）やメタンフェタミン（スピードなど）の違法薬物〕	0	1	2	3	4	

臨床家評価による精神病症状の重症度ディメンション
Clinician-Rated Dimensions of Psychosis Symptom Severity

マニュアル ➔ p.736

　精神病性障害は不均質なものであって，症状重症度が疾患の重要な側面を予想しうるので，ディメンション方式の評価法は，症状表現の変異の意味を把握するのに役立つかもしれない．この評価法は，治療計画，予後についての判断決定，および病態生理学的機序の研究に役立つかもしれない．臨床家評価による精神病症状の重症度ディメンションは，幻覚，妄想，まとまりのない発語といった精神病の主な精神病症状をディメンション方式で評価する際に用いることができる．この尺度は，抑うつや躁状態も評価する．この8項目の尺度は，臨床評価をする際に臨床家や研究者が評価をすることができる．各症状は，現在の重症度（過去7日間）に関して，5段階評定で評点がつけられる（0：「症状なし」，4：「存在する・重度」）．この尺度は，精神病性障害のどれを評価する際にも使用することができる．時間枠は過去7日間である．尺度を以下に示した．

臨床家評価による精神病症状の重症度ディメンション

名前：　　　　　　　　年齢：　　　　性別：[ ] 男性　　[ ] 女性　　日付：

指示事項：その人に関して入手したすべての情報と，あなた自身の臨床判断に基づき，この1週間（7日間）の間，この人に認められた以下の各症状の有無と重症度について評価をしてください．

領域	0	1	2	3	4	得点欄
I. 幻覚	□症状なし	□疑わしい（重症度または持続期間から精神病状態と判断するには不十分）	□存在するが軽度（声に基づいて行動する圧力は少ししかない，声にあまり悩まされていない）	□存在する・中等度（声に反応するようかなりの圧力がある，または声にいくらか悩まされている）	□存在する・重度（声に反応するよう強い圧力がある，または声に非常に悩まされている）	
II. 妄想	□症状なし	□疑わしい（重症度または持続期間から精神病状態と判断するには不十分）	□存在するが軽度（妄想的信念に基づいて行動する圧力は少ししかない，その信念にあまり悩まされていない）	□存在する・中等度（妄想的信念に基づいて行動するようかなりの圧力がある，または妄想的信念にいくらか悩まされている）	□存在する・重度（妄想的信念に基づいて行動するよう強い圧力がある，または妄想的信念にとても悩まされている）	
III. まとまりのない発語	□症状なし	□疑わしい（重症度または持続期間からまとまりのないものと判断するには不十分）	□存在するが軽度（会話についてゆくのにいくらか困難）	□存在する・中等度（会話についてゆくのにしばしば困難）	□存在する・重度（会話についてゆくのがほとんど不可能）	
IV. 異常な精神運動行動	□症状なし	□疑わしい（重症度または持続期間から異常な精神運動行動と判断するには不十分）	□存在するが軽度（時々の異常または奇異な運動行動または緊張病）	□存在する・中等度（頻繁な異常または奇異な運動行動または緊張病）	□存在する・重度（異常または奇異な運動行動または緊張病がほとんどいつもある）	
V. 陰性症状（感情表出の抑制または意欲欠如）	□症状なし	□疑わしい（表情表出，会話の抑揚，身振り，自発的行動の低下と判断するには不十分）	□存在するが軽度（表情表出，会話の抑揚，身振り，自発的行動の軽度の低下）	□存在する・中等度（表情表出，会話の抑揚，身振り，自発的行動の中等度の低下）	□存在する・重度（表情表出，会話の抑揚，身振り，自発的行動の著しい低下）	
VI. 認知機能低下	□症状なし	□疑わしい（認知機能が年齢や社会経済的状態から期待される範囲から明らかに外れていると判断するには不十分：すなわち平均±0.5 SD以内）	□存在するが軽度（認知機能がいくらか低下：年齢や社会経済的状態から期待されるより低い．平均±0.5〜1 SDの範囲）	□存在する・中等度（認知機能が明らかに低下：年齢や社会経済的状態から期待されるより低い．平均±1〜2 SDの範囲）	□存在する・重度（認知機能が顕著に低下：年齢や社会経済的状態から期待されるより低い．平均±>2 SDの範囲）	
VII. 抑うつ	□症状なし	□疑わしい（時々，もの悲しい，落ち込む，憂うつ，または絶望感を感じたりする．誰か，または何かを失敗したとを心配しているが，それに心を奪われていない）	□存在するが軽度（頻繁に非常に悲しくなったり，落ち込んだり，ある程度の憂うつまたは絶望感を感じたりする時間がある．誰か，または何かを失敗したと心配しているし，それにいくらか心を奪われている）	□存在する・中等度（頻繁に深い憂うつまたは絶望感を感じる時間がある．罪責感や間違ったことをしたという後悔に心を奪われている）	□存在する・重度（ひどく憂うつまたは絶望感を毎日感じる．罪業妄想や，状況と著しく不釣り合いな不合理な自責がある）	
VIII. 躁状態	□症状なし	□疑わしい（高揚し，誇大的，または易怒的気分，またはいくらかの落ち着きのなさを時々認める）	□存在するが軽度（いくぶん高揚し，誇大的，または易怒的気分，または落ち着きのない時間が頻繁にある）	□存在する・中等度（広範に高揚し，誇大的，易怒的気分，または落ち着きのない時間が頻繁にある）	□存在する・重度（広範に高揚し，誇大的，易怒的気分，または落ち着きのなさが毎日ある）	

注：SD = standard deviation（標準偏差）

世界保健機関能力低下評価尺度第2版
World Health Organization Disability Assessment Schedule 2.0

マニュアル ⊃ p.738

　世界保健機関能力低下評価尺度第2版（World Health Organization Disability Assessment Schedule: WHODAS 2.0）の成人自己記入版は，18歳以上の成人の能力低下を評価するための36項目からなる評価尺度である．この評価尺度は以下の6つの領域を評価する．「理解とコミュニケーション」，「運動」，「自己管理」，「人との交流」，「日常生活（例：家事）」，および「社会参加」である．もしその人が評価表を自ら完成できない場合，状況をわかっている情報提供者が本評価尺度の代理人版を実施してもよい．どちらも www.psychiatry.org/dsm5 で入手可能である．どちらの版も，対象者に対して，最近30日間における特定分野に関する困難がどの程度生じていたかについての評価を問うものである．

　得点計算方法には2つの選択肢がある．単純な得点計算方法は，各項目に割り当てられた得点（なし＝1，軽度＝2，中等度＝3，重度＝4，きわめて重度＝5）を合計する．個々の項目への重みづけはしない．より複雑な採点方法は，「項目応答理論」に基づく方法と呼ばれ，各項目の困難さに関する複数のレベルが考慮に入れられる．コンピュータプログラムはWHOのウェブサイトで利用可能である．DSM-5の著者らは，成人患者を対象とした実地試行から得た知見に一部基づき，各領域（例：「理解とコミュニケーション」）の平均得点を計算し，全般能力低下度を求めそれを使用することを推奨している．これらの得点は，実地試行に参加した臨床家にとって，信頼性があり，臨床場面で役立つことがわかった．この領域の平均得点は，各領域の得点の素点をその領域での項目数で割ることによって計算される．全般能力低下度の平均得点は，全体の得点の素点を評価尺度の総項目数（すなわち36）で割ることによって計算される．個人における症状の重症度の経時変化を追跡するために，この尺度を規則的な間隔で継続的に施行してよい．ある特定領域が一貫して高い得点となる場合は，その人にとって重要かつ問題のある領域を示しているかもしれず，評価や治療をさらに行う必要性を示唆しているのかもしれない．

WHODAS 2.0
World Health Organization Disability Assessment Schedule 2.0
36-item version, self-administered

Patient Name : _____ Age : _____ Sex : ☐ Male ☐ Female Date : _____

This questionnaire asks about difficulties due to health/mental health conditions. Health conditions include diseases or illnesses, other health problems that may be short or long lasting, injuries, mental or emotional problems, and problems with alcohol or drugs. Think back over the past 30 days and answer these questions thinking about how much difficulty you had doing the following activities. For each question, please circle only one response.

							Clinician Use Only		
Numeric scores assigned to each of the items:		1	2	3	4	5	Raw Item Score	Raw Domain Score	Average Domain Score
In the last 30 days, how much difficulty did you have in:									
Understanding and communicating									
D1.1	Concentrating on doing something for ten minutes?	None	Mild	Moderate	Severe	Extreme or cannot do		30	5
D1.2	Remembering to do important things?	None	Mild	Moderate	Severe	Extreme or cannot do			
D1.3	Analyzing and finding solutions to problems in day-to-day life?	None	Mild	Moderate	Severe	Extreme or cannot do			
D1.4	Learning a new task, for example, learning how to get to a new place?	None	Mild	Moderate	Severe	Extreme or cannot do			
D1.5	Generally understanding what people say?	None	Mild	Moderate	Severe	Extreme or cannot do			
D1.6	Starting and maintaining a conversation?	None	Mild	Moderate	Severe	Extreme or cannot do			
Getting around									
D2.1	Standing for long periods, such as 30 minutes?	None	Mild	Moderate	Severe	Extreme or cannot do		25	5
D2.2	Standing up from sitting down?	None	Mild	Moderate	Severe	Extreme or cannot do			
D2.3	Moving around inside your home?	None	Mild	Moderate	Severe	Extreme or cannot do			
D2.4	Getting out of your home?	None	Mild	Moderate	Severe	Extreme or cannot do			
D2.5	Walking a long distance, such as a kilometer (or equivalent)?	None	Mild	Moderate	Severe	Extreme or cannot do			
Self-care									
D3.1	Washing your whole body?	None	Mild	Moderate	Severe	Extreme or cannot do		20	5
D3.2	Getting dressed?	None	Mild	Moderate	Severe	Extreme or cannot do			
D3.3	Eating?	None	Mild	Moderate	Severe	Extreme or cannot do			
D3.4	Staying by yourself for a few days?	None	Mild	Moderate	Severe	Extreme or cannot do			

	Numeric scores assigned to each of the items:	1	2	3	4	5	*Clinician Use Only*		
							Raw Item Score	Raw Domain Score	Average Domain Score
	In the last 30 days, how much difficulty did you have in:								
	Getting along with people								
D4.1	Dealing with people you do not know?	None	Mild	Moderate	Severe	Extreme or cannot do			
D4.2	Maintaining a friendship?	None	Mild	Moderate	Severe	Extreme or cannot do			
D4.3	Getting along with people who are close to you?	None	Mild	Moderate	Severe	Extreme or cannot do		$\overline{25}$	$\overline{5}$
D4.4	Making new friends?	None	Mild	Moderate	Severe	Extreme or cannot do			
D4.5	Sexual activities?	None	Mild	Moderate	Severe	Extreme or cannot do			
	Life activities–Household								
D5.1	Taking care of your household responsibilities?	None	Mild	Moderate	Severe	Extreme or cannot do			
D5.2	Doing most important household tasks well?	None	Mild	Moderate	Severe	Extreme or cannot do			
D5.3	Getting all of the household work done that you needed to do?	None	Mild	Moderate	Severe	Extreme or cannot do		$\overline{20}$	$\overline{5}$
D5.4	Getting your household work done as quickly as needed?	None	Mild	Moderate	Severe	Extreme or cannot do			
	Life activities–School/Work								
	If you work (paid, non-paid, self-employed) or go to school, complete questions D5.5–D5.8, below. Otherwise, skip to D6.1.								
	Because of your health condition, in the past 30 days, how much difficulty did you have in:								
D5.5	Your day-to-day work/school?	None	Mild	Moderate	Severe	Extreme or cannot do			
D5.6	Doing your most important work/school tasks well?	None	Mild	Moderate	Severe	Extreme or cannot do			
D5.7	Getting all of the work done that you need to do?	None	Mild	Moderate	Severe	Extreme or cannot do		$\overline{20}$	$\overline{5}$
D5.8	Getting your work done as quickly as needed?	None	Mild	Moderate	Severe	Extreme or cannot do			

	Numeric scores assigned to each of the items:	1	2	3	4	5	*Clinician Use Only*		
							Raw Item Score	Raw Domain Score	Average Domain Score
	Participation in society								
	In the past 30 days:								
D6.1	How much of a problem did you have in joining in community activities (for example, festivities, religious, or other activities) in the same way as anyone else can?	None	Mild	Moderate	Severe	Extreme or cannot do			
D6.2	How much of a problem did you have because of barriers or hindrances around you?	None	Mild	Moderate	Severe	Extreme or cannot do			
D6.3	How much of a problem did you have living with dignity because of the attitudes and actions of others?	None	Mild	Moderate	Severe	Extreme or cannot do			
D6.4	How much time did you spend on your health condition or its consequences?	None	Some	Moderate	A Lot	Extreme or cannot do		$\overline{40}$	$\overline{5}$
D6.5	How much have you been emotionally affected by your health condition?	None	Mild	Moderate	Severe	Extreme or cannot do			
D6.6	How much has your health been a drain on the financial resources of you or your family?	None	Mild	Moderate	Severe	Extreme or cannot do			
D6.7	How much of a problem did your family have because of your health problems?	None	Mild	Moderate	Severe	Extreme or cannot do			
D6.8	How much of a problem did you have in doing things by yourself for relaxation or pleasure?	None	Mild	Moderate	Severe	Extreme or cannot do			
	General Disability Score (Total):							$\overline{180}$	$\overline{5}$

cWorld Health Organization, 2012. All rights reserved. Measuring health and disability: manual for WHO Disability Assessment Schedule (WHODAS 2.0), World Health Organization, 2010, Geneva.

The World Health Organization has granted the Publisher permission for the reproduction of this instrument. This material can be reproduced without permission by clinicians for use with their own patients. Any other use, including electronic use, requires written permission from WHO.

文化的定式化面接
Cultural Formulation Interview

マニュアル⇒p.744

　文化的定式化面接（CFI）は，治療の鍵となる側面に患者の文化が与える影響について情報を得るために臨床家が使用できる 16 の質問からなる．CFI では，文化とは，主に個人がさまざまな社会集団（例：民族集団，軍隊，教団）に属していることに由来する価値，立場，前提概念を指し，それらは医学的な説明と一致する場合もあれば，異なる場合もありうる．文化という用語は，その人の民族性，人種，言語，または宗教など，その人の視点に影響することのあるその人の背景の諸側面も指す．

　CFI は，患者のある問題に対する視点，その問題の成り行きに影響する他者の役割，患者の文化的背景の影響，患者の援助要請の経験，ならびに，治療および他の医療手段への現在の期待に焦点を合わせている．CFI は，文化的な評価をする際に，その人の文化的出身集団の視点について尋ねるのではなく，自分自身の見方に基づいて，患者にこれらの話題について述べるように求めるという個人中心の接近法を採っている．これの意図するところは，文化的情報と視点とをどう結び付け，どう解釈していくかは，個人によってかなり異なるので，固定観念を回避することにある．CFI は患者の視点にかかわることであるので，これらの質問には正答もなければ誤答もない．本面接は www.psychiatry.org/dsm5 において利用可能である．

　患者または臨床家の背景にかかわらず，CFI は，初回の評価面接の冒頭で，あらゆる臨床設定においてあらゆる成人患者に利用することが可能である．患者と臨床家が同一の文化的背景を共有するように見えていても，医療にかかわるいくつもの点では実際異なることがある．あるいは，個々の質問は，面接のどの点においても必要に応じて使用することができる．医療のもっと後の段階で，CFI は以下の場合に特に有用である．臨床家と患者の文化的，宗教的，社会経済的な背景に著しい差があるために臨床的判断が困難な場合，文化的に表現される症状と診断基準との一致に関して不確実性が存在する場合，重症度に関してディメンション判断を行うことが困難な場合，治療経過について患者と臨床家の意見の不一致がある場合，または，限定された治療契約と治療アドヒアランスの症例の場合である．この面接過程とそれが引き出す情報とは，診断的評価の文化的妥当性を高め，治療計画の作成を促し，患者への関与と満足度を増進するよう期待されている．

　CFI は 4 つの主な領域を重要視する．

1. **問題の文化的定義**：最近の病気のエピソードを起こすに至ったという問題で患者の世界観の範囲内にあるもの．この部分では，患者は問題点を述べ，その最も困難な局面に焦点を合わせる．この情報は，非医学的局面をも含め，現在示されている症状に関して，患者にとって最も問題になっているものに対応することから始まる．

2. **原因，状況，および支援についての文化的認識**：問題の原因を含む，病気の状況についての患者の説明である．患者はまた，問題を改善させたり悪化させたりする要因を，家族，友人，および文化的背景の役割に特別な注意を払いつつ，明確化する．臨床家はいかに文化的な要素が症状の提示に影響を及ぼすかに力点をおいて，その人の社会的環境の中における全体像を得ようと努める．

3. **自己対処と過去の援助要請に影響する文化的要因**：この状況を改善するために患者が用いる方略のことであり，最も役に立っていたものから，最も役に立っていなかったものまでを含む．患者は，医療を妨げる過去の障壁についても特定する．この情報は問題の本質に対する患者の視点，

他の援助法に関する期待と対比しながらその人の精神保健治療への期待，およびその状況に対応する現在の資源を明確にするのを助ける．
4. **現時点の援助要請に影響する文化的要因**：臨床家との関係，現在の潜在的な治療障壁，および医療に対する選択についての患者の認識．この部分では，患者は，臨床家がどのように現在の治療を促進するか，および何が臨床的関係を阻害するかもしれないかを特定する．治療計画に組み入れてもよいような治療の選択が導き出される．

補足単位は，CFI の各領域を拡張して，より深くこれらの領域を検討したい臨床家の指針となるよう開発された．これらの補足単位はまた，子どもおよび青年，高齢者，および移民や難民などの，特別な必要性を有する人々のためにも開発された．

文化的定式化面接（CFI）

CFIの各項目を拡張するため使用される補足モジュールは括弧内に記されている.

面接者への指針	面接者への指示は**太字**とする.

以下の質問はその人とその人の社会的ネットワークの他の人達（すなわち，家族，友人，または現時点の問題にかかわる他の人達）の視点から現在の臨床的問題の鍵となる局面を明確にすることを目指している．ここでは，その問題の意味，援助のさらなる可能性，および対応への期待度が含まれる．

その人への導入：
できるだけ効果的にあなたを援助できるように，あなたがここに来られることになった問題を理解したいと思います．"あなたの"体験と考え方を知りたいと思います．これからいくつか質問をします．何が起こっているのかということと，あなたがそれにどのように対処されているかということです．答えに，正しいとか誤りということはありません．

問題の文化的定義
問題の文化的定義

（解釈モデル，機能レベル）
その人の中核的問題の視点と鍵となる心配事を引き出すこと．
その人自身が問題をどう理解しているかに焦点を合わせること．
その後の質問では問題を同定するために質問1で引き出された用語，表現，または簡単な説明を使用すること（例：「息子さんとの葛藤」）.

社会的ネットワークの人達についてその人がどのように問題を表現するかを尋ねること．

その人にとって最も重要である問題の局面に焦点を合わせること．

1. 今日は何があって来られましたか？
   その人がほとんど詳細を話さず，症状や医学的診断に触れるのみであれば,以下のことを探ってみる：
   ご自身の問題はその人なりに理解する方が多いので，その問題についての医師の説明と同様のこともあれば，異なることもあります．"あなたは"ご自身の問題をどのように説明されますか？
2. 自身の問題を，家族，友達，あるいは地域の他の人達に説明するとき，さまざまな形の説明があります．あなたはご自身の問題をどのように皆さんに説明されますか？
3. あなたの問題の中で，あなたは何で1番お困りですか？

原因，状況，および支援の文化的認識
原因

（解釈モデル，社会的ネットワーク，高齢者）
この質問は，その人にとって医学的治療とかかわるようになるかもしれない健康状態の意味を明らかにするものである．
その人は自身が考えている問題の様相によって，多数の原因を同定しているかもしれない点に注意すること．

その人の社会的ネットワークの人達の視点に焦点を合わせること．その視点はさまざまでその人の視点とは異なることがあるかもしれない．

4. どうしてこんなことがあなたに起こっているとお考えになりますか？ あなたの「問題」の原因は何だとお考えになりますか？
   必要があれば，さらに促すこと：
   自身の問題を，自分の人生に起こる不運，他人との問題，身体の病気，精神の問題，あるいは他の多くの原因の結果だと説明する人もいます．
5. あなたのご家族，お友達，あるいは地域の他の方々は，あなたの「問題」が何によって引き起こされたと考えていますか？

（つづく）

文化的定式化面接（CFI）（つづき）

CFI の各小項目を拡張するため使用される補足モジュールは括弧内に記されている.

面接者への指針　　　　　　　　　　　　　　　　　　　　　面接者への指示は**太字**とする.

ストレス因と支援

（社会的ネットワーク，介護者，心理社会的ストレス因，宗教と信仰集団，移民と難民，文化的同一性，高齢者，対処と援助要請）

その人の生き方の状況に関する情報を，資源，社会的支援，および回復力に焦点を合わせながら引き出すこと．他の支援（例：同僚から，宗教あるいは教会への参加から）について探ってもよい．	6. 例えば，ご家族から，お友達から，あるいは他の方々から，あなたの「問題」を改善するような助けがありますか？
その人の環境のストレスの多い局面に焦点を合わせること．例えば，人間関係の問題，職場または学校での困難，あるいは差別について探りを入れることも可能である．	7. 金銭問題，あるいはその他のご家族の問題といった，あなた自身の「問題」を悪化させる種類のストレスがありますか？

文化的同一性の役割

（文化的同一性，心理社会的ストレス因，宗教と信仰集団，移民と難民，高齢者，子どもと青年）

	個人の背景や同一性の側面によって，その人の「問題」が改善することも悪化することもありえます．"背景"，あるいは "同一性" によるというのは，例えば，あなたが所属する集団，あなたが話す言語，あなた，あるいはあなたのご家族の出身地，あなたの人種または民族的背景，あなたの性別，あるいは性的指向，またはあなたの信仰，あるいは宗教のことです．
その人に自身の文化的同一性の最も重要な要素を想起するよう尋ねること．必要があれば質問 9〜10 の細部を変更するために，本情報を利用すること．	8. あなたにとって，あなたの背景，身元の最も重要な特徴は何ですか？
問題を改善したり，悪化させたりする同一性の側面を引き出すこと．	9. あなたの背景，あるいは同一性の側面であなたの「問題」に違いを作っているものがありますか？
必要があれば探りを入れること（例：移民という立場，人種／民族性，または性的指向による差別の結果としての臨床的な悪化）．	
必要があれば探りを入れること（例：移民に関する問題，世代間葛藤あるいは性的役割による葛藤）．	10. あなたの背景，あるいは同一性の側面で，あなたにとって他の心配事，あるいは困難を引き起こしているものがありますか？

自己対処と過去の援助要請に影響する文化的要因

自己対処

（対処と援助要請，宗教と信仰集団，高齢者，介護者，心理社会的ストレス因）

本問題に対する自己対処を明確にすること．	11. この「問題」のような問題を処理するさまざまな方法があります．ご自身の「問題」に対処するために，あなたは自分自身で何をなさいましたか？

（つづく）

文化的定式化面接（CFI）（つづき）

CFI の各小項目を拡張するため使用される補足モジュールは括弧内に記されている.

面接者への指針　　　　　　　　　　　　　　　　　　面接者への指示は**太字**とする.

過去の援助要請

（対処と援助要請，宗教と信仰集団，高齢者，介護者，心理社会的ストレス因，移民と難民，社会的ネットワーク，臨床家–患者関係）

さまざまな援助資源を引き出すこと（例：医療，精神保健治療，支援グループ，仕事上のカウンセリング，民俗療法，宗教あるいは霊的カウンセリング，他の伝統的または代替療法）．

必要があれば探りを入れること（例：「他の援助資源を利用したことがありますか？」）．

その人の経験と以前の援助への評価を明確にすること．

12. さまざまな科の医師，援助者，または治療者を含む，多くの異なる資源から助けを求める方が時々いらっしゃいます．あなたは過去に，ご自身の「問題」のために，どのような種類の治療，援助，助言，あるいは療法を求めてきましたか？
受けた援助の有効性について説明しないなら，探りを入れること：
どの形の援助や治療が最も役に立ちましたか？あるいは役に立ちませんでしたか？

障壁

（対処と援助要請，宗教と信仰集団，高齢者，心理社会的ストレス因，移民と難民，社会的ネットワーク，臨床家–患者関係）

援助要請，医療利用，および以前の治療にかかわったときの問題への社会的障壁の役割を明確にすること．

必要があれば詳細に探りを入れること（例：「邪魔になっているのは何ですか？」）．

13. 自分に必要な助けを得るために，何か妨げになっていることがありますか．
必要があれば探りを入れる：
例えば，金銭，仕事，あるいはご家族のかかわり合い，スティグマあるいは差別，またはあなたの言語あるいは背景を理解する対応がないこと？

現時点の援助要請に影響する文化的要因

選択

（社会的ネットワーク，介護者，宗教と信仰集団，高齢者，対処と援助要請）

現時点でその人が考えている要求と援助への期待を，広義の意味で明確にすること．

その人がたった１つの援助資源しかあげないのであれば，探りを入れること（例：「今の時点であなたにとってほかに役に立つ援助とは何ですか？」）．

援助要請に関する社会的ネットワークの視点に焦点を合わせること．

さあ，あなたが必要な援助についてもう少し話し合いましょう．

14. 今の時点であなたの「問題」に最も役立つと思える種類の援助は何ですか？

15. 今，あなたのご家族，お友達，あるいは他の人達が，「今あなたの役に立つだろう」と言ってくれるような援助がほかにありますか？

臨床家–患者関係

（臨床家–患者関係，高齢者）

診療，あるいは臨床家–患者関係について起こりうる心配事の中で人種的偏見を感じたり，言語障壁，あるいは善意，意思疎通，または医療介護の供給を阻害することのある文化的差異などがないか，を引き出すこと．

必要があれば詳細に探りを入れること（例：「どのようにして？」）．

以前に提起された起こりうる医療への障壁，あるいは診療と臨床家–患者関係についての心配事を処理すること．

医師と患者は，互いに誤解することもありえます．医師と患者は異なる背景の出身であったり，それぞれの期待が異なるからです．

16. このことについて気にかけておられましたか，またあなたの必要とする医療を提供するために，私どもに何かできることがありますか？

CHAPTER 21
Alternative DSM-5 Model for Personality Disorders

パーソナリティ障害群の
代替DSM-5モデル

パーソナリティ障害の全般的基準〈DSM-5, 755頁〉	General Criteria For Personality Disorder
特定のパーソナリティ障害群〈DSM-5, 763頁〉	Specific Personality Disorders
反社会性パーソナリティ障害〈DSM-5, 763頁〉	Antisocial Personality Disorder
回避性パーソナリティ障害〈DSM-5, 764頁〉	Avoidant Personality Disorder
境界性パーソナリティ障害〈DSM-5, 765頁〉	Borderline Personality Disorder
自己愛性パーソナリティ障害〈DSM-5, 767頁〉	Narcissistic Personality Disorder
強迫性パーソナリティ障害〈DSM-5, 767頁〉	Obsessive-Compulsive Personality Disorder
統合失調型パーソナリティ障害〈DSM-5, 768頁〉	Schizotypal Personality Disorder
パーソナリティ障害，特性が特定されるもの〈DSM-5, 769頁〉	Personality Disorder—Trait Specified

　パーソナリティおよびパーソナリティ障害群作業部会は，カテゴリー的診断体系とディメンション方式をともに含むパーソナリティ障害とパーソナリティ特性を評価するための新しいモデルを開発した．この案は米国精神医学会評議員会により第Ⅱ部に含めることは受け入れられなかったが，評議員会は第Ⅲ部（「パーソナリティ障害群の代替DSM-5モデル」の章として）に含めることを選択した．DSM-5 によれば，この方法は「現行の臨床実践との連続性を保つという米国精神医学会評議員会の決定を反映している一方で，現行のパーソナリティ障害群の研究方法の多くの欠点に答えることを目指した新しい研究方法を導入している」〈DSM-5, 日本語翻訳版755頁〉．

　作業部会は，パーソナリティ障害分類の大規模な再編成を提案した．これは10のパーソナリティ障害から4つを削除することと，カテゴリー的診断にパーソナリティの機能障害と病的特性のディメンション的評価を選択的に組み合わせられる複合形式の評価方法を導入することに関するものである．作業部会のメンバーはさまざまな要因の影響を受け，パーソナリティ評価の新たな方法の時期として機が熟しているか考慮した．彼らの懸念の多くは，1) パーソナリティ障害の数（10），そのうちのいくつかはめったに使用されず，文献による支持も不十分である．2) 行動特性に関する重要な心理学的ディメンションを引き出すことができない診断基準．3) 併存症が頻繁で，単一のパーソナリティ障害型と診断される人はまれであるという．4) 多元的基準（すなわち，"中国式メニュー"方式）によっていくつかの障害では不均質性がみられることになった．例えば境界性パーソナリティ障害では9つの症状のうち少なくとも5つが必要だが，基準を満たす方法は151通りもあるので，いずれも必須とはならない（Sanislow et al, 2002）．そして最後に，5) 臨床家はディメンション方式の欠如によって個人のパーソナリティ病理の広がりを十分に記述する機会がほとんどないという事実である．作業部会は2つの方法は相補的であり，さらにDSM-IV 式以上の利点

を提供すると結論づけ，これらの懸念に取り組むために新たなモデルを開発した．

　彼らのモデルはほとんどその出発から臨床家と研究者の両方からの激しい攻撃を受けた．批評家は概してディメンション的評価の価値を認めたものの，提案されたモデルは忙しい臨床家にとっては複雑すぎると見なされ，彼らの多くがそれを使用する時間は決してないだろうと考えられた．さらに，多くの精神科医はパーソナリティ領域および特性を評価することに精通しておらず（大部分が学術的な心理学の分野に由来した），ディメンションモデルに不快感を表した．精神科医の多くがパーソナリティ領域と特性にディメンション的評価モデルの使用が必須であり選択的とはならないだろうという懸念をもった．面白いことに，ディメンション的評価の使用は DSM-Ⅲ の開発中に考慮されていたが，主にそのようなシステムに対して精神科医が相対的に精通しておらず，そのシステムは臨床家が使用する以上の情報を提供するという懸念によって却下されていたことである（Spitzer et al, 1980）．いかなる新しいシステムの使用も学習途上にあるもので，これは DSM-Ⅲ が開発されたときにはとりわけそうであったし，臨床家が評価と診断の方法を再考することが求められていた．

　代替モデルでは，カテゴリー的診断は保持されている．パーソナリティ障害の数は 10 から 6 に減少した．診断の数を減らすことは頻繁な併存症の問題を少なくすることに役立つだろうと考えられた．妄想性，シゾイド，演技性，そして依存性のタイプにごく少数の実証研究しかないために，これらの障害は除外するのが適切と考えられた．自己愛性パーソナリティ障害の削除についても，最初にいくつかの議論があったが，作業部会はそのモデルの中に保持することを決めた（Ronningstam, 2011）．

　6 つの障害を保持する根拠は，障害の有病率，心理社会的機能障害の程度，その他，診断の妥当性を支持する研究である．例えば，反社会性，境界性，および統合失調型には妥当性と臨床での有用性について広範囲の証拠がある．自己愛性型はまれにしか使用されなかったにもかかわらず，主としてかなりの臨床家のこの障害への興味を基礎にして保持された．

　6 つのパーソナリティ障害はそれらを均一にし，それらが実証的に試されたパーソナリティ領域と特性の標準方式に基づいていることを確認するために，改訂された．不均質性に関する懸念に応えるためには，基準は多元的ではない．この 6 つのいずれのパーソナリティ障害もその人にパーソナリティ機能の障害があること（基準 A），および障害に特有の病的パーソナリティ特性があること（基準 B）を必要とする．障害特有の基準の一部ではないが（全般的パーソナリティ障害の基準の一部ではある），その人は時間経過しても変わらない（基準 D），また多くの状況にわたって安定している（基準 C）機能の障害がなければならないし，またその機能の障害はその人の発達段階や社会文化的環境によって正常とされるものではなく（基準 G），物質または医学的疾患によるものであってはならない（基準 F）．これらの診断に合わない人のためには，新しいカテゴリーである「パーソナリティ障害，特性が特定されるもの」が用いられる（DSM-Ⅳ の「特定不能のパーソナリティ障害」に置き換えて）．

　カテゴリー的診断は，その人のパーソナリティ機能の障害レベルおよび病的パーソナリティ特性の選択的ディメンション的評価と結合した（Krueger & Eaton, 2010；Krueger et al, 2011）．機能の障害が存在するとき，パーソナリティ機能レベル尺度は個人および対人関係の機能の障害の程度を評価することに使用することができる．自己機能の構成要素は同一性と自己志向性に関連しており，一方，対人関係機能の構成要素は共感性と親密さに関連している．機能障害は 0（健康な機能）から 4（最重度の機能）までの 5 段階尺度で評価される．評価は適応的および不適応的パーソナリティ特性領域と側面の幅広い範囲にも下すことができ，パーソナリティ病理の性質と範囲，治療計画に有益かもしれない情報を同定する．パーソナリティ領域と特性の側面は，どんな個人，パーソナリ

ティ障害がない人についてもパーソナリティ特徴を記述することにも用いることができる．

　作業部会は現存する不適応的パーソナリティ特性のモデルを利用し，McCraeとCosta（1987）の5因子モデルから影響を受けた，新しいシステムが包含するべきパーソナリティの幅広い領域への統一見解に到達した．5つの領域は，否定的感情，離脱，対立，脱抑制，そして精神病性である．それぞれは側面と呼ばれる特定の特性の下位分類からなる．特性側面は領域の中のパーソナリティのばらつきを表すのに有用である．この理由から，領域よりも多くの側面（25）が存在する（DSM-IVの79のパーソナリティ障害の基準と比較される）．作業部会の1つの目標は，このいくぶん扱いにくい数を扱いやすく，そして信頼できる特性一式に要約することだった．特性領域および側面は，0（ほとんど，またはまったく記述されない）から3（極度に記述的な）の4段階の次元的尺度で評価される．特性領域とそれらと関連する特性側面は以下のようなものである．

- 否定的感情（否定的感情を頻繁に，かつ強烈に体験する）：情動不安定，不安性，分離不安感，固執，服従性，敵意，抑うつ性，疑い深さ，制限された感情（感情の欠如）
- 離脱（他の人から，および社会的相互関係からの引きこもり）：制限された感情，抑うつ性，疑い深さ，引きこもり，快感消失，親密さ回避
- 対立（その人を他の人々との不和に追いやる行動に関与すること）：操作性，虚偽性，誇大性，注意喚起，冷淡，敵意
- 脱抑制（将来起こりうる結果を顧みることなく，衝動的行動に関与すること）：無責任，衝動性，注意散漫，無謀，硬直した完璧主義（その欠如）
- 精神病性（普通でない，奇妙な体験）：異常な信念や体験，風変わりさ，認知および知覚の統制不能

　代替モデルは臨床家の要求と興味に適するように柔軟に策定されている．臨床家はカテゴリー的なパーソナリティ障害の診断をすることができ，6つの特定の型のどれか1つに合わない人には，特性が特定できるパーソナリティ障害を診断でき，パーソナリティ障害群の中のパーソナリティ機能レベルと病的特性レベルの両方の不均質性を記述する，またはすべての患者のパーソナリティ特性の側面を記述することができる．

パーソナリティ障害の全般的基準
General Criteria for Personality Disorder

　パーソナリティ障害の診断には4つの領域，すなわち，同一性，自己志向性，共感性，親密さ，の2つまたはそれ以上におけるパーソナリティ機能障害レベルの評価が必要である（基準A）．その機能障害はパーソナリティ機能レベル尺度（**表 21-1**）で評価される「中等度またはそれ以上」でなければならない．病的パーソナリティ特性は障害特異的に存在しなければならない（基準B）．パーソナリティ機能の障害とパーソナリティ特性は比較的柔軟性がなく，個人的および社会的状況の幅広い範囲に比較的広がっている（基準C），長期にわたって比較的安定しており，その始まりは少なくとも青年期または成人期早期にまでさかのぼることができる（基準D），他の精神疾患ではうまく説明されない（基準E），物質または他の医学的疾患の作用によるものではない（基準F），そしてその人の発達段階または社会文化的環境にとって正常なものとしてはうまく理解されない（基準G）．

表 21-1　パーソナリティ機能レベル尺度

機能障害の レベル	自己		対人関係	
	同一性	自己志向性	共感性	親密さ
0 機能障害がほとんどない，または，ない	ただ1つだけの自己を継続的に認識している．役割に適した境界を保っている． 一貫性があり，自己制御された肯定的な自尊心をもっており，自己評価が正確である． すべての範囲の情動を体験し，許容し，制御する能力をもっている．	自己の能力に対する現実的な評価に基づいて，合理的な目標を設定し，目指している． 適切な行動規範を利用し，多くの領域で達成感を得ている． 内的体験を省察し，建設的な意味づけをすることができる．	ほとんどの状況で，他者の体験および動機を正確に理解することができる． たとえ意見が異なっていても，他者の見方を理解し，尊重している． 自分の行動が他者に及ぼす影響を理解している．	個人および地域の生活で，充実し，持続的な多くの関係を保っている． 思いやりがあり，親密で，互恵的な多くの関係を求め，営んでいる． 協力と相互の利益のために努力し，さまざまな他者の思考，情動，行動に柔軟に対応している．
1 いくらかの機能障害	自己意識は比較的保たれているが，強い情動および精神的苦痛が体験されると，境界の明瞭さがいくらか減損する． 時に自尊心が損なわれ，自己評価が過度に批判的，またはいくらかゆがめられている． 強い情動が苦痛となることがあり，それは情動体験の範囲の制限に関連している．	過度に目標指向的である，いくらか目標を抑制している，または目標に関して葛藤をかかえている． 非現実的な，または社会的に不適切な個人的規範を設定することがあり，達成感のいくつかの側面が制限されている． 内的体験を省察することはできるが，ただ1つの自己認識の類型（例：知的な，情動的な）を強調しすぎることがある．	他者の体験を尊重し，理解する能力がいくらか障害されている．他人が不合理な期待や支配願望をもっているとみなしがちになることがある． 異なる見方を考慮し，理解することはできるが，そうすることに抵抗する． 自分の行動が他者に及ぼす影響の理解に一貫性がない．	個人および地域の生活で持続的な関係を築くことができるが，親密度および満足度がいくらか制限されている． 親密で互恵的な関係を築くことが可能であり，築くことを求めているが，激しい情動または葛藤が生じると，有意義な表出が妨げられ，時に抑制されることもある． 協力が非現実的な規範によって妨げられることがある．他者の思考，情動，行動を尊重する，またはそれらに対応する能力が，いくらか制限されている．

（つづく）

表21-1 パーソナリティ機能レベル尺度（つづき）

機能障害の レベル	自己		対人関係	
	同一性	自己志向性	共感性	親密さ
2 中等度の機能障害	同一性を明確にすることに関して他者に過度に依存しており，境界の線引きが障害されている． 外部の評価に対する過剰な関心によって左右される傷つきやすい自尊心をもっており，承認を望んでいる．不全感または劣等感をもっており，代償的に自己評価が過大または過小である． 情動の制御が，肯定的な外部の評価に左右されている．自尊心が脅かされると，激怒または羞恥といった強い情動が引き起こされることがある．	目標が自己から生じるより，むしろしばしば外部からの承認を得る手段となっており，したがって，一貫性および/または安定性を欠いていることがある． 個人的な基準が不合理に高い（例：特別である，または他者の歓心を買うよう要求すること），または不合理に低い（例：一般的な社会的価値観と一致しない）．確実性がないという感覚によって，達成感が減弱している． 内的体験を省察する能力が障害されている．	他者の体験に過度に同調するが，自分に関係があると考えられることに関してのみである． 過度に自己に言及する．他者の体験を尊重し，理解する能力，および他の見方を考慮する能力が著しく障害されている． 一般に，自分の行動が他者に及ぼす影響に気づかないか無関心である，または自分の影響を非現実的に評価している．	個人および地域の生活で関係を築く能力があり，築くことを求めているが，概して関係は表面的であるかもしれない． 親密な関係は，主に自己制御および自尊心の欲求を満たすことに基づいており，他者によって完全に理解されることを非現実的に期待している． 人間関係を互恵的な関係として考えない傾向があり，主に個人的利益のために協力する．

（つづく）

パーソナリティ障害の全般的基準

パーソナリティ障害に不可欠な特徴は以下のとおりである．

A．パーソナリティ（自己または対人関係）機能における中等度またはそれ以上の障害
B．1つまたはそれ以上の病的パーソナリティ特性
C．パーソナリティ機能の障害およびその人のパーソナリティ特性の表現は，比較的柔軟性がなく，個人的および社会的状況の幅広い範囲に比較的広がっている．
D．パーソナリティ機能の障害およびその人のパーソナリティ特性の表現は，長期にわたって比較的安定しており，その始まりは少なくとも青年期または成人期早期にまでさかのぼることができる．
E．パーソナリティ機能の障害およびその人のパーソナリティ特性の表現は，他の精神疾患ではうまく説明されない．
F．パーソナリティ機能の障害およびその人のパーソナリティ特性の表現は，物質または他の医学的疾患（例：重度の頭部外傷）の生理学的作用によるものだけではない．
G．パーソナリティ機能の障害およびその人のパーソナリティ特性の表現は，その人の発達段階または社会文化的環境にとって正常なものとしてはうまく理解されない．

表 21-1 パーソナリティ機能レベル尺度（つづき）

機能障害の レベル	自己		対人関係	
	同一性	自己志向性	共感性	親密さ
3 重度の機能障害	自律性/主体性の感覚が乏しい．同一性がないという体験，または空虚．境界の定義が，貧弱，または硬直している，つまり他者との過度の同一化，他者からの独立の過度の強調を示す，またはこの2つの間を揺れ動くことがある．脆弱な自尊心は出来事に容易に影響され，自己像には一貫性がない．自己評価には微妙な差異がない，つまり自己嫌悪，自己誇大化，または非論理的，非現実的な組み合わせ．情動が急に変化することがある，または絶望の感情が慢性的であり変化しない．	自己の目標を設定することと達成すること，またはそのいずれかが困難であること．行動の内的な規範が不明瞭または矛盾している．人生が無意味または危険であると体験される．自身の精神過程を省察し，かつ理解する能力が著しく障害されている．	他者の思考，感情，および行動を考慮し理解する能力が著しく制限されている．他者の体験のきわめて特定の側面，特に弱みおよび苦痛を識別することもある．一般に，他の見方を考慮することができない．意見の相違または他の見方にひどく脅かされる．自身の行動が他者に及ぼす影響に困惑している，または気づいていない．しばしば人の思考および行動に当惑しており，しばしば破壊的な動機をもち，それが他者のせいであると誤って解釈している．	地域で関係を築くことをいくらか求めており，個人の生活は存在しているが，肯定的かつ持続的な関係のための能力が著しく障害されている．関係は，親密な他者（達）が絶対に必要であるという強い信念と，見捨てられることや虐待の予想，またはそのいずれかに基づいている．他者との親密な関係についての感情は，恐怖/拒絶と，関係を必死に求めることの間を揺れ動いている．相互関係がほとんどない，つまり主として，どのように他者が自己に影響を及ぼすか（否定的または肯定的に）という観点から，他者を概念化している．しばしば協調的な取り組みが，他者から軽蔑されているという認知のために妨げられている．

（つづく）

以下の診断基準一式によって記述された第Ⅲ部のすべてのパーソナリティ障害もまた，全般的基準を満たしている．

特定のパーソナリティ障害群
Specific Personality Disorders

第Ⅲ部には，反社会性，回避性，境界性，自己愛性，強迫性，および統合失調型パーソナリティ障害群の診断基準が含まれている．それぞれのパーソナリティ障害は，パーソナリティ機能の特定

表 21-1　パーソナリティ機能レベル尺度（つづき）

機能障害のレベル	自己		対人関係	
	同一性	自己志向性	共感性	親密さ
4 最重度の機能障害	ただ 1 つだけの自己を体験すること，および主体性/自律性の感覚がほとんどないか，または外部から迫害されているという認識をめぐって組み立てられている．他者との境界が混乱している，または，ない．他者との相互関係によって容易に脅かされる脆弱な，またはゆがんだ自己像をもっている．自己評価に関する著しいゆがみ，および混乱． 状況または内的体験に一致していない情動．憎悪，および敵意が主な情動であるかもしれないが，それを認めようとせず，他者のせいにするかもしれない．	行動と思考との区別がよくないために，目標を設定する能力が重度に障害されており，非現実的，または一貫性のない目標となる． 行動の内的規範が実際にはない．真の達成感は実際に考えられない． 自分の体験を建設的に省察することがまったくできない．自己の動機は，認識されない，および/または自己の外部にあるものとして体験されることもある．	他者の体験および動機を考慮し，理解する能力がまったくない． 他者の見方への配慮が実際的にない（配慮は過度に警戒的で，欲求の達成と損害の回避に集中している）． 社会的相互関係が混乱し不適切である．	まったくの無関心か，または傷つくことを予期するために，親和欲求が制限されている．他者とのかかわりが離脱しており，まとまりがない，または一貫して消極的である． 人間関係は，ほぼ例外なく，それらが安らぎをもたらす，または痛みと苦しみを与えることができるという観点から，概念化されている． 社会的/対人的行動が，互恵的ではない．むしろ，それは基本的欲求の達成，または苦痛からの逃避を求めるものである．

の障害（基準 A）および特徴的な病的パーソナリティ特性（基準 B）によって定義されている．

反社会性パーソナリティ障害
Antisocial Personality Disorder

マニュアル ➔ p.763

　反社会性パーソナリティ障害は，法および倫理にかなった行動に従わないこと，および/または自己中心的で冷淡な他者への配慮の欠如であり，虚偽性，無責任さ，操作性や無謀さを伴っていることにより特徴づけられる．

提案された診断基準

A．パーソナリティ機能における中等度またはそれ以上の障害で，以下の 4 つの領域のうち 2 つまたはそれ以上における特徴的な困難によって明らかとなる．
　（1）**同一性**：自己中心性；自己の利益，権力，または快楽に由来する自尊心

(2) **自己志向性**：自己の満足に基づく目標設定；法的または文化的に規範的な倫理にかなった行動に従わないことに関連する，向社会的な内的規範を欠くこと
　　(3) **共感性**：他者の感情，欲求，または苦痛に関心がないこと；他者を傷つけ，または虐待した後に良心の呵責がないこと
　　(4) **親密さ**：相互に親密な関係を築く能力がないこと；だますことおよび強制を含め，搾取が他者とかかわる主な手段である，他者を操作するために支配または威嚇を用いること
B．以下の 7 つの病的パーソナリティ特性のうち 6 つまたはそれ以上：
　　(1) **操作性**（対立の一側面）：他者に影響を及ぼす，または他者を操作するために口実を頻繁に用いること；自己の目的を達するために，誘惑，魅力，饒舌，または迎合を用いること
　　(2) **冷淡**（対立の一側面）：他者の感情または問題に関心がないこと；他者に対する自己の行動の負のまたは有害な影響について罪悪感または良心の呵責がないこと；攻撃性；嗜虐性
　　(3) **虚偽性**（対立の一側面）：不誠実および不正；自己を偽ること；出来事を話すときの尾ひれまたはでっち上げ
　　(4) **敵意**（対立の一側面）：持続的なまたは頻繁な怒りの感情；些細な軽蔑および侮辱に反応した怒りまたは易怒性；卑劣な，意地悪な，または報復的な行動
　　(5) **無謀**（脱抑制の一側面）：不必要に，かつ結果を考慮せずに，危険で，大胆で，かつ自己を傷つけるおそれのある活動に関与すること；退屈しやすさ，および退屈を打ち消すための活動を軽率に開始すること；自己の限界に関心がないこと，および自己に危険があるという現実を否認すること
　　(6) **衝動性**（脱抑制の一側面）：即時の刺激に反応して衝動的に行動すること；無計画に，または結果を検討することなく，瞬間的に行動すること；計画を立てること，および従うことの困難さ
　　(7) **無責任**（脱抑制の一側面）：金銭的および他の義務または約束を，無視すること，および守らないこと；同意および約束を無視すること，および遂行しないこと
注：その人は少なくとも 18 歳である．
▶該当すれば特定せよ
精神病質の特徴を伴う

■基準 A

　その人には，4 つの領域，すなわち，同一性，自己志向性，共感性，親密さ，のうち 2 つまたはそれ以上におけるパーソナリティ機能における中等度またはそれ以上の障害が存在しなければならない．反社会性パーソナリティ障害の人は最初に明らかではないかもしれない誇大性に近い著しい自己中心性，そして特権意識と不死身さを示すかもしれない（A1）．自尊心は不釣り合いに高く，自己本位かつ法的，倫理的にまたは文化的規範を明らかにまたは密かに無視するかもしれない（A2）．これらの人は他者の感情や欲求に対する関心や率直な良心の呵責を示さないかもしれない（A3）．時に無関心さや感情的離脱の様式が出現し，それは共感の欠如と真の親密さを築く能力がないことを伴う（A4）．しかしながら，これらの特徴は，日常の社会的やり取りや最初の評価の間にはすぐに気づかれないかもしれない．

■基準 B

　この項目には，7 つの病的パーソナリティ特性のうち 6 つまたはそれ以上が認められることが必要である．これらは操作性（B1），他者を操作する，または他者に影響を及ぼすために口実を考えた

うえで用いることとして現れうる；冷淡（B2），良心の呵責または罪悪感および/または他者の感情に対する関心がないことを含みうる；虚偽性（B3），自己を偽ることだけでなく尾ひれまたはでっち上げとして，不誠実および不正としてみられる；敵意（B4），持続的なまたは頻繁な怒りの感情または報復的な行動；無謀（B5），大胆なまたは危険な行動に参加することを含む；衝動性（B6），結果を顧みることなく，即時の刺激に反応して行動することを意味する；無責任（B7），金銭的および他の約束を無視することを含む．

　その人は少なくとも 18 歳でなければならない．特定用語「精神病質の特徴を伴う」は精神病質の存在を示すのに用いることができ，これは「不安や恐怖の欠如，および不適応な行動を隠す場合がある大胆な対人様式によって」特徴づけられる，反社会性パーソナリティ障害をもつ一部の人々を記述している（DSM-5, 日本語翻訳版 764 頁）．

回避性パーソナリティ障害
Avoidant Personality Disorder

マニュアル ● p.764

　回避性パーソナリティ障害の典型的な特徴は，愚かで無能であると感じること，否定的評価および拒絶への不安にとわられていること，および嘲笑または恥を怖れることに関連する，社会的状況の回避および対人関係での制止である．

提案された診断基準

A．パーソナリティ機能における中等度またはそれ以上の障害で，以下の 4 つの領域のうち 2 つまたはそれ以上における特徴的な困難によって明らかとなる．
　(1) **同一性**：社会的に不適切である，人として魅力がない，または劣っているという自己評価に関連する低い自尊心；過度な恥の感覚
　(2) **自己志向性**：目標を追求したがらない，個人的な危険をおかしたがらない，または対人接触のある新たな活動に取り組みたがらないことに関連する，非現実的な行動の規範
　(3) **共感性**：他者から否定的にみられているというゆがんだ推測に関連する，批判または拒絶にとらわれることおよび敏感であること
　(4) **親密さ**：好かれていると確信できなければ，人と関係をもちたがらないこと；恥をかかされること，またはばかにされることを恐れるために，親密な関係の中でも親交が少ないこと

B．以下の 4 つの病的パーソナリティ特性のうち 3 つまたはそれ以上で，そのうち 1 つは，(1) 不安性でなければならない．
　(1) **不安性**（否定的感情の一側面）：社会的状況に対してしばしば起こる反応として，神経過敏，緊張，またはパニックの強い感覚；過去の不快な体験の悪影響および将来の悲観的な見通しについての心配；不確かなことに，恐怖，心配，または脅威を感じること；恥への恐れ
　(2) **引きこもり**（離脱の一側面）：社会的状況で寡黙であること；社会的接触および活動の回避；社会的接触に加わらないこと
　(3) **快感消失**（離脱の一側面）：人生の体験に楽しみがない，参加しない，またはそれに対しての気力がないこと；物事に喜びを感じるまたは興味をもつ能力がないこと
　(4) **親密さ回避**（離脱の一側面）：親密な関係または恋愛関係，対人的な愛着，および親密な性的関係を回避すること

■基準A
　その人には，4つの領域，すなわち，同一性，自己志向性，共感性，親密さ，のうち2つまたはそれ以上におけるパーソナリティ機能における中等度またはそれ以上の障害が存在しなければならない．回避性パーソナリティ障害の人は自尊心が低く，社会的に不適切である，人として魅力がない，または劣っていると自らみなし，時に過度な恥または社会的に不適切であるという感覚をもつかもしれない（A1）．これらの人は個人的な危険をおかしたがらない，または対人接触のある新しい活動に取り組みたがらない．このため，自分が安心できる場所以外のいかなる新しいまたは負担になるようなことに取り組むことを避けるかもしれない（A2）．社会的評価が否定的である可能性に強くとらわれるかもしれないので，現実感または他者の見方に共感することが難しいと考える（A3）．これらの人は，彼らと知り合いになる誰もが彼らの不適切さに気づき彼らを拒絶すると確信するので，他者との一時的な関係さえ回避し，めったに親密な関係を発展させないかもしれない（A4）．

■基準B
　この項目は4つの領域のうち3つまたはそれ以上認められることが必要である．回避性パーソナリティ障害の人はしばしば社会的状況および過去の不快な体験の悪影響について心配する（B1）．これは他者との交流に関連する社会的状況および活動の回避につながるかもしれない．彼らは他者と過ごすことよりも単独で過ごすことを好み，他者と感情的距離を保つことおよび社会的接触が必要な場合には他者と最小限の関与を好むかもしれない（B2）．回避は積極的な感情にも及ぶ．回避性パーソナリティ障害の人はほとんどの人がするような活動に興味をもたず，またその活動からの喜びを引き出せないと主張する．彼らは自らを精力的ではなくまたは熱心ではないとみなし，充実した人生を送ろうとせず，さらに日常の活動や人生それ自体さえも楽しまないことを認めるかもしれない（B3）．とりわけ親密な関係を回避する．そのような人は恋愛関係または性的関係への興味を否定し，さらに，親密になり始める関係からしばしば自分を遠ざけるかもしれない（B4）．

境界性パーソナリティ障害
Borderline Personality Disorder

マニュアル ● p.765

　境界性パーソナリティ障害は，自己像，自己の目標，対人関係，および感情の不安定性により特徴づけられ，衝動性，無謀さ，および/または敵意を伴う．

> **提案された診断基準**
>
> A．パーソナリティ機能における中等度またはそれ以上の障害で，以下の4つの領域のうち2つまたはそれ以上における特徴的な困難によって明らかとなる．
> 　(1) **同一性**：しばしば過度な自己批判と関連する，著しく貧弱な，発達が不良な，または不安定な自己像；慢性的な空虚感；ストレス下での解離状態
> 　(2) **自己志向性**：目標，志望，価値観，または人生設計の不安定さ
> 　(3) **共感性**：対人的過敏性（すなわち，ないがしろにされた，または侮辱されたと感じやすい）と関連する，他者の感情および欲求を認識する能力の障害；選択的に否定的な特性または弱みに偏って他者を理解すること
> 　(4) **親密さ**：不信，困窮，および現実のまたは想像の中で見捨てられるという不安に満ちたとらわれによって特徴づけられる，激しく，不安定で，かつ葛藤をかかえた親密な関係；しばしば理

想化とこき下ろしの両極端でみられ，かつ過度な巻き込まれと引きこもりの間を揺れ動く親密な関係

B．以下の7つの病的パーソナリティ特性のうち4つまたはそれ以上で，そのうち少なくとも1つは，(5) 衝動性，(6) 無謀，または (7) 敵意でなければならない．

(1) **情動不安定**（**否定的感情**の一側面）：不安定な情動体験および頻繁な気分変動；惹起されやすく強烈で，および/または出来事および状況に不釣り合いな情動

(2) **不安性**（**否定的感情**の一側面）：しばしば対人的ストレスに対する反応における，神経過敏，緊張，またはパニックの強い感覚；過去の不快な体験の悪影響および将来の悲観的な見通しについての心配；不確かなことに，恐怖，心配，または脅威を感じること；だめになる，または自制心を失うことの恐怖

(3) **分離不安感**（**否定的感情**の一側面）：過度な依存および自律性の完全な喪失の恐怖に関連する，重要な他者からの拒絶および/または別離についての恐怖

(4) **抑うつ性**（**否定的感情**の一側面）：しばしば起こる，落ち込んでいる，惨めである，および/または絶望的であるという感情；そのような気分から回復することの困難さ；将来に対する悲観；広く広がる羞恥心；低い自尊心；自殺念慮および自殺行動

(5) **衝動性**（**脱抑制**の一側面）：即時の刺激に反応して衝動的に行動すること；無計画に，または結果を検討することなく，瞬間的に行動すること；計画を立て，かつ従うことの困難さ；切迫感および情動的苦痛のもとでの自傷行為

(6) **無謀**（**脱抑制**の一側面）：不必要に，かつ結果を検討せずに，危険で，大胆で，かつ自己を傷つけるおそれのある活動に関与すること；自己の限界に関心がないこと，および自己に危険があるという現実を否認すること

(7) **敵意**（**対立**の一側面）：持続的なまたは頻繁な怒りの感情；些細な軽蔑および侮辱に反応した怒りまたは易怒性

■基準 A

その人には，4つの領域，すなわち，同一性，自己志向性，共感性，親密さ，のうち2つまたはそれ以上におけるパーソナリティ機能における中等度またはそれ以上の障害が存在しなければならない．境界性パーソナリティ障害の人は，著しく不安定でしばしば否定的な自己像を有しているかもしれない（基準A1），目標，価値観および志望を含む自己志向性は劇的に変化する（A2）．これらの人は1人でいることが苦痛であるにもかかわらず，しばしば対人的過敏性がみられ，他者を信用することが困難である．彼らは他者に対する共感を示すように見えるかもしれないが，彼ら自身の必要性に合わなければうわべだけの共感はすぐに消え失せるかもしれない（A3）．対人関係はしばしば不安定で激しい．このため，こうした人達は，初回または2回目の出会いで相手を過度に理想化し，ともに多くの時間を過ごすことおよび関係のごく早い時期に彼ら自身の人生の最も個人的な事柄を共有することを要求するようになるかもしれない（A4）．

■基準 B

この項目は7つの病的パーソナリティ特性のうち4つまたはそれ以上認められることが必要であり，そのうち少なくとも1つは，衝動性，無謀または敵意でなければならない．境界性パーソナリティ障害の人は実際の出来事や状況に不釣り合いな顕著な気分反応性による著しい情動不安定性を体験するかもしれない（B1）．こうした人達はしばしば個人的ストレスに反応し，強い不安感情

を体験するかもしれない（B2）．彼らは著しい落胆をもたらすかもしれない重要な他者からの拒絶または別離についての強い恐怖をしばしば体験するかもしれない（B3）．不快な感情はよく認められ，頻繁な落ち込みおよび絶望の感情は，自殺念慮または自殺行動となるかもしれない（B4）．反復する自殺傾向はこれらの人が助けを求める理由になるかもしれない．この障害をもつ人達はしばしば衝動的であり，しばしば即時の刺激に反応して衝動的に行動する（B5）．こういった行動により，物質を乱用し，危険な性交渉，危険な運転，または他の無謀な行動に関与することになるかもしれない（B6）．彼らは怒りを制御することが困難であり，些細な軽蔑または侮辱にさえ反応して，極度の皮肉，いやみ，または感情的な言葉の爆発を表したりするかもしれない（B7）．

自己愛性パーソナリティ障害
Narcissistic Personality Disorder

マニュアル p.767

　自己愛性パーソナリティ障害は，変わりやすく傷つきやすい自尊心が，注目および承認を求めることを通して支配しようとする企てを伴い，および明白なまたは隠された誇大性により典型的に特徴づけられる．

提案された診断基準

A．パーソナリティ機能における中等度またはそれ以上の障害で，以下の4つの領域のうち2つまたはそれ以上における特徴的な困難によって明らかとなる．
　(1) **同一性**：自己認識および自尊心の制御のために，過度に他者を引き合いに出すこと；過大なまたは過小な，またはその両極端を揺れ動く，誇張された自己評価；情動の制御は自尊心の変動を反映している．
　(2) **自己志向性**：他者からの承認を得ることに基づく目標設定；個人的な基準が，自身を特別とみなすために不合理に高いこと，または特権意識に基づいて低すぎること；しばしば自身の動機に気づいていないこと
　(3) **共感性**：他者の感情および欲求を認識する，または同定する能力の障害；自己に関係があると認識される場合にのみ，他者の反応に過度に調子を合わせること；自身の他者に及ぼす影響を過大または過小に評価すること
　(4) **親密**：人間関係は概して表面的であり，かつ自尊心の制御に役立つために存在している；他者の体験に心からの関心がほとんどないこと，および個人的利益に関する要求を優先することによって制約される相互関係
B．以下の病的パーソナリティ特性の両方：
　(1) **誇大性**（**対立**の一側面）：明白なまたは隠された特権意識；自己中心性；自分は他者よりも優れているという信念を強固にもっていること；他者を見下すこと
　(2) **注意喚起**（**対立**の一側面）：他者の注意を引き，かつ他者の注目の的になろうとする過剰な試み；称賛を求めること

■基準A

　その人には，4つの領域，すなわち，同一性，自己志向性，共感性，親密さ，のうち2つまたはそれ以上におけるパーソナリティ機能における中等度またはそれ以上の障害が存在しなければならない．誇張された自己の重要性および自己評価の広範な感覚があるかもしれない（A1）．この障害

をもつ人達は特権意識の感覚を表すかもしれない（A2）．さらに他者の感情を認識する能力が少ししかないかもしれない（A3）．人間関係は概して表面的かつ利己的に見えるかもしれない（A4）．

■ 基準B

この項目には2つの病的パーソナリティ特性，すなわち，誇大性および注意喚起が必要である．自己愛性パーソナリティ障害の人達の中核となる特徴は，おおげさな過剰補償の方略に訴えることによって自尊心を制御することであり，特権意識の感覚，自己中心性および自分は他者よりも優れているという信念を含む（B1）．こうした人達は，他者からの注目および賞賛を求めること，または他者の注目の的になろうとすることに過度に頼ろうとする（B2）．

強迫性パーソナリティ障害
Obsessive-Compulsive Personality Disorder

マニュアル ➡ p.767

強迫性パーソナリティ障害は，親密な関係を築き，かつ維持することの困難さであり，硬直した完璧主義，柔軟性の欠如，および制限された情動表出により典型的に特徴づけられる．

提案された診断基準

A．パーソナリティ機能における中等度またはそれ以上の障害で，以下の4つの領域のうち2つまたはそれ以上における特徴的な困難によって明らかとなる．
 (1) **同一性**：主に仕事または生産性に由来する自己の意識；強い情動の体験および表出が収縮していること
 (2) **自己志向性**：課題を達成すること，および目標を実現することの困難さであり，融通がきかず，かつ非合理的に高度で柔軟性を欠く行動の内的規範に関連している；過度に良心的かつ道徳的な態度
 (3) **共感性**：他者の考え，感情または行動を理解すること，および尊重することの困難さ
 (4) **親密さ**：仕事および生産性に伴うものとしてみなされる人間関係；他者との関係に悪影響を及ぼす堅苦しさおよび頑固さ
B．以下の4つの病的パーソナリティ特性のうち3つまたはそれ以上で，そのうち1つは，（1）硬直した完璧主義でなければならない．
 (1) **硬直した完璧主義**〔極端な**誠実さ**の一側面（**脱抑制**の対極）〕：自分自身と他者の行動を含むすべてが，欠点なく，完全で，かつ間違いや失敗なくあるべきとする融通のきかないこだわり；細部まですべてにおいて正確さを確保するために，適時性を犠牲にすること；正しい物事のやり方は1つしかないと確信すること；考えおよび/または視点を変えることの困難さ；細部，組織，および順序へのとらわれ
 (2) **固執**（**否定的感情**の一側面）：その行動が機能的または効果的でなくなった後もずっと課題に固執すること；失敗を繰り返しているにもかかわらず同じ行動を続けること
 (3) **親密さ回避**（**離脱**の一側面）：親密な関係または恋愛関係，対人的な愛着，および親密な性的関係を回避すること
 (4) **制限された感情**（**離脱**の一側面）：情動を引き起こす状況にほとんど反応しないこと；情動体験および表出が収縮していること；無関心さまたは冷淡

■基準A

　その人には，4つの領域，すなわち，同一性，自己志向性，共感性，親密さ，のうち2つまたはそれ以上におけるパーソナリティ機能における中等度またはそれ以上の障害が存在しなければならない．この障害をもつ人達は収縮した情動の表出を伴って，仕事または生産性に過剰にのめり込むかもしれない（A1）．こうした人達は，秩序および細部に融通がきかないとらわれを通して制御の感覚を維持しようと試みるかもしれず，はじめに意図した活動の主要な目標はしばしば達成されないほどである（A2）．彼らは他者の感情を理解したり尊重することが困難かもしれない（A3）．これらの特性は，こうした人達が人間関係より仕事および生産性に価値をおくようになるかもしれず，人間関係は2番目に重要とみなされる（A4）．

■基準B

　この項目は4つの項目のうち，3つまたはそれ以上認められることが必要であり，そのうち1つは，硬直した完璧主義でなければならない．その人は完璧さを達成することに過度に焦点を合わせて，しばしば物事の正しいやり方は1つしかないと確信している（B1）．その人は時間，時間厳守，予定表および規則に過度に関心をもつため，活動は過度に几帳面となる．行動が機能的または効果的でなくなったとしても，その人は失敗を繰り返しているにもかかわらず，仕事に固執するかもしれない（B2）．仕事，課題，および他者への融通がきかない対応は，要求または状況の変化への適応の能力を制限する．仕事を完璧に仕上げる必要性によって優柔不断という麻痺状態に陥り，重要な仕事は決して完成しないかもしれない．こうした人達は，彼ら自身の行動が他者の思考および感情に及ぼす影響についての理解を欠いており，そのことは恋愛関係，友情，または性的関係の回避または欠如に寄与するかもしれない（B3，B4）．

統合失調型パーソナリティ障害
Schizotypal Personality Disorder

マニュアル ● p.768

　統合失調型パーソナリティ障害は，社交的かつ親密な関係のための能力の障害，および認知，知覚，行動の風変わりさであり，ゆがめられた自己像と一貫性のない自己の目標に関連しており，疑い深さおよび制限された情動表出を伴っていることにより典型的に特徴づけられる．

提案された診断基準

A．パーソナリティ機能における中等度またはそれ以上の障害で，以下の4つの領域のうち2つまたはそれ以上における特徴的な困難によって明らかとなる．
　(1) **同一性**：自己と他者とのあいまいな境界；ゆがんだ自己概念；しばしば状況または内的体験に一致しない情動表出
　(2) **自己志向性**：非現実的または一貫性のない目標；明快な一連の内的規範がないこと
　(3) **共感性**：自身の行動が他者に及ぼす影響を理解することが著しく困難であること；たびたび他者の動機および行動を誤って解釈すること
　(4) **親密さ**：親密な関係に進展することの著しい障害であり，不信および不安に関連している．
B．以下の6つの病的パーソナリティ特性のうち4つまたはそれ以上：
　(1) **認知および知覚の統制不能**（**精神病性**の一側面）：奇妙なまたは普通でない思考過程；あいまい，迂遠，抽象的，細部にこだわりすぎた，または常同的な思考または会話；さまざまな知覚

　　　　様式における奇妙な感覚
(2) **異常な信念や体験**（精神病性の一側面）：思考内容および現実に関する見解が他者に奇異または特異とみなされる；現実に関する普通でない体験
(3) **風変わりさ**（精神病性の一側面）：奇妙な，普通でない，または奇異な，行動または外見；普通でない，または不適切なことを言うこと
(4) **制限された感情**（離脱の一側面）：情動を引き起こす刺激状況にほとんど反応がないこと；収縮した情動体験および表出；無関心または冷淡
(5) **引きこもり**（離脱の一側面）：他者と一緒にいるよりも1人でいることを好むこと；社会的状況で寡黙であること；社会的接触および活動を回避すること；社会的接触に加わらないこと
(6) **疑い深さ**（離脱の一側面）：対人的な悪意または危害の徴候を，予期すること，および，過敏であること；他者の誠実性および忠実性を疑うこと；被害感情

■基準A

　その人には，4つの領域，すなわち，同一性，自己志向性，共感性，親密さ，のうち2つまたはそれ以上におけるパーソナリティ機能における中等度またはそれ以上の障害が存在しなければならない．統合失調型パーソナリティ障害の人達は，自己と他者とのあいまいな境界，ゆがんだ自己概念，および状況または内的体験に一致しない情動表出がみられるかもしれない（A1）．自己志向性における障害は，非現実的または一貫性のない目標および明快な一連の内的規範がないことを含む（A2）．共感性における問題は，彼ら自身の行動が他者に及ぼす影響を理解することが著しく困難であること，および他者の動機および行動を誤って解釈することを含むかもしれない（A3）．親密さにおける問題は親密な関係に進展することの著しい障害を含むかもしれないし，不信および不安に関連している（A4）．

■基準B

　この項目は6つの病的パーソナリティ特性のうち4つまたはそれ以上認められることが必要である．統合失調型パーソナリティ障害の人達は，普通でない思考過程または魔術的信念のような精神病様の体験の傾向があり，またはあいまいまたは脱線しがちな発話を示すかもしれないため，精神病性の領域における顕著な病的パーソナリティ特性をしばしば示す（B1，B2）．こうした人達は，他者から奇妙または風変わりとみなされ，さらに奇異な行動を示し，または奇妙なことを言うかもしれない（B3）．制限された感情が問題でありうるし，さらにその人は，情動を刺激する出来事にほとんど反応がないかもしれない（B4）．社会的引きこもりはよくみられ，その人は社会的状況で寡黙であり，または単に1人でいることを好む（B5）．疑い深さはよく経験される．その人は過敏であり，さらに他者がその人に対して悪意または危害の意図をもっていると疑うかもしれない（B6）．

パーソナリティ障害，特性が特定されるもの
Personality Disorder—Trait Specified

マニュアル ●p.769

　パーソナリティ障害，特性が特定されるものは，DSM-IV 診断の特定不能のパーソナリティ障害に代わるものである．これは1つの特定の障害の基準を満たさない人のための残遺的カテゴリーである．特定不能のパーソナリティ障害という本質を残しておくというより，むしろ臨床家はその人

のパーソナリティ障害を特定することができる．パーソナリティ領域および特性側面レベルの両方によってその人のパーソナリティ特徴の詳細な評価が可能となる．例えば，同様に極度の脱抑制をもつことでは似ている2人が，彼らのうち1人のみが普通でない信念および体験を伴う精神病性をも発現することで異なることがある．

提案された診断基準

A．パーソナリティ機能における中等度またはそれ以上の障害で，以下の4つの領域のうち2つまたはそれ以上における困難によって明らかとなる．
 (1) **同一性**
 (2) **自己志向性**
 (3) **共感性**
 (4) **親密さ**

B．1つまたはそれ以上の病的パーソナリティ特性の領域または領域に含まれる特定の特性側面であり，以下の領域の**すべて**を検討すること．
 (1) **否定的感情**（対 情動安定性）：高レベルで広い範囲の否定的感情（例：不安，抑うつ，罪責感/羞恥心，心配，怒り）を，頻繁に，かつ激しく体験すること，および，それらが行動（例：自傷行為）と対人関係（例：依存）に現れること
 (2) **離脱**（対 外向）：社会情動的体験を回避することであり，日常的なその時その時の友人との交流から親密な関係にわたる対人的相互関係からの引きこもりと，制限された感情体験および表出，とりわけ快感を感じる能力の限定，の双方が含まれている．
 (3) **対立**（対 同調性）：その人を他の人々との不和に追いやる行動であり，それには，肥大した自尊心およびそれに付随した特別待遇への期待と，他者に対する冷淡な嫌悪が含まれており，他者の欲求や感情に気づかないことと自分を高揚させるために容易に他者を利用することに及んでいる．
 (4) **脱抑制**（対 誠実性）：すぐに欲望を満たしたいという態度であり，これまでに学習したことや今後の結果を考慮せずに，そのときの思考，感情，および外的刺激によって突き動かされる衝動的行動に至る．
 (5) **精神病性**（対 透明性）：文化的に適合しない，奇妙な，風変わりな，または普通でない，さまざまな行動と認知が現れることであり，その過程（例：知覚，解離）と内容（例：信念）の双方が含まれている．

■基準AおよびB

その人には，4つの領域，すなわち，同一性，自己志向性，共感性，親密さ，のうち2つまたはそれ以上におけるパーソナリティ機能における中等度またはそれ以上の障害が存在しなければならない（基準A）．臨床家は5つの病的特性領域の1つまたはそれ以上，または領域に含まれる特定の特性側面を記述しなければならない（基準B）．この方法は臨床家が広い視野をもち，さらにその人の顕著な不適応的パーソナリティ特徴を記録することを可能にする．臨床家は，5つのパーソナリティ特性領域のうちのどれがある人を特徴づけるか簡単に記録でき，またはより詳細な特徴を特定することを選択でき，またどの特性側面（領域に含まれる）が最も特徴的であるか記録することができる．このカテゴリーを用いるかどうかの決定は臨床的状況の必要性に左右される．

CHAPTER 22
Conditions for Further Study

今後の研究のための病態

減弱精神病症候群（準精神病症候群）〈DSM-5, 775頁〉	Attenuated Psychosis Syndrome
短期間の軽躁病を伴う抑うつエピソード〈DSM-5, 779頁〉	Depressive Episodes With Short-Duration Hypomania
持続性複雑死別障害〈DSM-5, 781頁〉	Persistent Complex Bereavement Disorder
カフェイン使用障害〈DSM-5, 785頁〉	Caffeine Use Disorder
インターネットゲーム障害〈DSM-5, 788頁〉	Internet Gaming Disorder
出生前のアルコール曝露に関連する神経行動障害〈DSM-5, 791頁〉	Neurobehavioral Disorder Associated With Prenatal Alcohol Exposure
自殺行動障害〈DSM-5, 794頁〉	Suicidal Behavior Disorder
非自殺的な自傷行為〈DSM-5, 796頁〉	Nonsuicidal Self-Injury

　DSM-5 の第Ⅲ部は，将来の DSM 版に含まれるかもしれない 8 つの疾患が提案されている（上記）．DSM-5 の著者らは第Ⅲ部で，疾患を最終的に公式の診断として含めるべきか否かを示す研究を促進するために標準化された基準を確立する機会を提供している．これらの基準を含めたのは，「これらの障害を研究することに関心をもつ研究者や臨床家の人達に共通の言語を提供することを意図してのことである」（DSM-5, 日本語翻訳版 775 頁）．このことにより，現場においてこれらの病態についての理解が深まり，また今後の DSM 版でそれらの疾患が配置されるかどうかの決定に役立つ研究を促進されるかもしれないと期待される．

　マニュアルに暫定的な障害を配置することは DSM-Ⅲ-R で始まり，その付録 A には「提案中の診断カテゴリーで今後の研究を要するもの」が含められた．3 つの基準案が含まれていた．すなわち，黄体期後期の不機嫌性障害，サディズム性人格障害，自己敗北型人格障害，である〔訳注：これらの訳語は DSM-Ⅲ-R のものを使用〕．これら 3 つのうち，黄体期後期の不機嫌性障害のみが，必要とされた認知および研究による支持を得た．それは月経前不快気分障害として（修正され）DSM-5 に含まれている．

　DSM-Ⅳ は，26 の基準案，改訂された基準，および軸を，大きく拡大された付録 B に含んでいた（「今後の研究のための基準案と軸」）．それぞれが DSM-Ⅳ に含めるように推奨されたが，作成実行チームは，公式なカテゴリーあるいは軸として含める根拠となる十分なデータが存在しないと結論づけた．これらには，提案された診断（例：脳震盪後障害，解離性トランス障害），基準（例：気分変調性障害の診断基準 B の代案），および軸（防衛機能尺度）が含まれる．

　DSM-Ⅳ の付録 B に含まれた病態のうちのいくつかは DSM-5 では独立した診断となっており，そのことは研究を刺激するための基準を提供する有用性を示している．脳震盪後障害と軽度の神経

認知障害は DSM-5 に含まれているが，前者は外傷性脳損傷による神経認知障害として再構築されている．カフェイン離脱，月経前不快気分障害，代理人による虚偽性障害（現在の他者に負わせる作為症），むちゃ食い障害も含まれているが，そのおのおのはそれぞれの基準に編集されている．その一方で，いくつかの提案された障害はラインに達しなかった，すなわち統合失調症の精神病後うつ病性障害，単純型荒廃性障害（単純型統合失調症），小うつ病性障害，反復性短期抑うつ障害，混合性不安-抑うつ障害，解離性トランス障害，抑うつ性パーソナリティ障害，および受動攻撃性パーソナリティ障害（拒絶性パーソナリティ障害）である〔訳注：これらの訳語は DSM-IV-TR のものを使用〕．

減弱精神病症候群（準精神病症候群）
Attenuated Psychosis Syndrome

マニュアル●p.775

　精神病性障害作業部会は，新しい診断である減弱精神病症候群（準精神病症候群）を提案した．根拠としては，早期同定と転帰を改善するための治療を促進するために統合失調症の危険性がある人を同定することである．この症候群は軽度の精神病様の症状および臨床的に関連する苦痛と機能の障害からなっている．統合失調症または他の本格的な精神病への転換は，起こりうる転帰であり，また少数とはいえ無視できない数で起こりうる．この症候群は，併存症として最もよくみられるが，それが独立した疾患か，または，むしろ精神疾患へ発展する危険性が高い傾向または脆弱性を示すものかは明らかではない．もう1つの懸念は，それが統合失調型パーソナリティ障害と重畳して表れること，およびそれらの疾患がどのように関係しているかが明らかでないことである．

　提案された診断は，DSM-5 の開発過程で論争の焦点になった．病気でない人，および，ほとんどの症例では決して精神病性障害に発展しない人に精神医学的なレッテルを貼ることになり，不必要で高価な治療介入が行われるだろうと，専門分野の内外の批評家は懸念を示した．これは，抗精神病薬の適応外使用の増加につながり，患者が医原性合併症（例：体重増加，代謝性疾患，運動障害）の危険に身をさらすことになりかねない．

基準案

A．以下の症状のうち少なくとも1つが弱い形で存在し，現実検討は比較的保たれており，臨床的関与に値する程度の重症度または頻度を有している．
　(1) 妄想
　(2) 幻覚
　(3) まとまりのない発語

B．上記の（1つまたは複数の）症状は，過去1カ月の間に少なくとも週1回は存在していなければならない．

C．上記の（1つまたは複数の）症状は，過去1年の間に始まったか，あるいはその間に増悪していなければならない．

D．上記の（1つまたは複数の）症状は，臨床的関与に値するほど苦痛を与え，能力を低下させている．

E．上記の（1つまたは複数の）症状は，精神病性の特徴を伴う抑うつ障害または双極性障害を含む他の精神疾患によってうまく説明されるものではなく，物質または他の医学的疾患の生理学的作用によるものでもない．

F．どの精神病性障害の基準も満たされたことはない．

短期間の軽躁病を伴う抑うつエピソード
Depressive Episodes with Short-Duration Hypomania

マニュアル⇒p.779

　短期間の軽躁病をもつ人は，少なくとも1回の抑うつエピソードを経験し，また少なくとも2つのエピソードにおいて，症状持続の基準を除き，軽躁病エピソードの基準が2～3日にわたって満たされたことがある．症状はその人の正常な行動から明瞭な行動変化を表している．

　気分障害の作業部会は，短期間の軽躁病と抑うつエピソードを経験している人は，物質使用障害の併存の危険が高く，また双極性障害の病歴をもつ確率が高いので，うつ病をもつ人より，双極性障害をもつ人との近似性のほうが強いことを認識するために，この診断を提案した．一般人口の2.8%が短期間の軽躁病を経験し，また有病率は女性でより高いと思われる．

　提案された基準は，これらの短期間の軽躁病との診断の隙間を埋めるだろうが，診断は双極Ⅱ型障害，混合性の特徴を伴ううつ病または気分循環性障害との混同もまねくだろう．この疾患は，感情の不安定さという症状がよくみられるので，境界性パーソナリティ障害と混同される可能性もあるだろう．

基準案

これまでに，以下の基準を満たす少なくとも1回の抑うつエピソードを経験していること．

A. 以下の基準の5つ（またはそれ以上）が同じ2週間の間に存在し，病前の機能からの変化を起こしている．これらの症状のうちの少なくとも1つは，(1) 抑うつ気分，または (2) 興味または喜びの喪失のいずれかである．（注：明らかに医学的疾患に帰することのできる症状は含めてはならない．）

(1) その人自身の言明（例：悲しい，空しい，あるいは希望がないと感じる）か，他者の観察（例：涙ぐんでいるように見える）により示される，ほとんど1日中，ほとんど毎日の抑うつ気分（注：子どもおよび青年では，いらだたしい気分もありうる）

(2) ほとんど1日中，ほとんど毎日の，すべて，またはほとんどすべての活動における興味または喜びの著しい減退（本人の言明，または他者の観察によって示される）

(3) 食事制限をしていないのに，著しい体重減少または体重増加（例：1カ月で体重の5%以上の変化），またはほとんど毎日の，食欲の減退または亢進（注：子どもの場合，期待される体重増加がみられないことも考慮せよ）

(4) ほとんど毎日の不眠または過眠

(5) ほとんど毎日の精神運動焦燥または制止（他者によって観察可能で，ただ単に落ち着きがないとか，のろくなったという主観的感覚ではないもの）

(6) ほとんど毎日の疲労感または気力の減退

(7) ほとんど毎日の無価値感，または過剰であるか不適切な罪責感（妄想的であることもある．単に自分をとがめたり，病気になったことに対する罪の意識ではない）

(8) 思考力や集中力の減退，または決断困難がほとんど毎日認められる（本人の言明による，または他者によって観察される）．

(9) 死についての反復思考（死の恐怖だけではない），特別な計画はないが反復的な自殺念慮または自殺企図，あるいは自殺を実行するための具体的な計画

B. この症状は，臨床的に意味のある苦痛，または社会的，職業的，または他の重要な領域における機能の障害を引き起こしている．

> C. この障害は，物質または他の医学的疾患の生理学的作用によるものではない．
> D. この障害は，統合失調感情障害によってうまく説明されるものではなく，統合失調症，統合失調症様障害，妄想性障害，または，他の特定されるまたは特定不能の統合失調症スペクトラム障害および他の精神病性障害に重なっているものでもない．
>
> これまでに少なくとも2回の軽躁病期のエピソードがあり，以下に示した必要な症状基準を満たすが軽躁病エピソードの基準を満たすだけの持続期間に達していない（少なくとも2日間以上であるが連続4日間には達しない）．
>
> A. ある際立った期間，異常にかつ持続的に高揚した，開放的な，またはいらだたしい気分と，異常にかつ持続的に増大した，目標指向性の活動または活力が認められる．
> B. 気分の障害があり，活力と活動の亢進が存在する期間中，以下の症状のうち3つ（またはそれ以上）が持続しており（気分が単にいらだたしい場合は4つ），通常の行動とは明らかに変化した行動がみられ，またはっきりと認められる程度に存在している．
>   (1) 自尊心の肥大，または誇大
>   (2) 睡眠欲求の減少（例：3時間眠っただけでよく休めたと感じる）
>   (3) 普段より多弁であるか，しゃべり続けようとする心迫
>   (4) 観念奔逸，またはいくつもの考えが競い合っているという主観的な体験
>   (5) 本人の言明または他者の観察による，注意散漫（すなわち，注意があまりにも容易に，重要でないかまたは関係のない外的刺激によって他に転じる）
>   (6) 目標指向性の活動（社会的，職場または学校内，性的のいずれか）の増加，または精神運動焦燥
>   (7) まずい結果になる可能性が高い活動に過度に熱中すること（例：制御のきかない買いあさり，性的無分別，またはばかげた投資に専念する人）
> C. エピソードには，その人が症状のないときの特徴とは異なる明確な機能変化が随伴する．
> D. 気分の障害や機能の変化は，他者から観察可能である．
> E. エピソードは，社会的または職業的機能に明らかな障害を起こすほど，または入院を必要とするほど重度ではない．もし精神病性特徴が存在するのであれば，そのエピソードは，定義に従って，躁病性のものである．
> F. エピソードは，物質（例：乱用薬物，医薬品，または他の治療）による生理学的作用によるものではない．

持続性複雑死別障害
Persistent Complex Bereavement Disorder

マニュアル ➡ p.781

　不安，強迫性スペクトラム，心的外傷性，および解離性障害の作業部会は，親しい家族または友人の死後に"長期"または"複雑な"悲しみを経験した人が，正常な悲嘆反応を経験した人と比較すると，意味のある苦痛や機能の障害を呈することを示す研究に基づいており，新しい診断として持続性複雑死別障害を提案した．作業部会は，そのような疾患がDSMには十分に含まれていないと考えている．

基準案

A. 親しい関係にあった人の死を経験.

B. その死以来, 以下の症状のうち少なくとも1つが, そうである日のほうが, ない日より多く, 臨床的に意味のある程度, 残されたのが成人の場合は少なくとも12カ月, 子どもの場合は少なくとも6カ月続いている.
  (1) 故人への持続的な思慕/あこがれ. 年少の子どもでは, 思慕は, 養育者や他の愛着をもつ人から離れまた再会するような行動を含む, 遊びや行動として現れるかもしれない.
  (2) 死に反応した深い悲しみと情動的苦痛
  (3) 故人へのとらわれ
  (4) その死の状況へのとらわれ. 子どもでは, 故人へのこの傾倒は遊びや行動の主題を通して表れるかもしれず, 身近な人達の死の可能性へのとらわれに及ぶかもしれない.

C. その死以来, 以下の症状のうち少なくとも6つが, そうである日のほうが, ない日より多く, 臨床的に意味のある程度, 残されたのが成人の場合は少なくとも12カ月, 子どもの場合は少なくとも6カ月続いている.

死に反応した苦痛
  (1) 死を受け入れることの著しい困難. 子どもでは, これは死の意味と永遠を理解する能力に左右される.
  (2) 喪失を信じようとしない, または情動的な麻痺を経験
  (3) 故人を肯定的に追憶することの困難
  (4) 喪失に関連した苦しみまたは怒り
  (5) 故人や死に関して, 自分自身に対して不適応な評価をすること (例:自己非難)
  (6) 喪失を思い出させるものからの過剰な回避 (例:故人に関連した人, 場所, 状況の回避;子どもでは, 故人について考えることや感じることの回避も含むかもしれない)

社会性/同一性の混乱
  (7) 故人と一緒にいたいために死にたいと願うこと
  (8) 死以来, 他人を信用できない.
  (9) 死以来, 孤独である, または他人から切り離されていると感じる.
  (10) 故人なしでは人生は無意味で空虚と感じるか, 故人なしでは機能することができないと信じる.
  (11) 人生における自分の役割に対する錯乱, または自己の同一性が薄まる感覚 (例:自分の一部分が故人とともに死んだと感じる)
  (12) 喪失以来, 興味を追求したり, 将来の計画を立てたりすることが困難である, または気が進まない (例:交友関係, 活動).

D. その障害は, 臨床的に意味のある苦痛, または社会的, 職業的, または他の重要な領域における機能の障害を引き起こしている.

E. その死別反応は, 文化, 宗教, 年齢相応の標準に比して不釣り合いである, または矛盾している.

▶**該当すれば特定せよ**

  外傷性死別を伴うもの:殺人または自殺による死別で, (しばしば喪失を思い出させるものに反応して) その死の外傷的な性質, 死の最期の瞬間, 苦しみの程度, 遺体のひどい損傷, あるいは悪意や故意による性質に, 持続的に悲嘆にくれながらとらわれる.

カフェイン使用障害
Caffeine Use Disorder

マニュアル ➡ p.785

　物質関連障害作業部会は，カフェイン使用障害を含めることを提案した．データによって慢性カフェイン使用者の相当な割合が物質依存の徴候，すなわち，身体的または心理学的な害があるにもかかわらず継続して使用すること，減らすまたはやめる努力が不成功であること，および離脱症候群を回避するために使用を継続していること，に発展していることが示されていた．カフェイン使用障害の診断を確立することは，保健医療提供者や一般人口の間にこの症候群の認識を高めるだろう．この認識によって，中止のための特定の戦略，および多数の人の利益になるような介入の発展につながる可能性がある．その一方で，批評家はこの障害を認識することが，その有病率が成人一般人口の大きな割合を含む可能性があるため，一般に物質使用障害を矮小化するかもしれないと示唆している．

基準案

臨床的に意味のある機能障害や苦痛を引き起こすカフェイン使用の不適応的な様式で，以下の基準の少なくとも最初の3つが12カ月の期間内に起こることによって示される．
(1) カフェイン使用を減らしたり制御しようとする，持続的な欲求または努力が不成功であること
(2) 身体的または精神的問題がカフェインによって持続的または反復的に起こるかまたは悪化しているらしいことを知っているにもかかわらず，カフェイン使用を続ける．
(3) 離脱，以下のいずれかによって示されるもの：
　　(a) カフェインに特徴的な離脱症候群がある．
　　(b) 離脱症状を軽減したり回避したりするために，カフェイン（または，密接に関連した物質）を摂取する．
(4) カフェインをはじめのつもりより大量に，またはより長い期間，しばしば摂取する．
(5) 仕事，学校，または家庭における主要な役割義務を果たすことの失敗につながる反復的カフェイン使用（例：カフェイン使用か離脱に関連した，仕事または学業における繰り返される遅刻あるいは欠席）
(6) 以前にカフェインにより引き起こされたか悪化したと考えられる，持続的または反復する社会的または対人関係の問題（例：使用による結果，医学的問題，費用についての配偶者との口論）があるにもかかわらず，カフェイン使用を続ける．
(7) 耐性，以下のいずれかにより定義されるもの：
　　(a) 希望の効果を得るために，著しく増大した量のカフェインが必要
　　(b) 同じ量のカフェインの継続的使用により，著しく効果が減弱
(8) カフェインを得るために必要な活動，カフェイン使用，またはその作用からの回復に費やされる時間の大きいこと
(9) 渇望，つまりカフェイン使用への強い欲求，または衝動

インターネットゲーム障害
Internet Gaming Disorder

マニュアル ➔ p.788

　基準は物質関連障害作業部会によって，現代の技術が可能にした，新しく，また急速に拡大した病態を認識するために提案された．インターネットゲーム障害は，しばしば他の競技者とともにゲームをするためのインターネットの過度および/または不適切な使用から成り立っている．この病態は比較的よくみられ，アジア諸国からは多くの報告があるが，作業部会のメンバーは，DSMで十分に述べられていないと主張した．インターネットゲーム障害は，コンピュータが利用可能で，インターネットが使用できる社会でのみ可能である．この理由から，文化的および技術的な変化が社会的に認められた行動へ及ぼす明確な影響が極端に至ることを示している．その新しさにもかかわらず，この障害は物質嗜癖と関連する同じ一般の臨床的特徴をとらえている．すなわち，否定的な結果になるにもかかわらず繰り返され駆り立てられる行動，行動制御の減退，行動を渇望すること，行動に参加している間の喜びの反応である．物質使用障害でみられるのと同様の，耐性と離脱の症状も報告されている．

　DSM-5の開発中に，この症候群を含めることに関して，専門家と一般の人との間で論争が引き起こされた．ある人は，これを含めることは悪い行動を医療対象とし，また潜在的に今後のDSMの版で，いわゆる，行動嗜癖と呼ばれる他の行動障害（例：強迫的な買い物，過食，性欲過剰行動）が含まれる可能性があると考えている．他の人はこの概念が過度に狭いので「インターネット嗜癖」または「強迫的なコンピュータ使用」といったより広範囲のカテゴリーが提案されるべきと提言している．

基準案

臨床的に意味のある機能障害や苦痛を引き起こす持続的かつ反復的な，しばしば他のプレーヤーとともにゲームをするためのインターネットの使用で，以下の5つ（またはそれ以上）が，12カ月の期間内のどこかで起こることによって示される．

(1) インターネットゲームへのとらわれ（過去のゲームに関する活動のことを考えるか，次のゲームを楽しみに待つ；インターネットゲームが日々の生活の中での主要な活動になる）
　　注：この障害は，ギャンブル障害に含まれるインターネットギャンブルとは異なる．
(2) インターネットゲームが取り去られた際の離脱症状（これらの症状は，典型的には，いらいら，不安，または悲しさによって特徴づけられるが，薬理学的な離脱の生理学的徴候はない）
(3) 耐性，すなわちインターネットゲームに費やす時間が増大していくことの必要性
(4) インターネットゲームにかかわることを制御する試みの不成功があること
(5) インターネットゲームの結果として生じる，インターネットゲーム以外の過去の趣味や娯楽への興味の喪失
(6) 心理社会的な問題を知っているにもかかわらず，過度にインターネットゲームの使用を続ける．
(7) 家族，治療者，または他者に対して，インターネットゲームの使用の程度について嘘をついたことがある．
(8) 否定的な気分（例：無力感，罪責感，不安）を避けるため，あるいは和らげるためにインターネットゲームを使用する．
(9) インターネットゲームへの参加のために，大事な交友関係，仕事，教育や雇用の機会を危うくした，または失ったことがある．

注：この障害には，ギャンブルではないインターネットゲームのみが含まれる．ビジネスあるいは専門領域に関する必要性のある活動のためのインターネット使用は含まれないし，他の娯楽的あるいは社会的なインターネット使用を含めることを意図したものではない．同様に，性的なインターネットサイトは除外される．

▶ **現在の重症度を特定せよ**

インターネットゲーム障害は，普段の活動の破綻の程度により，軽度，中等度，または重度とされうる．重症度の低い人は症状の数が少なく，生活上の破綻も少ないかもしれない．重度のインターネットゲーム障害をもつ人は，より多くの時間をコンピュータ上で過ごすであろうし，よりひどく，交友関係や，職歴もしくは学業面での機会を失うであろう．

出生前のアルコール曝露に関連する神経行動障害
Neurobehavioral Disorder Associated with Prenatal Alcohol Exposure

マニュアル ●p.791

物質関連障害作業部会は，アルコールの子宮内曝露に関連する神経発達障害のすべての範囲を網羅するために，出生前アルコール曝露に関連する神経行動障害の基準を提案した．提案された病態は，臨床的に意味のある苦痛や機能の障害をもたらす行動的および心理学的な症候群である．

この病態を含めることの根拠は，出生前のアルコール曝露によって悪影響を受ける人への認識を高める，および治療のための紹介を促進するためである．一般的には認識されていないが，これらの人は，児童福祉システム，青少年の拘留および矯正施設，および精神医療の場における外来患者と入院患者で多くみられる．DSMにこの病態を含めることによって，正しい評価を行い，精神保健，教育，刑事司法の制度による適切な対応への照会を促進できることになる．否定的な側面として，その症状はDSMで適切にとらえられ臨床家はその症状に気づく必要があるだけだと論じる者もいる．別の懸念として，この診断は，立証することが困難であるアルコールとの因果的関連を前提としていることである．その症状は幅広い範囲に及び，素行症および反社会性パーソナリティ障害を含む多くの疾患と重畳しているが，これらの疾患は明確には除外されない．

基準案

A. 妊娠の確認以前も含む，妊娠中の最小限以上のアルコールへの曝露．妊娠中のアルコールへの曝露の確認は，母親の妊娠中のアルコール使用についての自己申告，医療やその他の記録，または臨床的観察により得られることがある．

B. 以下のうち1つ（またはそれ以上）によって示される，神経認知機能の障害：
  (1) 全般的な知能面での成績の障害（すなわち，IQ 70以下，または包括的発達評価における標準化スコアが70以下）
  (2) 実行機能障害（例：計画性および秩序だった行動の足りなさ，柔軟性の不足，行動制御の困難）
  (3) 学習障害（例：知的水準から考えられるよりも学業成績が低い，限局性学習能力低下）
  (4) 記憶障害（例：最近学んだ情報の想起に関する問題，繰り返し同じ間違いをする，長い言語的な指示・説明を記憶することの困難）
  (5) 視空間推論の障害（例：まとまりのないまたは計画性に乏しい描画あるいは構成，左右の判別の問題）

C. 以下に示されるもののうち1つ（またはそれ以上）の自己制御の障害：
  (1) 気分あるいは行動の制御の障害（例：気分の易変性，否定的な感情またはいらいら，頻回の行

動上の爆発）
　　(2) 注意欠如（例：注意の転換が困難，精神的努力の維持が困難）
　　(3) 衝動性制御の障害（例：順番を待つことが困難，規則を守ることが困難）
D．以下のうち2つ（またはそれ以上）の適応的機能の障害〔このうち，1つは (1) か (2) であること〕：
　　(1) コミュニケーションの欠陥（例：言語獲得の遅延，話し言葉の理解の困難）
　　(2) 社会的意思疎通および相互作用の障害（例：見知らぬ人への過剰な親密さ，社会的合図を読み取ることの困難，社会的結果を理解することの困難）
　　(3) 日常生活技能の障害（例：排泄，摂食，入浴の遅延；毎日の生活予定を行うことの困難）
　　(4) 運動能力の障害（例：微細運動発達の不良，粗大運動発達里程標への達成遅延または現在の粗大運動機能の欠陥，協調とバランスにおける欠陥）
E．発症時期（基準 B，C，および D における症状）は小児期である．
F．その障害は，臨床的に意味のある苦痛，または社会的，学業的，職業的，または他の重要な領域における機能の障害を引き起こしている．
G．この障害は，出生後の物質使用（例：医薬品，アルコールまたは他の薬物）に関連した直接的な生理学的影響，一般の医学的疾患（例：外傷性脳損傷，せん妄，認知症），他の催奇性物質（例：胎児ヒダントイン症候群），遺伝的病態（例：ウィリアムズ症候群，ダウン症候群，コルネリア・デ・ランゲ症候群），または環境的なネグレクトではうまく説明されない．

自殺行動障害
Suicidal Behavior Disorder

マニュアル●p.794

　気分障害作業部会によって提案された，自殺行動障害を含めることを支持する根拠は，主にコードの仕方と関係がある．自殺行動は重大な病的状態を引き起こし，精神保健資源を多く利用することとなるが，自殺行動を反映する DSM コードは，偶発的な外傷と自傷を鑑別する ICD-9-CM（E950–E959）から引用された E（外傷の外的原因）コードに限定されている．このコードはしばしば管理担当者によって割り当てられ，頻繁に無視されている．自殺行動と自殺念慮はうつ病および境界性パーソナリティ障害の症状としてあげられるが，これらの症状はコード化できず，また，これらの行動が他の多くの精神疾患との独立した関係に誤解を与える．さらに研究により，併存症に関係なく，自殺行動は同様の病理学的特徴を共有することが示唆されている．このように，承認されたコードがない場合は診療記録上不完全で誤解をまねく情報に導くことになるので，コードのついた疾患が利用できることが予防と安全性監視の努力に役立つかもしれない．

基準案

A．24 カ月以内に自殺企図を行ったことがある．
　注：自殺企図とは，自分で始めた一連の行動であって，開始時点でその行動が自分を死に至らしめることを予期していた．（「開始時点」とは，その方法を実行する行動が起こった時点である．）
B．その行為は，非自殺的な自傷行為の基準を満たさない——すなわち，否定的な感情/認知の状態を緩和する，または肯定的な気分の状態を得るために行われる自分の体の表面に向けられた自傷行為は含まない．
C．その診断は，自殺の観念や準備の行動には適用されない．

D．その行為は，せん妄または錯乱の状態の間に始まったのではない．

E．その行為は，政治的または宗教的な目的のためだけにとられたのではない．

▶該当すれば特定せよ

現在：直近の企図から 12 カ月以内

寛解早期：直近の企図から 12〜24 カ月

非自殺的な自傷行為
Nonsuicidal Self-Injury

マニュアル ●p.796

　児童期および青年期障害作業部会は，非自殺的な自傷行為の症状が DSM ではうまく表されていないという理由からこの病態を提案した．これに最も近いのは，DSM-IV の境界性パーソナリティ障害の診断項目 5 の「自殺の行動，そぶり，脅し，または自傷行為の繰り返し」である．研究によって，繰り返される自傷行為は青年でも成人でもさまざまな診断と共存しており，これらの人の多数は境界性パーソナリティ障害の基準を満たしていない．この基準によって自傷行為に関連する次のような誤った情報が訂正される，すなわち，1）それは境界性パーソナリティ障害に特徴的である，2）それは自殺企図の 1 つの形である．このどちらの記述も真実ではなく，さらに，両者とも過度に制限的な，または不適切な診療（例：入院，長くて複雑な心理療法）につながる可能性がある．これらの基準は，非自殺的な自傷行為と自殺企図を区別するのに役立つ．ほとんどの人にとって，前者は死に至るようには計画されておらず，むしろ，緊張や他の否定的な感情を緩和するためである．これらの行動（例：切傷，熱傷）は致死率が低い傾向がある．提案された定義では，外傷は表面的で頻繁に繰り返されるという特質が必要である．これらの行動をするほとんどの人は，非自殺的な自傷行為が生命を脅かさない性質であることを認識している．それでもなお，繰り返される自傷行為は，自殺企図および自殺完遂に至る危険性を高める側面をもつ．

　非自殺的な自傷行為の基準についての 1 つの懸念は，境界性パーソナリティ障害が明確には除外されていないことである．自傷行為は境界性パーソナリティ障害の診断に特異的ではないが，この両者は密接に関連しているので，除外は明確であるべきである．

基準案

A．その損傷が軽度または中等度のみの身体的な傷害をもたらすものと予想して（すなわち，自殺の意図がない），出血や挫傷や痛みを引き起こしそうな損傷（例：切創，熱傷，突き刺す，打撲，過度の摩擦）を，過去 1 年以内に，5 日以上，自分の体の表面に故意に自分の手で加えたことがある．

注：自殺の意図がないことは，本人が述べるか，または，死に至りそうではないと本人が知っている，または学んだ行動を繰り返し行っていることから推測される．

B．以下の 1 つ以上を期待して，自傷行為を行う．
　（1）否定的な気分や認知の状態を緩和する．
　（2）対人関係の問題を解決する．
　（3）肯定的な気分の状態をもたらす．

注：望んでいた解放感や反応は自傷行為中か直後に体験され，繰り返しそれを行うような依存性を示唆する行動様式を呈することがある．

C．故意の自傷行為は，以下の少なくとも 1 つと関連する．
　（1）自傷行為の直前に，対人関係の困難さ，または，抑うつ，不安，緊張，怒り，全般的な苦痛，

自己批判のような否定的な気分や考えがみられる．
(2) その行為を行う前に，これから行おうとする制御しがたい行動について考えをめぐらす時間がある．
(3) 行っていないときでも，自傷行為について頻繁に考えが浮かんでくる．
D．その行動が社会的に認められているもの（例：ボディーピアス，入れ墨，宗教や文化儀式の一部）ではなく，かさぶたをはがしたり爪を噛んだりするのみではない．
E．その行動または行動の結果が，臨床的に意味のある苦痛，または対人関係，学業，または他の重要な領域における機能に支障をきたしている．
F．その行動は，精神病エピソード，せん妄，物質中毒または物質離脱の間にだけ起こるものではない．神経発達障害をもつ人においては，その行動は反復的な常同症の一様式ではない．その行動は，他の精神疾患や医学的疾患（例：精神病性障害，自閉スペクトラム症，知的能力障害，レッシュ－ナイハン症候群，自傷行為を伴う常同運動症，抜毛症，皮膚むしり症）ではうまく説明されない．

Key Points

- この章には，今後の DSM の版に含まれるかもしれない提案された疾患が含まれている．それらを DSM-5 に含むことは，研究を促進する標準化された基準を確立するための機会を提供する．
- 完全な疾患の地位を獲得するためには，病態は「まだ表現されていない」（つまり DSM ではうまく表現されていない）もの，臨床的価値をもつこと，正確な同定および/または治療を改善する可能性のあること，および頻度が高く，機能障害があり，他と区別できるものであるべきである．
- DSM-5 の第 III 部「今後の研究のための病態」には 8 つの診断基準案が含まれている．それぞれの病態に対して，公式の DSM 診断として認めるには，現在では不十分なデータしか利用できないと結論づけられた．これらの病態には，DSM-5 の討議における避雷針となった減弱精神病症候群，短期間の軽躁病を伴う抑うつエピソード，持続性複雑死別障害，カフェイン使用障害，インターネットゲーム障害，出生前のアルコール曝露に関連する神経行動障害，自殺行動障害，および非自殺的な自傷行為，が含まれている．

索引

太字は主要説明の頁を示す.

和文

あ

アカシジアの症状　361
アスペルガー障害　17, 37
　──をめぐる議論　6
アヘン　297
アルコール関連障害群　279
アルコール使用障害　279
アルコール中毒　281
アルコールのブラックアウト　303
アルコール誘発性精神病性障害　70
アルコール離脱　282
アルツハイマー病による認知症（DSM-5）またはアルツハイマー病による軽度認知障害（DSM-5）　328
アンフェタミン　305
愛着　109
悪夢障害　228

い

1級症状，シュナイダーの　64
インターネットゲーム障害　23, 276, **415**
いびき　221
医学的および他の保健手段の取得に関連する問題　376
医学的治療へのアドヒアランス欠如　376
医薬品による他の有害作用　364
医薬品誘発性運動症群および他の医薬品有害作用　23, 360
医薬品誘発性急性アカシジア　362
医薬品誘発性急性ジストニア　362
医薬品誘発性姿勢振戦　363
医薬品誘発性せん妄　322
依存　276

依存性パーソナリティ障害　353
異食症　20, **190**
異性装障害　256
意識清明　319
遺尿症　21, **203**
遺糞症　21, **205**
一過性チック障害　51
一般身体疾患　23
　──による緊張病性障害　74
陰性症状　62
　──の変更，DSM-IV からの　66

う

うつ病
　──，死別反応に関連した　92
　──，単一エピソード　99
　──，反復エピソード　99
運動症群/運動障害群　47
運動症状，変換症の　182
運動チック　49

え

エスキロール　130
演技性パーソナリティ障害　351

お

オピオイド関連障害群　297
オピオイド使用障害　297
オピオイド中毒　299
オピオイド離脱　300
オルガズム　241
黄体期後期の不機嫌性障害　409
横断的症状尺度　380
音韻障害　17, 33
音声チック　49

か

カテゴリー的方法　4
カフェイン関連障害群　283
カフェイン使用障害　414
カフェイン中毒　283
カフェイン離脱　22, **284**

ガル卿，摂食障害に関する記述　189
かんしゃく発作　94
下位分類　15
家庭の養育に関連する問題　366
過剰収集　139
過食症　196
過食性障害　20, 189, **198**
過敏性心臓症候群　108
過眠障害　21, **214**
回避・制限性食物摂取症/回避・制限性食物摂取障害　20, **192**
回避性パーソナリティ障害　352
　──，シゾイドパーソナリティ障害と　347
　──，代替モデル　401
解離症群/解離性障害群　167
　──，変更点　20
解離症状　159
解離性健忘　20, **170**
解離性同一症/解離性同一性障害　20, **168**
解離性トランス障害　410
解離性とん走　20, 168, 170
外傷性脳損傷による神経認知障害　409
外傷性脳損傷による認知症（DSM-5）または外傷性脳損傷による軽度認知障害（DSM-5）　333
概日リズム睡眠-覚醒障害群　21, **224**
覚醒障害，ノンレム睡眠からの　**227**, 228
学習障害　30
　──，特定不能の　17
渇望　278
間欠爆発症/間欠性爆発性障害　22, **263**
感覚過敏，自閉スペクトラム症の　39
感覚症状，変換症の　182
感情障害　80

関係念慮　136
鑑別不能型身体表現性障害
　　　　　　　　　　20, 177

き
ギャンブル障害　22, **313**
気功　62
気分エピソード
　──, 統合失調症の　67
　──, 妄想性障害の　60
気分循環性障害　87
気分障害　79
　──, DSM-IVの　18
　──と緊張病　73
気分変調症　18, 93, **100**
気分変調性障害　100
記憶障害, うつ病の　98
記憶喪失, 解離性同一症の　169
記録, 診断の　12
器質性精神障害群　318
器質性脳症候群を伴う精神病
　　　　　　　　　　　318
機嫌調節異常症　93
機能性神経症状症　180
偽てんかん発作　182
吃音　35
吃音症　17
虐待, 配偶者またはパートナーへ
　の　371
虐待とネグレクト　366
吸入剤関連障害群　294
吸入剤使用障害　294
吸入剤中毒　296
急性ストレス障害　20, 108, **160**
急性精神分裂病エピソード　62
急性脳障害　318
急速眼球運動睡眠　210
拒絶性パーソナリティ障害　410
虚偽性障害　185
共有精神病性障害　18, 56
恐怖症　112
強迫行為　133
強迫症／強迫性障害　19, 108, **130**
強迫症および関連症群／強迫性障害
　および関連障害群　129
　──, 変更点　19
強迫神経症, フロイトの　130
強迫性神経症　354
強迫性パーソナリティ障害　354
　──, 代替モデル　405
強迫的性行為　241

教育と職業の問題　372
境界性パーソナリティ障害　350
　──, 代替モデル　402
境界線の知的機能　377
筋肉醜形恐怖　19, 136
緊張病　18
　──の特定用語　73
緊張病症候群　75

く
クレペリン　64
クロイツフェルト・ヤコブ病
　　　　　　　　　　335

け
けいれん大発作　304
経済と住居の問題　373
軽躁病エピソード　84
軽度認知障害（DSM-5）　22, **326**
血管性認知症（DSM-5）または血
　管性軽度認知障害（DSM-5）
　　　　　　　　　　332
月経前不快気分障害
　　　　　　　　18, 93, **102**, 409
健忘　171
健忘障害　22
検査−再検査信頼性　5
幻覚薬関連障害群　289
幻覚薬持続性知覚障害　294
幻視　331
言語症／言語障害　34
限局性学習症／限局性学習障害
　　　　　　　　17, 30, **45**
限局性恐怖症　19, **112**
限局的健忘　170
原発性不眠　21
原発性不眠症　212
現実感消失　20, 157−159, 168, 172
減弱精神病症候群（準精神病症候
　群）　23, 57, **410**
　──をめぐる議論　6

こ
コード, DSMとICDの　13
コカイン　305
コミュニケーション症　111
コミュニケーション症群／コミュニ
　ケーション障害群　17, **33**
こだわり, 自閉スペクトラム症の
　　　　　　　　　　39
子どもの性別違和　21, **248**

呼吸関連睡眠障害群　21, **220**
個人歴における他の状況　375
語音症／語音障害　34
広汎性発達障害　29, 37
　──, 特定不能の　17, 37
交代勤務型の概日リズム睡眠−覚醒
　障害　226
交代人格　168
行為障害　265
行動嗜癖　276, 415
行動障害, 児童青年期の　260
抗うつ薬中断症候群　23, 363
抗不安薬使用障害　301
抗不安薬中毒　303
抗不安薬離脱　304
今後の研究のための病態　23
混合性不安−抑うつ障害　410

さ
サディズム性人格障害　409
詐病　376
猜疑性パーソナリティ障害　346
作為症／虚偽性障害　20, **185**
産後精神病　62
算数障害　17, 45
暫定的チック症／暫定的チック障害
　　　　　　　　　　51

し
シゾイドパーソナリティ障害
　　　　　　　　　　346
シュナイダーの1級症状　64
ジェンダー　21, 248
ジスキネジア　362
　──, 遅発性　23
ジストニア　362
支配観念　139
死別反応　92, 365
　──の除外規定　6, 18
自我異質性同性愛　241
自己愛性パーソナリティ障害
　　　　　　　　　　351
　──, 代替モデル　404
自己刺激的な行動, 自閉スペクト
　ラム症の　40
自己敗北型人格障害　409
自殺行動障害　417
自殺念慮　98
自傷行為, 非自殺的な　418
自動車事故, 眠気による　217

和文索引

自閉スペクトラム症/自閉症スペクトラム障害　17, **37**
　――，成人期の特徴　40
　――，反応性アタッチメント障害と　151
　――の導入をめぐる議論　6
自閉性障害　17
児童への虐待とネグレクトの問題　367
児童青年期の行動障害　260
持続性複雑死別障害　23, **412**
持続性(慢性)運動または音声チック症/持続性(慢性)運動または音声チック障害　50
持続性抑うつ障害(気分変調症)　18, 93, **100**
失感情症　98
失算症　45
失読症　45
疾患の配列，DSM-5 の　9
実地施行，DSM の　5
社会的環境に関連する他の問題　373
社会的(語用論的)コミュニケーション症/社会的(語用論的)コミュニケーション障害　35
社会病理的人格障害　349
社交不安症/社交不安障害(社交恐怖)　19, 109, **115**
射精遅延　243
主支援グループに関連する他の問題　366
受動攻撃性人格　260, 263
受動攻撃性人格障害　342
受動攻撃性パーソナリティ障害　410
受容-表出混合性言語障害　33
集団的非行反応　260
集中困難，うつ病の　98
醜形恐怖症/身体醜形障害　18, 19, 130, **135**
　――，神経性やせ症との鑑別　136
住居と経済の問題　373
重篤気分調節症　18, **93**
　――をめぐる議論　7
出生前のアルコール曝露に関連する神経行動障害　416
循環気質パーソナリティ　87
準精神病症候群　23, 57, **410**
書字表出障害　17, 45

女性オルガズム障害　244
女性の性的関心・興奮障害　21, **244**
徐波睡眠　210
小うつ病性障害　410
小児期発症流暢症(吃音)/小児期発症流暢障害(吃音)　35
小児期崩壊性障害　17, 37
小児性愛障害　255
消退，性反応サイクルの　241
衝動(性)　43, 132
常同運動症/常同運動障害　48
情緒不安定性人格　350
情動脱力発作　217
食行動障害および摂食障害群　189
　――，変更点　20
食毛症　141
職業と教育の問題　372
心因性精神病　61
心気症　20, 176, 177
心的外傷およびストレス因関連障害群　147
　――，変更点　19
心的外傷後ストレス障害　19, 108, **153**
心理的虐待
　――，児童への　368
　――，配偶者またはパートナーへの　371
身体化障害　20
身体症状症　177
身体症状症および関連症群　175
　――，変更点　20
身体的虐待，児童への　367
身体的愁訴，説明不能の　175
身体的暴力，配偶者またはパートナーへの　369
身体表現性障害(身体醜形障害)　130, 175
信頼性，診断の　4
神経行動障害，出生前のアルコール曝露に関連する　416
神経遮断薬悪性症候群　361
神経遮断薬誘発性パーキンソニズム　361
神経遮断薬離脱性ジスキネジア　362
神経循環無力症　108
神経症　108
神経衰弱　108

神経性過食症/神経性大食症　20, **196**
神経性やせ症/神経性無食欲症　20, **194**
　――，醜形恐怖症との鑑別　136
神経認知障害，軽度の　409
神経認知障害群　317
　――，変更点　22
神経発達症群/神経発達障害群　27
　――，変更点　17
振戦　363
　――，パニック発作の　120
深睡眠　210
診断
　――の確実性　15
　――の記録　12
　――の目的　11

す

スキゾイドパーソナリティ障害　346
睡眠-覚醒障害群　209
　――，変更点　21
睡眠慣性(睡眠酩酊)　216
睡眠関連低換気　21, **223**
睡眠時驚愕症　228
睡眠時随伴症群　227
睡眠時遊行症　228
睡眠潜時反復検査(MSLT)，ナルコレプシーの　220
睡眠相後退型の概日リズム睡眠-覚醒障害　226
睡眠相前進型の概日リズム睡眠-覚醒障害　226
睡眠薬使用障害　301
睡眠薬中毒　303
睡眠薬離脱　304
睡眠遊行障害　210

せ

セックス依存症　241
せん妄　304, **319**
世界保健機関能力低下評価尺度第2版(WHODAS 2.0)　384
成人への虐待，配偶者またはパートナー以外による　371
成人への冷遇虐待とネグレクトの問題　369
制縛的パーソナリティ　354
性器-骨盤痛・挿入障害　21, **245**

性機能不全群　241
　──，変更点　21
性嫌悪障害　21
性交疼痛症　21, 245
性心理障害　240, 248
性的虐待，児童への　367
性的興奮　241
性的サディズム障害　254
性的暴力，配偶者またはパートナーへの　369
性的マゾヒズム障害　254
性的欲求低下障害　241
性同一性障害　21, 240
性発達障害　249
性偏倚　240
性別違和　248
　──，変更点　21
青年および成人の性別違和　249
精神医学的診断の重要性　11
精神刺激薬関連障害群　305
精神刺激薬使用障害　306
精神刺激薬中毒　308
精神刺激薬離脱　309
精神疾患の定義　11
精神神経症性障害　108
精神生理学的障害　183
精神生理学的泌尿生殖器障害　240
精神遅滞　17, 29, 31
精神病　56
精神病後うつ病性障害，統合失調症の　410
精神分裂病　64
脆弱X症候群　31
窃視障害　252
窃触障害　253
窃盗症　269
摂食障害群　189
説明不能の身体的愁訴　175
先天性中枢性肺胞低換気症候群　224
戦争神経症　153
選択性緘黙　19, 108, **110**
選択的健忘　170
全般性健忘　170
全般的知的機能　30
全般的発達遅延　32
全般不安症/全般性不安障害　122
前頭側頭型認知症（DSM-5）または前頭側頭型軽度認知障害（DSM-5）　330

そ

素行症/素行障害　22, **265**
双極I型障害　85
双極I型障害・混合型　81
双極II型障害　86
双極性障害および関連障害群　81
　──，変更点　18
早発性痴呆　64
早漏　245
相談や医学的助言など他の保健サービスの対応　374
躁病エピソード　82
続発性不眠症　212

た

タバコ関連障害群　310
タバコ使用障害　310
タバコ誘発性睡眠障害　233
タバコ離脱　312
ダウン症候群　31
ためこみ症　19, 130, **137**
他のアルコール誘発性障害群　283
他の医学的疾患　23
他の医学的疾患に影響する心理的要因　20, **183**
他の医学的疾患による強迫症および関連症/他の医学的疾患による強迫性障害および関連障害　144
他の医学的疾患による緊張病性障害　74
他の医学的疾患による精神病性障害　72
他の医学的疾患による双極性障害および関連障害　90
他の医学的疾患による認知症（DSM-5）または他の医学的疾患による軽度認知障害（DSM-5）　337
他の医学的疾患によるパーソナリティ変化　355
他の医学的疾患による不安症/他の医学的疾患による不安障害　125
他の医学的疾患による抑うつ障害　99, **104**
他の医薬品誘発性運動症　363
他の医薬品誘発性パーキンソニズム　361

他のオピオイド誘発性障害群　301
他のカフェイン誘発性障害群　285
他の吸入剤誘発性障害群　297
他の幻覚薬使用障害　289
他の幻覚薬中毒　292
他の幻覚薬誘発性障害群　294
他の神経発達症群/他の神経発達障害群　52
他の心理社会的，個人的，環境的状況に関連する問題　375
他の精神刺激薬誘発性障害群　310
他の精神疾患に関連する緊張病　73
他の大麻誘発性障害群　289
他のタバコ誘発性障害群　312
他の鎮静薬，睡眠薬，または抗不安薬誘発性障害群　305
他の特定される解離症/他の特定される解離性障害　173
他の特定される過眠障害　235
他の特定される強迫症および関連症/他の特定される強迫性障害および関連障害　145
「他の特定される」疾患のカテゴリー　16
他の特定される食行動障害または摂食障害　200
他の特定される神経発達症/他の特定される神経発達障害　52
他の特定される身体症状症および関連症　186
他の特定される心的外傷およびストレス因関連障害　164
他の特定される睡眠–覚醒障害　236
他の特定される性機能不全　247
他の特定される性別違和　251
他の特定されるせん妄　322
他の特定される双極性障害および関連障害　90
他の特定されるチック症/他の特定されるチック障害　51
他の特定される秩序破壊的・衝動制御・素行症　271
他の特定される注意欠如・多動症/他の特定される注意欠如・多動性障害　44

他の特定される統合失調症スペクトラム障害および他の精神病性障害　76
他の特定される排泄症　206
他の特定されるパーソナリティ障害　356
他の特定されるパラフィリア障害　257
他の特定される不安症/他の特定される不安障害　126
他の特定される不眠障害　235
他の特定される抑うつ障害　105
他のパーソナリティ障害　355
他のフェンシクリジン誘発性障害群　294
他の（または不明の）物質関連障害群　313
多軸診断システムの消滅　16
多軸評定システム　342
多重人格障害　168
多動性　43
大麻関連障害群　285
大麻使用障害　286
大麻中毒　287
大麻離脱　22, **288**
体重過多と精神障害　376
対人関係の問題　365
大うつ病エピソード　92
代理ミュンヒハウゼン症候群　185
脱抑制型対人交流障害　19, 149, **151**
──と注意欠如・多動症　153
単純型荒廃性障害（単純型統合失調症）　410
単発性爆発性障害　260
短期間の軽躁病を伴う抑うつエピソード　411
短期精神病性障害　60
男性オルガズム障害　244
男性の性欲低下障害　245

ち

チック症群/チック障害群　49
知覚異常，パニック発作の　120
知覚過敏，自閉スペクトラム症の　39
知的機能の定義　31
知的能力障害（知的発達症/知的発達障害）　17, **30**
知的能力障害群　30

知能　30
遅発性アカシジア　363
遅発性ジスキネジア　23, 362
遅発性ジストニア　363
痴呆　318
秩序破壊的・衝動制御・素行症群　259
──, 変更点　22
腟けいれん　21, 245
中枢性睡眠時無呼吸　21, **222**
中毒　278
──, オピオイドの　299
注意欠如・多動症/注意欠如・多動性障害　17, **40**
──, 脱抑制型対人交流障害と　153
鎮静薬，睡眠薬，または抗不安薬関連障害群　301
鎮静薬，睡眠薬，または抗不安薬使用障害　301
鎮静薬，睡眠薬，または抗不安薬中毒　303
鎮静薬，睡眠薬，または抗不安薬離脱　304

て

ディメンション評価　4, 342, 379
デルタ-9-テトラヒドロカンナビノール（デルタ-9-THC）　285
てんかん病質人格障害　260
低呼吸エピソード　220
適応機能　31
適応障害　20, 149, **162**
転換性障害　180
転換性反応　175

と

トゥレット症/トゥレット障害　49
ドクターショッピング　297
とん走　170
土食症　191
努力症候群　108
投薬誘発性運動障害　360
逃走反応　260
疼痛性障害　20, 177
統合失調（パーソナリティ）障害　57
統合失調型パーソナリティ障害　18, **347**
──, 代替モデル　406
統合失調感情障害　18, **67**

統合失調症　18, 64
──の下位分類　56
統合失調症スペクトラム障害および他の精神病性障害群　55
──, 変更点　18
統合失調症の精神病後うつ病性障害　410
統合失調症様障害　62
同一性交代　168
特定のパーソナリティ障害群　398
特定不能のアルコール関連障害　283
特定不能のうつ病性障害　102, 105
特定不能のオピオイド関連障害　301
特定不能の解離症/特定不能の解離性障害　173
特定不能の学習障害　17
特定不能のカフェイン関連障害　285
特定不能の過眠障害　235
特定不能の吸入剤関連障害　297
特定不能の強迫症および関連症/特定不能の強迫性障害および関連障害　145
特定不能の緊張病　75
特定不能の幻覚薬関連障害　294
特定不能の広汎性発達障害　17, 37
特定不能のコミュニケーション症/特定不能のコミュニケーション障害　36
「特定不能の」疾患のカテゴリー　16
特定不能の食行動障害または摂食障害　200
特定不能の神経認知障害　339
特定不能の神経発達症/特定不能の神経発達障害　52
特定不能の身体症状症および関連症　186
特定不能の身体表現性障害　177
特定不能の心的外傷およびストレス因関連障害　164
特定不能の睡眠-覚醒障害　236
特定不能の性機能不全　247
特定不能の精神刺激薬関連障害　310
特定不能の性別違和　251

特定不能のせん妄　322
特定不能の双極性障害および関連障害　90
特定不能の大麻関連障害　289
特定不能のタバコ関連障害　312
特定不能のチック症/特定不能のチック障害　51
特定不能の秩序破壊的・衝動制御・素行症　271
特定不能の知的能力障害（特定不能の知的発達症/特定不能の知的発達障害）　33
特定不能の注意欠如・多動症/特定不能の注意欠如・多動性障害　44
特定不能の鎮静薬，睡眠薬，または抗不安薬関連障害　305
特定不能の統合失調症スペクトラム障害および他の精神病性障害　76
特定不能の排泄症　206
特定不能のパーソナリティ障害　356
特定不能のパラフィリア障害　257
特定不能の不安症/特定不能の不安障害　126
特定不能のフェンシクリジン関連障害　294
特定不能の不眠障害　235
特定不能の抑うつ障害　105
特定用語　15
読字障害　17, 45

な・に

ナルコレプシー　21, **217**
二重うつ病　100
認知症（DSM-IV）　22
認知症（DSM-5）　22, **323**
　──と関連するためこみ　139

ね

ネグレクト　149, 152
　──，児童への　368
　──，配偶者またはパートナーへの　370
　──と虐待　366
熱感　120

の

ノンレム睡眠　210

ノンレム睡眠からの覚醒障害　**227**, 228
脳震盪後障害　409

は

ハンチントン病による認知症（DSM-5）またはハンチントン病による軽度認知障害（DSM-5）　337
パーキンソン病症状　331
パーキンソン病による認知症（DSM-5）またはパーキンソン病による軽度認知障害（DSM-5）　336
パーソナリティ機能レベル尺度　396
パーソナリティ障害　343
　──，特性が特定されるもの　407
　──の全般的基準　395
　──をめぐる議論　7
パーソナリティ障害群　341
　──，変更点　22
　──の代替 DSM-5 モデル　393
パニック症/パニック障害　19, 109, **117**
パニック発作　19
　──と関連する疾患　118
パニック発作特定用語　118
パラノイア　57
パラフィリア障害群　251
　──，変更点　23
パロキセチン　364
配偶者またはパートナー
　──への虐待　371
　──へのネグレクト　370
　──への暴力　369
排泄症群　203
　──，変更点　21
徘徊，精神疾患に関連する　377
爆発性人格　260, 263, 350
発達性協調運動症/発達性協調運動障害　47
発達遅滞　149
抜毛症　19, 130, **139**
反抗挑発症/反抗挑戦性障害　22, **261**
　──と重篤気分調節症　95
反社会性パーソナリティ障害　22, **268**, 349
　──，代替モデル　399

反社会的攻撃的反応　260
反芻症/反芻性障害　20, **191**
反応性愛着障害　148
反応性アタッチメント障害/反応性愛着障害　19, **149**
反応性精神病　61
反復性短期うつ病障害　410
反復的な行動，自閉スペクトラム症の　39
犯罪または法制度との関係に関連する問題　374
瘢痕性脱毛症　141

ひ

ヒステリー　351
ヒステリー性神経症　167, 175
　──，転換型　180
ヒステリー性精神病　61
ヒポクレチン　218
皮膚寄生虫妄想　59
皮膚むしり症　19, 130, **141**
肥満と精神障害　376
非 24 時間睡眠−覚醒型の概日リズム睡眠−覚醒障害　226
非自殺的な自傷行為　418
非精神病性器質的脳症候群　318
非定型双極性障害　81
非瘢痕性脱毛症　141
非物質関連障害群　313
被害妄想　70
表出性言語障害　33
評価者間検査　5
評価尺度　379
憑依体験　169
病気不安症　20, **179**
病識　139
病的賭博　276, 313
病理的性的関心を伴う社会病質性人格　240
広場恐怖症　19, 109, 117, **120**

ふ

フェティシズム障害　255
フェンシクリジン使用障害　289
フェンシクリジン中毒　292
フラッシュバック　159
ブラックアウト　281
ブリケ症候群　175
ブロイラー　64
プラダー−ウィリー症候群　139
プラトー　241

プリオン病による認知症（DSM-5）
　またはプリオン病による軽度認
　知障害（DSM-5）　335
不安　108
不安症群/不安障害群　107
　——, 変更点　19
不安神経症, フロイトの
　　　　　　　　　108, 118
不機嫌性障害, 黄体期後期の
　　　　　　　　　409
不規則睡眠-覚醒型の概日リズム睡
　眠-覚醒障害　226
不随意な心因性の機能喪失または
　障害　180
不注意　43
不適切人格　352
不眠障害　21, **211**
複雑性悲嘆　92
複数の病因による認知症（DSM-5）
　または複数の病因による軽度認
　知障害（DSM-5）　338
二人組精神病　56
物質・医薬品誘発性強迫症および
　関連症/物質・医薬品誘発性強迫
　性障害および関連障害　142
物質・医薬品誘発性睡眠障害
　　　　　　　　　232
物質・医薬品誘発性性機能不全
　　　　　　　　　246
物質・医薬品誘発性精神病性障害
　　　　　　　　　70
物質・医薬品誘発性双極性障害お
　よび関連障害　88
物質・医薬品誘発性認知症
　（DSM-5）または物質・医薬品誘
　発性軽度認知障害（DSM-5）
　　　　　　　　　333
物質・医薬品誘発性不安症/物質・
　医薬品誘発性不安障害　124
物質・医薬品誘発性抑うつ障害
　　　　　　　　　99, **103**
物質関連障害および嗜癖性障害群
　　　　　　　　　273
　——, 変更点　22
物質使用障害　22
物質中毒せん妄　322
物質中毒に伴う認知機能障害
　　　　　　　　　333
物質誘発性気分障害　88, 103
物質離脱せん妄　322

物質離脱に伴う認知機能障害
　　　　　　　　　333
分離不安症/分離不安障害
　　　　　　　19, 108, **109**
分裂病質人格　352
文化的定式化面接　388

へ

ヘロイン　297
兵士心臓　108
閉塞性睡眠時無呼吸低呼吸
　　　　　　　　　21, **220**
変換症（機能性神経症状症）　20
変換症/転換性障害　180
便秘　206

ほ

哺育障害　20
　——, 幼児期または小児期早期の
　　　　　　　　　192
放火症　268
砲弾ショック　153
暴力, 配偶者またはパートナーへ
　の　369
勃起障害　244

ま・み

慢性大うつ病性障害　93, 100
慢性脳障害　318
ミュンヒハウゼン症候群　185

む

むずむず脚症候群　21, **231**
無呼吸エピソード　220
夢遊症　210

め・も

メチルフェニデート　305
モートン, 摂食障害に関する記述
　　　　　　　　　189
妄想性障害　18, **57**
妄想性パーソナリティ障害　346

や・よ

薬物離脱症候群　278
幼児自閉症　37
陽性症状　66
養育, 不十分な　153
養育に関連する問題, 家庭の
　　　　　　　　　366
抑うつエピソード　95

　——, 短期間の軽躁病を伴う
　　　　　　　　　411
抑うつ障害群　92
　——, 変更点　18
抑うつ症状, 妄想性障害をもつ人
　の　60
抑うつ神経症　100
抑うつ性パーソナリティ障害
　　　　　　　　　410
欲求, 性的な　245

ら

ラッセル, 摂食障害に関する記述
　　　　　　　　　196
乱用　276

り

離人感　156, 158, 159, 172
離人感・現実感消失, パニック発
　作の　120
離人感・現実感消失症/離人感・現
　実感消失障害　20, **171**
離人症性障害　20, 168
離脱　278
離脱症候群　282
　——, オピオイドの　300
臨床家評価による精神病症状の重
　症度ディメンション　77, 382
臨床的関与の対象となることのあ
　る他の状態　23, 364

れ

レストレスレッグス症候群
　　　　　　　　　21, **231**
レット障害　17, 37
レビー小体病を伴う認知症
　（DSM-5）（レビー小体型認知
　症）またはレビー小体病を伴う
　軽度認知障害（DSM-5）　331
レベル1とレベル2横断的症状尺
　度　380
レム睡眠　210
レム睡眠行動障害　21, **230**
冷遇虐待とネグレクトの問題
　——, 児童への　367
　——, 成人への　369
霊魂憑依　170

ろ

露出障害　252

欧文

A

A 群パーソナリティ障害　346
Abuse and Neglect　366
Acute Stress Disorder　20, 108, **160**
Adjustment Disorders　20, 149, **162**
Adult Abuse by Nonspouse or Nonpartner　371
Agoraphobia　19, 109, 117, **120**
Akathisia　361
Alcohol Intoxication　281
Alcohol-Related Disorders　279
Alcohol Use Disorder　279
Alcohol Withdrawal　282
Alternative DSM-5 Model for Personality Disorders　393
Alzheimer's Disease　328
anankastic personality　354
Anorexia Nervosa　20, **194**
Antidepressant Discontinuation Syndrome　23, 363
Antisocial Personality Disorder 22, **268**, **349**
──, 代替モデル　399
Anxiety Disorder Due to Another Medical Condition　125
Anxiety Disorders　107
──, 変更点　19
Assessment Measures　379
Attention-Deficit/Hyperactivity Disorder（ADHD）17, **40**
Attenuated Psychosis Syndrome 23, 57, **410**
Autism Spectrum Disorder　17, **37**
Avoidant Personality Disorder　352
──, 代替モデル　401
Avoidant/Restrictive Food Intake Disorder　20, **192**

B

B 群パーソナリティ障害　349
Binge-Eating Disorder　20, 189, **198**
Bipolar I Disorder　85
Bipolar II Disorder　86
Bipolar and Related Disorder Due to Another Medical Condition　90
Bipolar and Related Disorders　81
──, 変更点　18
Bleuler　64
Body Dysmorphic Disorder 18, 19, 130, **135**
Borderline Personality Disorder 350
──, 代替モデル　402
Breathing-Related Sleep Disorders 21, **220**
Brief Psychotic Disorder　60
Bulimia Nervosa　20, **196**

C

C 群パーソナリティ障害　352
Caffeine Intoxication　283
Caffeine-Related Disorders　283
Caffeine Use Disorder　414
Caffeine Withdrawal　22, **284**
Cannabis Intoxication　287
Cannabis-Related Disorders　285
Cannabis Use Disorder　286
Cannabis Withdrawal　22, **288**
Catatonia Associated with Another Mental Disorder（Catatonia Specifier）73
Catatonic Disorder Due to Another Medical Condition　74
Central Sleep Apnea　21, **222**
Childhood-Onset Fluency Disorder（Stuttering）35
Child Neglect　368
Child Physical Abuse　367
Child Psychological Abuse　368
Child Sexual Abuse　367
Circadian Rhythm Sleep-Wake Disorders　21, **224**
Clinician-Rated Dimensions of Psychosis Symptom Severity　382
Cluster, パーソナリティ障害の 342
Cluster A Personality Disorders 346
Cluster B Personality Disorders 349
Cluster C Personality Disorders 352
Communication Disorders　17, **33**
Conduct Disorder　22, **265**
Conversion Disorder　180
Creutzfeldt-Jakob Disease　335
Cultural Formulation Interview（CFI）388
Cyclothymic Disorder　87

D

Delayed Ejaculation　243
Delirium　304, **319**
Delusional Disorder　18, **57**
Dementia　22, 318
Dependent Personality Disorder 353
Depersonalization/Derealization Disorder　20, **171**
Depressive Disorder Due to Another Medical Condition　99, **104**
Depressive Disorders　92
──, 変更点　18
Depressive Episodes with Short-Duration Hypomania　411
Developmental Coordination Disorder　47
Disinhibited Social Engagement Disorder　19, 149, **151**
Disruptive, Impulse-Control, and Conduct Disorders　259
──, 変更点　22
Disruptive Mood Dysregulation Disorder　18, **93**
Dissociative Amnesia　20, **170**
Dissociative Disorders　167
──, 変更点　20
Dissociative Identity Disorder 20, **168**
DSM-5 の使用　10
DSM-IV か DSM-5 か　3
Dyskinesia　362
Dysthymia　18, 93, **100**
Dystonia　362

E

Early Ejaculationw　245
Eating Disorders　189
Economic Problems　373
Educational Problems　372
Elective Mutism　110
Elimination Disorders　203
──, 変更点　21
Encopresis　21, **205**
Enuresis　21, **203**
Erectile Disorder　244
Esquirol　130
Excoriation（Skin-Picking）Disorder　19, 130, **141**
Exhibitionistic Disorder　252

F

Factitious Disorder 20, **185**
Feeding and Eating Disorders 189
　——，変更点 20
Feighner の基準 131
Female Orgasmic Disorder 244
Female Sexual Interest/Arousal Disorder 21, **244**
Fetishistic Disorder 255
folie à deux 56
Freud の強迫神経症 130
Freud の不安神経症 108, 118
Frontotemporal Neurocognitive Disorder 330
Frotteuristic Disorder 253
Functional Neurological Symptom Disorder 180

G

Gambling Disorder 22, **313**
Gélineau 218
Gender Dysphoria 248
　——，変更点 21
　—— in Adolescents and Adults 249
　—— in Children 21, **248**
General Criteria for Personality Disorder 395
Generalized Anxiety Disorder 122
General Personality Disorder 343
Genito-Pelvic Pain/Penetration Disorder 21, **245**
Global Developmental Delay 32
Gull 卿，摂食障害に関する記述 189

H

Hair-Pulling Disorder 19, 130, **139**
Hallucinogen Persisting Perception Disorder 294
Hallucinogen-Related Disorders 289
heat sensations 120
Histrionic Personality Disorder 351
HIV 感染による認知症（DSM-5）または HIV 感染による軽度認知障害（DSM-5） 335
Hoarding Disorder 19, 130, **137**
hot flashes 120
Housing Problems 373

Huntington's Disease 337
Hypersomnolence Disorder 21, **214**
Hypomanic Episode 84

I

ICSD-2 211
Illness Anxiety Disorder 20, **179**
impulse 132
inadequate personality 342
Inhalant Intoxication 296
Inhalant-Related Disorders 294
Inhalant Use Disorder 294
Insomnia Disorder 21, **211**
Intellectual Disabilities 30
Intellectual Disability（Intellectual Developmental Disorder） 17, **30**
Intermittent Explosive Disorder 22, **263**
Internet Gaming Disorder 23, 276, **415**
IQ 31

K

κ 統計値，DSM-5 の 5
Kasanin 67
Kleptomania 269
Kraepelin 64

L

Language Disorder 34
Level 1 and Level 2 Cross-Cutting Symptom Measures 380

M

Major Depressive Disorder
　——，Recurrent Episode 99
　——，Single Episode 99
Major Depressive Episode 95
Major Neurocognitive Disorder 22, **323**
Major or Mild Frontotemporal Neurocognitive Disorder 330
Major or Mild Neurocognitive Disorder Due to Alzheimer's Disease 328
Major or Mild Neurocognitive Disorder Due to Another Medical Condition 337
Major or Mild Neurocognitive Disorder Due to HIV Infection 335

Major or Mild Neurocognitive Disorder Due to Huntington's Disease 337
Major or Mild Neurocognitive Disorder Due to Multiple Etiologies 338
Major or Mild Neurocognitive Disorder Due to Parkinson's Disease 336
Major or Mild Neurocognitive Disorder Due to Prion Disease 335
Major or Mild Neurocognitive Disorder Due to Traumatic Brain Injury 333
Major or Mild Neurocognitive Disorder with Lewy Bodies 331
Major or Mild Vascular Neurocognitive Disorder 332
Male Hypoactive Sexual Desire Disorder 245
Manic Episode 82
Medication-Induced Acute Akathisia 362
Medication-Induced Acute Dystonia 362
Medication-Induced Movement Disorders and Other Adverse Effects of Medication 23, 360
Medication-Induced Postural Tremor 363
Mild Neurocognitive Disorder 22, **326**
Mood Disorders 79
Morton, 摂食障害に関する記述 189
Motor Disorders 47

N

Narcissistic Personality Disorder 351
　——，代替モデル 404
Narcolepsy 21, **217**
Neglect and Abuse 366
Neurobehavioral Disorder Associated with Prenatal Alcohol Exposure 416
Neurocognitive Disorders 317
　——，変更点 22
Neurocognitive Disorder with Lewy Bodies 331

Neurodevelopmental Disorders 27
　──，変更点 17
Neuroleptic-Induced Parkinsonism 361
Neuroleptic Malignant Syndrome 361
Nightmare Disorder 228
Non-Rapid Eye Movement Sleep Arousal Disorders **227**, 228
Non-Substance-Related Disorders 313
Nonsuicidal Self-Injury 418

O

Obsessive-Compulsive and Related Disorder Due to Another Medical Condition 144
Obsessive-Compulsive and Related Disorders 129
　──，変更点 19
Obsessive-Compulsive Disorder 19, 108, **130**
Obsessive Compulsive Neurosis 354
Obsessive-Compulsive Personality Disorder 354
　──，代替モデル 405
Obstructive Sleep Apnea Hypopnea 21, **220**
Occupational Problems 372
Opioid Intoxication 299
Opioid-Related Disorders 297
Opioid Use Disorder 297
Opioid Withdrawal 300
Oppositional Defiant Disorder 22, **261**
Other Adverse Effect of Medication 364
Other Alcohol-Induced Disorders 283
Other Caffeine-Induced Disorders 285
Other Cannabis-Induced Disorders 289
Other Circumstances of Personal History 375
Other Conditions That May Be a Focus of Clinical Attention 23, 364
Other Hallucinogen-Induced Disorders 294
Other Hallucinogen Intoxication 292
Other Hallucinogen Use Disorder 289
Other Health Service Encounters for Counseling and Medical Advice 374
Other Inhalant-Induced Disorders 297
Other Medication-Induced Movement Disorder 363
Other Medication-Induced Parkinsonism 361
Other Neurodevelopmental Disorders 52
Other Opioid-Induced Disorders 301
Other（or Unknown）Substance-Related Disorders 313
Other Personality Disorders 355
Other Phencyclidine-Induced Disorders 294
Other Problems Related to the Social Environment 373
Other Sedative-, Hypnotic-, or Anxiolytic-Induced Disorders 305
Other Specified Anxiety Disorder 126
Other Specified Attention-Deficit/Hyperactivity Disorder 44
Other Specified Bipolar and Related Disorder 90
Other Specified Delirium 322
Other Specified Depressive Disorder 105
Other Specified Disruptive, Impulse-Control, and Conduct Disorder 271
Other Specified Dissociative Disorder 173
Other Specified Elimination Disorder 206
Other Specified Feeding or Eating Disorder 200
Other Specified Gender Dysphoria 251
Other Specified Hypersomnolence Disorder 235
Other Specified Insomnia Disorder 235
Other Specified Neurodevelopmental Disorder 52
Other Specified Obsessive-Compulsive and Related Disorder 145
Other Specified Paraphilic Disorder 257
Other Specified Personality Disorder 356
Other Specified Schizophrenia Spectrum and Other Psychotic Disorder 76
Other Specified Sexual Dysfunction 247
Other Specified Sleep-Wake Disorder 236
Other Specified Somatic Symptom and Related Disorder 186
Other Specified Tic Disorder 51
Other Specified Trauma- and Stressor-Related Disorder 164
Other Stimulant-Induced Disorders 310
Other Tobacco-Induced Disorders 312

P

Panic Attack Specifier 118
Panic Disorder 19, 109, **117**
Paranoid Disorder 57
Paranoid Personality Disorder 346
Paraphilic Disorders 251
　──，変更点 23
Parasomnias 227
Parkinson's Disease 336
Pedophilic Disorder 255
Persistent（Chronic）Motor or Vocal Tic Disorder 50
Persistent Complex Bereavement Disorder 23, **412**
Persistent Depressive Disorder（Dysthymia） 18, 93, **100**
Personality Change Due to Another Medical Condition 355
Personality Disorders 341
　──，変更点 22
Personality Disorder—Trait Specified 407
Phencyclidine Intoxication 292
Phencyclidine Use Disorder 289
Pica 20, **190**

Posttraumatic Stress Disorder（PTSD） 19, 108, **153**
Prader-Willi Syndrome 139
Premature（Early）Ejaculation 245
Premenstrual Dysphoric Disorder 18, 93, **102**, 409
Prion Disease 335
Problems Related to Crime or Interaction With the Legal System 374
Problems Related to Other Psychosocial, Personal, and Environmental Circumstances 375
Provisional Tic Disorder 51
Psychological Factors Affecting Other Medical Conditions 20, **183**
Psychophysiologic Disorder 183
Psychotic Disorder Due to Another Medical Condition 72
Pyromania 268

R

Rapid Eye Movement Sleep Behavior Disorder 21, **230**
Reactive Attachment Disorder 19, **149**
Relational Problem 365
Restless Legs Syndrome 21, **231**
Rumination Disorder 20, **191**
Russell，摂食障害に関する記述 196

S

Schizoaffective Disorder 18, **67**
Schizoid Personality Disorder 346
Schizophrenia 18, 64
Schizophrenia Spectrum and Other Psychotic Disorders 55
──，変更点 18
Schizophreniform Disorder 62
Schizotypal Personality Disorder 18, **347**
──，代替モデル 406
Schizotypal（Personality）Disorder 57
Schneider 64
Sedative, Hypnotic, or Anxiolytic Intoxication 303

Sedative-, Hypnotic-, or Anxiolytic-Related Disorders 301
Sedative, Hypnotic, or Anxiolytic Use Disorder 301
Sedative, Hypnotic, or Anxiolytic Withdrawal 304
Selective Mutism 19, 108, **110**
Separation Anxiety Disorder 19, 108, **109**
Sexual Dysfunctions 241
──，変更点 21
Sexual Masochism Disorder 254
Sexual Sadism Disorder 254
Skin-Picking 19, 130, **141**
Sleep-Related Hypoventilation 21, **223**
Sleep-Wake Disorders 209
──，変更点 21
Social Anxiety Disorder（Social Phobia） 19, 109, **115**
Social（Pragmatic）Communication Disorder 35
Somatic Symptom and Related Disorders 175
──，変更点 20
Somatic Symptom Disorder 177
Specific Learning Disorder 17, 30, **45**
Specific Personality Disorders 398
Specific Phobia 19, **112**
Speech Sound Disorder 34
Spouse or Partner Abuse 371
Spouse or Partner Neglect 370
Spouse or Partner Violence 369
Stereotypic Movement Disorder 48
Stimulant Intoxication 308
Stimulant-Related Disorders 305
Stimulant Use Disorder 306
Stimulant Withdrawal 309
Stuttering 35
Substance/Medication-Induced Anxiety Disorder 124
Substance/Medication-Induced Bipolar and Related Disorder 88
Substance/Medication-Induced Depressive Disorder 99, **103**
Substance/Medication-Induced Major or Mild Neurocognitive Disorder 333

Substance/Medication-Induced Obsessive-Compulsive and Related Disorder 142
Substance/Medication-Induced Psychotic Disorder 70
Substance/Medication-Induced Sexual Dysfunction 246
Substance/Medication-Induced Sleep Disorder 232
Substance-Related and Addictive Disorders 273
──，変更点 22
Sucidal Behavior Disorder 417

T

Tardive Akathisia 363
Tardive Dyskinesia 23, 362
Tardive Dystonia 363
Tic Disorders 49
Tobacco-Related Disorders 310
Tobacco Use Disorder 310
Tobacco Withdrawal 312
Tourette's Disorder 49
Transvestic Disorder 256
Trauma- and Stressor-Related Disorders 147
──，変更点 19
Traumatic Brain Injury 333
Trichotillomania（Hair-Pulling Disorder） 19, 130, **139**

U

Unspecified Alcohol-Related Disorder 283
Unspecified Anxiety Disorder 126
Unspecified Attention-Deficit/Hyperactivity Disorder 44
Unspecified Bipolar and Related Disorder 90
Unspecified Caffeine-Related Disorder 285
Unspecified Cannabis-Related Disorder 289
Unspecified Catatonia 75
Unspecified Communication Disorder 36
Unspecified Delirium 322
Unspecified Depressive Disorder 105

Unspecified Disruptive, Impulse-Control, and Conduct Disorder　271
Unspecified Dissociative Disorder　173
Unspecified Elimination Disorder　206
Unspecified Feeding or Eating Disorder　200
Unspecified Gender Dysphoria　251
Unspecified Hallucinogen-Related Disorder　294
Unspecified Hypersomnolence Disorder　235
Unspecified Inhalant-Related Disorder　297
Unspecified Insomnia Disorder　235
Unspecified Intellectual Disability（Intellectual Developmental Disorder）　33
Unspecified Neurocognitive Disorder　339
Unspecified Neurodevelopmental Disorder　52
Unspecified Obsessive-Compulsive and Related Disorder　145
Unspecified Opioid-Related Disorder　301
Unspecified Paraphilic Disorder　257
Unspecified Personality Disorder　356
Unspecified Phencyclidine-Related Disorder　294
Unspecified Schizophrenia Spectrum and Other Psychotic Disorder　76
Unspecified Sedative-, Hypnotic-, or Anxiolytic-Related Disorder　305
Unspecified Sexual Dysfunction　247
Unspecified Sleep-Wake Disorder　236
Unspecified Somatic Symptom and Related Disorder　186
Unspecified Stimulant-Related Disorder　310
Unspecified Tic Disorder　51
Unspecified Tobacco-Related Disorder　312
Unspecified Trauma- and Stressor-Related Disorder　164
urge　132

V

Vコード診断　364
Vascular Neurocognitive Disorder　332
Voyeuristic Disorder　252

W・Z

WHODAS 2.0　384
Zコード診断　365